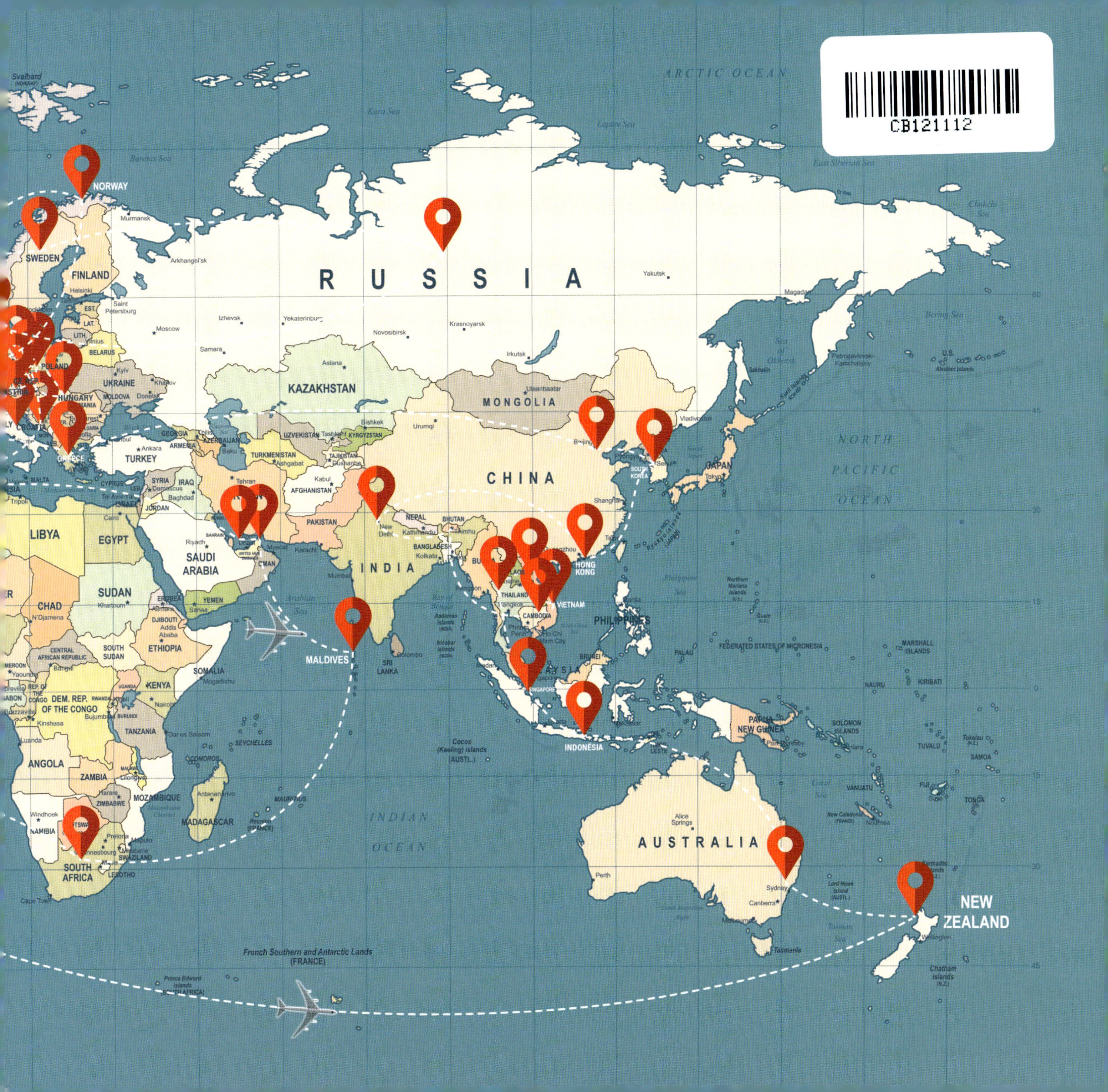

ARCTIC OCEAN
Svalbard (NORWAY)
Barents Sea
Kara Sea
Laptev Sea
East Siberian Sea
Chukchi Sea
Bering Sea
Sea of Okhotsk
NORWAY
SWEDEN
FINLAND
RUSSIA
Murmansk
Arkhangel'sk
Helsinki
Saint Petersburg
EST.
LAT.
LITH.
Moscow
Izhevsk
Yekaterinburg
Novosibirsk
Krasnoyarsk
Irkutsk
Yakutsk
Magadan
Samara
BELARUS
POLAND
UKRAINE
Kyiv
Kharkiv
MOLDOVA
HUNGARY
CROATIA
GREECE
TURKEY
Ankara
GEORGIA
ARMENIA
AZERBAIJAN
Baku
KAZAKHSTAN
Astana
UZBEKISTAN
Tashkent
KYRGYZSTAN
Bishkek
TURKMENISTAN
Ashgabat
TAJIKISTAN
Dushanbe
MONGOLIA
Ulaanbaatar
CHINA
Urumqi
Beijing
Shanghai
HONG KONG
Vladivostok
SOUTH KOREA
Seoul
JAPAN
Tokyo
NORTH PACIFIC OCEAN
AFGHANISTAN
Kabul
PAKISTAN
Karachi
Tehran
IRAQ
Baghdad
SYRIA
Damascus
CYPRUS
ISRAEL
JORDAN
MALTA
Tripoli
LIBYA
EGYPT
Cairo
SAUDI ARABIA
Riyadh
BAHRAIN
UNITED ARAB EMIRATES
Muscat
OMAN
YEMEN
Sanaa
INDIA
New Delhi
Mumbai
Kolkata
NEPAL
Kathmandu
BHUTAN
BANGLADESH
THAILAND
Bangkok
VIETNAM
CAMBODIA
Ho Chi Minh City
PHILIPPINES
Manila
MALDIVES
SRI LANKA
Colombo
Arabian Sea
Bay of Bengal
SINGAPORE
BRUNEI
INDONESIA
PALAU
FEDERATED STATES OF MICRONESIA
MARSHALL ISLANDS
NAURU
KIRIBATI
PAPUA NEW GUINEA
SOLOMON ISLANDS
TUVALU
SAMOA
VANUATU
FIJI
TONGA
Coral Sea
SUDAN
Khartoum
CHAD
N'Djamena
SOUTH SUDAN
ERITREA
DJIBOUTI
ETHIOPIA
Addis Ababa
SOMALIA
Mogadishu
CENTRAL AFRICAN REPUBLIC
DEM. REP. OF THE CONGO
KENYA
Nairobi
TANZANIA
Dar es Salaam
SEYCHELLES
ANGOLA
Luanda
ZAMBIA
MOZAMBIQUE
MADAGASCAR
Antananarivo
MAURITIUS
Réunion (FRANCE)
NAMIBIA
Windhoek
Pretoria
Johannesburg
SWAZILAND
LESOTHO
SOUTH AFRICA
Cape Town
INDIAN OCEAN
Cocos (Keeling) Islands (AUSTL.)
French Southern and Antarctic Lands (FRANCE)
Prince Edward Islands (SOUTH AFRICA)
AUSTRALIA
Alice Springs
Perth
Sydney
Canberra
Melbourne
Tasmania
Tasman Sea
NEW ZEALAND
Wellington
Chatham Islands (N.Z.)

# VOLTA AO MUNDO

407 DIAS EM 42 PAÍSES

Editora InVerso


R. Clóvis Bevilaqua, 352 – Cabral – Curitiba-PR
80035-080 – Tel.: (55 41) 3254-1616 – 3538-8001
editorainverso@editorainverso.com.br
www.facebook.com/editorainversoo
www.editorainverso.com.br

Coordenação editorial
Cristina Jones
Editora InVerso

Capa e layout
Thainá Cabral

Consultoria
Aline Barilli Alves

Revisão e arte-final
Carlos L. W. Jorge

Versão para o Inglês
Pedro Yuri Nascimento Andrade

Dados internacionais de catalogação na publicação (CIP)
Vagner Rodolfo CRB-8/9410

G559q Cabral, Thainá; Glitz, Eduardo

Volta ao Mundo – 407 dias em 42 países / Thainá Cabral, Eduardo Glitz.
- Curitiba : Editora InVerso, 2017.
278 p. ; 23 cm x 25 cm.

ISBN 978-85-5540-081-0

1. Viagem. 2. Turismo. 3. Paisagens. 4. Culturas. 5. Relatos. 6.
Fotografias. I. Título.

CDD 306.4819
CDU 379.85

A renda da venda deste livro será revertida para o Solar Meninos de Luz, do Rio de Janeiro.

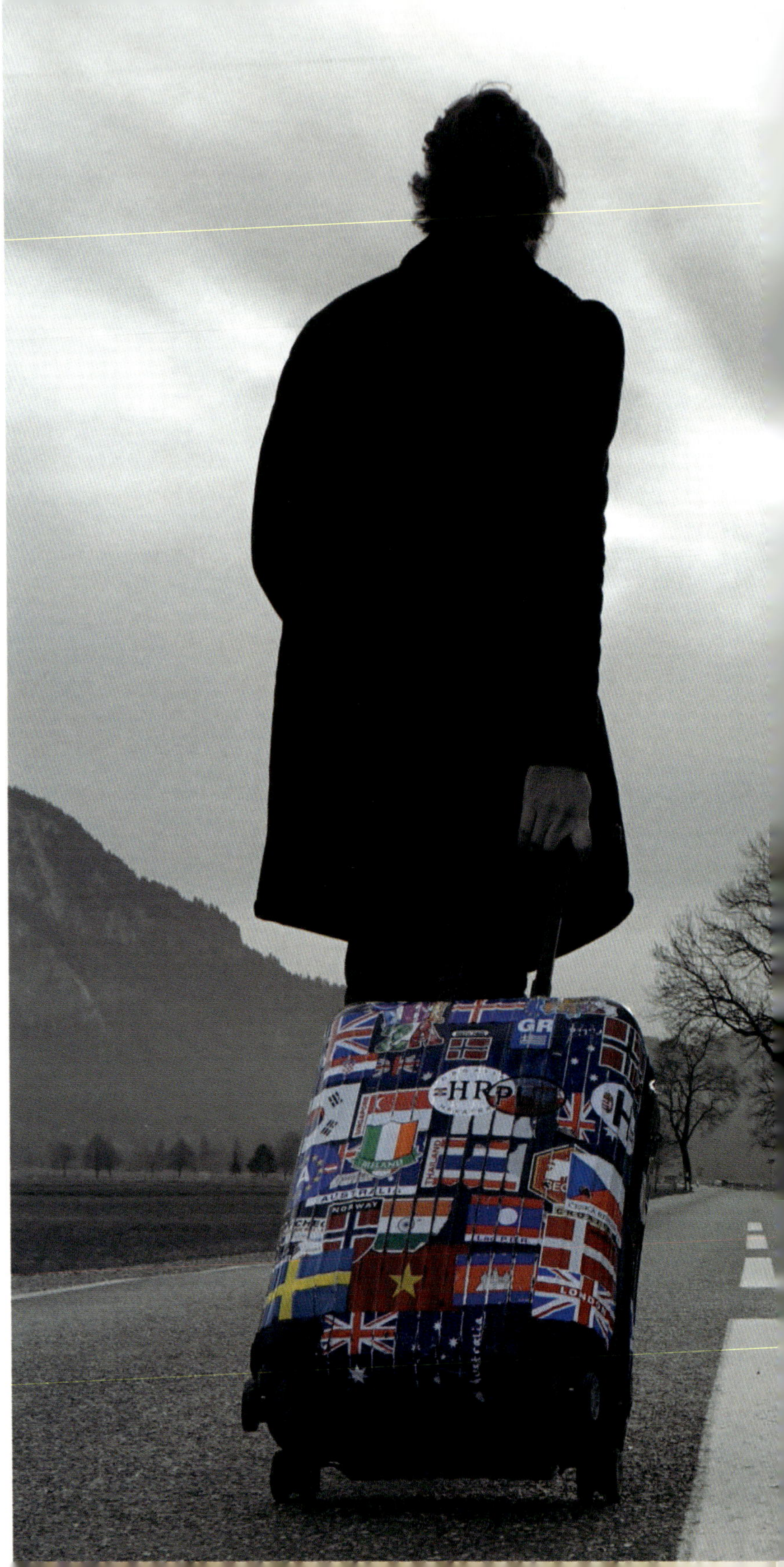

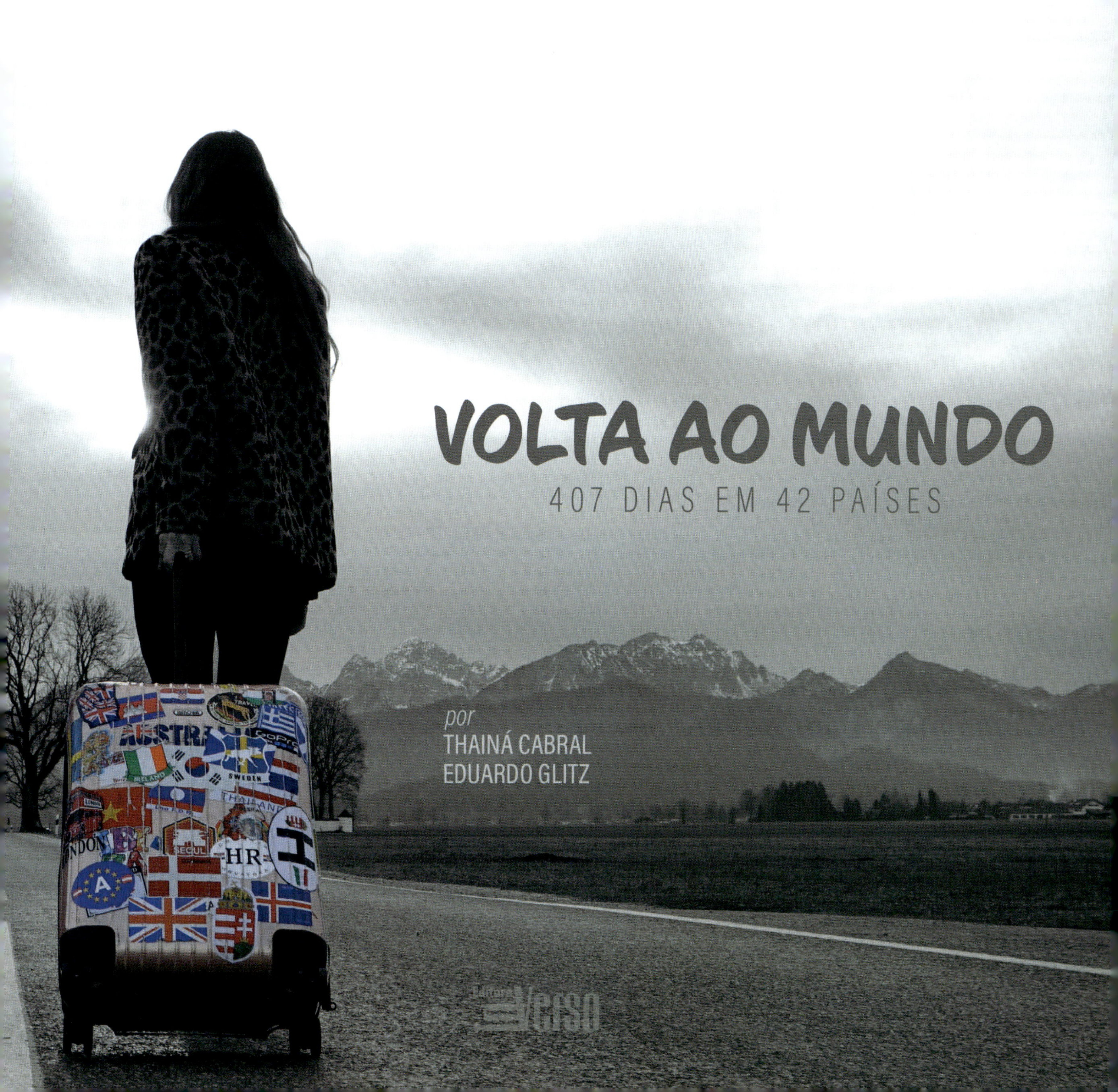

# VOLTA AO MUNDO

## 407 DIAS EM 42 PAÍSES

*por*
THAINÁ CABRAL
EDUARDO GLITZ

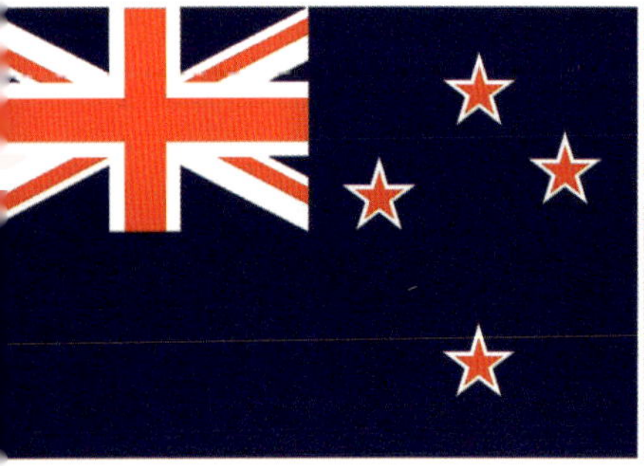
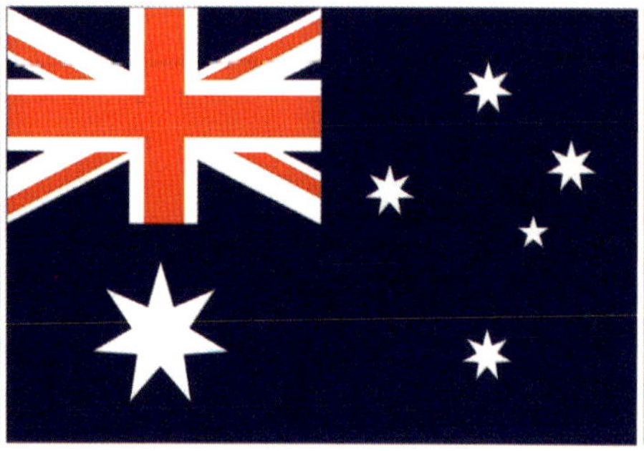

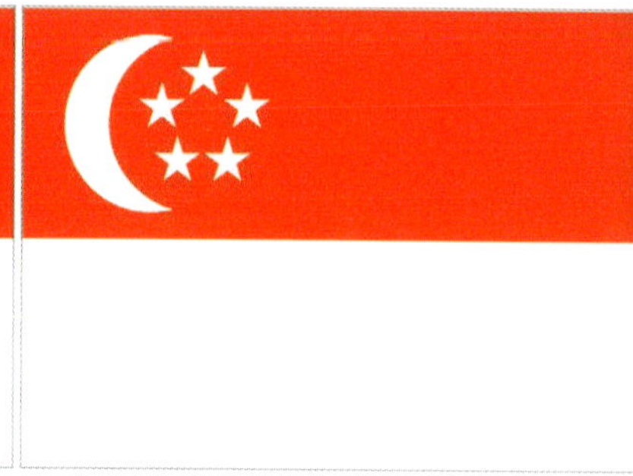



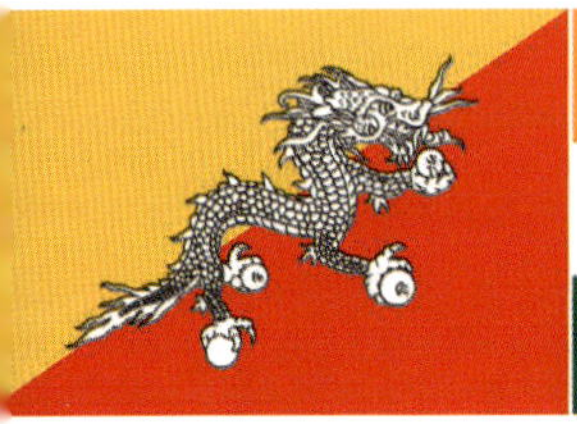
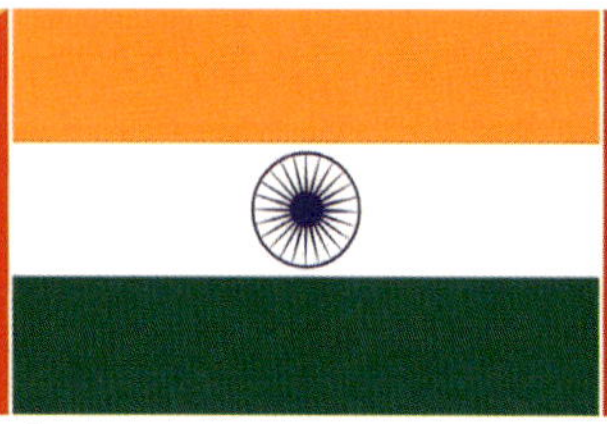

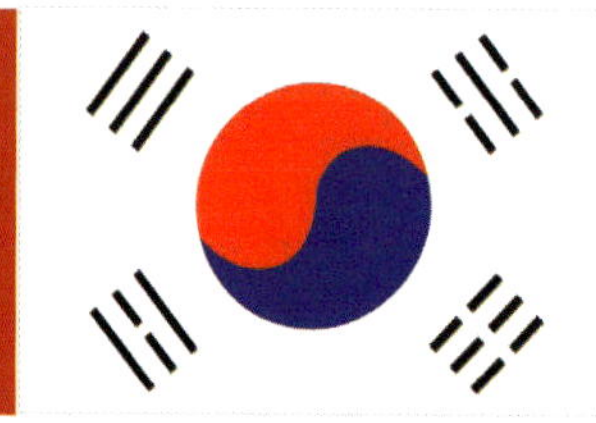
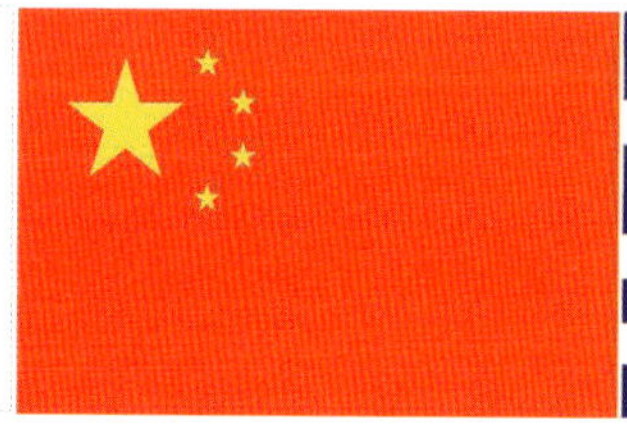
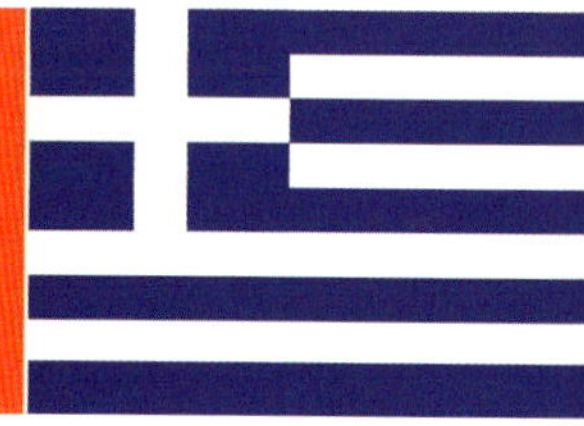



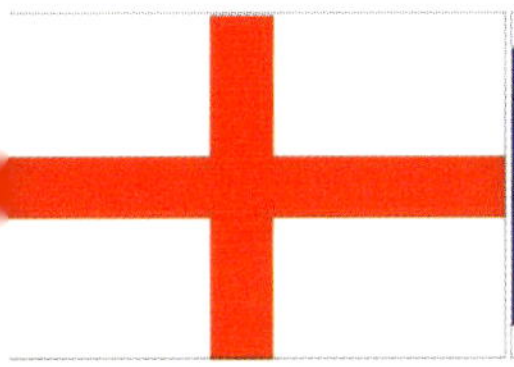
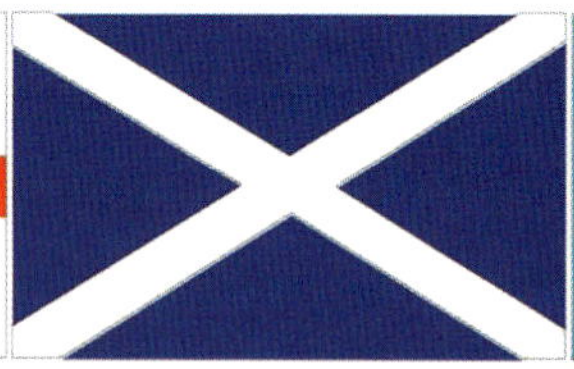
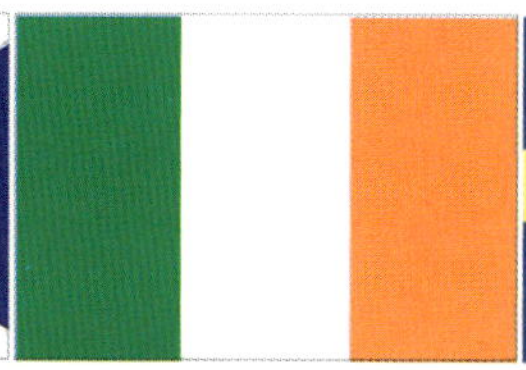
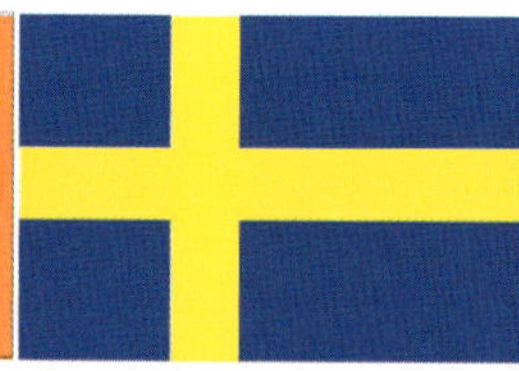
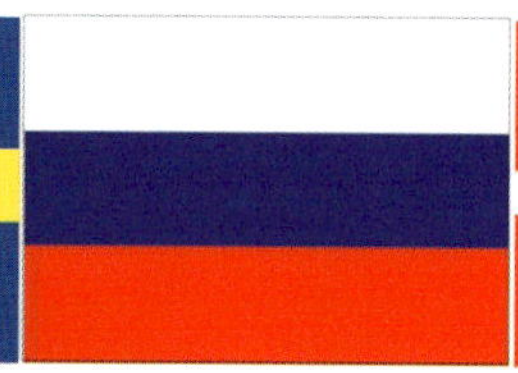
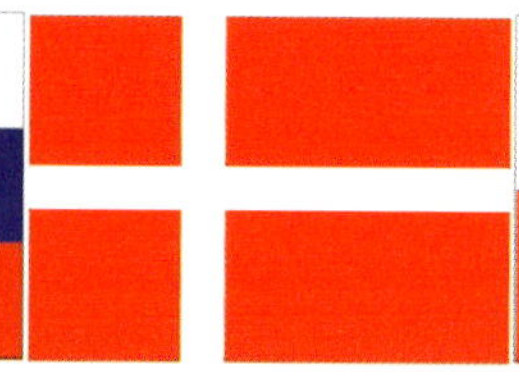
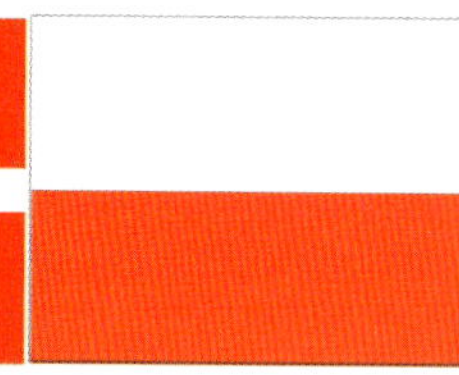



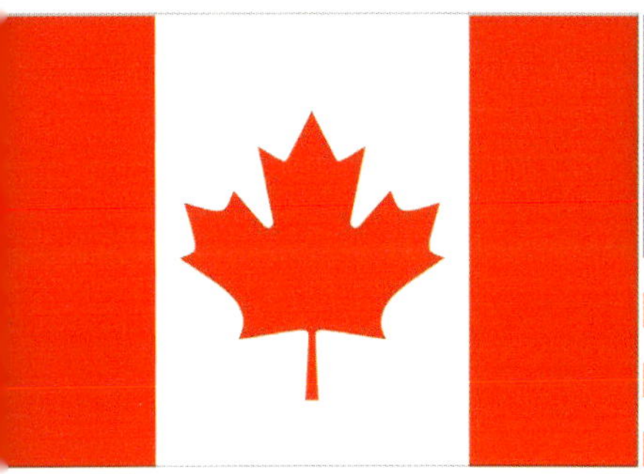
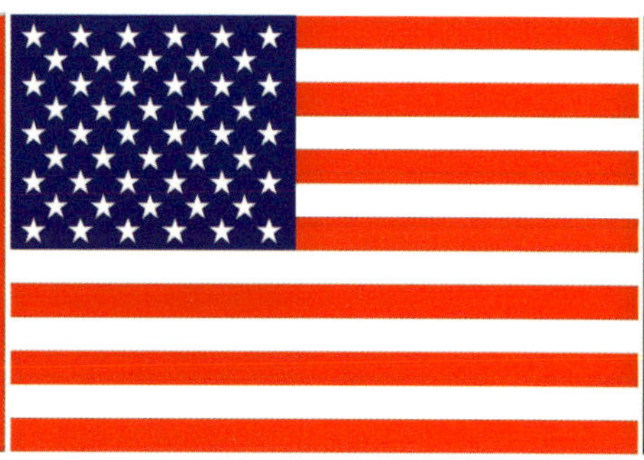
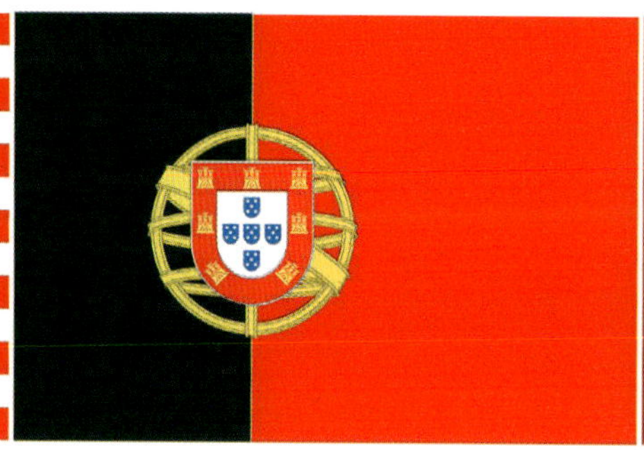
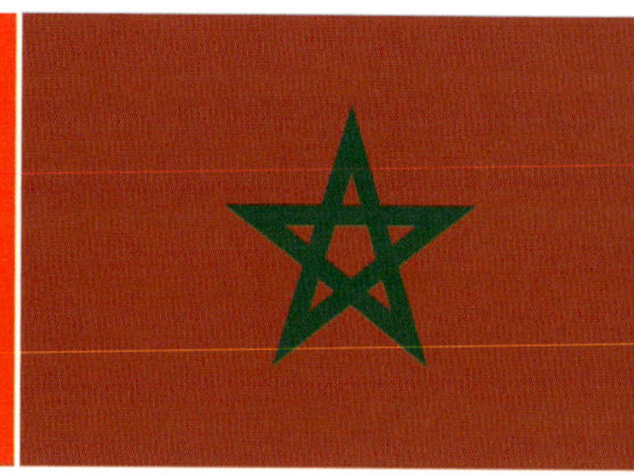

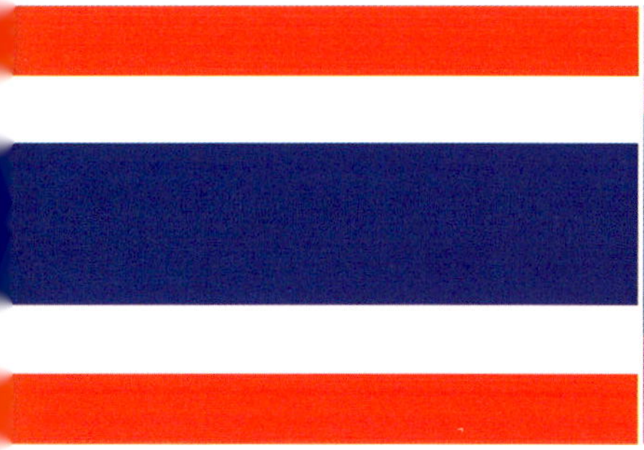

Tailândia 66
*Thailand*

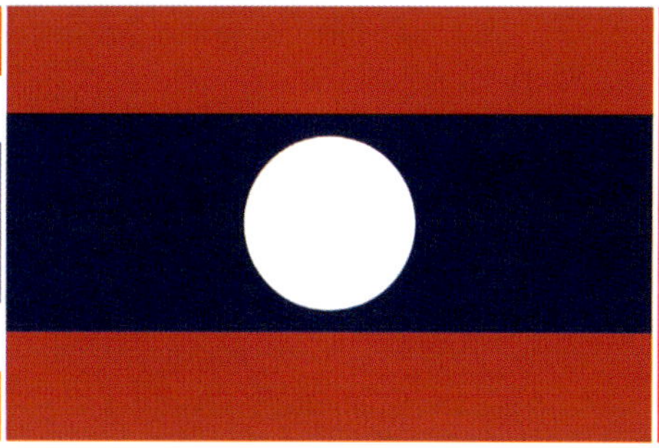

Laos 84
*Laos*

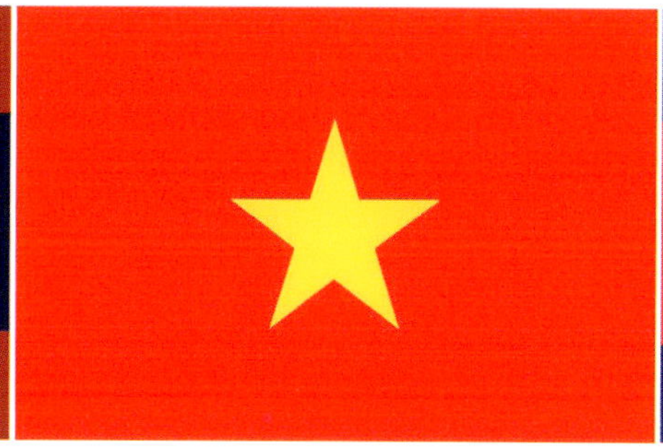

Vietnã 88
*Vietnam*

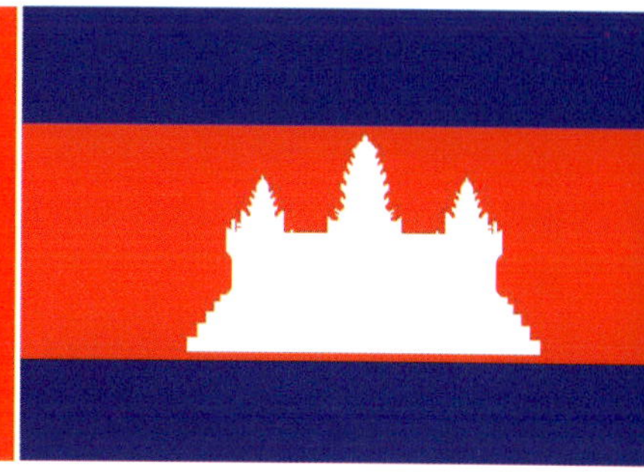

Camboja 100
*Cambodia*

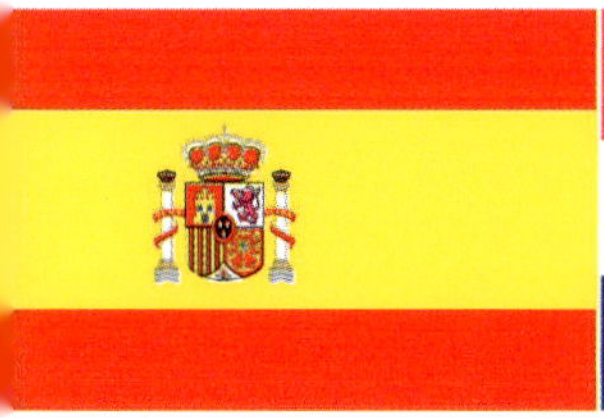

Espanha 162
*Spain*

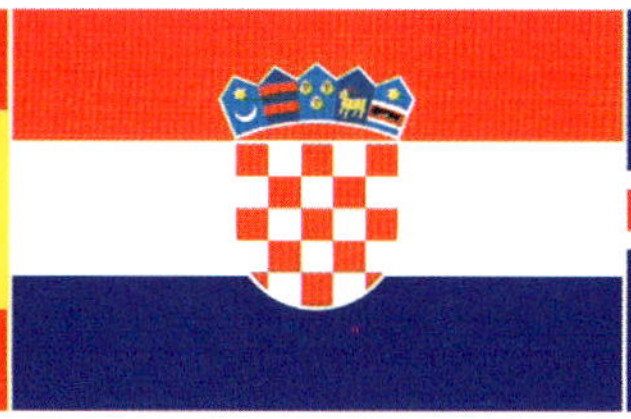

Croácia 168
*Croatia*

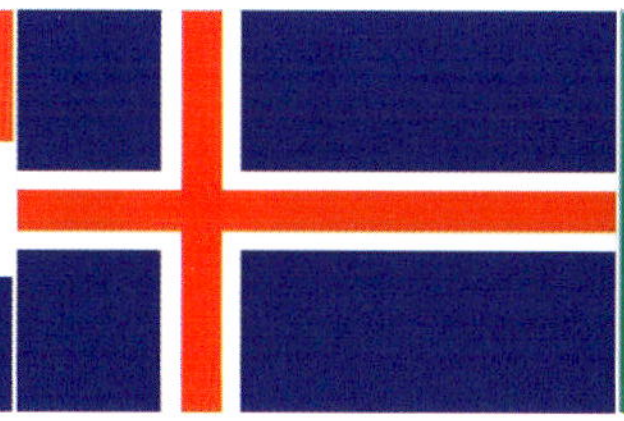

Islândia 174
*Iceland*

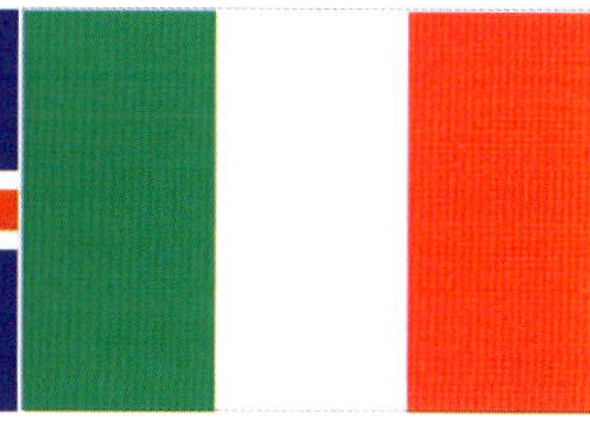

Itália 178
*Italy*

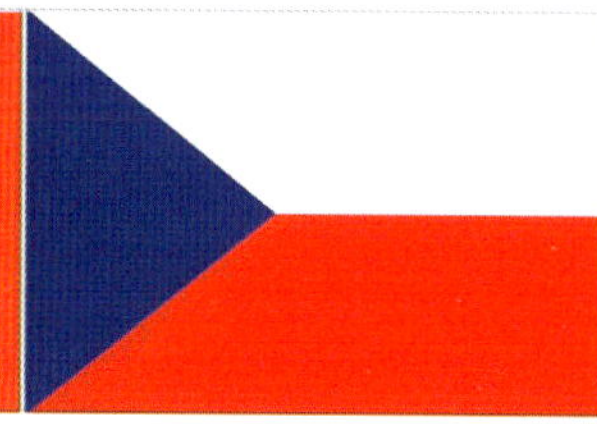

Rep. Tcheca 182
*Czech Republic*

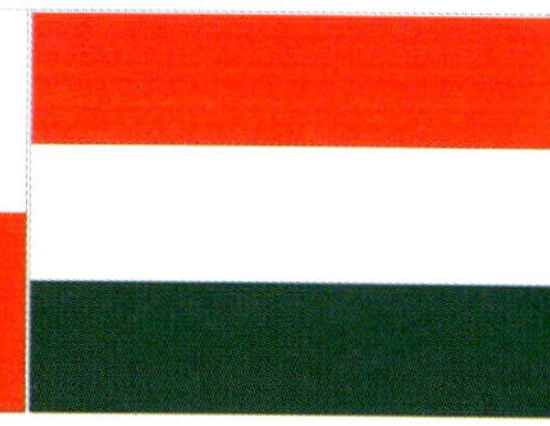

Hungria 186
*Hungary*

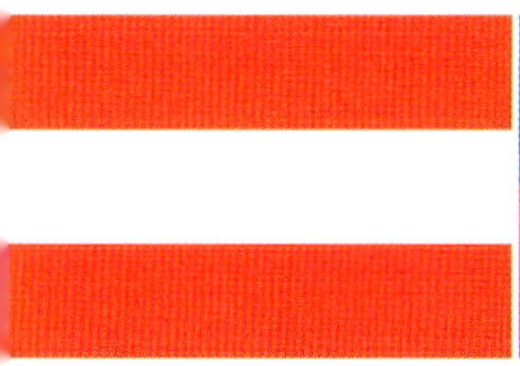

Áustria 214
*Austria*

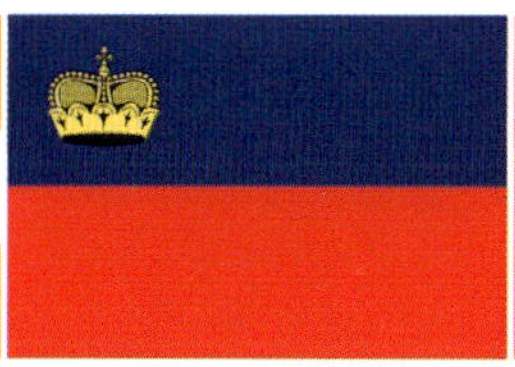

Liechenstein 218
*Liechenstein*

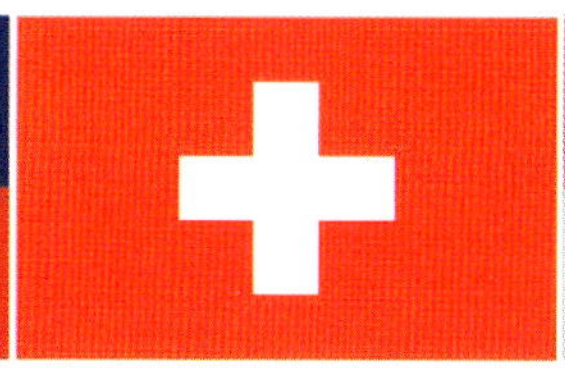

Suíça 220
*Switzerland*

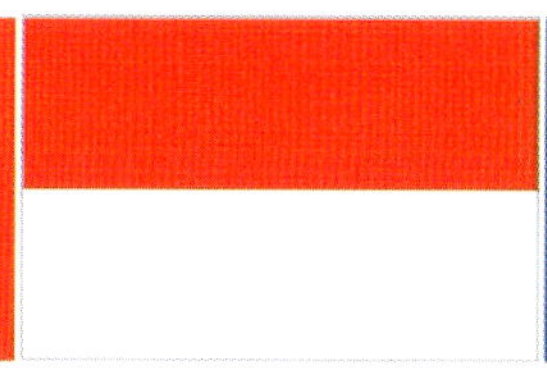

Mônaco 224
*Monaco*

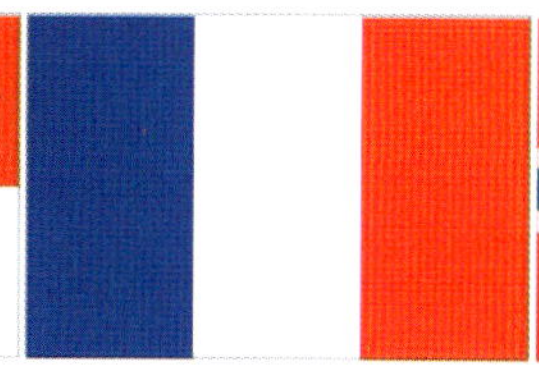

França 226
*France*

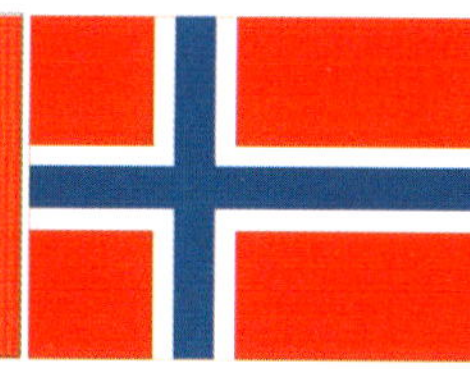

Noruega 228
*Norway*

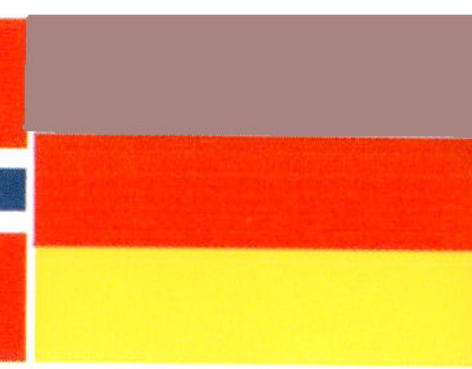

Alemanha 232
*Germany*

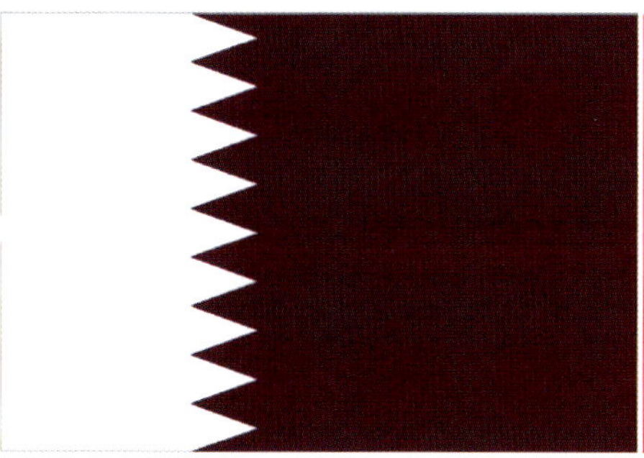

Catar 258
*Qatar*

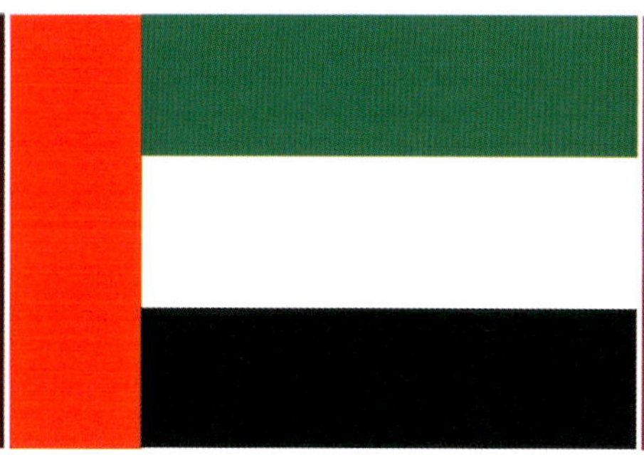

Emirados Árabes 260
*United Arab Emirates*

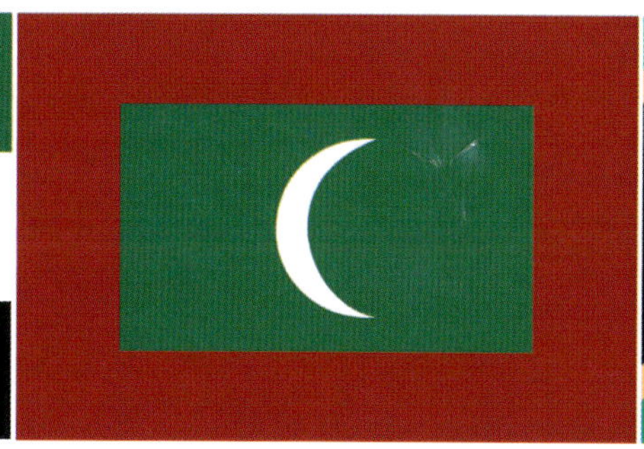

Maldivas 264
*Maldives*

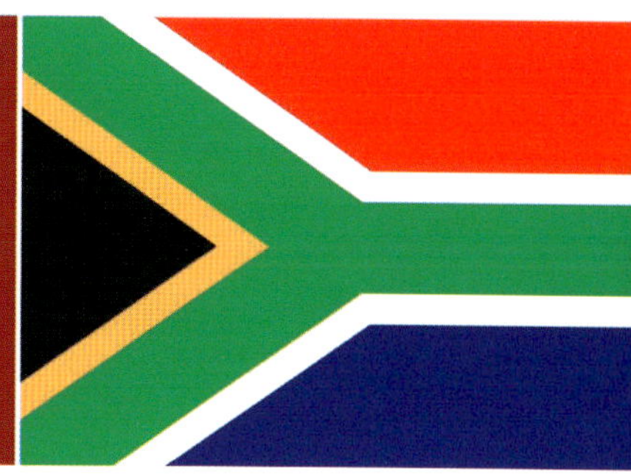

África do Sul 268
*South Africa*

**Why?**

*We have always enjoyed traveling very much and dreamt about having an experience of living outside Brazil. The opportunity came, so it was time to start to organise the trip. The initial idea was to stay three months in 3 or 4 countries, those who we dreamt of living, but as we started researching, we saw the myriad of places we could explore, and decided to make a more complete trip, a trip Around the World. Based on that, another form of travel was set up, as we discovered the round the world ticket, which is valid for one year and, then, we started putting together the itinerary. We accessed the airline ticket simulator and we started listing countries that we wanted to visit, researching blogs, websites and people who had already done this type of trip. In a few days we could plan our one year and one month itinerary.*

*The purpose of the trip was to explore world's different cultures and landscapes. We wanted to get along with the local people of each country, discover their habits and try their food. We prepared a lot for this challenge, but we feared we could face something, during the trip, that would force us to give up the journey. The fear of violence in some of the poorest countries or of health issues was the one that got us worried the most. Another big fear was giving up, tired of travelling, and wanting to go back, having the dream half done. That's why the trip was planned to not be exhaustive, without that requirement of exploring each place incessantly, after all our life was a trip, which is very different from traveling for 15 days. Sometimes, we just needed to stop, stay "home", watch a movie or just do nothing. Each step was a victory, 100 days, 6 months, and so we were getting ievery time closer to the dream, having handbags as our closet and our belongings, but having the world as our true home.*

# POR QUÊ?

Nós sempre gostamos muito de viajar e sonhávamos em ter uma experiência de morar fora do Brasil. A oportunidade apareceu, então era hora de começar a organizar a viagem. A ideia inicial foi ficar três meses em três ou quatro países, aqueles em que sonhávamos morar. Mas ao começar a pesquisar vimos a infinidade de lugares que poderíamos explorar, e então resolvemos fazer uma viagem mais completa, uma Volta ao Mundo. A partir daí, outro formato de viagem foi montado. Descobrimos a passagem aérea de volta ao mundo, com validade de um ano, e foi então que começamos a montar o roteiro. Entramos no simulador da companhia aérea e começamos a listar países que tínhamos vontade de conhecer. Pesquisando blogs, sites e pessoas que já haviam feito esse tipo de viagem, em poucos dias montamos o nosso roteiro de um ano.

O objetivo da viagem era explorar as diferentes culturas e paisagens do mundo. Queríamos conviver com o povo local de cada país, descobrir seus hábitos e experimentar sua comida. Nós nos preparamos muito para o desafio, mas o receio era de que algo no meio do caminho pudesse fazer-nos desistir da jornada. O medo da violência em alguns países mais pobres, e a nossa saúde, era o que mais nos preocupava. Outro grande medo era o de desistir, cansar da viagem e querer voltar, deixando o sonho pela metade. Por isso a viagem foi planejada para não ser exaustiva, sem aquela exigência de explorar incessantemente cada lugar. Afinal, a nossa vida se tornaria a viagem, o que é muito diferente de viajar de férias por quinze dias. Precisávamos parar algumas vezes, ficar em “casa” vendo um filme ou simplesmente fazendo nada. Cada etapa era uma vitória: cem dias, seis meses, e assim íamos chegando cada vez mais perto do sonho, tendo como nossos pertences somente as malinhas de mão, mas tendo o mundo como nossa verdadeira casa.

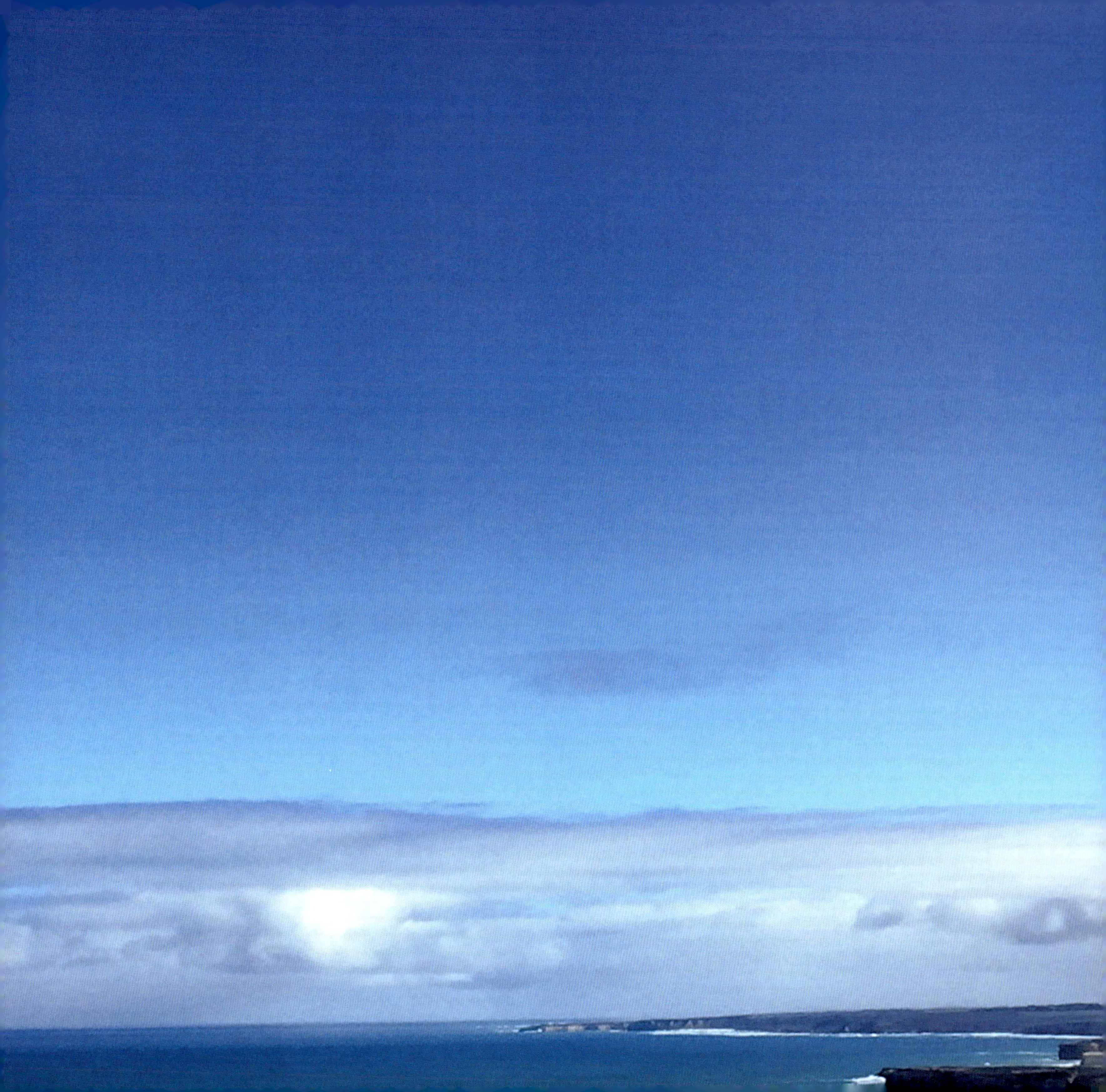

# NOVA ZELÂNDIA

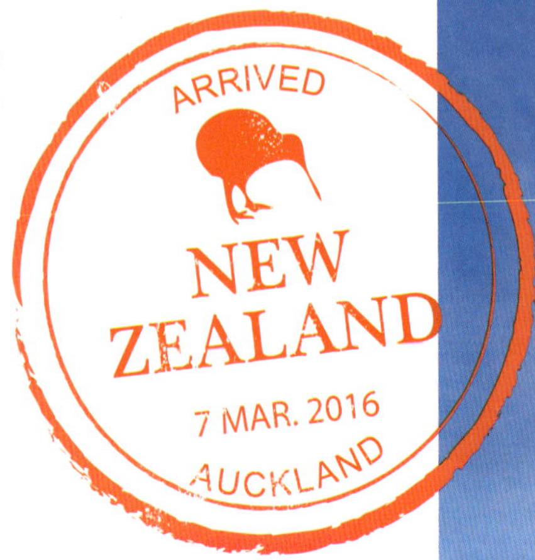


## OI, MUNDO!

No nosso primeiro destino, estávamos muito ansiosos, sem saber muito bem o que esperar — mas, no final, estávamos totalmente apaixonados pelo país. Cruzamos a Nova Zelândia toda de carro, de norte a sul, por dezoito dias, passando por pequenos vilarejos, todos lindos, organizados e com pessoas muito queridas e receptivas.

Os australianos dizem que a Nova Zelândia é uma grande fazenda. É um país com uma população de 5 milhões de habitantes, relativamente pouco quando comparado a outros países. Seu território é dividido entre Ilha Norte e Ilha Sul. A Ilha Norte é pouco habitada, e a Ilha Sul menos ainda. Um país com muita beleza natural e paisagens incríveis.

A beleza da Nova Zelândia vai além do que os olhos podem ver. Os "Kiwis", como são chamados os neozelandeses, são extremamente evoluídos em diversas questões. Uma delas é a preocupação com o coletivo: nas estradas, todos andam abaixo, ou no limite, da velocidade, isso sem precisar de radares eletrônicos espalhados, e muito menos polícia rodoviária. É da cultura deles respeitar para ser respeitado, sem precisar de punição! Eles usam muito o termo "Community", com um senso de coletividade, de integrar, de pensar no outro, focando em algo que gere retorno para a comunidade, seja ele qual for.

*HELLO, WORLD!*

*In our first destination, we were quite anxious, not really knowing what to expect — but, in the end, we were totally in love with the country. We crossed New Zealand by car, from north to south, during eighteen days, passing through small villages, all beautiful, organized and with dear and receptive people.*

*Australians say that New Zealand is a big farm. It is a country with a population of 5 million inhabitants, which is relatively little when compared to other countries. Its territory is divided between the North Island and South Island. The North Island is sparsely inhabited, and the South Island even less. A country with great natural beauty and incredible landscapes.*

*The beauty of New Zealand goes beyond what the eye can see. The "Kiwis", as the new zealanders are called, are extremely evolved on various issues. One of these is the concern with the collective: on the roads everyone drives down or at the speed limit with no need of scattered electronic radars, and much less road police. It is their culture to respect in order to be respected, without punishment! They use the term "community" a lot, with a sense of collective, of integrating, of thinking about the other, focusing on something that gives something back to the community, whatever it is.*

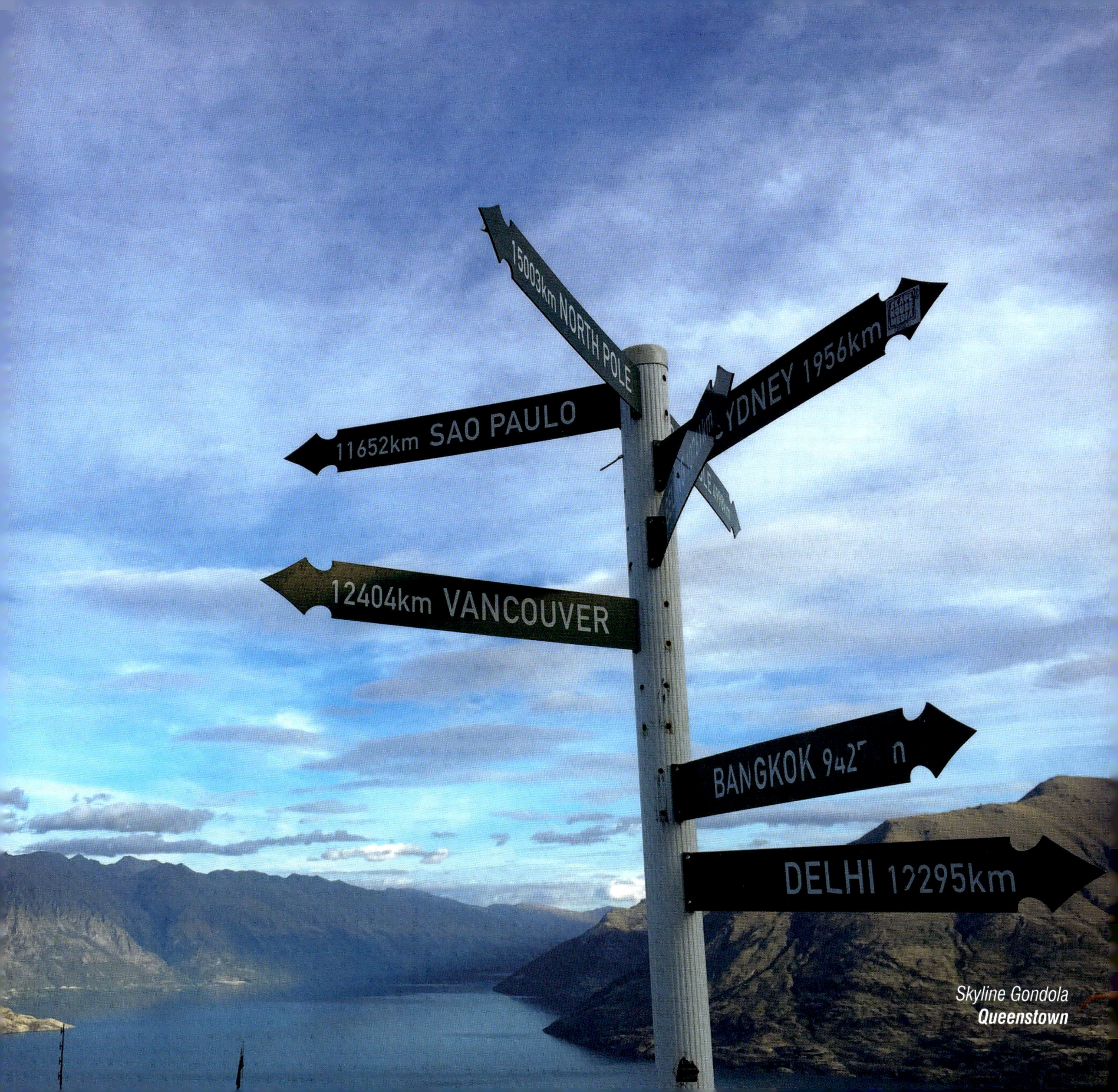


*Skyline Gondola*
***Queenstown***

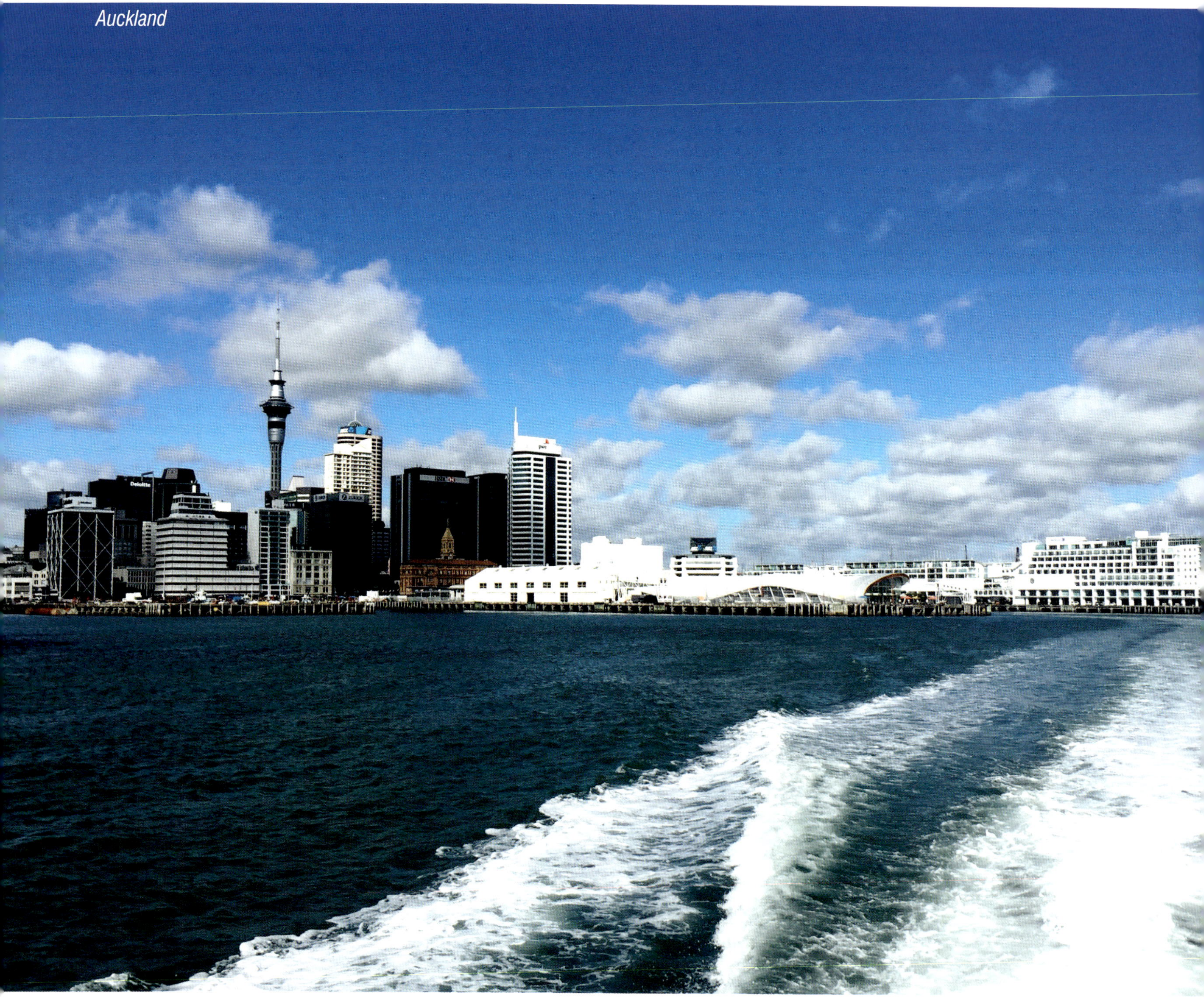
Auckland

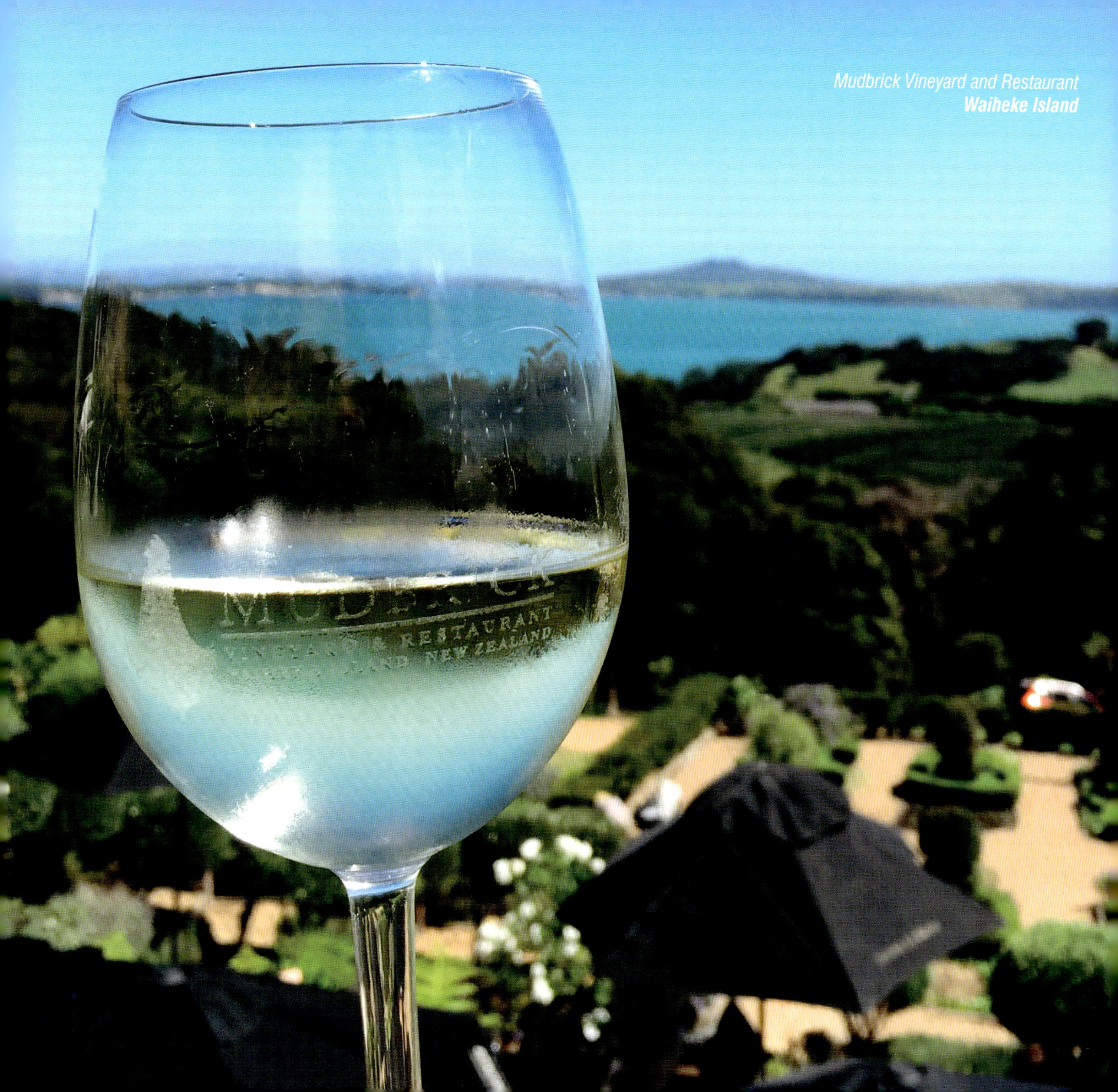


Mudbrick Vineyard and Restaurant
**Waiheke Island**

Próximo à capital, Auckland, no nosso segundo dia, visitamos a ilha de Waiheke, famosa por suas vinícolas, o que nos ofereceu uma experiência incrível. Observar as videiras e, no fundo, a água azul do mar, era uma paisagem que nunca tínhamos visto.

Uma coisa interessante que observamos é a preocupação deles com a saúde e a qualidade de vida. O cuidado com os alimentos era extremo, todos orgânicos e com um sabor inigualável. Tudo fresco, muito bem montado, com um padrão de exigência e qualidade que surpreendia. Além de todos esses cuidados, eles levam uma vida muito tranquila; são total *"relax"* e fazem tudo no seu próprio tempo.

*Close to the capital, Auckland, on our second day, we visited the island of Waiheke, famous for its wineries, which offered us an amazing experience. Observing the vines and, in the background, the blue water of the sea, was a landscape we had never seen.*

*An interesting thing that we noticed is their concern with the health and quality of life. The care taken with the food was extreme, it was all organic but with an unrivaled taste. It was all fresh, very well assembled, a standard of care and quality that surprised us. In addition to all this care, they lead a very quiet life; they are completely "chill" and do everything on its own time.*

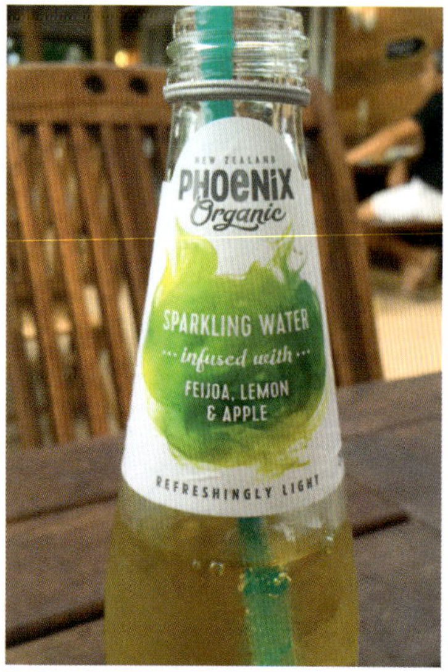


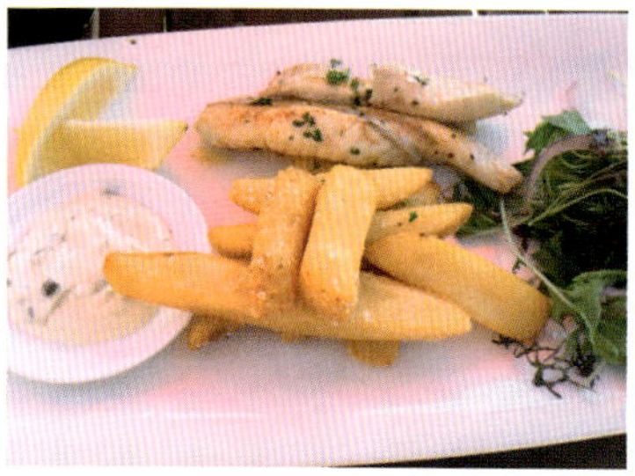

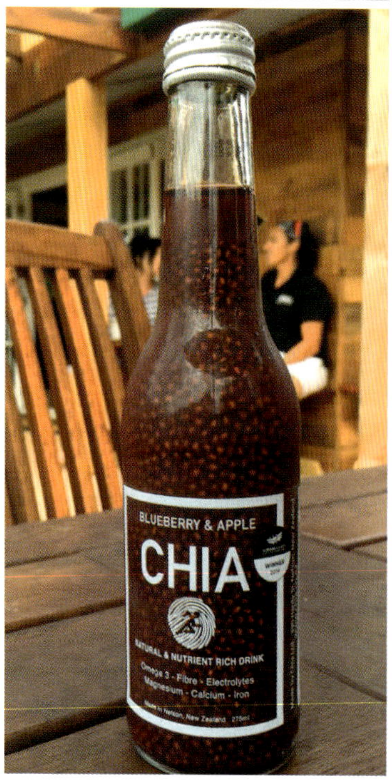


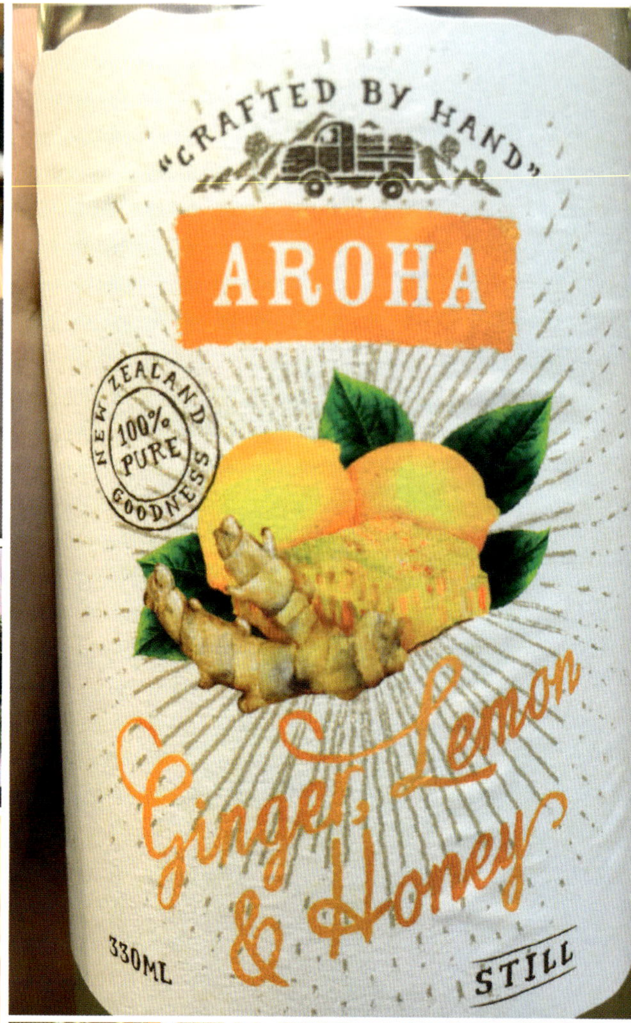


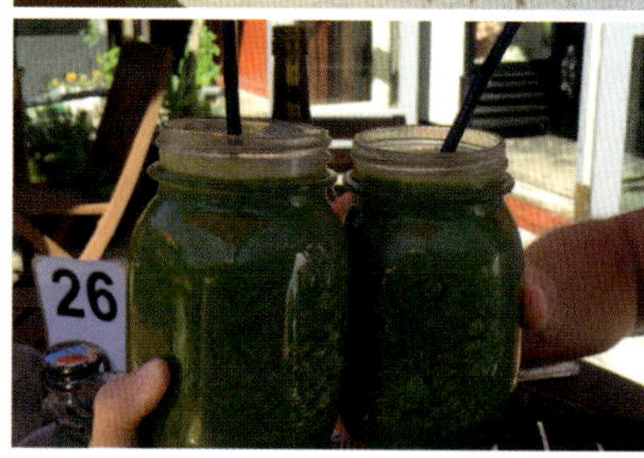


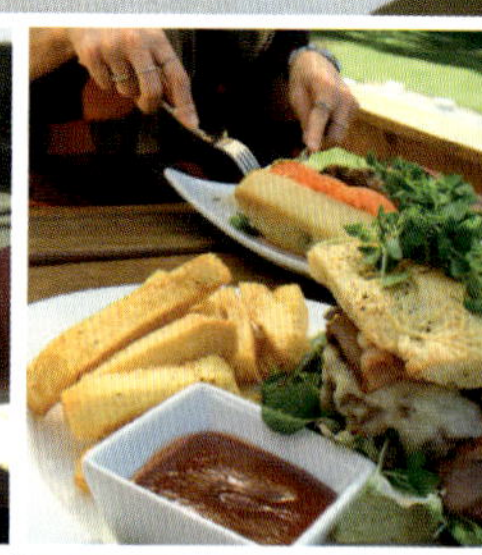

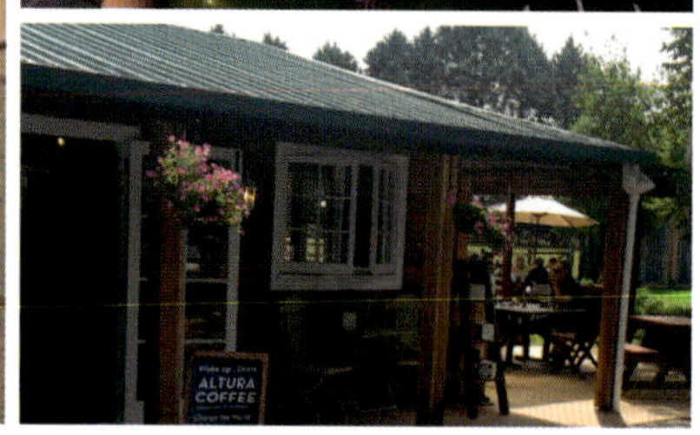


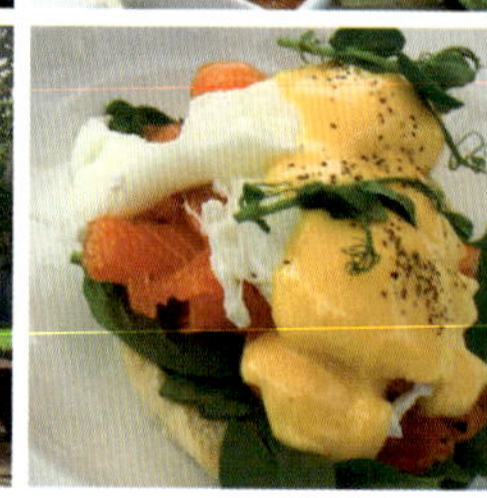

Os Kiwis valorizam muito lugares abertos, amam e respeitam a natureza. O ar é puro, as cidades limpas e organizadas. Era incrível pararmos na estrada para almoçar em pequenos vilarejos, sempre com um restaurante pequeno, mas bonito, limpo, com mesas ao ar livre e alimentos orgânicos. Isso tudo gera uma sensação diferente para nós, que estamos acostumados com grandes cidades.

*Kiwis value open places a lot. They love and respect nature. The air is pure, the cities are clean and organized. It was amazing to stop on the road to have lunch in small villages, always with a small, but cute and clean restaurant, with outdoor seats and organic foods. All this creates a different feeling for us, accustomed to large cities.*

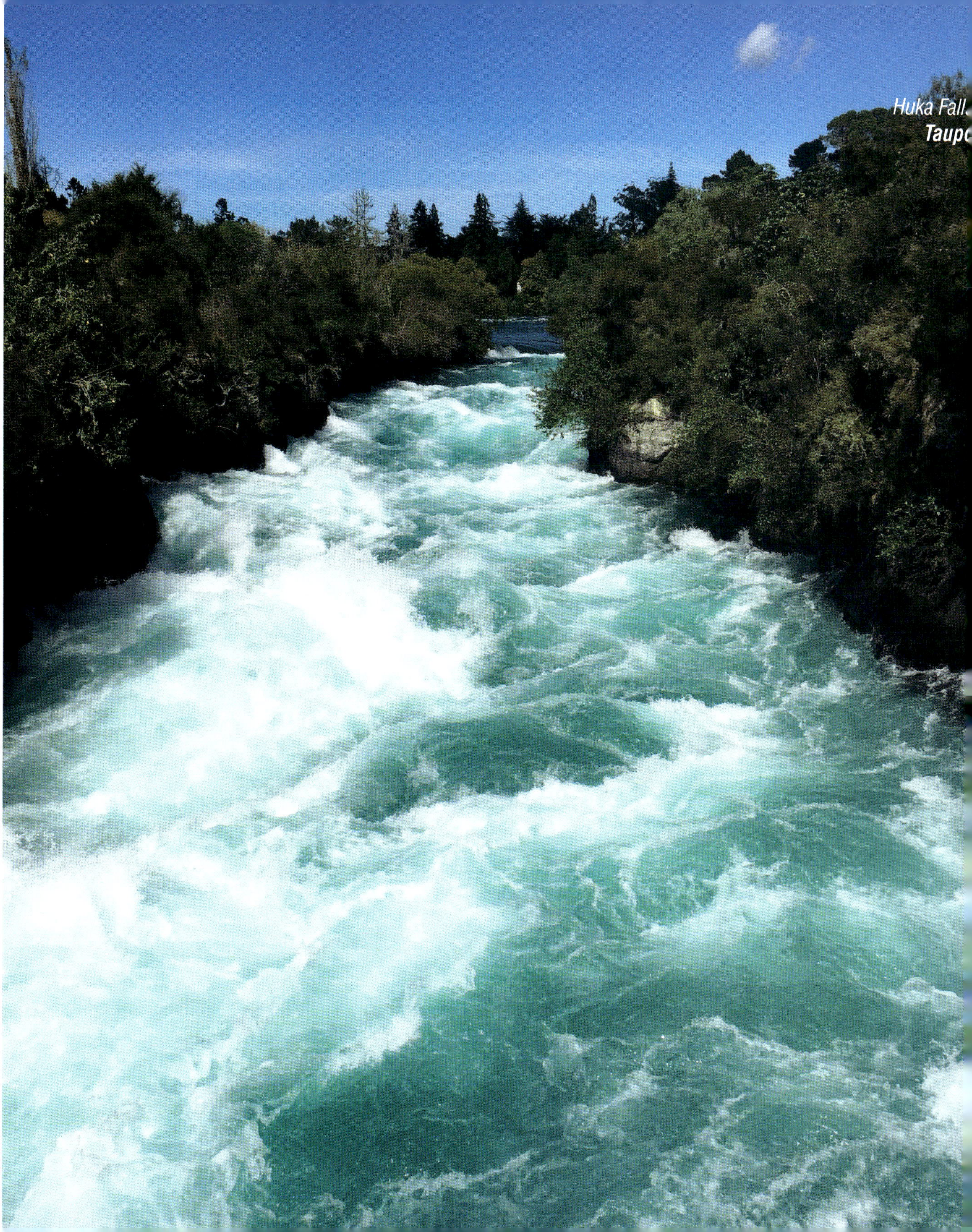

*Huka Fall*
***Taupo***

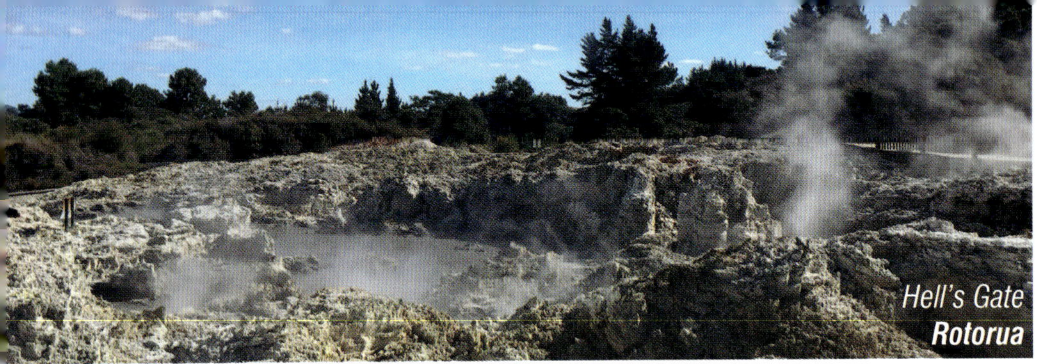



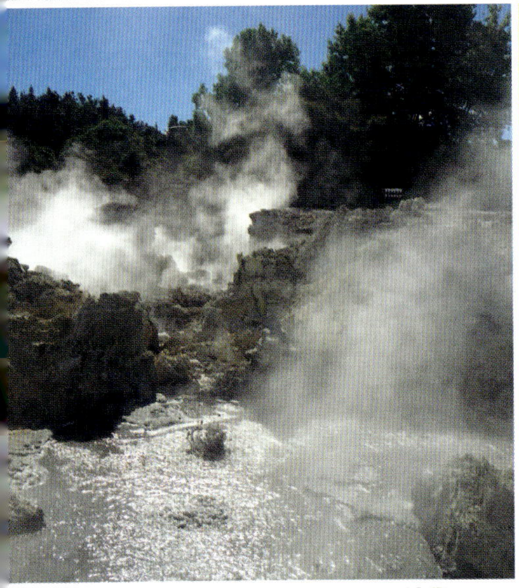

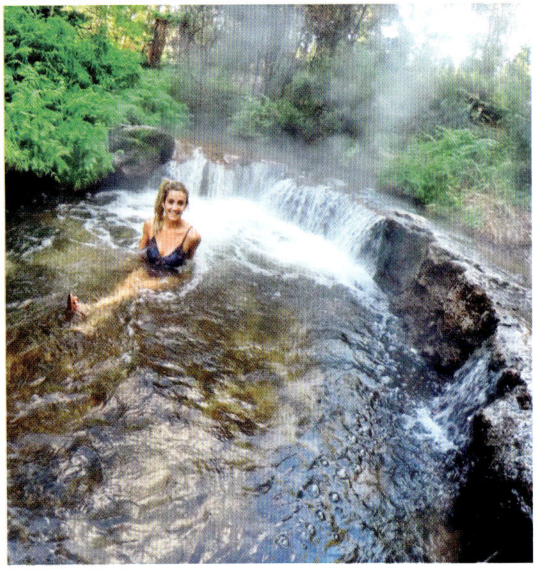

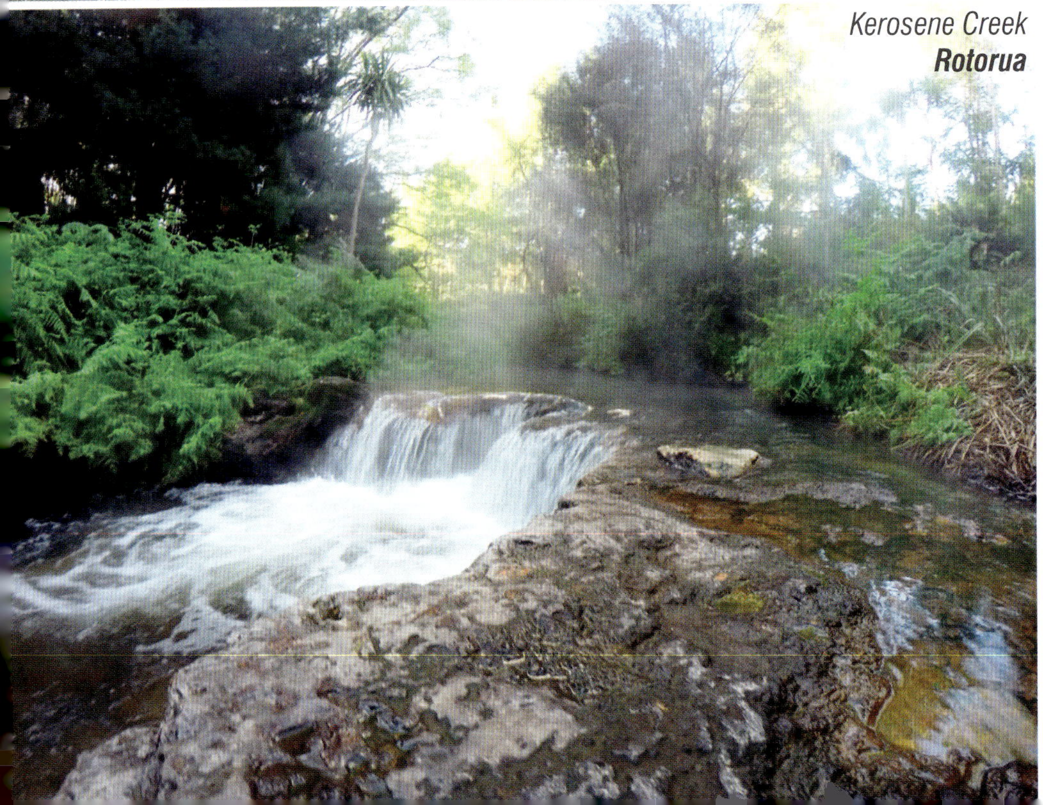

Kerosene Creek
**Rotorua**

Na Ilha Norte, próximo à cidade de Rotorua, famosa pelas águas aquecidas que brotam da terra, fizemos uma trilha no meio do mato e encontramos uma cachoeira com água termal, quente, uma experiência única de contato com a natureza. Imaginem uma Jacuzzi no meio do mato! Chamava-se Kerosene Creek.

Depois de sete dias, chegamos à Ilha Sul, ainda menos habitada e com mais belezas naturais. Começamos pela região de vinhos mais famosa do país, conhecida como Marlborough. Dormimos por duas noites num hotel praticamente dentro de uma vinícola, e, para completar, almoçamos no belo restaurante da Brancott Estate, com uma vista inesquecível para as videiras.

*On the North Island, near the city of Rotorua, famous for the hot springs that spring from the land, we made a trail in the middle of the woods and found a waterfall with hot water, a unique experience of contact with nature. Like a Jacuzzi in the middle of the woods! It was called Kerosene Creek.*

*After seven days, we arrived at the South Island, still less inhabited and with more natural beauties. We started by the most famous wine region in the country, known as Marlborough. We slept for two nights in a hotel practically inside a winery, and, to top it off, we had lunch in the beautiful Brancott Estate's restaurant with an unforgettable view of the vineyards.*

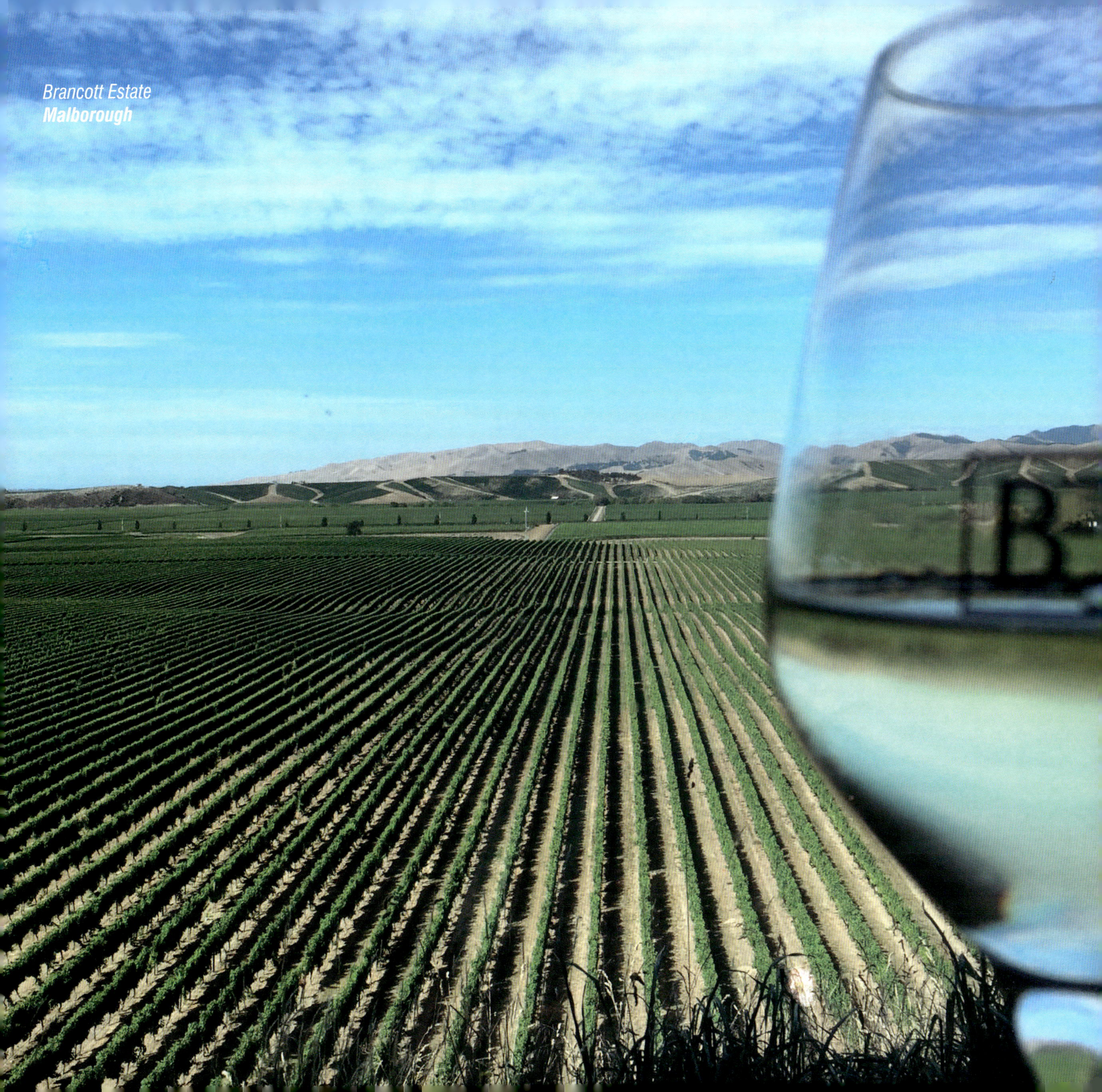

*Brancott Estate*
***Malborough***

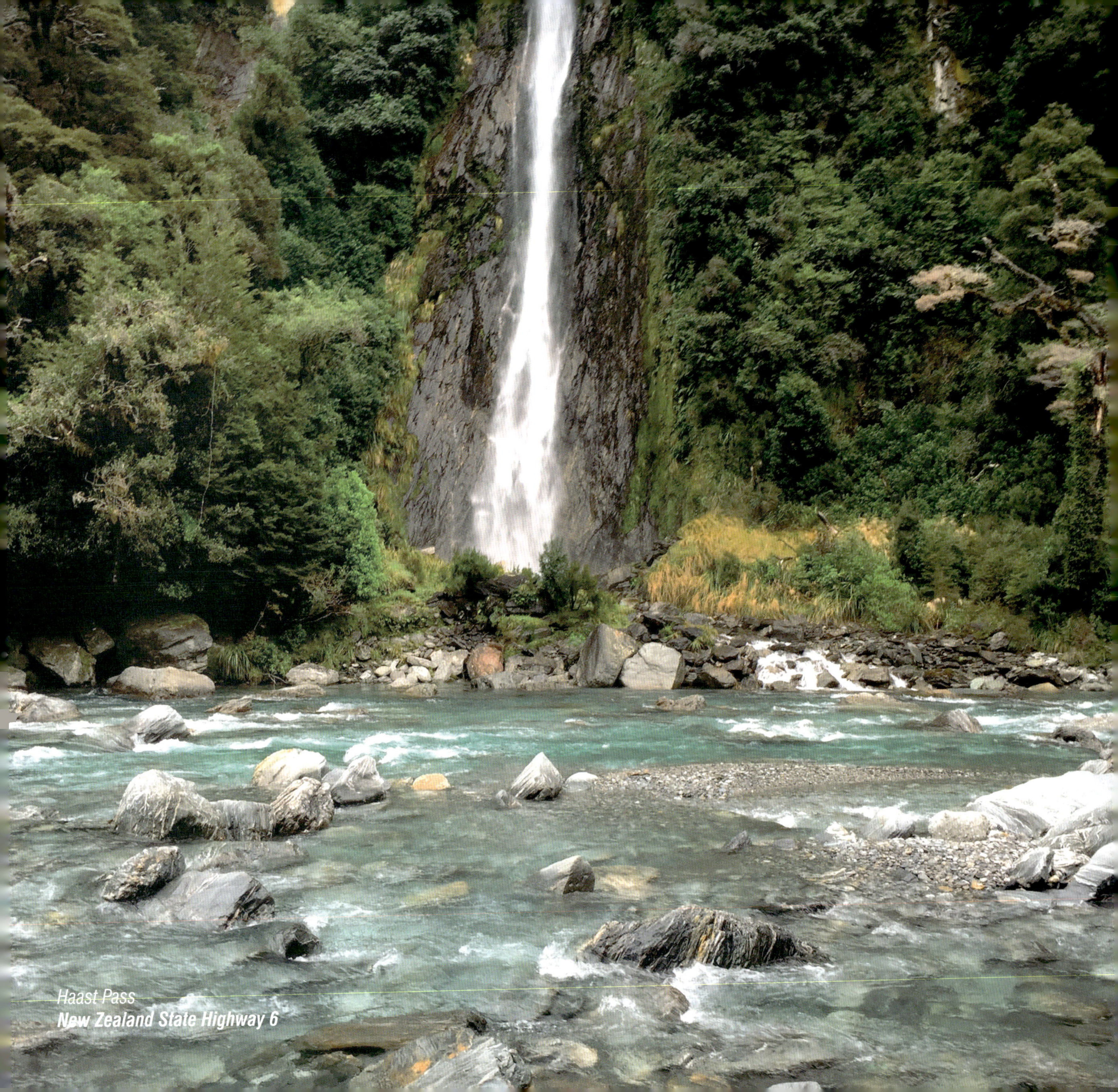
Haast Pass
**New Zealand State Highway 6**

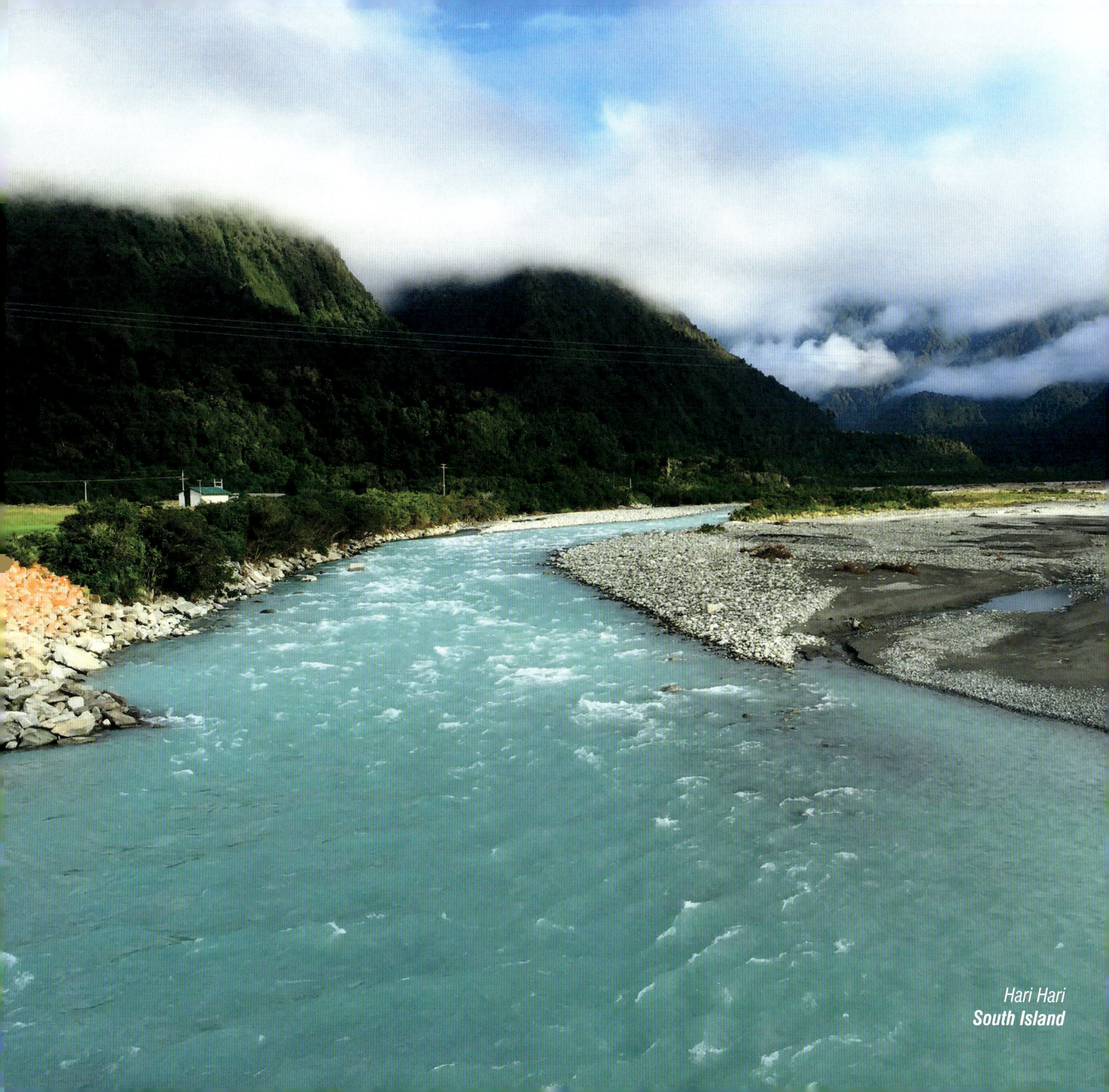

*Hari Hari*
***South Island***

Fox Glacier
**South Island**

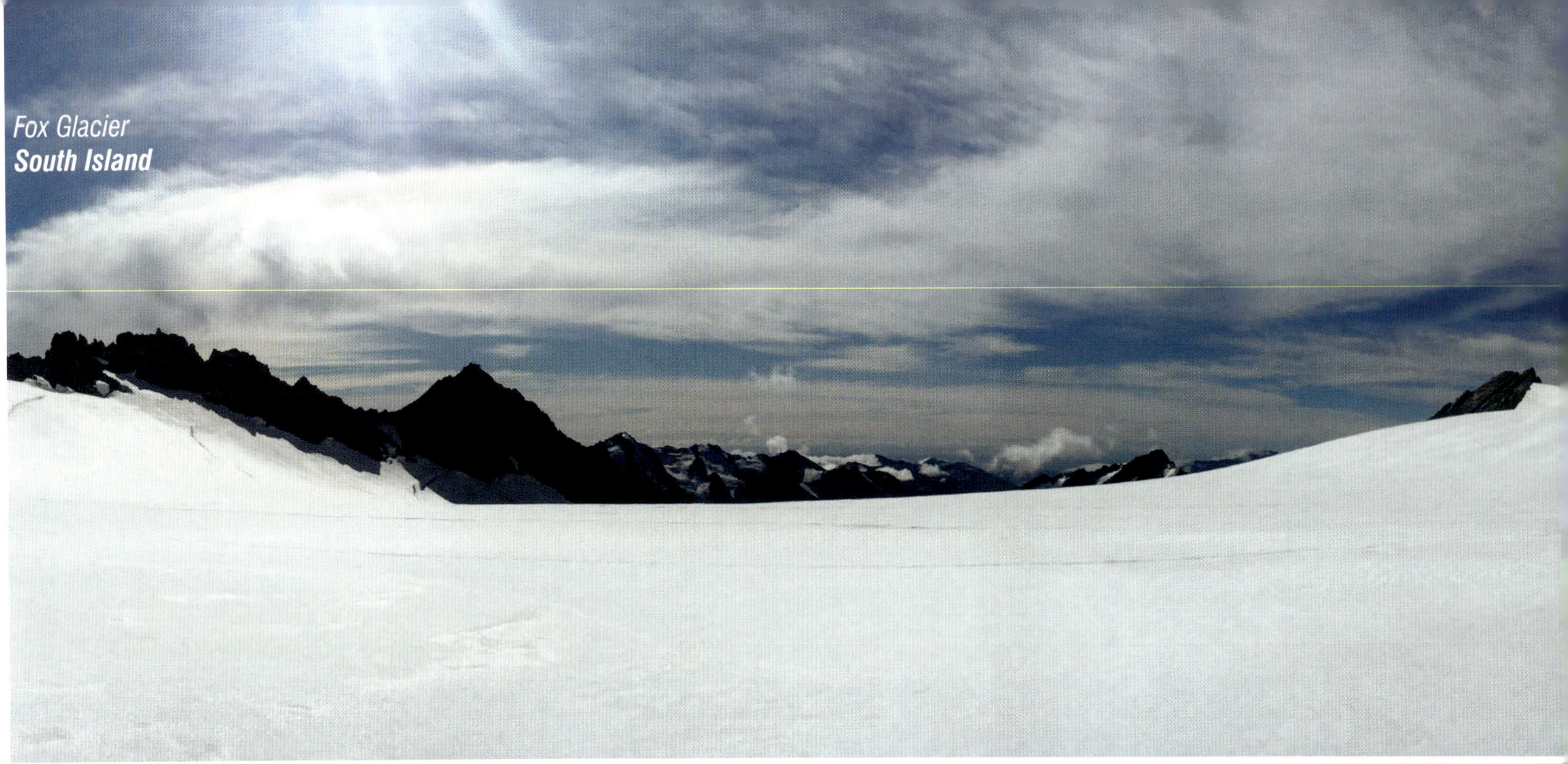

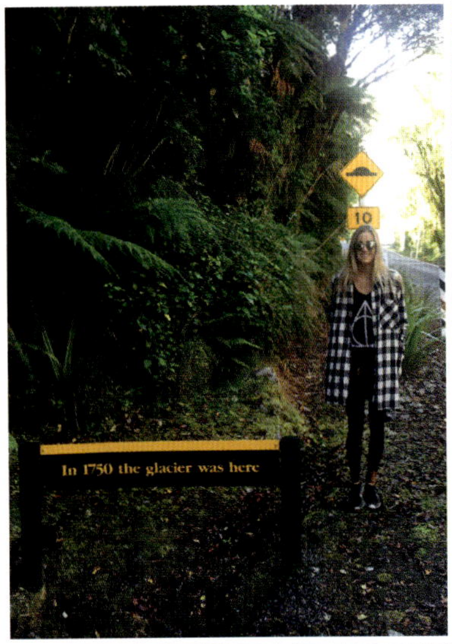


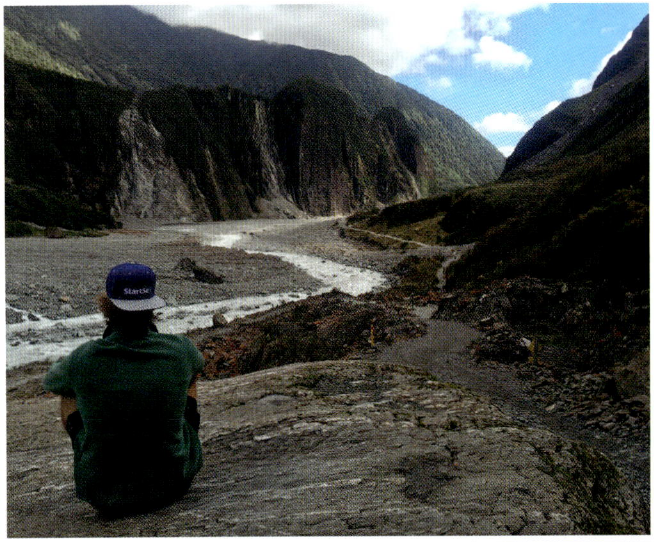

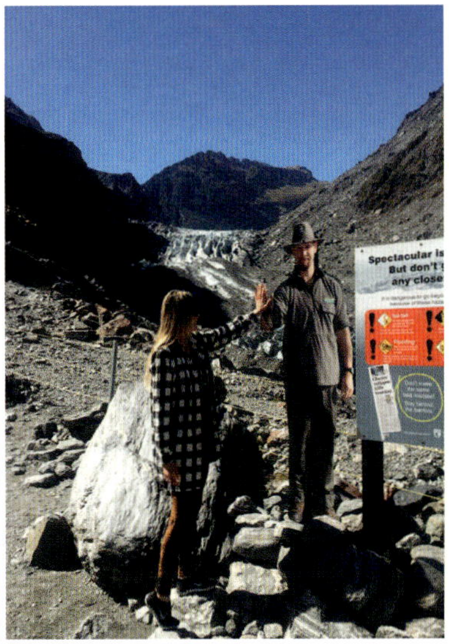

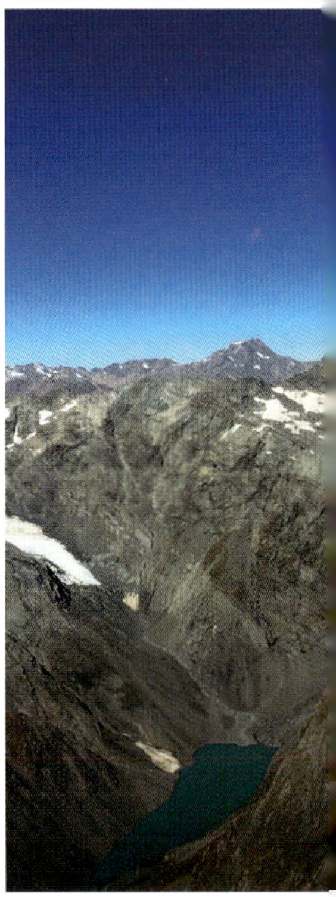

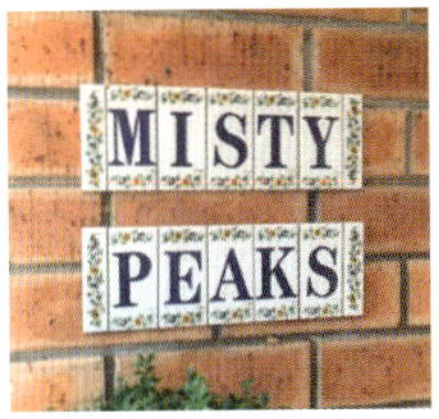


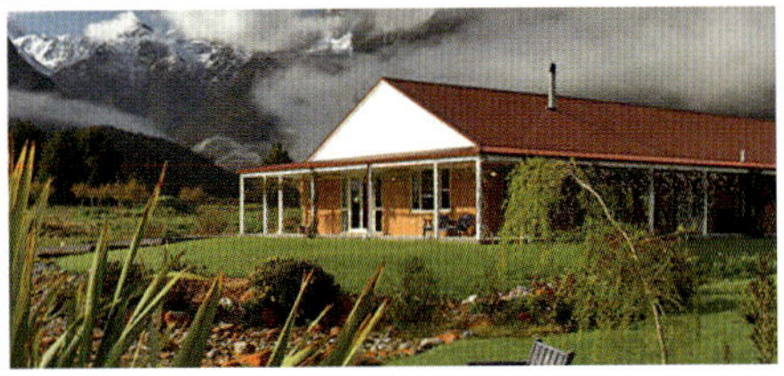

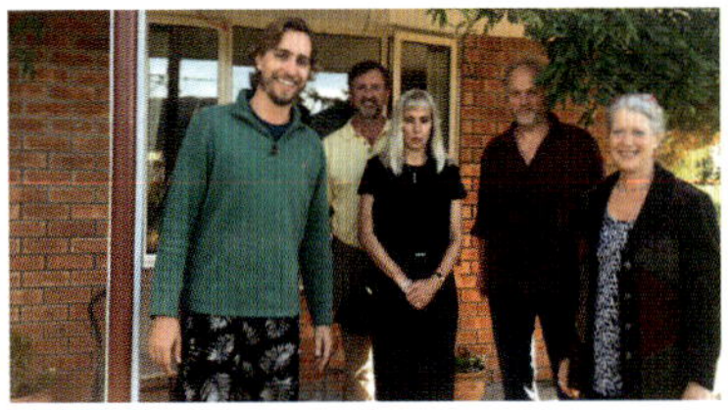

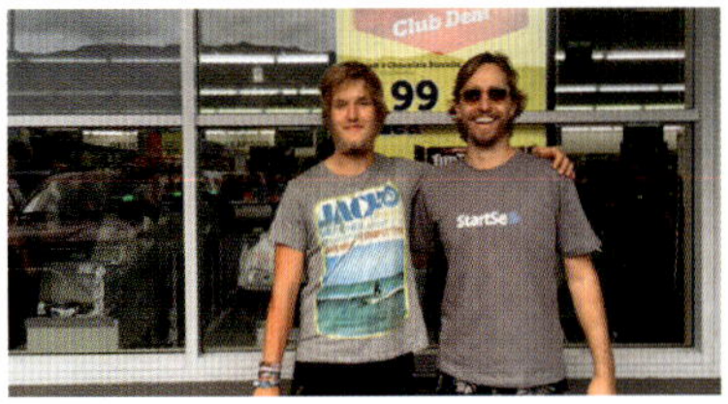

Família do dia
*Family of the day*

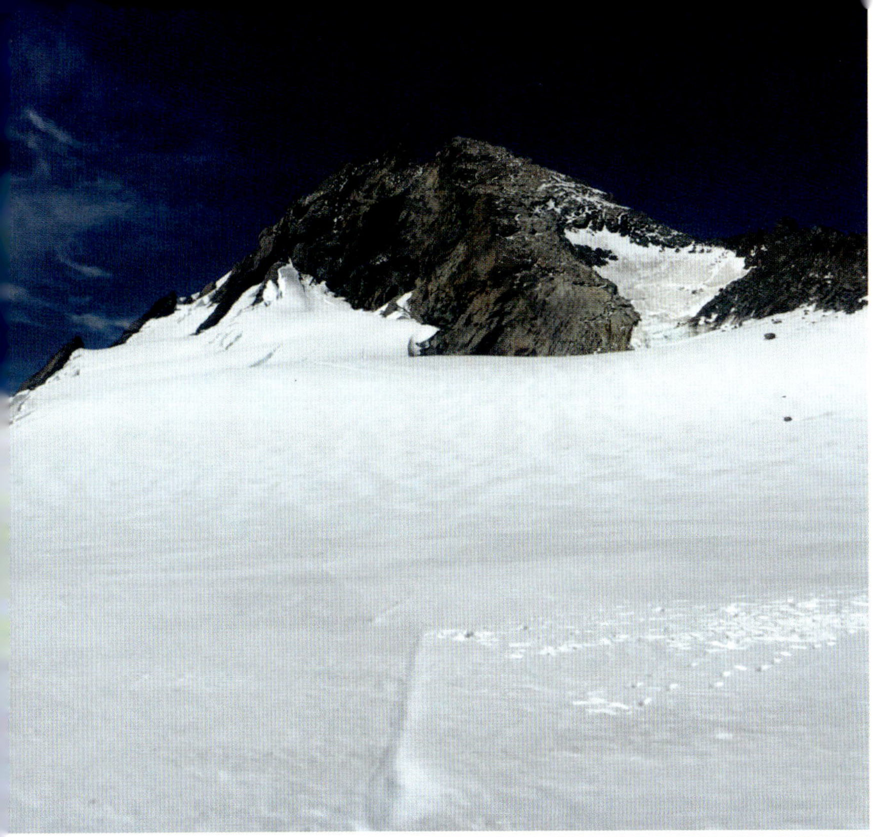

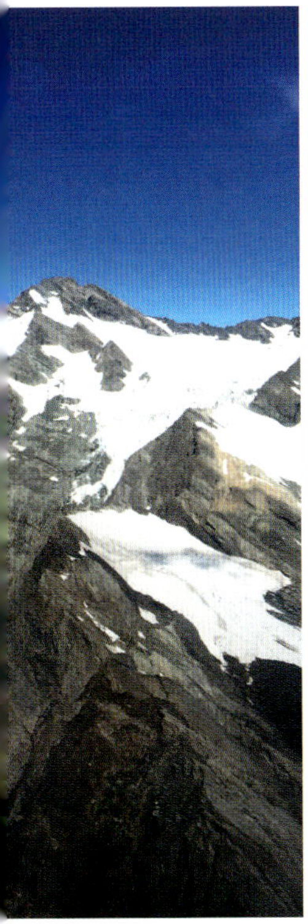

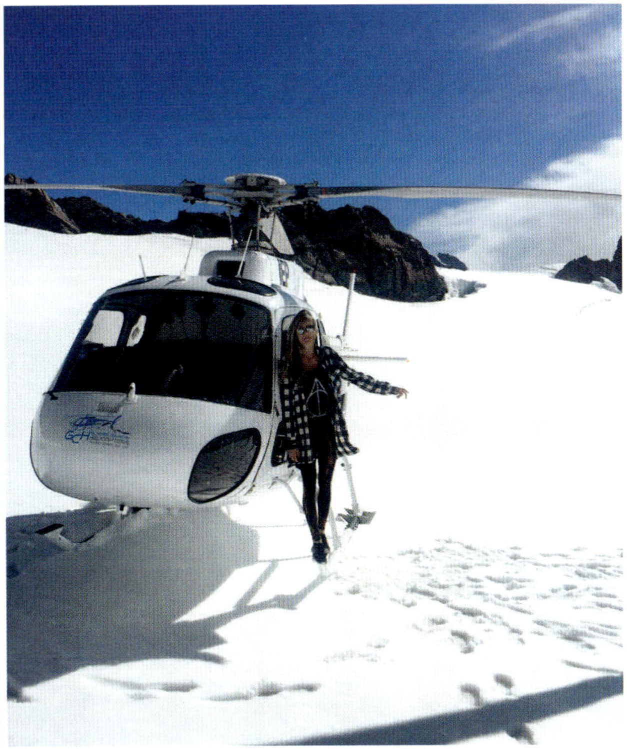

Nosso segundo destino na Ilha Sul foi a região das geleiras. Fizemos um passeio de helicóptero sobre elas. São duas geleiras e duas cidades, que ficam em locais bem próximos: Franz Josef e Fox Glacier, cidades bem pequenas com uma energia muito legal, muitos mochileiros e campings espalhados por todos os cantos. Ficamos hospedados em casa de família (Guest House), chamada Misty Peaks. Achávamos que era um hotel, mas fomos surpreendidos, e foi ótimo! Uma forma diferente de viver a cultura local, uma espécie de pousada. Ali tomamos café da manhã com a dona da casa, e tivemos a oportunidade de conviver com pessoas de outros países e conhecer culturas diferentes. Uma das coisas que descobrimos é que os neozelandeses não estão muito preocupados com a própria aparência nem com o que os outros pensam, e isso é muito legal. Estão longe de ser obcecados com seus corpos, de querer se vestir com roupas de grife ou ser escravos da moda. O conforto e a simplicidade por lá falam mais alto!

*Our second destination in the South Island was the region of the glaciers. We did a helicopter ride over them. There are two glaciers and two cities, which are located in close proximity: Franz Josef and Fox Glacier are very small towns with a super cool vibe, full of backpackers, and campings all over the place. We stayed at a family's house (Guest House), named Misty Peaks. We thought it was a hotel, but we were surprised, and it was great! A different way of living the local culture, a kind of inn. There, we had breakfast with the hostess, and we had the opportunity to live with people from other countries and to know different cultures. One of the things that we found out is that new zealanders are not very concerned about their look or what others think, and this is very cool. They are far from being obsessed with their bodies; or wanting to dress in designer clothes; or being fashion slaves. Here, comfort and simplicity prevail!*

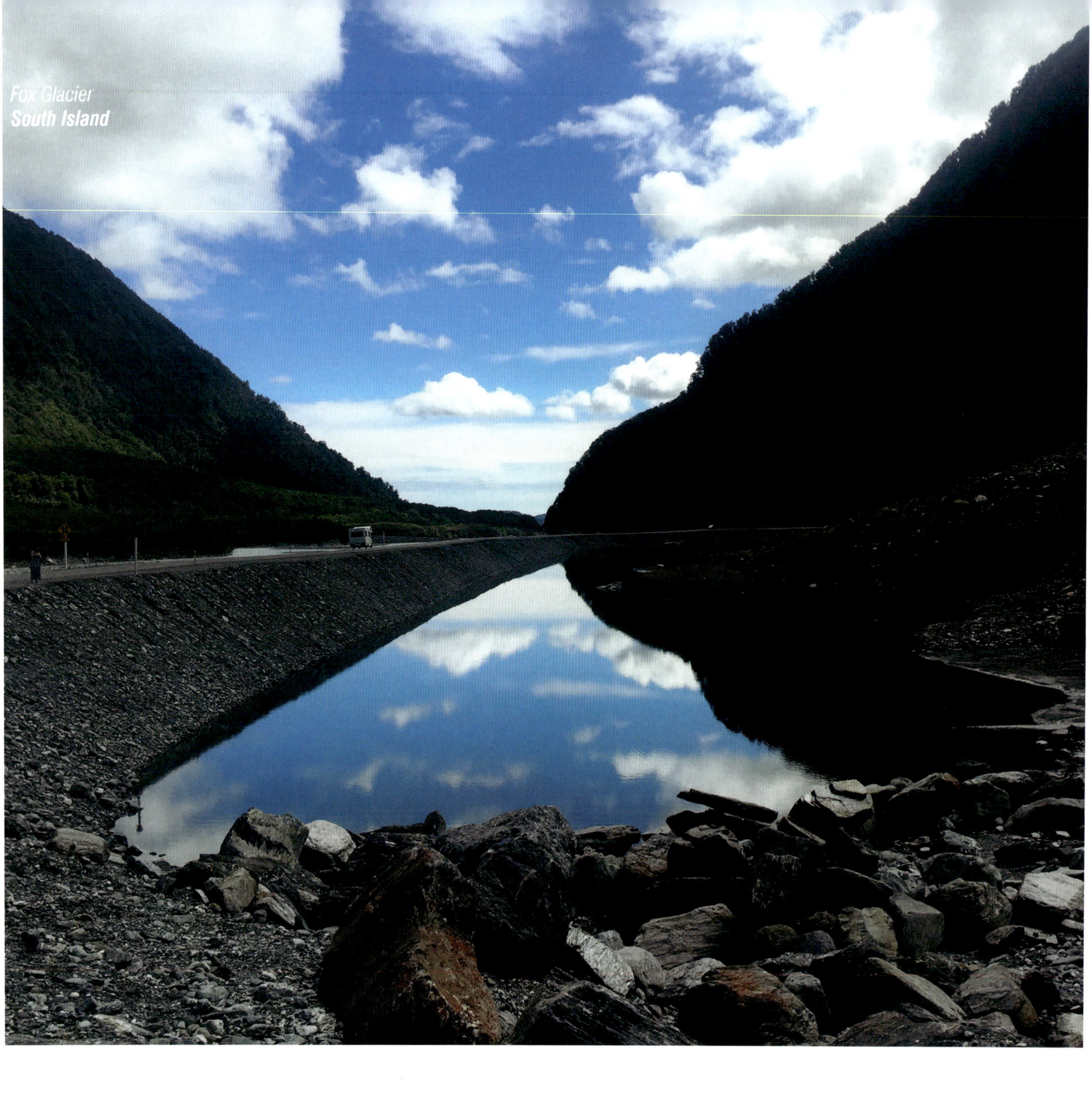
Fox Glacier
South Island

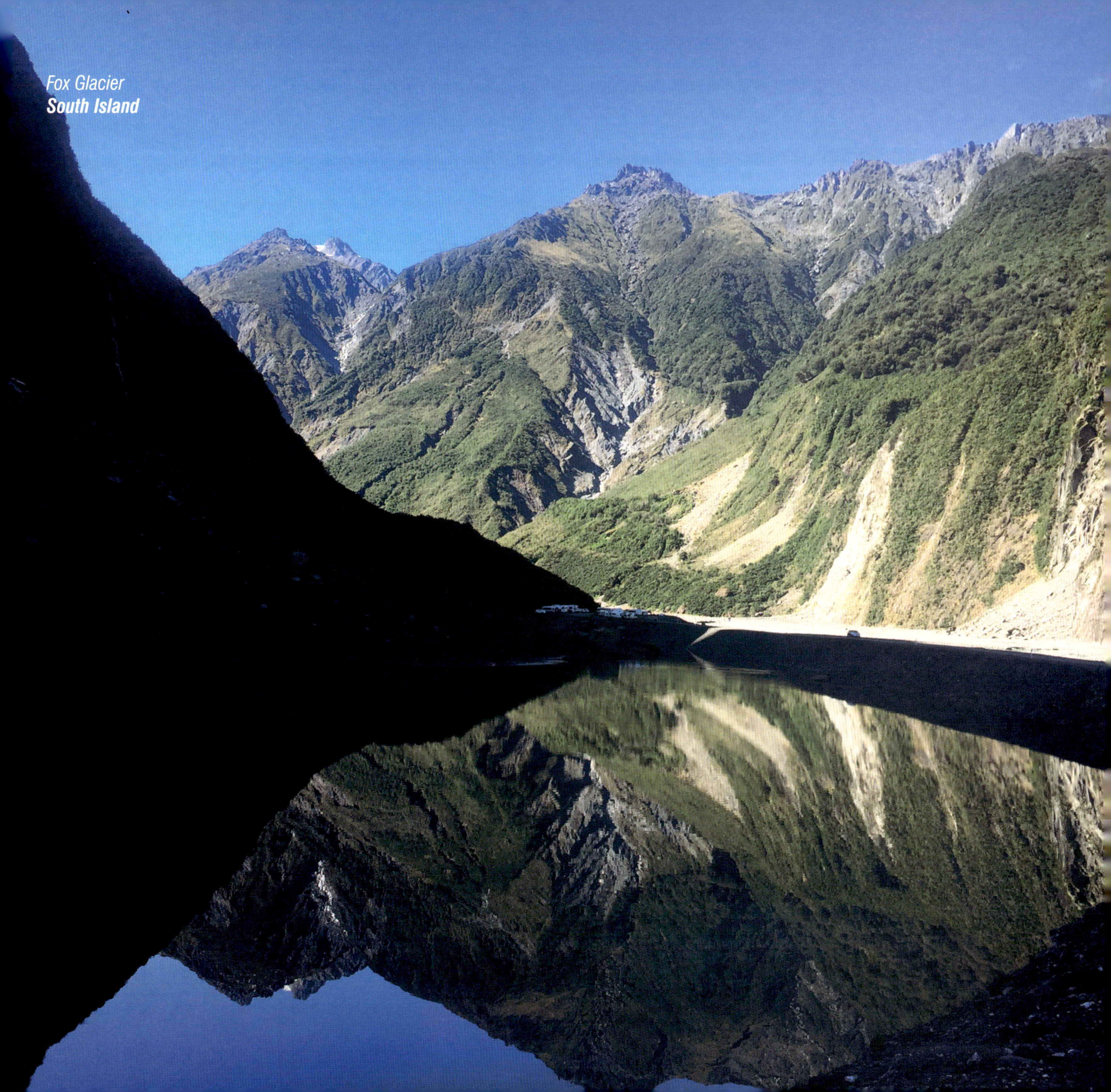
Fox Glacier
**South Island**

Na cidade de Wanaka, o Cinema Paradiso foi um lugar muito divertido que conhecemos. Um pequeno cinema, com todas as poltronas diferentes, desde sofás coloridos até bancos de carro, com direito a intervalo no meio do filme para todos irem ao bar comer um delicioso cookie feito na hora.

Na Ilha Sul existe uma infinidade de lagos azuis, cada um com sua tonalidade. Alguns quase transparentes, e outros azuis como água com sabão em pó. Isso só é possível ver viajando de carro, parando em cada um para curtir. Terminamos nosso percurso em Queenstown, uma cidade encantadora e muito voltada aos esportes radicais. Saímos da Nova Zelândia encantados com tanta beleza, e principalmente com a sua cultura e os valores cultivados pelos Kiwis.

*In the city of Wanaka, Cinema Paradiso was a really fun place that we visited. A small cinema, with all of their seats different from one another, from colorful sofas to car seats, with a break in the middle of the movie for everyone to go to the bar to eat a delicious freshly made cookie.*

*In the South Island there is an infinity of blue lakes, each with its own tonality. Some were almost transparent, and some other ones were blue like water with soap powder. It is only possible to see it when travelling by car, stopping at each one to enjoy it. We finished our journey in the city of Queenstown, a charming town, very dedicated to extreme sports. We left New Zealand delighted with so much beauty, and especially with its culture and the principles maintained by Kiwis.*

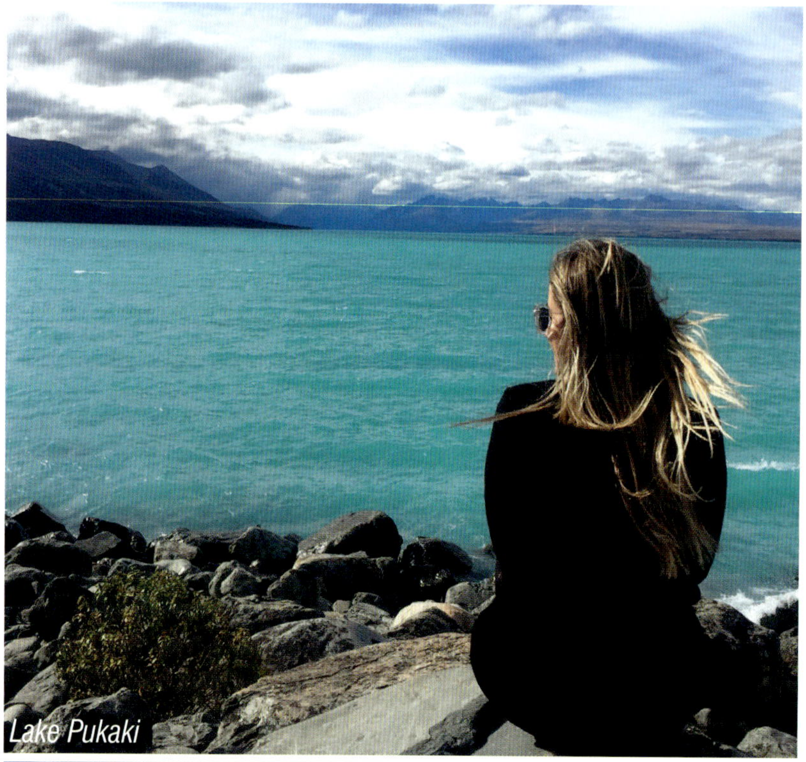
Lake Pukaki

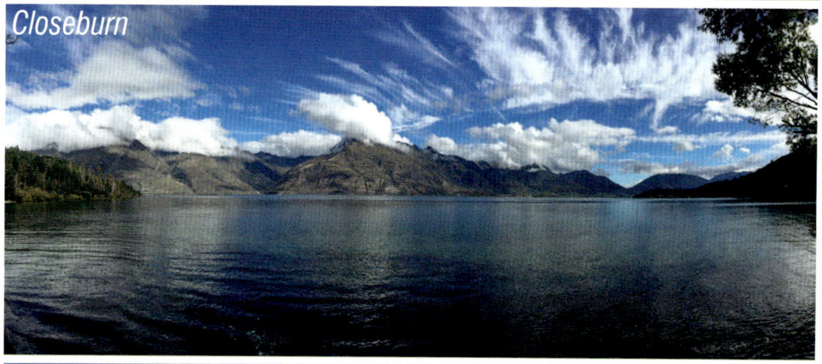
Closeburn

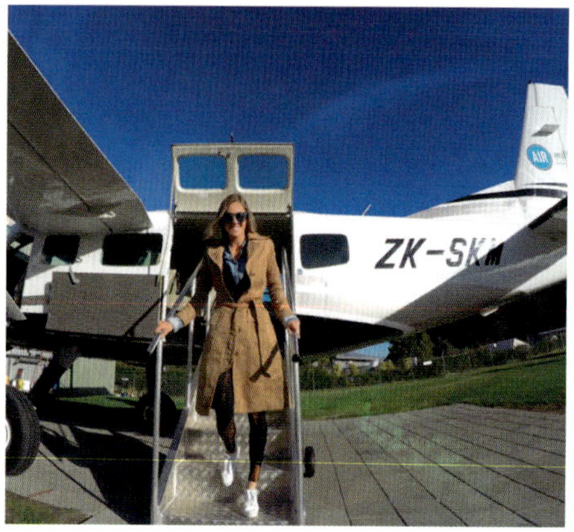


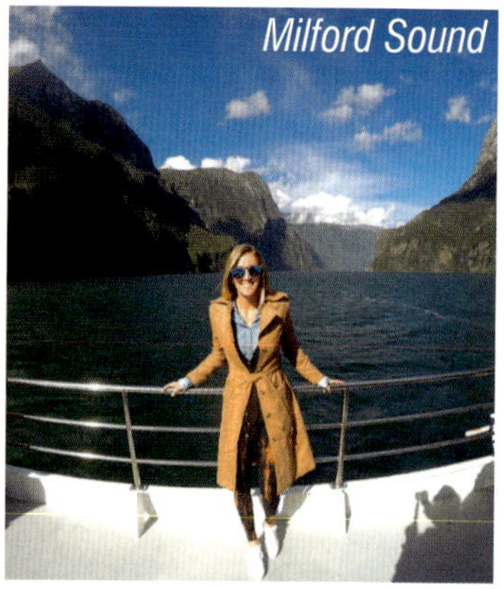
Milford Sound

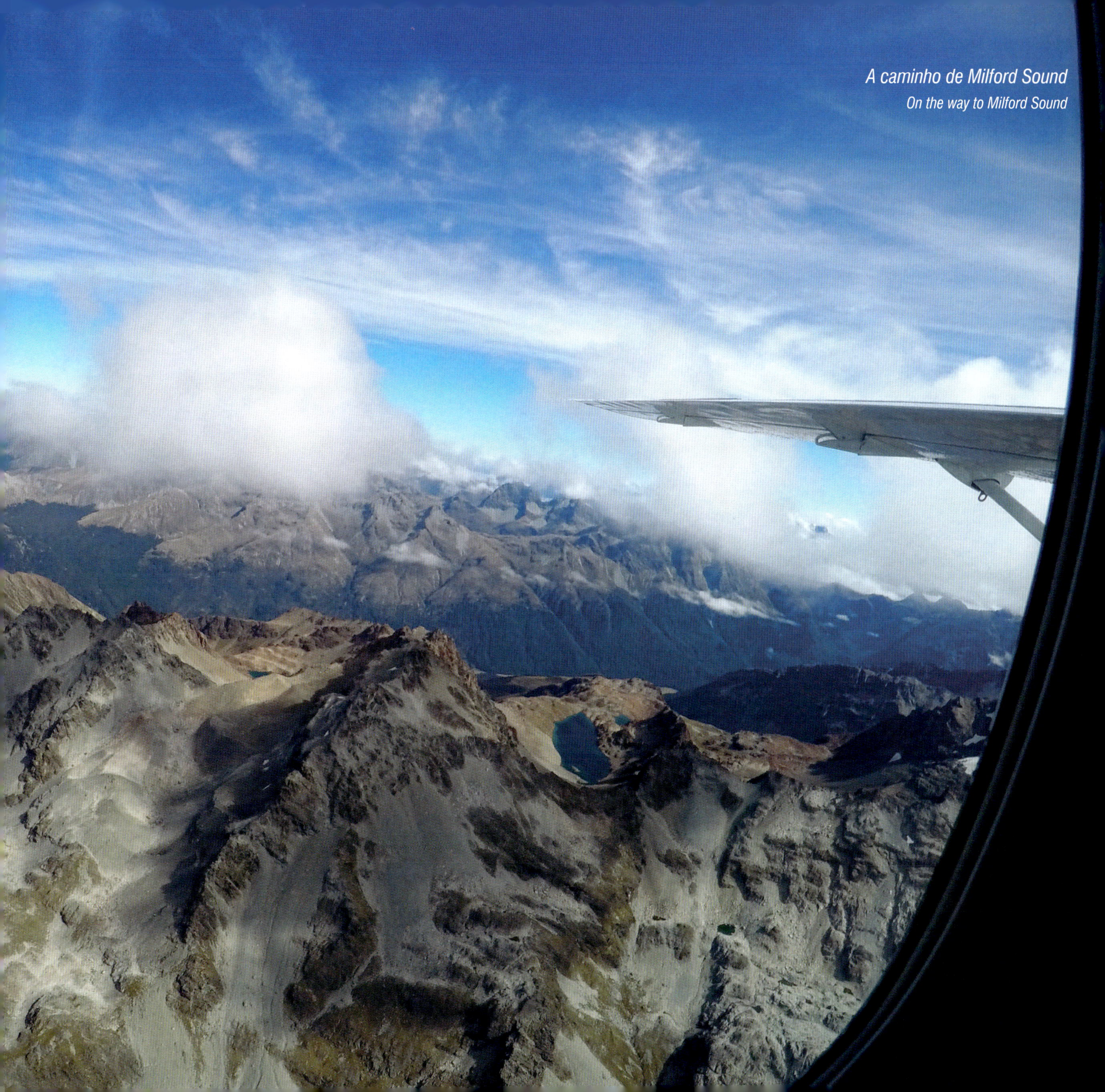

A caminho de Milford Sound

On the way to Milford Sound

# AUSTRÁLIA

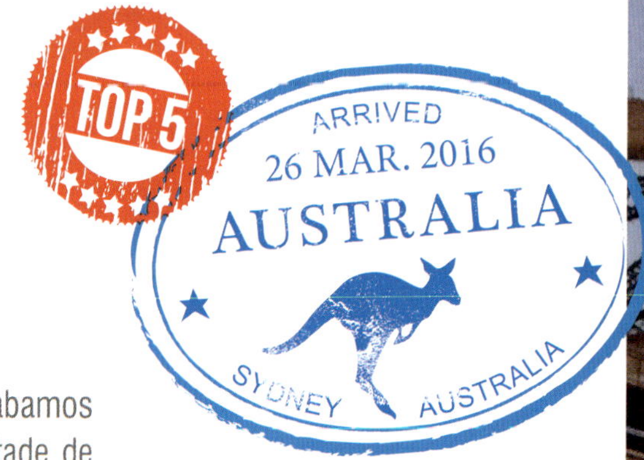


## O BRASIL QUE DEU CERTO!
## E BOTA CERTO NISSO!

O plano era percorrer o país inteiro em vinte dias, mas acabamos ficando mais de um mês na Austrália! É um país que dá vontade de ficar para sempre, talvez por ser tão parecido com o Brasil, seja pelo clima, pelas belezas naturais ou pelo estilo de vida. Sidney, a capital, é uma metrópole linda e organizada que, para completar, ainda tem praias exuberantes. Os "Ozzys", como são conhecidos os australianos, passam a impressão de saberem balancear muito bem a vida entre o lazer e o trabalho.

Visitamos do mais tradicional ao inusitado. Encontramo-nos com uma amiga que mora lá, e ela nos levou para conhecer muitos lugares que os locais frequentam. É um tipo de programação que preferimos fazer para conhecer bem a essência dos lugares, ao invés de ir a pontos turísticos. Alugamos um apartamento em frente a uma praça onde era possível trabalhar com o notebook tranquilamente. Sensação de Primeiro Mundo. Também tivemos a oportunidade de visitar várias *startups* e conhecer a forma como eles se relacionam com o trabalho.

*THE BRAZIL THAT WORKED!*
*AND BOY, IT WORKED!*

*The plan was to travel the whole country in 20 days, but we ended up staying for more than one month in Australia! It is a country that makes you want to stay forever, perhaps because it is so similar to Brazil, be it by its weather, natural beauties, or lifestyle. Sydney, the capital, is a beautiful and organized metropolis, which, to top it all, still has exuberant beaches. The "Ozzys", as Australians are known, gave us the impression of balancing work and leisure very well.*

*We visited both the most traditional and the most unusual. We met a friend who lives there, and she took us to see many places that the locals actually attend. It is a type of programming that we prefer to make, in order to really get to know the essence of places, instead of going to the tourist attractions. We rented a flat in front of a square where it was possible to work with the notebook with no problem whatsoever. It gave me a first world feel. We also had the opportunity to visit several start-ups and know how they relate to work.*

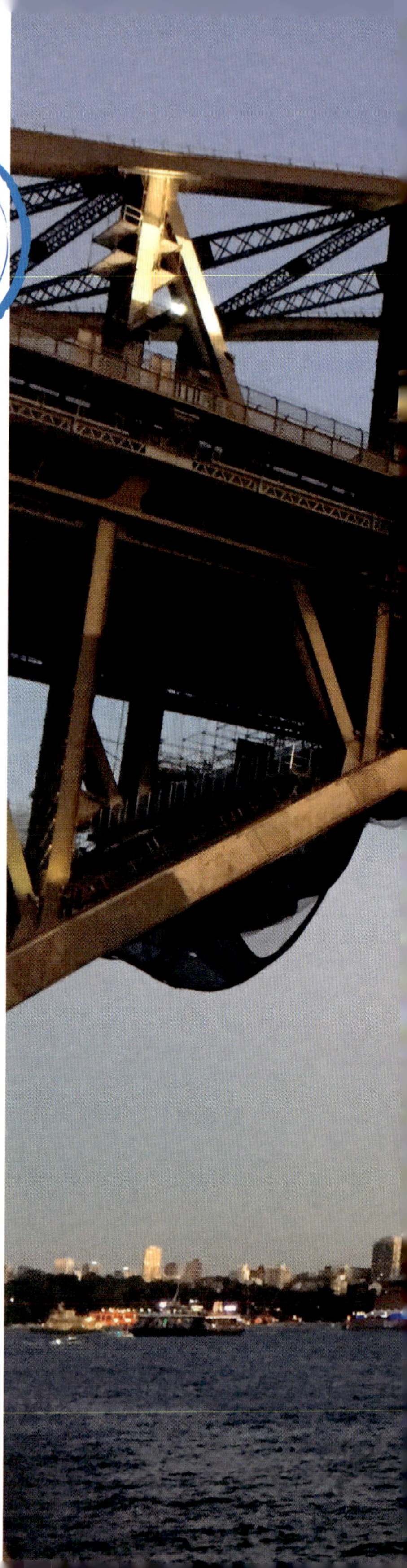

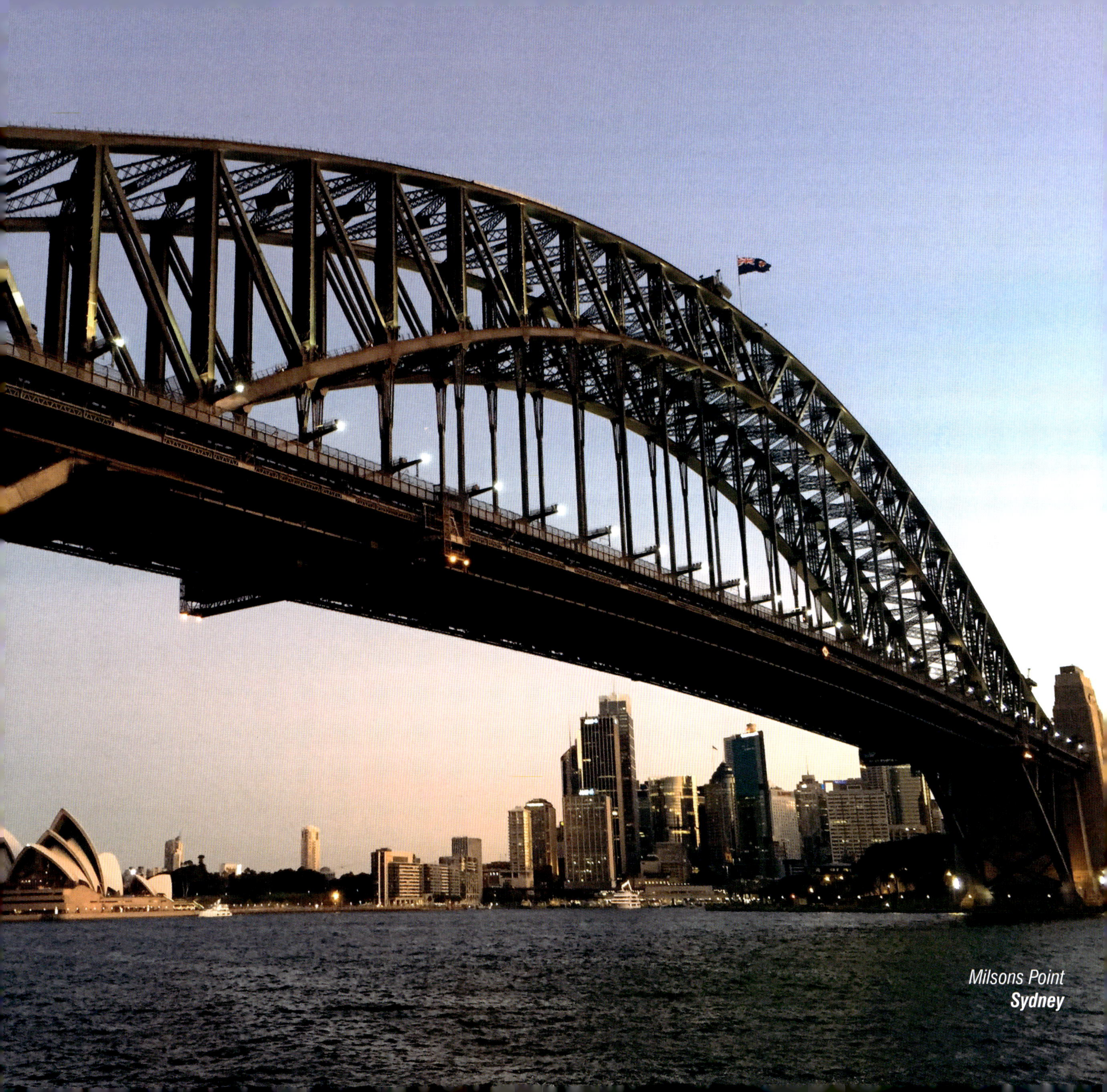

*Milsons Point*
***Sydney***

Tivemos uma experiência especial ao conhecer o The Baxter Inn, um bar da época em que era proibida a venda de bebidas alcoólicas no país. Ele foi ilegal por muitos anos, e a sua porta fica em um beco escondido, sem nenhuma identificação, algo bem estranho. Levamos muito tempo para descobrir onde ficava. Foi somente com informações das pessoas da rua que conseguimos chegar até ele. A sensação era de estar entrando num porão, mas ao chegarmos lá vimos mais de 500 rótulos de whisky. O charme do lugar era manter as características de antigamente, apesar de hoje, naturalmente, ser um estabelecimento legalizado. O bar só vende o destilado e nada mais. Descemos em uma espécie de *"cave"* onde são guardadas garrafas especiais, e ali degustamos a bebida.

A sensação ao entrar no bar era a de ter entrado numa máquina do tempo e voltado ao passado, pela decoração, os trajes dos funcionários e as músicas, que também eram todas "das antigas".

*We had a special experience getting to know The Baxter Inn, a bar of the time when it was forbidden to sell alcohol in Australia. It has been illegal for many years, and the door is in a hidden alley, without any identification, something quite strange. It took us a long time to figure out where it was. It was only with information of the people in the street that we were able to get to it. The feeling was to be entering a basement, but when we got there we saw over 500 Whiskey labels. The charm of the place was to keep the characteristics of the old days despite today being, obviously, legal. The bar only sells said distilled beverage and nothing else. We went down in a kind of "cave" where special bottles were stored and there we tasted the drink.*

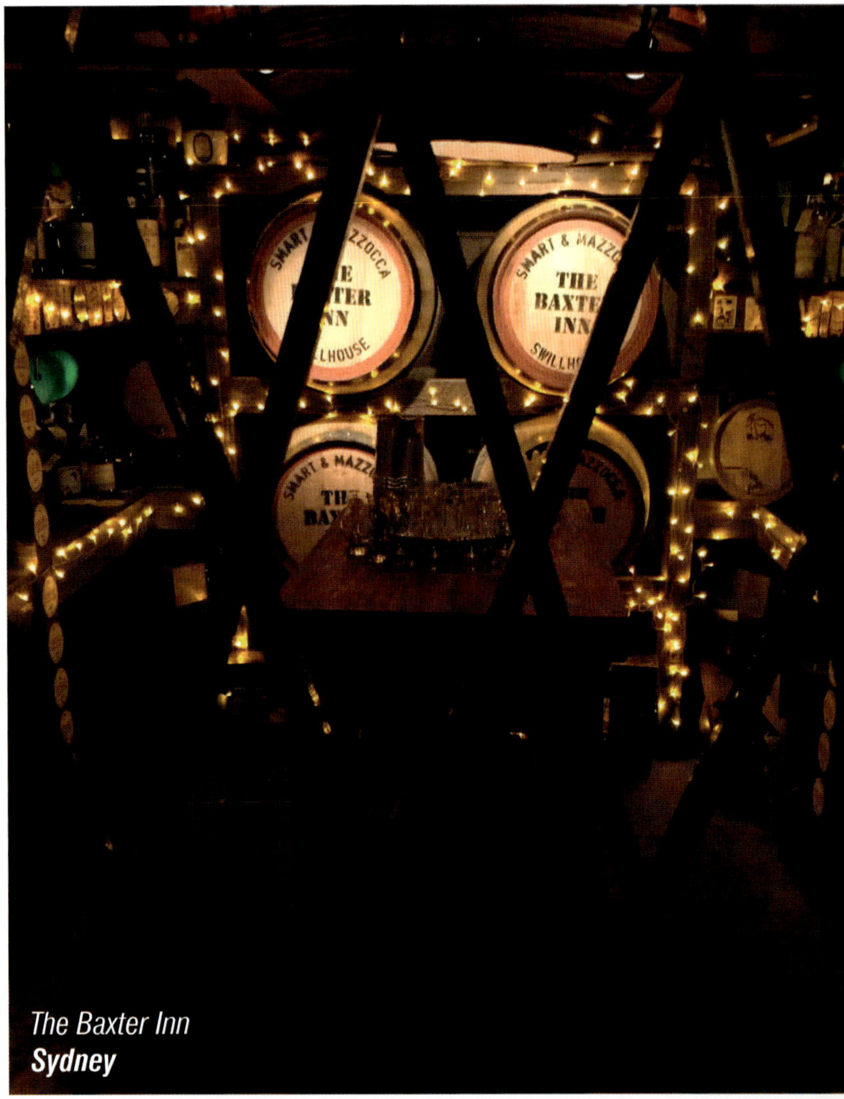


*The Baxter Inn*
***Sydney***

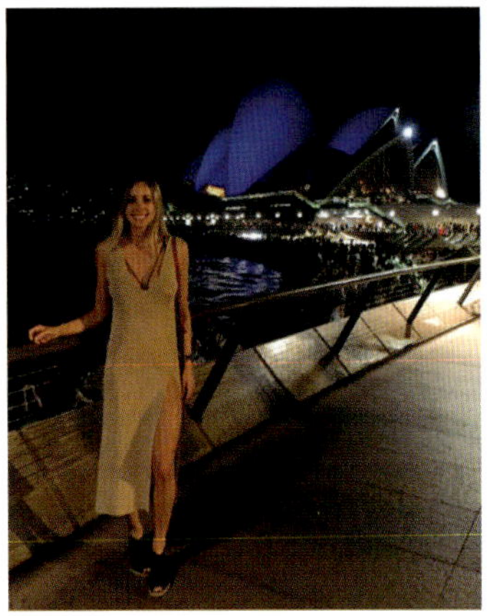

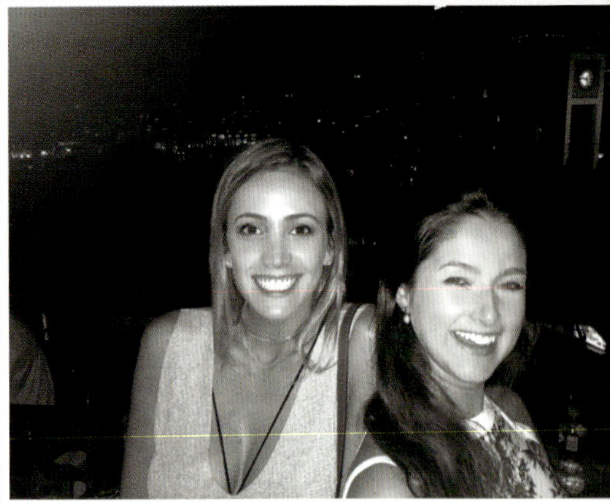

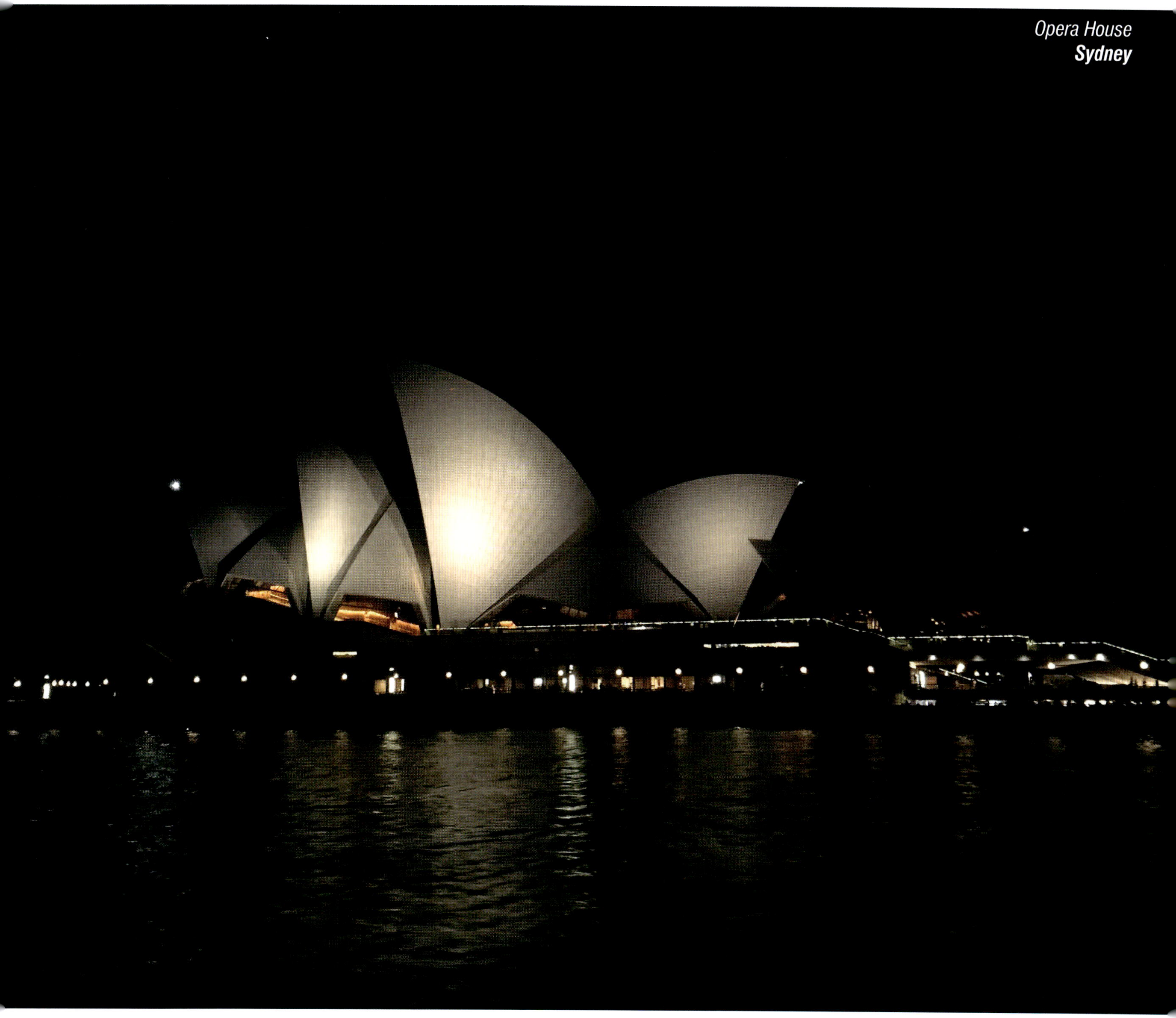
*Opera House*
***Sydney***

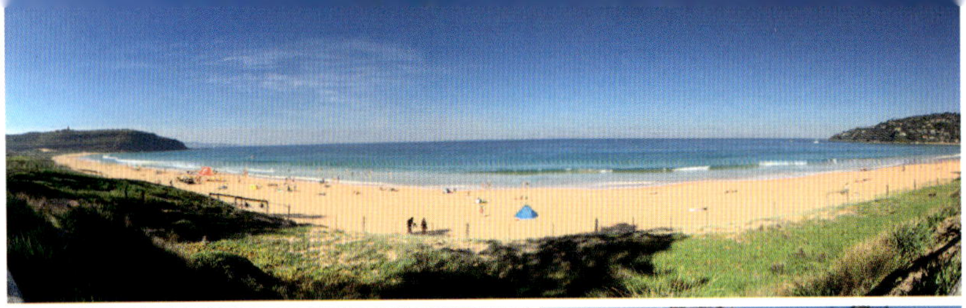

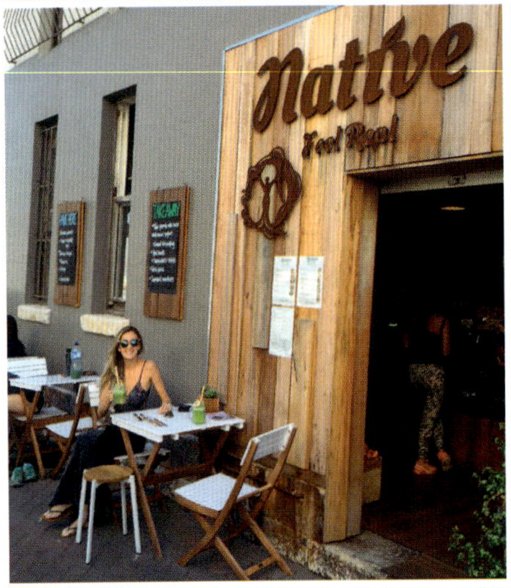


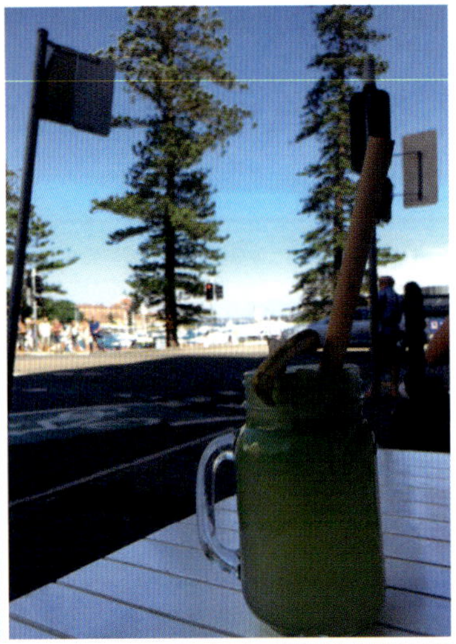

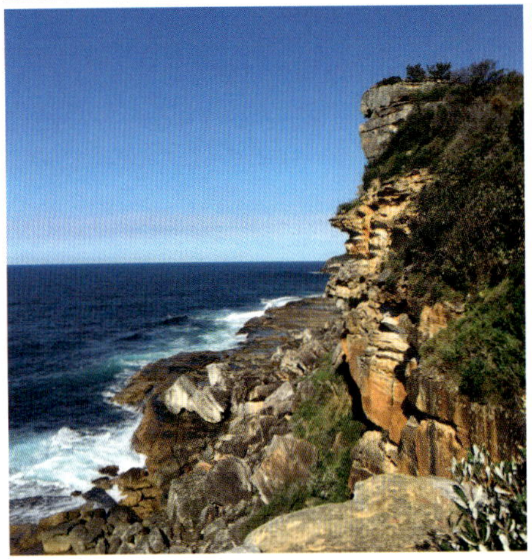

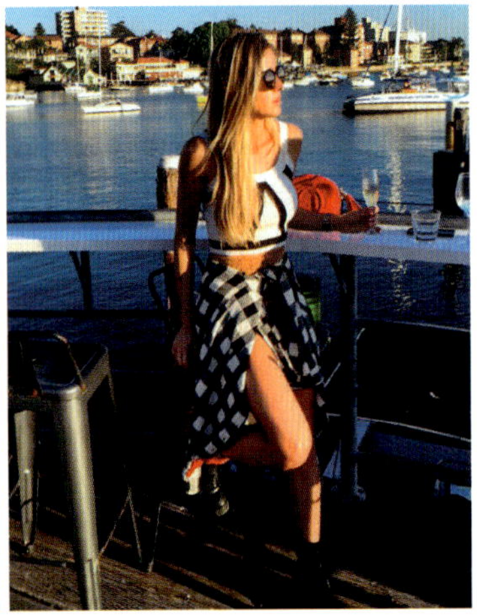

A gente se identificou muito com Manly, que é total #goodvibes. É uma praia que fica a trinta minutos de barco de Sidney, com restaurantes de comidas orgânicas, a galera surfando, correndo ou andando de bicicleta no calçadão, uma energia muito boa. Moraríamos fácil lá.

*We felt connected with Manly, which is completely #goodvibes. It's a 30-minute boat ride from Sydney, with organic food restaurants, people surfing, jogging or biking on the boardwalk, a great energy. We would love to live there.*

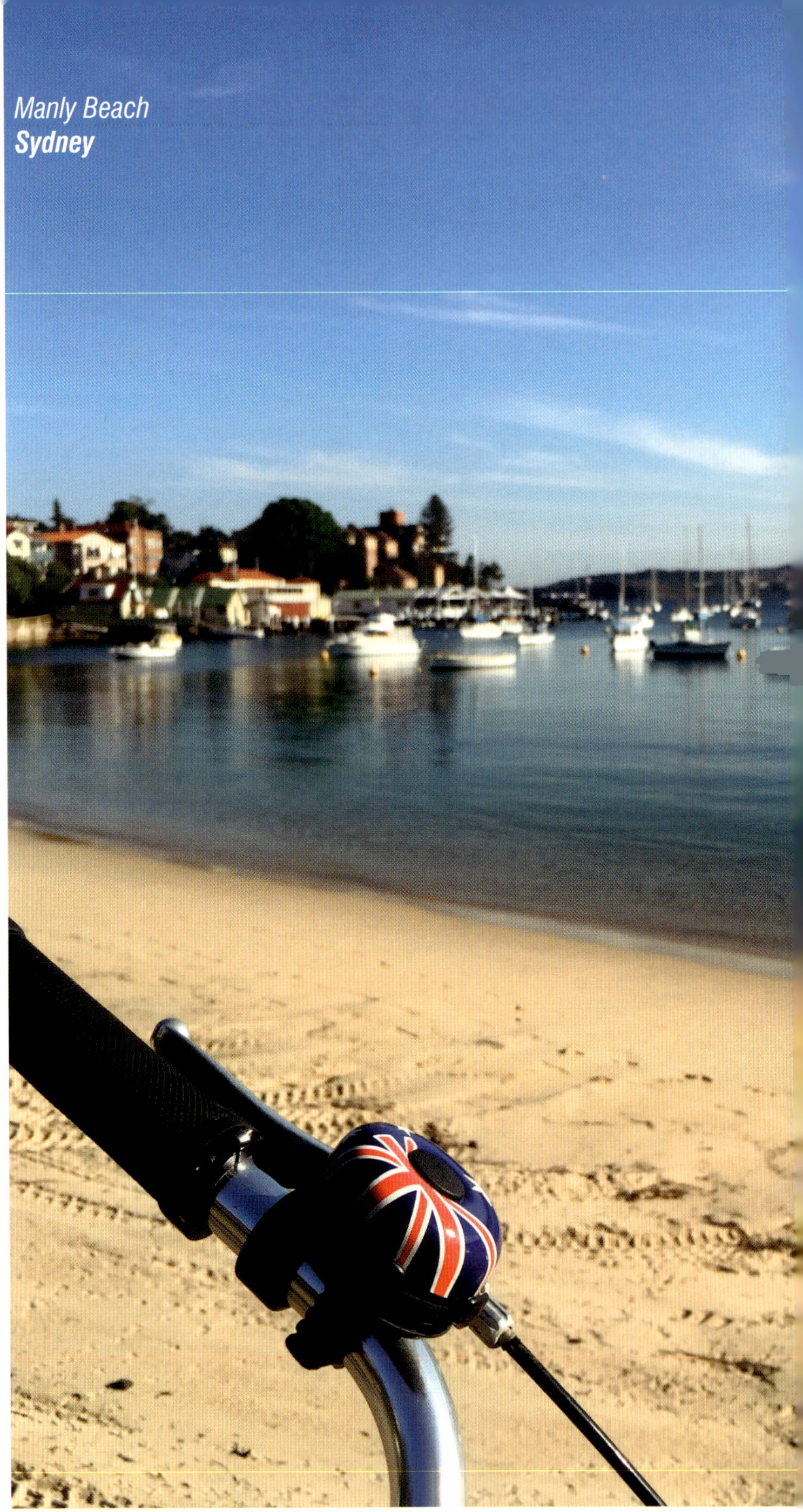

*Manly Beach*
***Sydney***

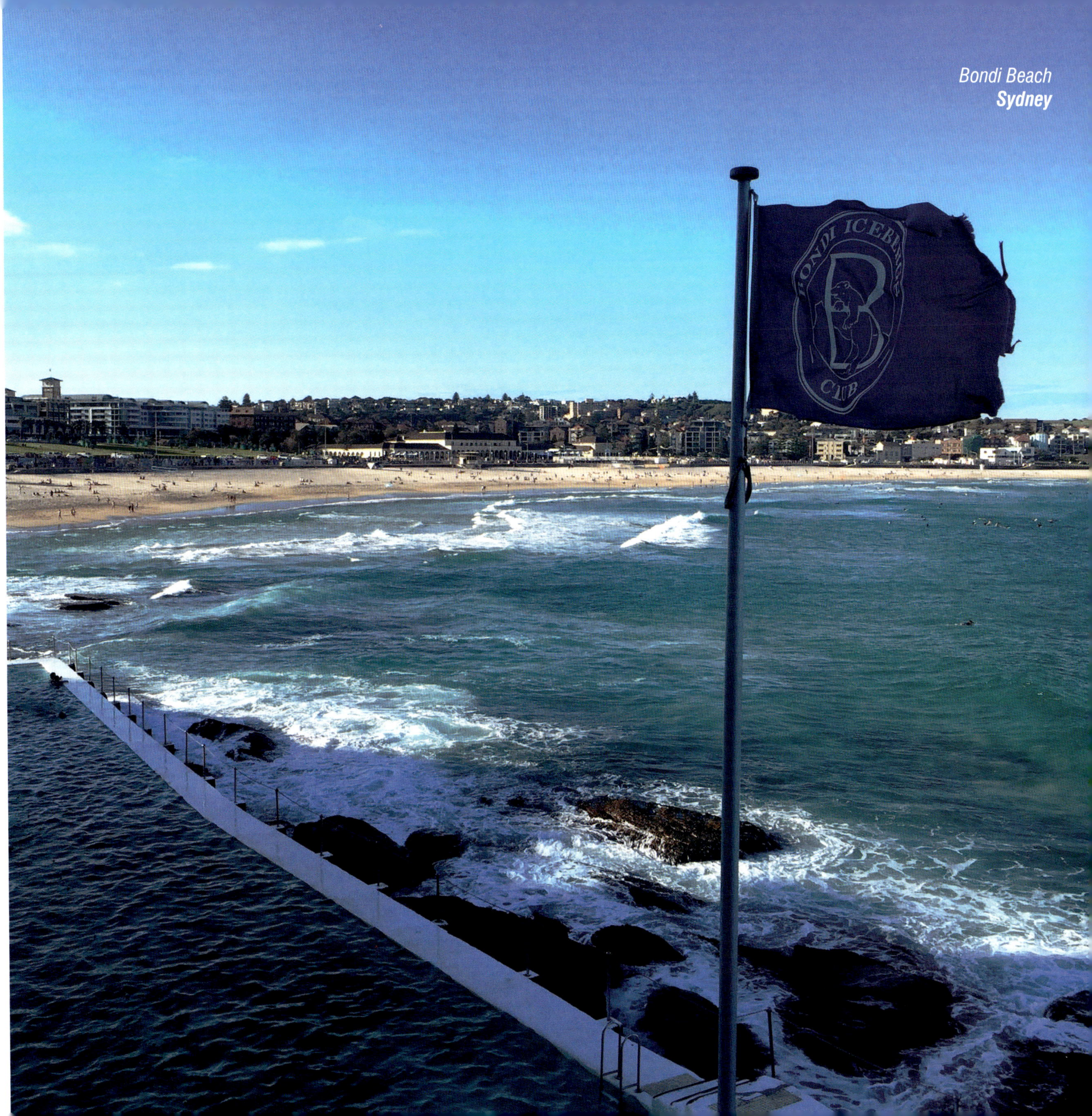

*Bondi Beach*
***Sydney***

Para completar, ainda tivemos uma experiência inesquecível com cangurus. Descobrimos um lugar que parecia um hospital abandonado, que não é turístico. Nesse lugar encontramos muitos, mas muitos cangurus soltos ao ar livre. No caminho compramos bananas para dar aos animais e ali ficamos horas alimentando os cangurus interesseiros, que só vinham se houvesse comida na nossa mão.

*To top it all off we still had an unforgettable experience with kangaroos. We found a place that looked like an abandoned hospital, which is not touristic. In this place we found many many free wandering kangaroos. On the way we bought bananas to feed the animals and we spent hours feeding the kangaroos that would only come to us if there was food in our hand.*

*Morisset Park*
***Sydney***

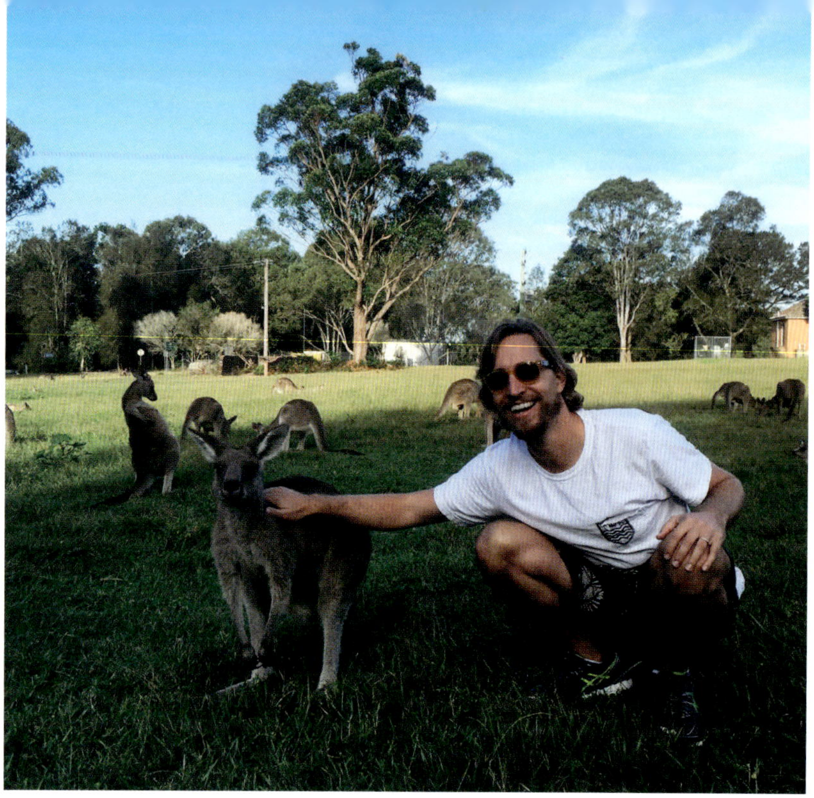

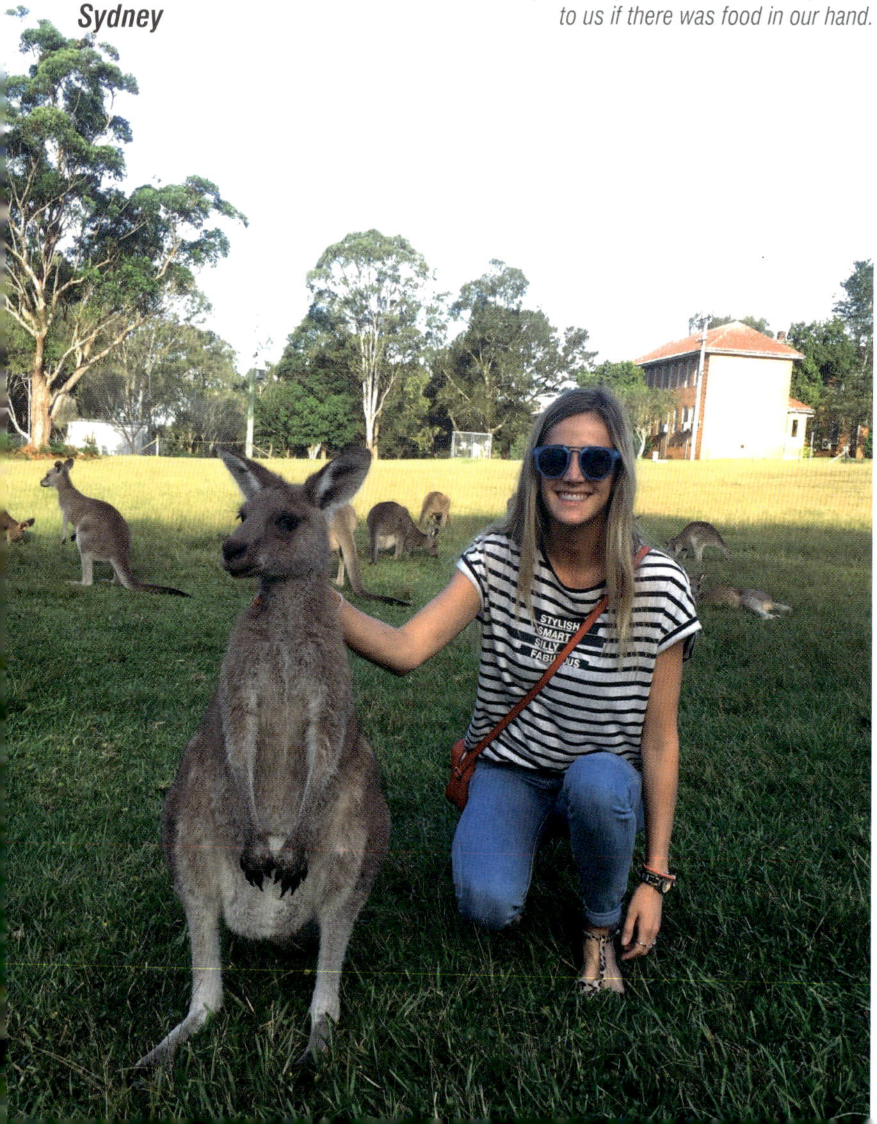

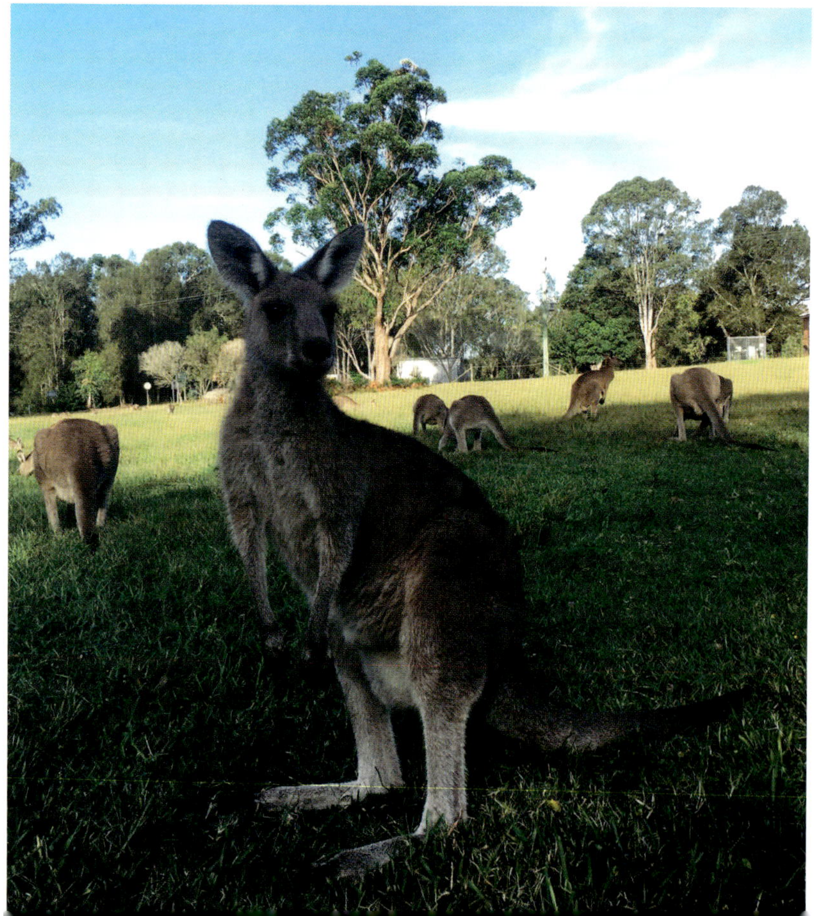

Depois de Sidney, voamos para a ilha da Tasmânia, um lugar de contato extremo com a natureza, lembrando muito a Nova Zelândia.

Chegando lá, alugamos um carro, e, numa das paradas, estacionamos num lugar proibido, sem saber, sabendo... Quando voltamos, tinha uma multa colada no carro. Afinal de contas, quem nunca?

*After Sydney, we flew to Tasmania, a place of extreme contact with nature, resembling New Zealand.*

*Arriving there, we rented a car and, at one of the stops, we parked in a forbidden place, accidentally on purpose. When we got back, we had a ticket on the car. Well, cast the first stone right?*

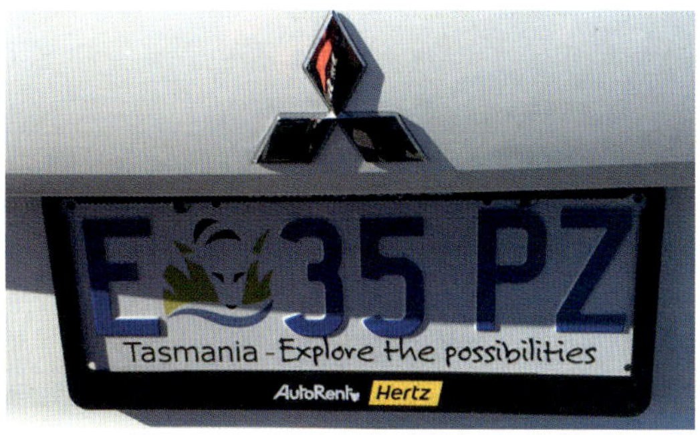
E 35 PZ
Tasmania - Explore the possibilities
AutoRent Hertz

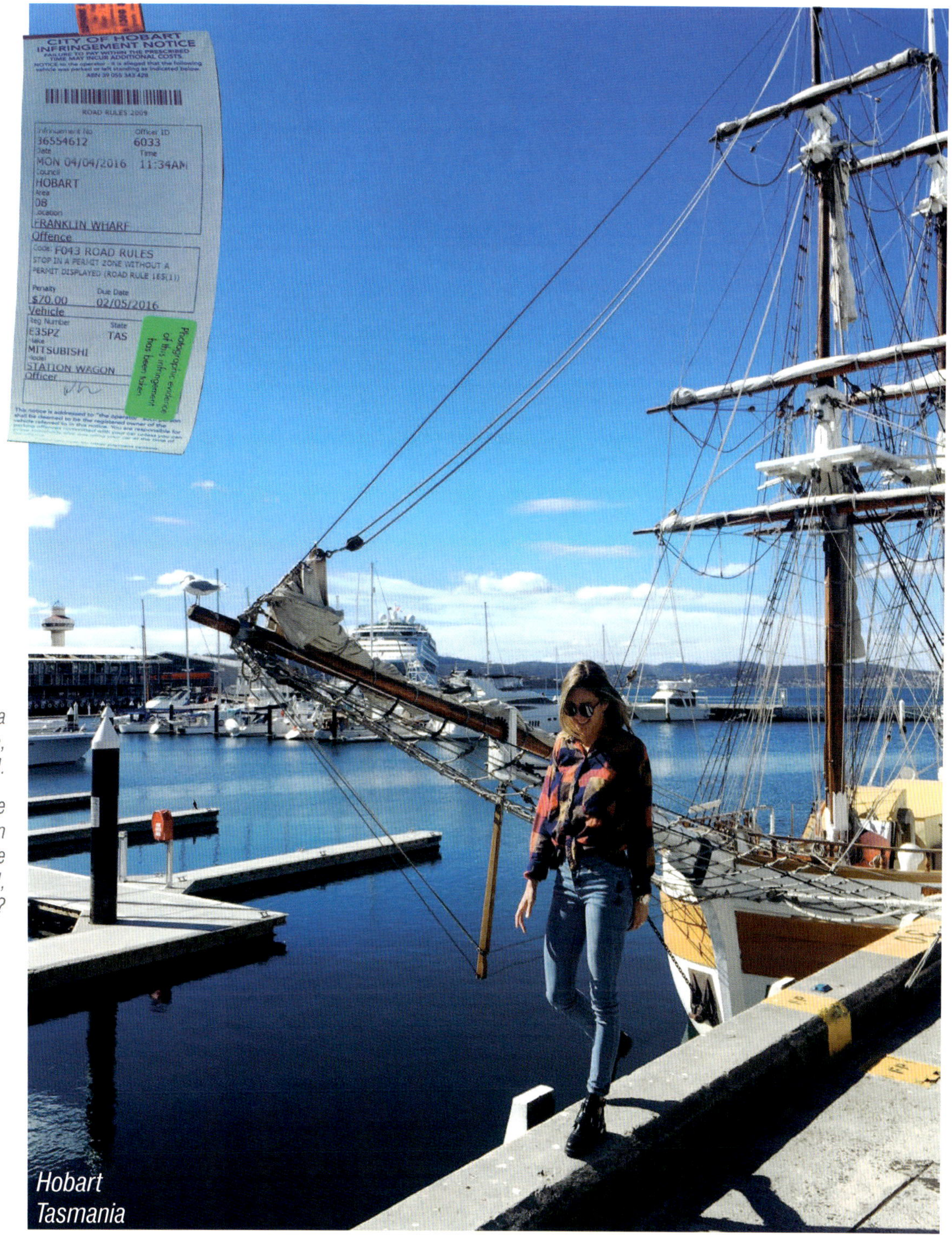
CITY OF HOBART
INFRINGEMENT NOTICE
FAILURE TO PAY WITHIN THE PRESCRIBED TIME MAY INCUR ADDITIONAL COSTS
ROAD RULES 2009
Infringement No 36554612
Officer ID 6033
Date MON 04/04/2016
Time 11:34AM
Council HOBART
Area 08
Location FRANKLIN WHARF
Offence
Code F043 ROAD RULES
STOP IN A PERMIT ZONE WITHOUT A PERMIT DISPLAYED (ROAD RULE 165(1))
Penalty $70.00
Due Date 02/05/2016
Vehicle
Reg Number E35PZ
State TAS
MITSUBISHI
STATION WAGON
Officer
Photographic evidence of this infringement has been taken

Hobart
Tasmania

Melbourne é uma cidade mais ao estilo europeu. De lá saímos de carro para conhecer os "Doze Apóstolos", que são formações rochosas dentro do mar. Para chegar lá, seguimos pela Great Ocean Road, estrada famosa da região, passando por paisagens deslumbrantes. Na mata à beira da estrada havia muitos coalas fofos. Para finalizar, fizemos um passeio de helicóptero, no qual conseguimos ver do alto os Doze Apóstolos. Foi lindo.

*Melbourne is more like a European city. We left Melbourne by car to make the Twelve Apostles tour, which are rock stacks in the sea. To get there, we drove along the Great Ocean Road, a famous local road, and we went through breathtaking landscapes. In the woods, by the road, there were many cute koalas. To finish it, we did a helicopter ride, in which we were able to see the Twelve Apostles from above. It was beautiful.*

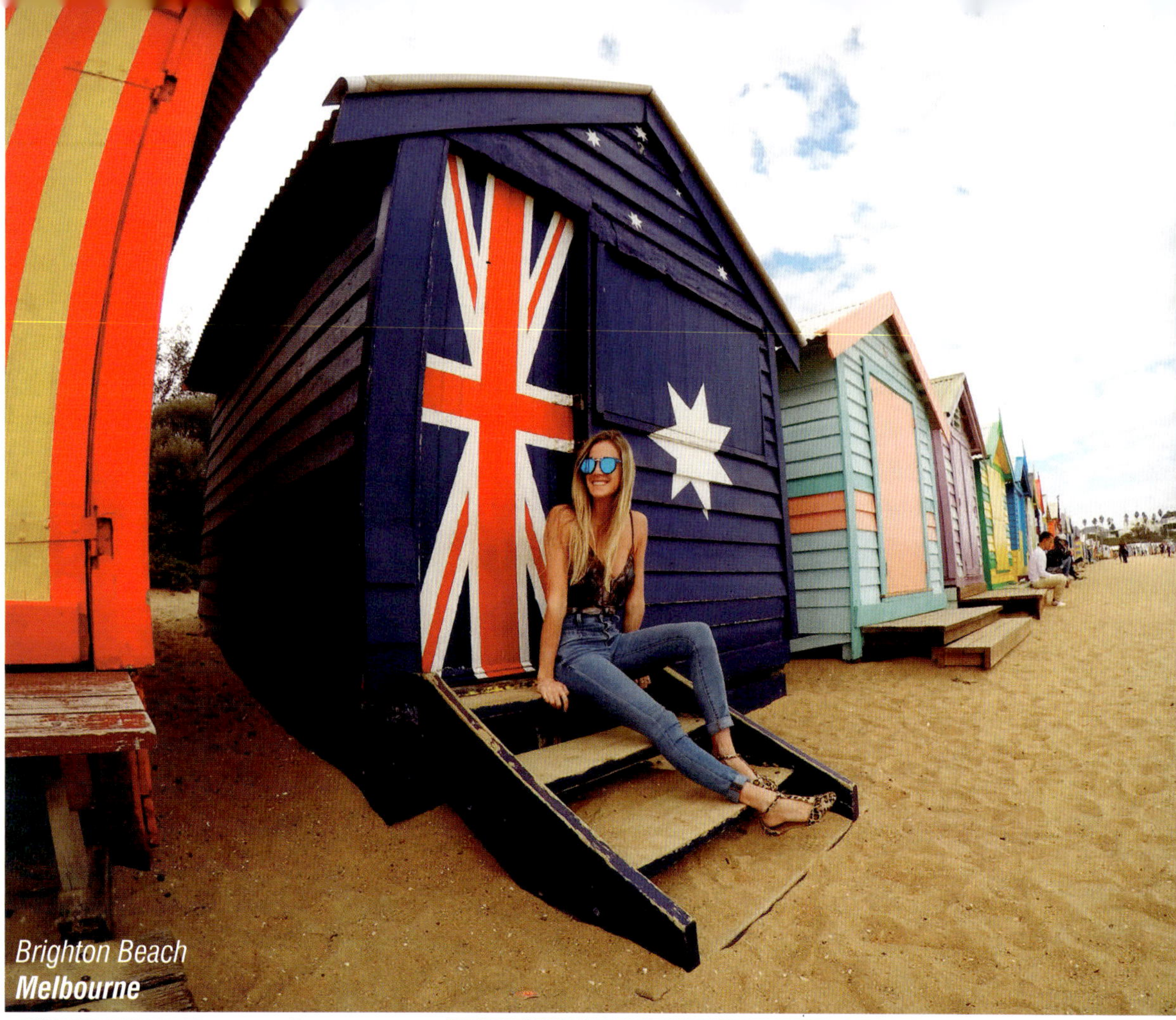
*Brighton Beach*
***Melbourne***

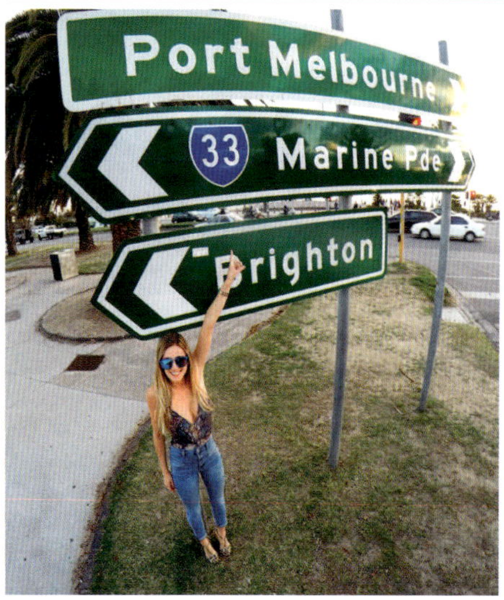


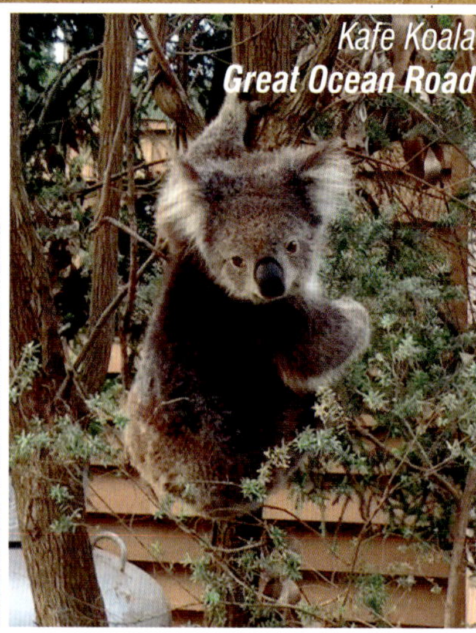
*Kafe Koala*
***Great Ocean Road***

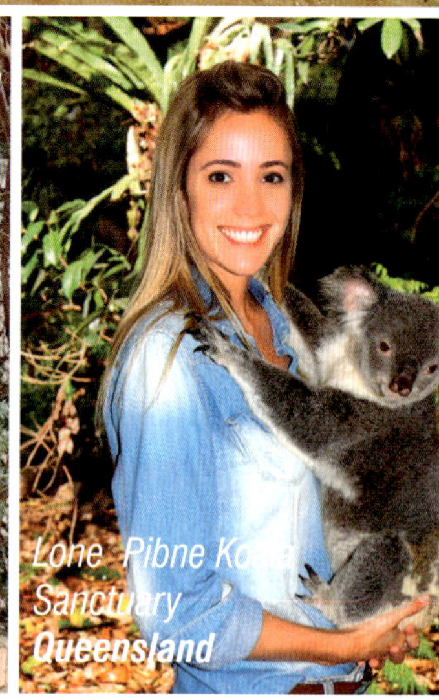
*Lone Pibne Ko*
*Sanctuary*
***Queensland***

Eu só queria roubar esse coala pra mim.

*I just wanted this koala for me.*

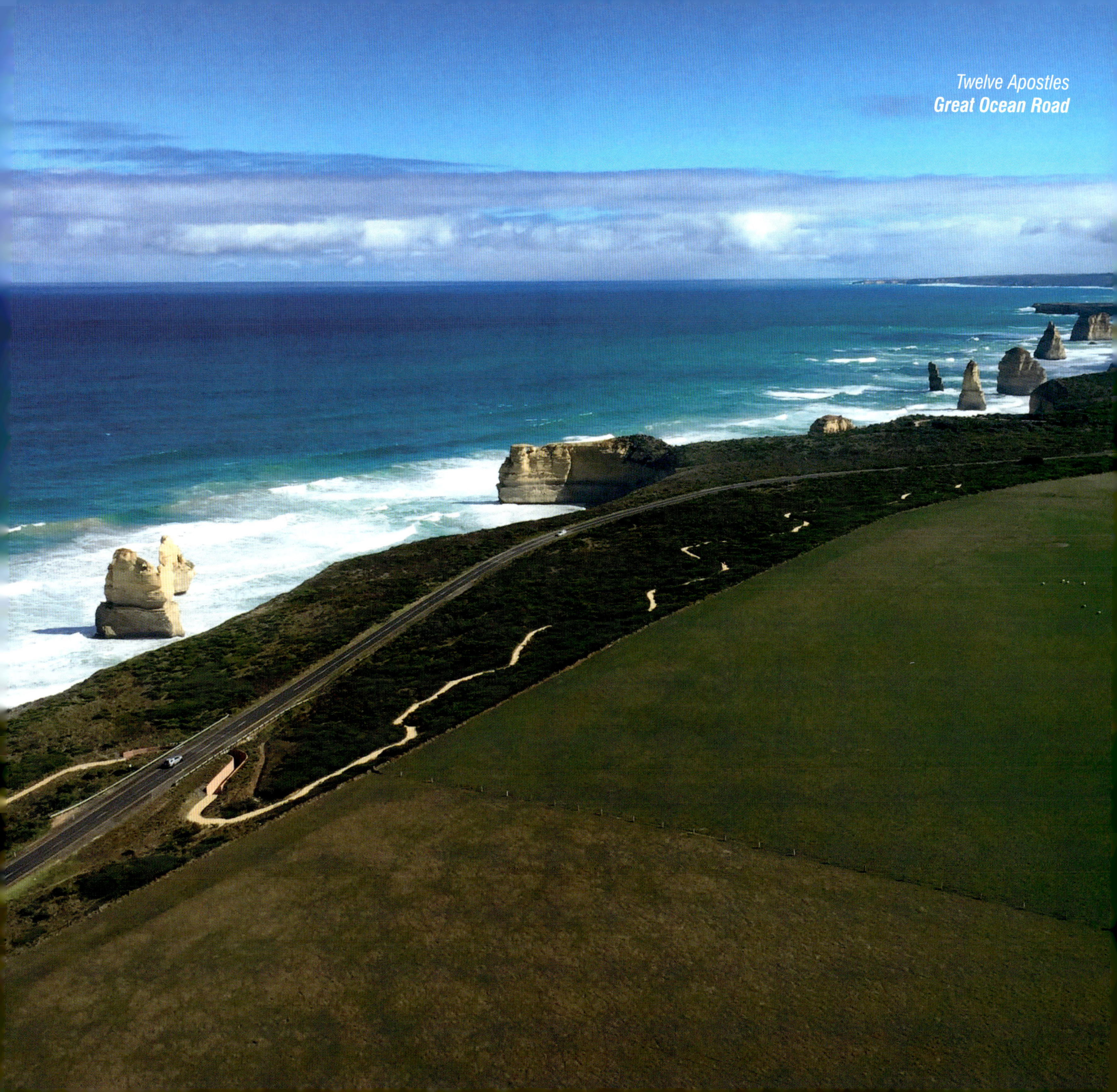

Twelve Apostles
**Great Ocean Road**

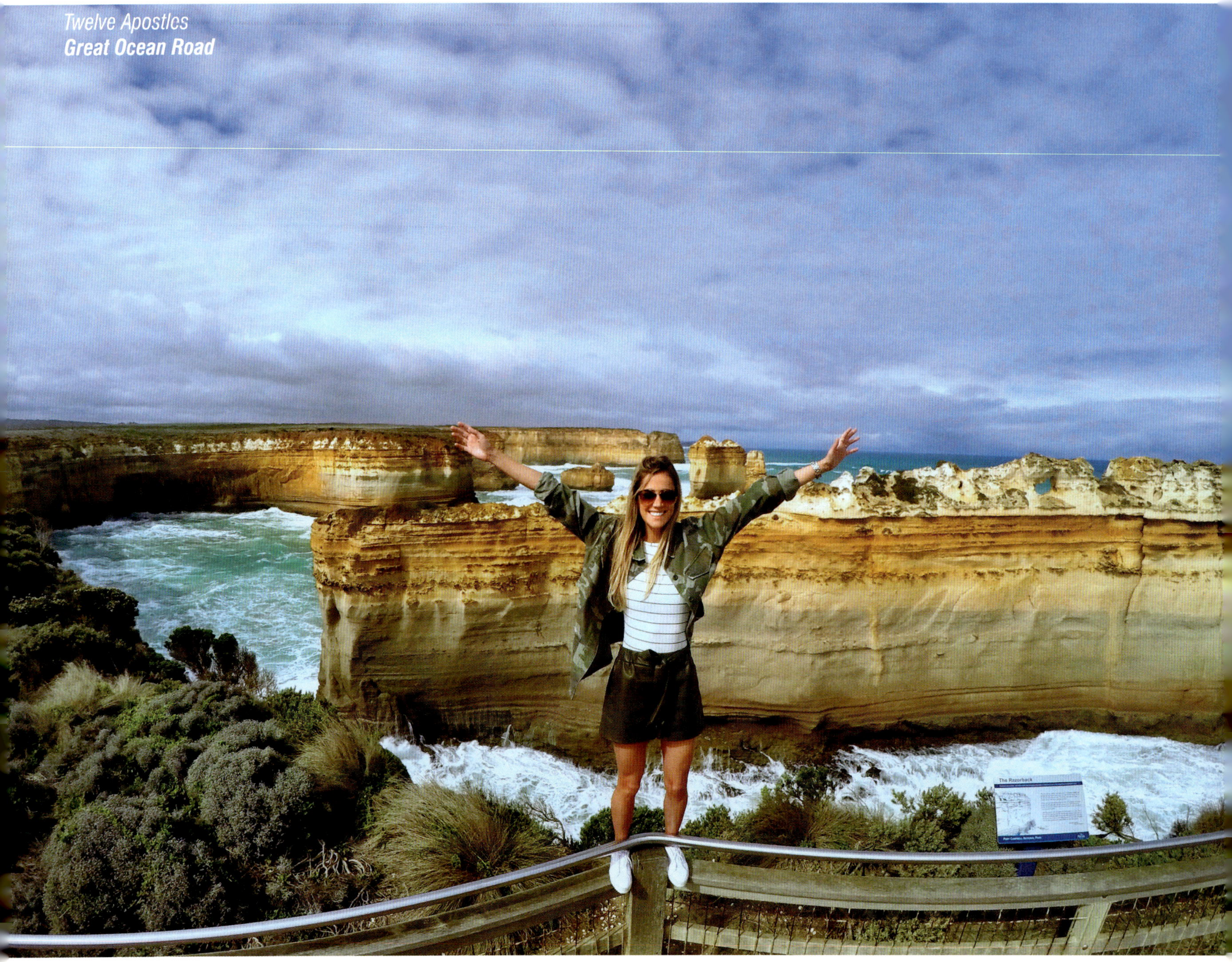


*Twelve Apostles*
***Great Ocean Road***

Rindo por fora, mas por dentro pensando: "Tira logo essa foto antes que eu caia daqui."
*Laughing outside, but inside thinking: "take this picture soon before I fall out of here."*

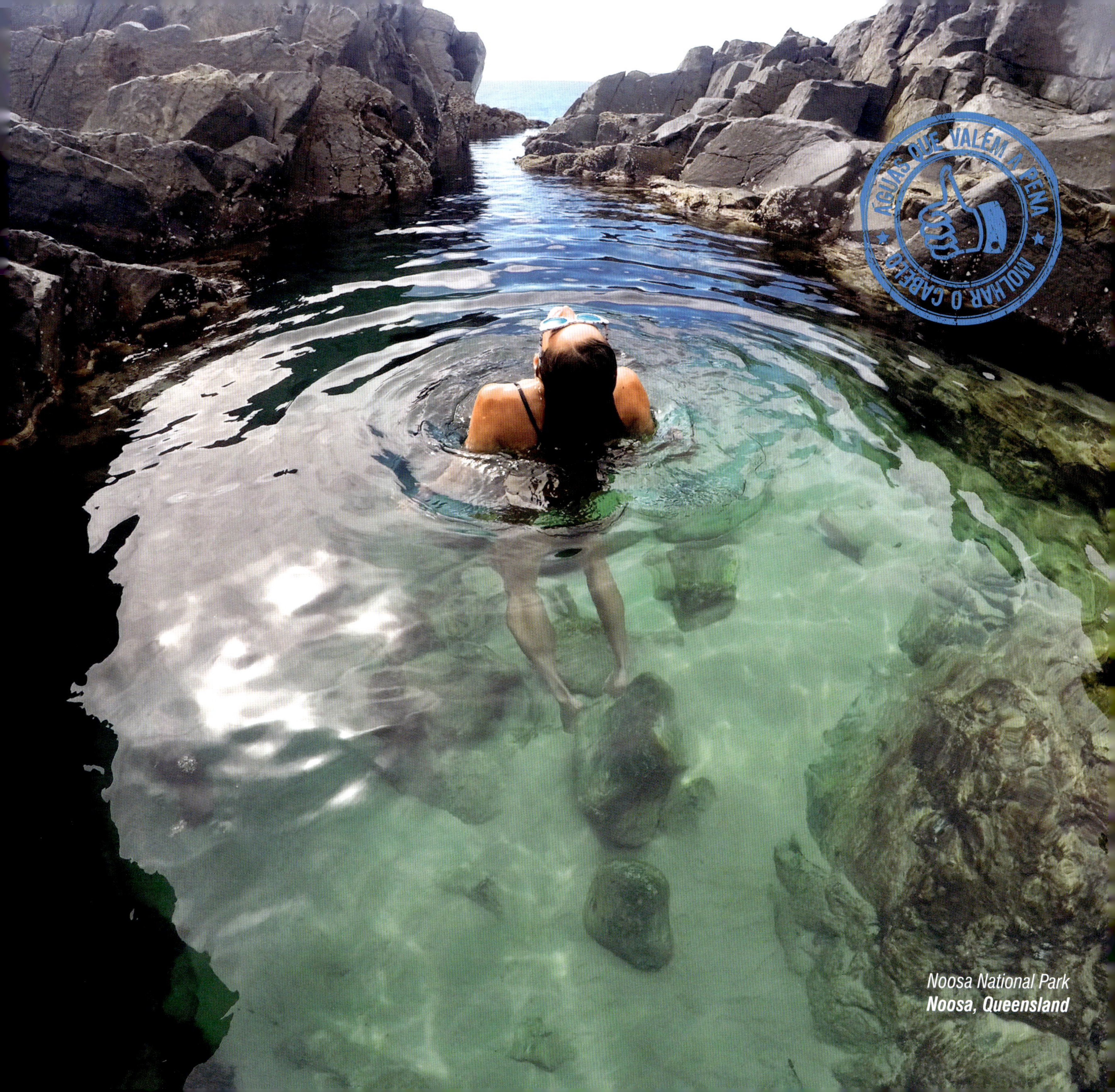


Noosa National Park
**Noosa, Queensland**

Cruzamos mais uma vez o país, de avião, e fomos para a região conhecida como Gold Coast. Lá tivemos a oportunidade de conhecer a paisagem que consideramos a número 1 da viagem: o Lake Mackenzie. Para chegar até lá, pegamos um avião pequeno (verdade seja dita: era uma kombi que voava), que saiu de Noosa, uma praia apaixonante, com várias trilhas e um parque ambiental com piscinas naturais fantásticas, e pousou na areia de Fraser Island. Sim, o avião pousou na beira da praia! E, sim, ficamos com um pouco de medo... Bem, sejamos sinceros, ficamos com muito medo! Foi uma experiência fantástica, num local totalmente inexplorado, sem qualquer infraestrutura. Chegando, percorremos uma trilha *off road* de duas horas numa camionete 4x4 para chegar ao destino, o surpreendente Lake Mackenzie. Ao entrar no lago, a água era doce e límpida. Parecia que a gente estava mergulhando em água mineral. Graças a isso, o lago ganhou o prêmio de melhor água para molhar os cabelos da viagem.

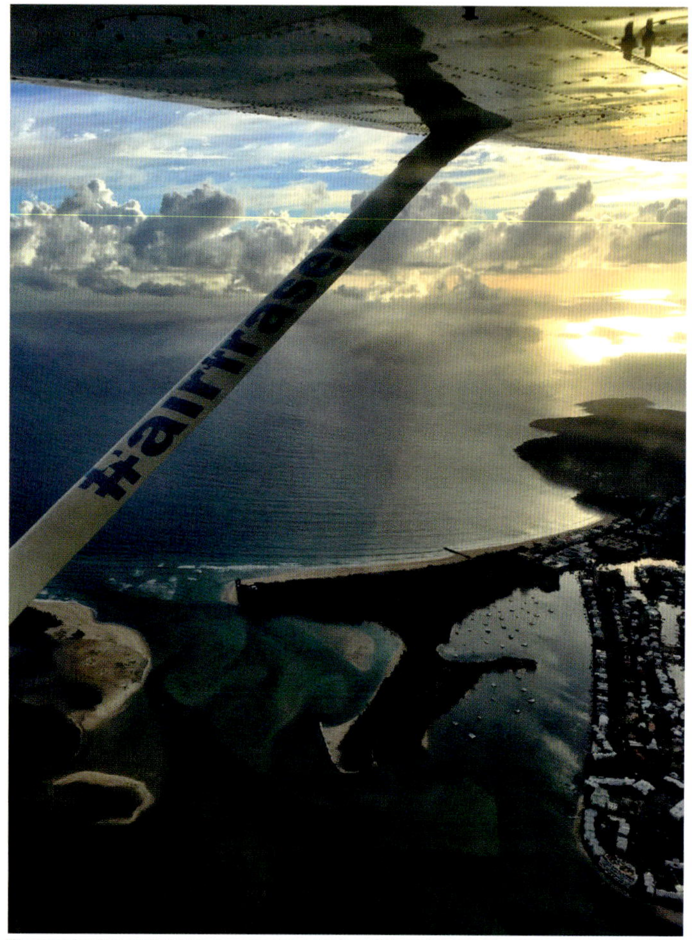


*We crossed the country once more, by plane, and went to the region known as the Gold Coast. There we had the opportunity to get to know the landscape that we considered the number 1 place of the trip: Lake Mackenzie. To get there, we took a small airplane (that looked like a flying wagon) that left from Noosa — a captivating beach with several trails, and an environmental park with fantastic natural pools — and landed in the sand of Fraser Island. Yes, the plane landed on the beach! And, yes, we're a little bit scared... Well, let's be honest, we were very afraid! It was a fantastic experience, in a totally unexplored place, without any infrastructure. Arriving there, we rode a two hour off road trail in pickup truck, a 4x4, to reach the destination, the amazing Lake Mackenzie. Entering the lake, one could see the water was fresh and clear. It looked like mineral water. Thanks to this, the lake has won the award for the trip's best water-to-wet-the-hair.*

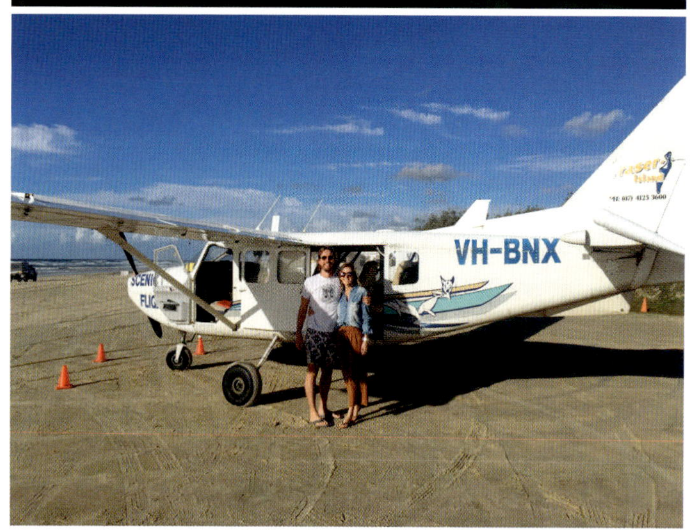

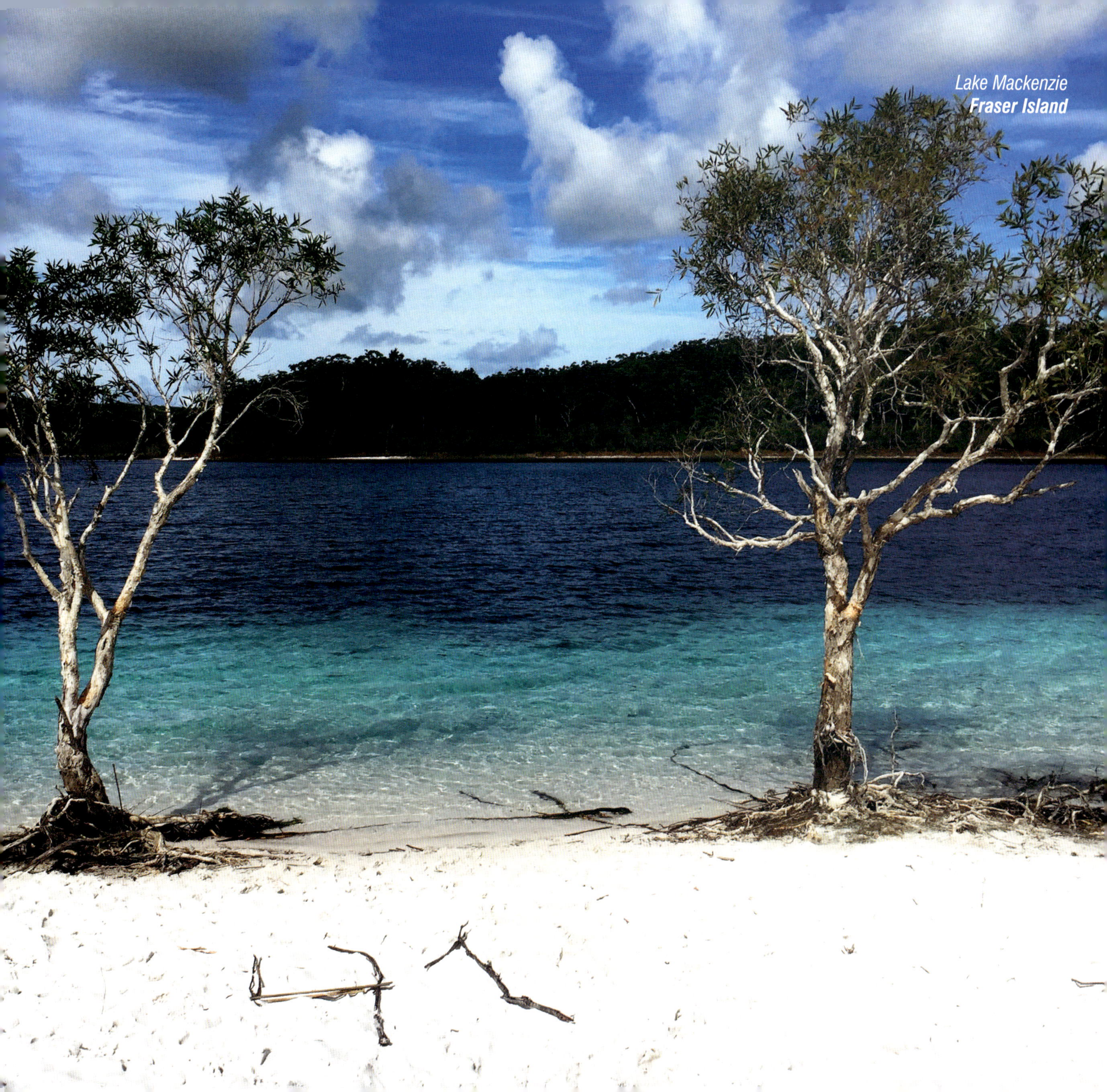
Lake Mackenzie
**Fraser Island**

Lake Mackenzie
**Fraser Island**

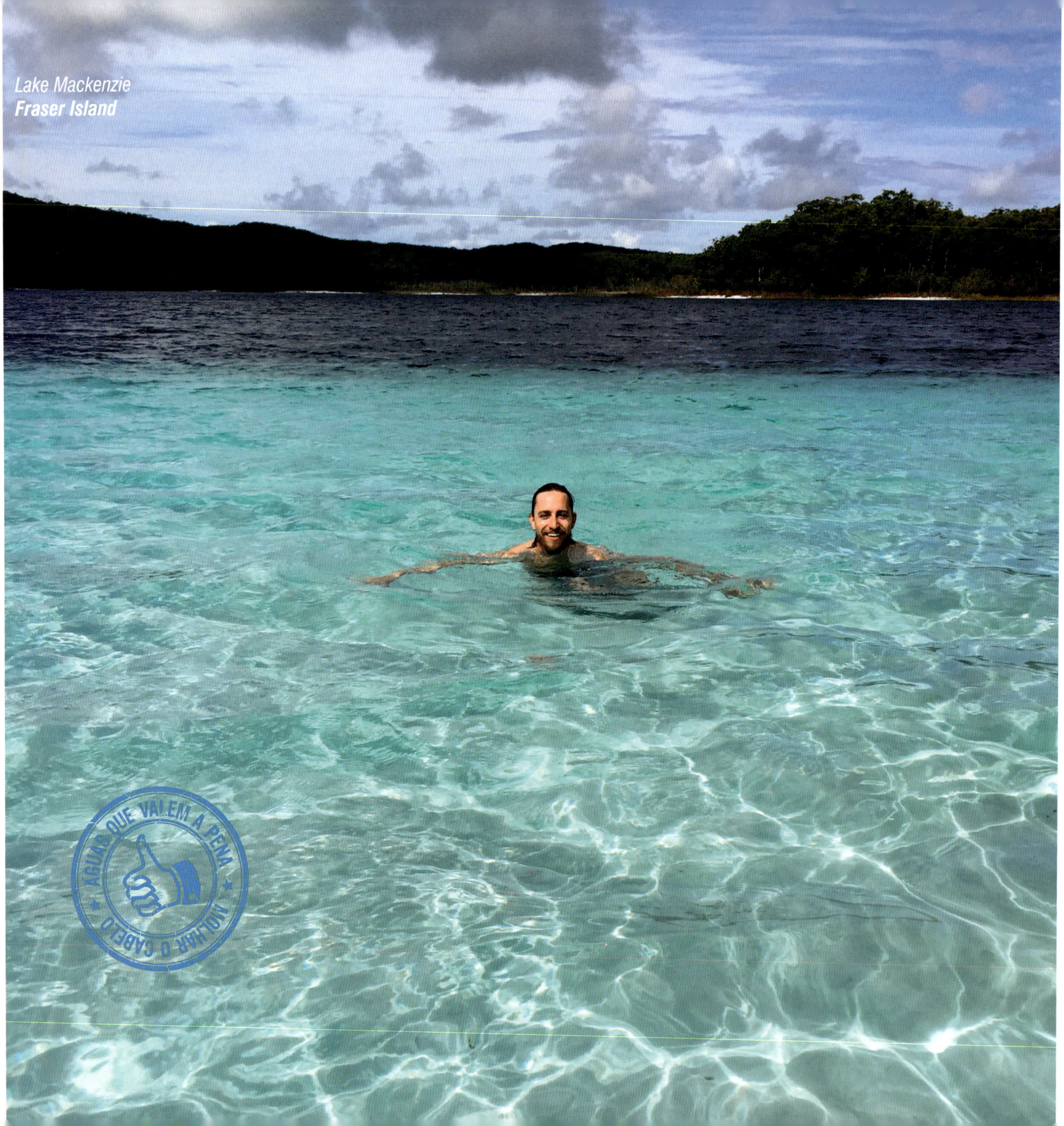

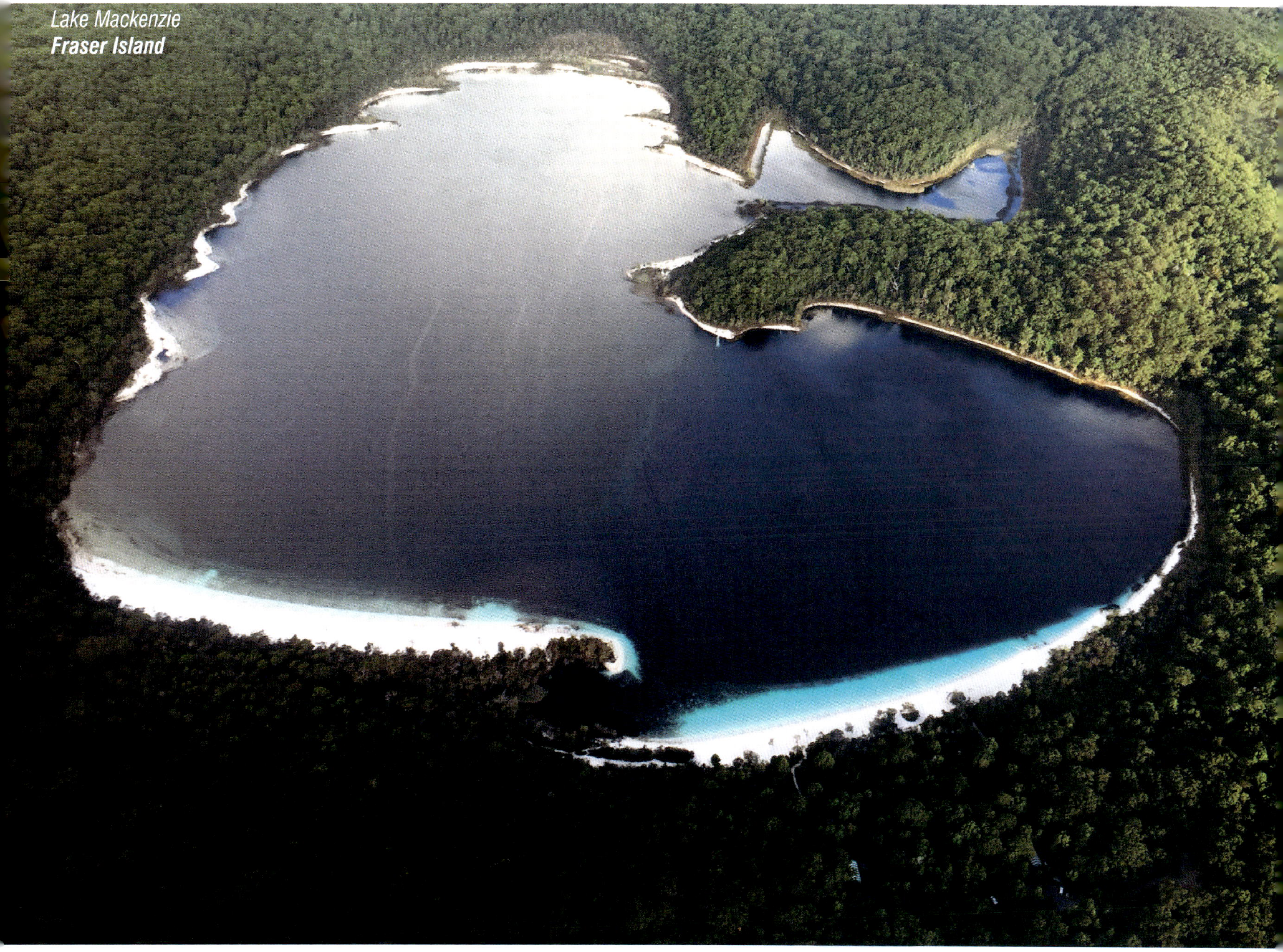
Lake Mackenzie
**Fraser Island**

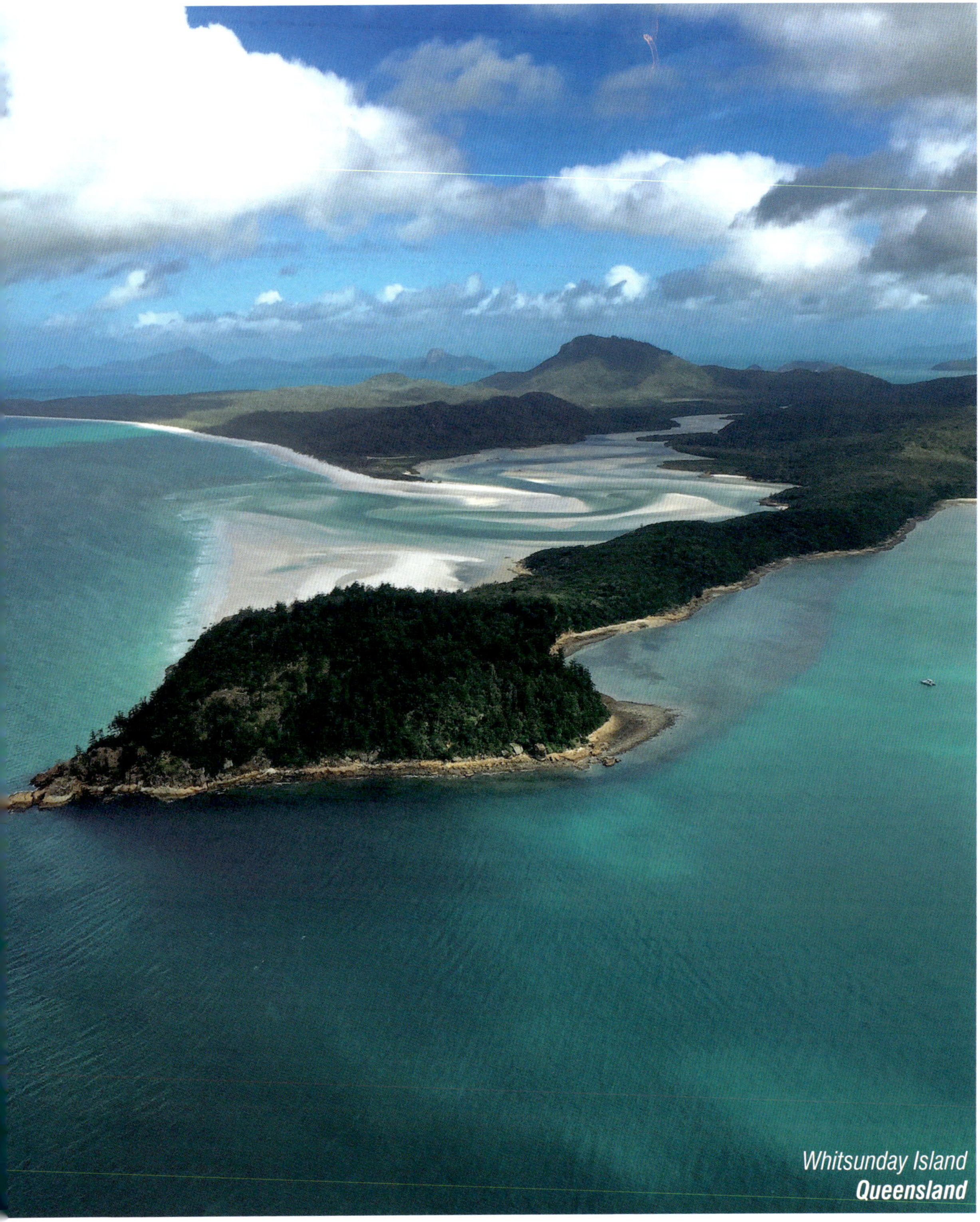

Whitsunday Island
**Queensland**

De lá voamos para o norte até Hamilton Island, onde fomos até a Grande Barreira de Corais, considerada uma das paisagens mais bonitas do mundo. Mergulhamos com cilindro de oxigênio. Para nossa sorte, um ser abençoado foi de mãos dadas conosco, já que era a nossa primeira vez. Nós nos agarramos nas mãos dele e não soltamos nunca mais... Foi um pouco agoniante, mas ao mesmo tempo lindo, explorar a vida marinha.

*From there we flew north to Hamilton Island, from where we got to the Great Barrier Reef, considered one of the most beautiful landscapes in the world. We went scuba diving there. Lucky for us, a blessed being held our hands, since it was our first time. We grasped his hands and never let them go... Exploring the marine life was a little distressing, but beautiful at the same time.*

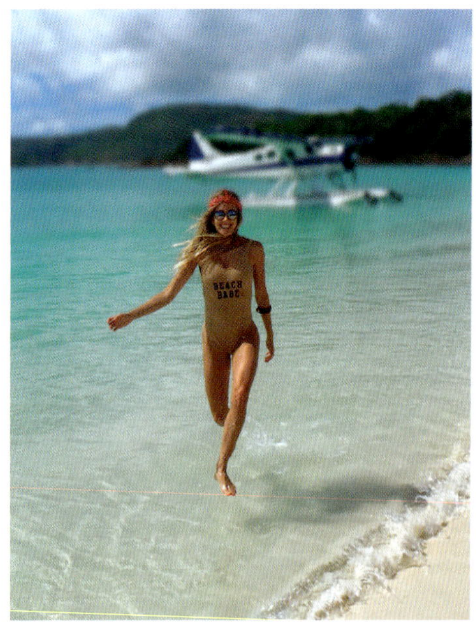

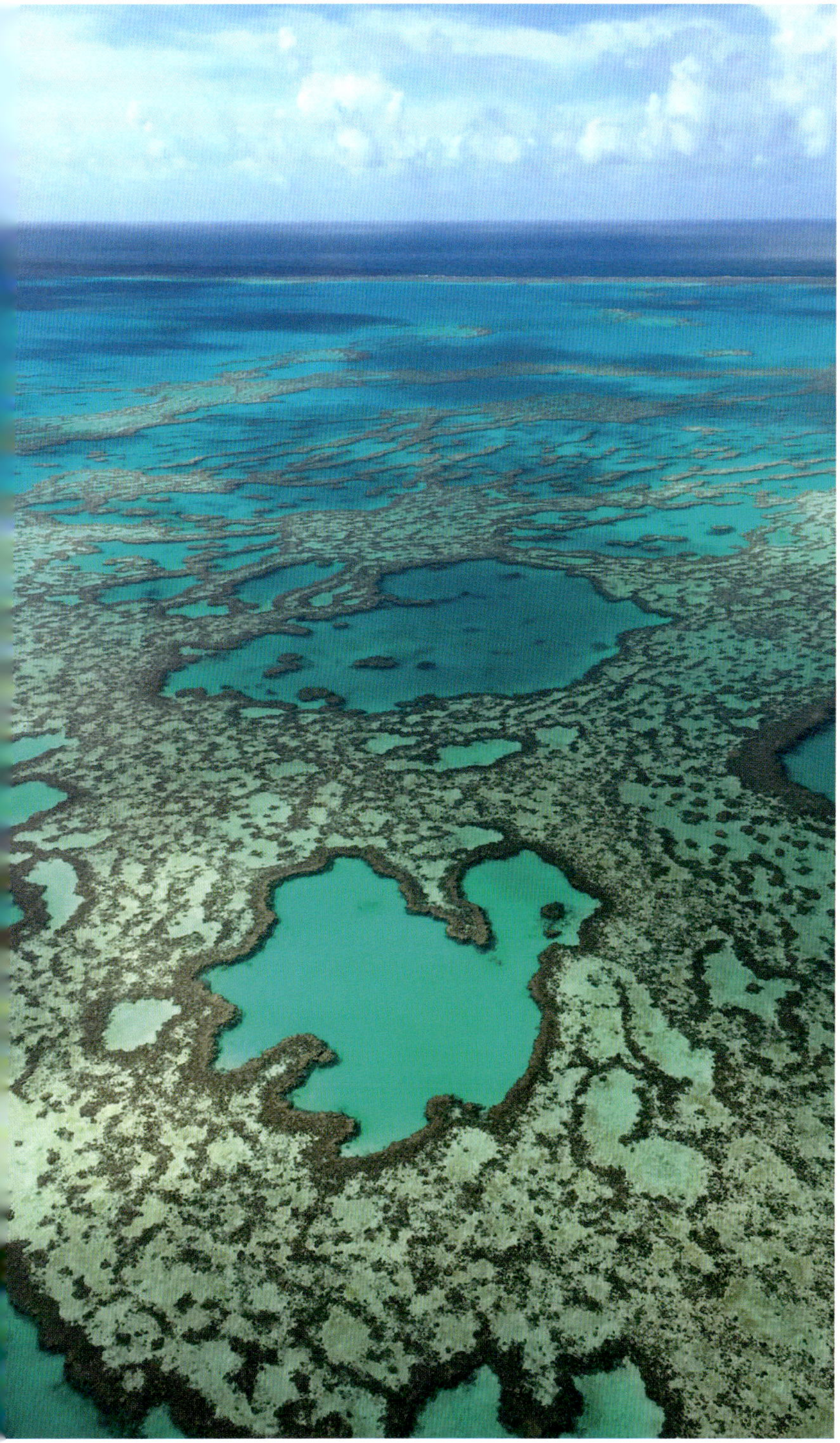

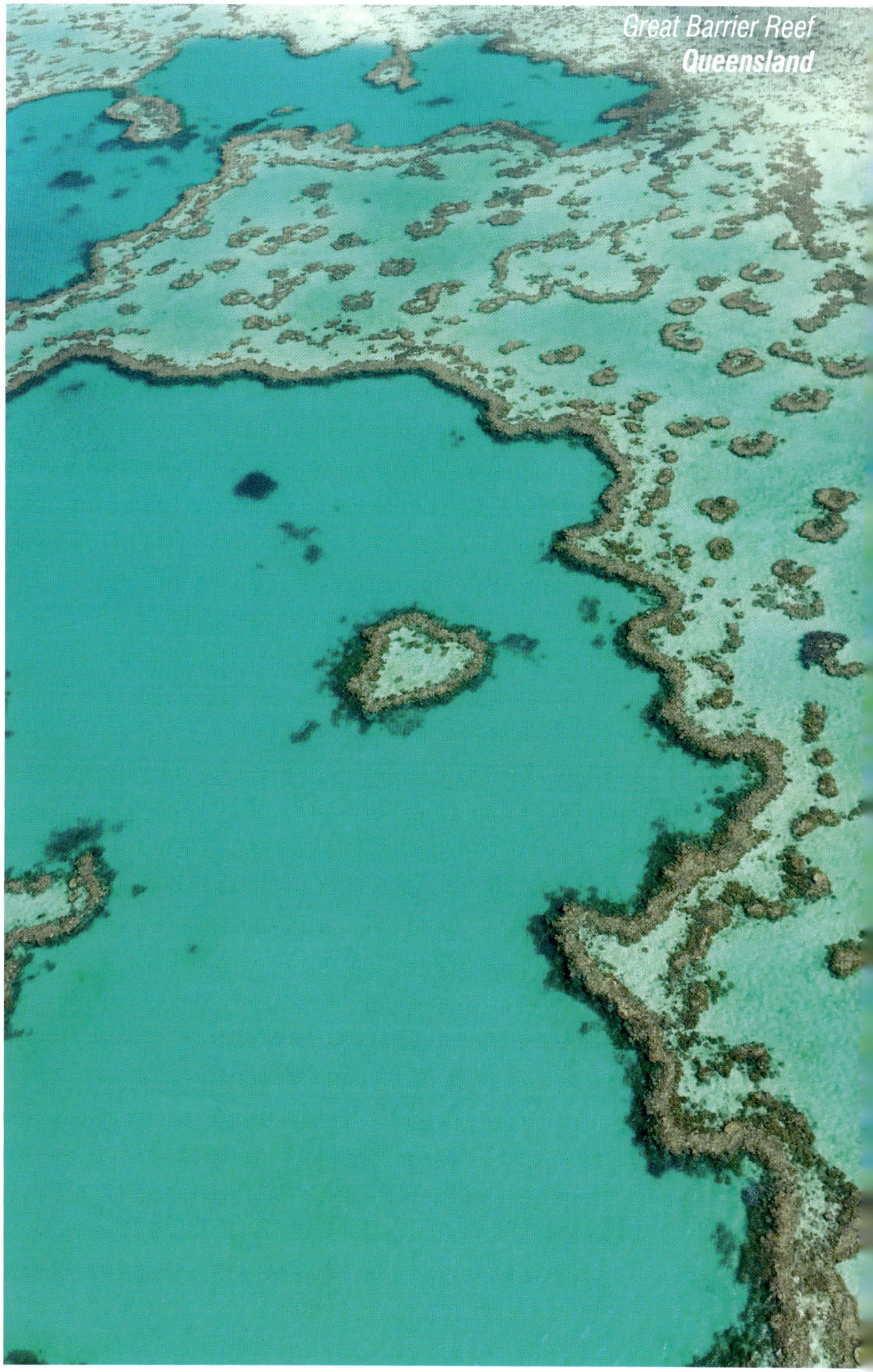

*Great Barrier Reef*
***Queensland***

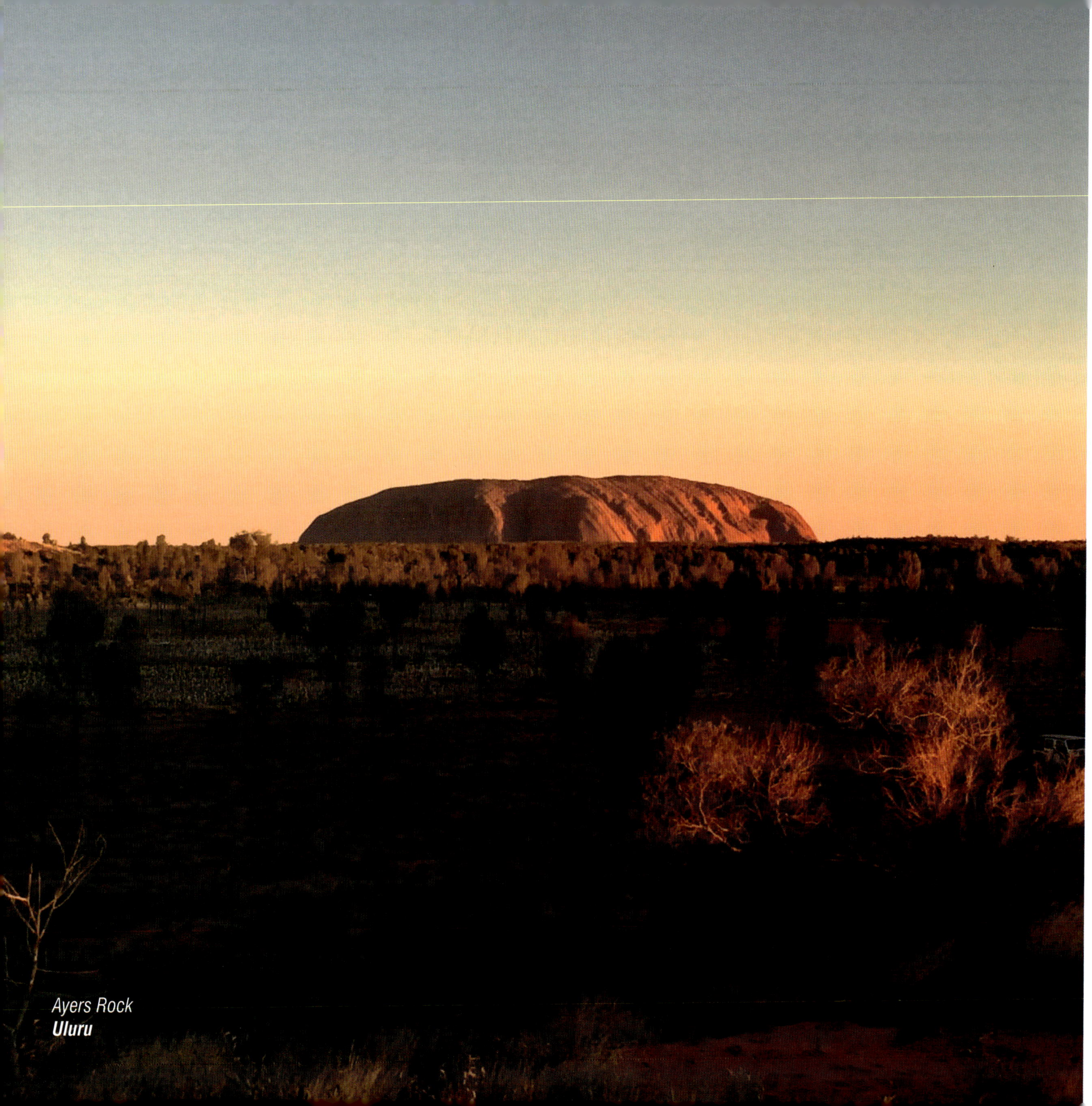

*Ayers Rock*
***Uluru***

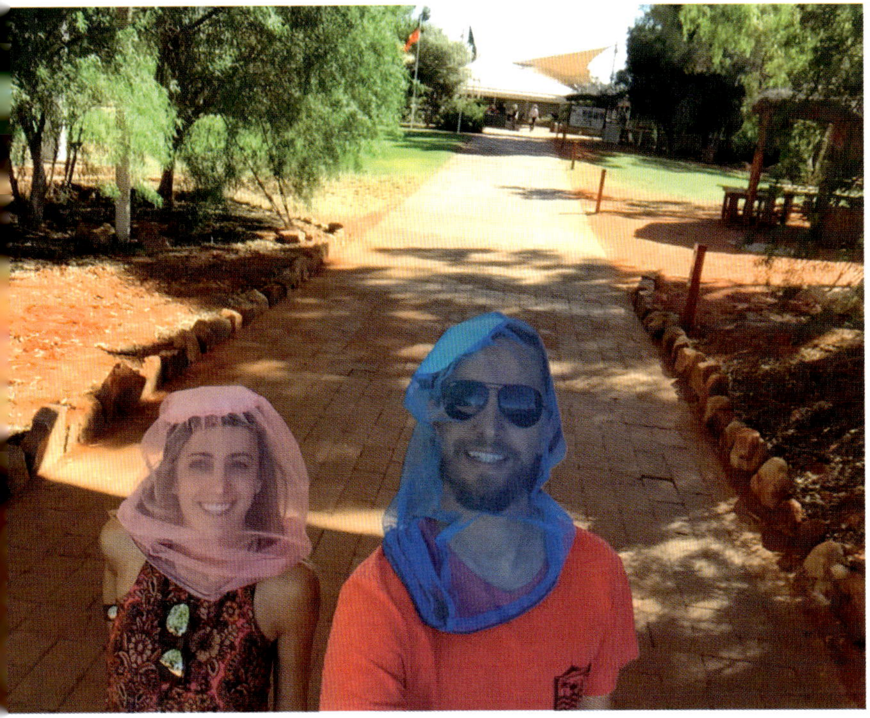

De quem foi a ideia de ir para o deserto, mesmo?
*Whose idea was it to come here, really?*

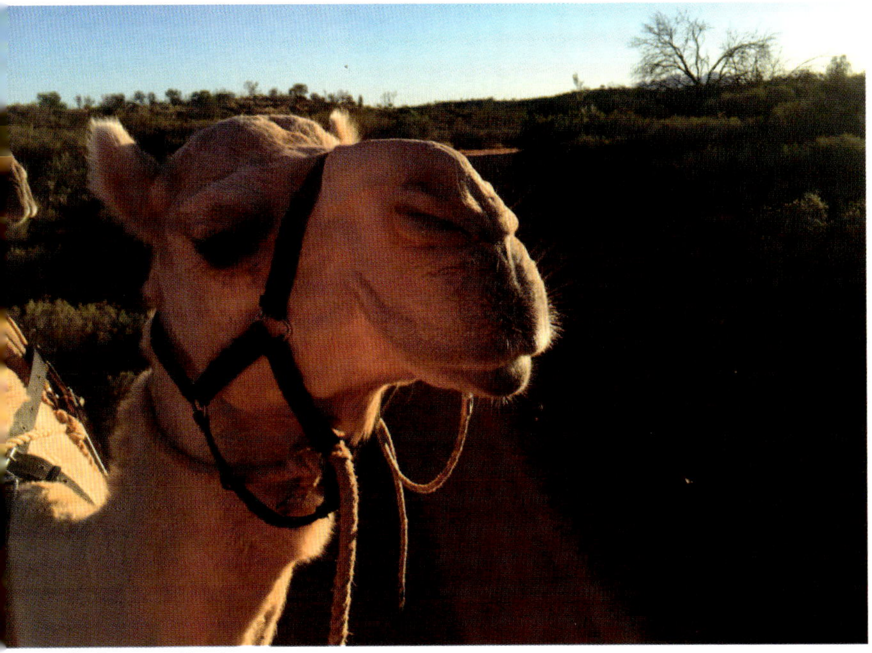

Beijo, me liga!
*Kiss, call me!*

Para terminar a exploração completa da Austrália, voamos do mar direto ao deserto, para conhecer a Ayers Rock, em Uluru, uma pedra gigante no meio do deserto, um símbolo importante para os australianos. A quantidade de mosquitos no deserto era algo impressionante. Sem a menor educação, vinham sem pedir licença e colavam nos nossos rostos, e dali nunca mais saíam. Compramos repelente e não adiantou! Foi quando descobrimos os mosqueteiros. Colocamos na cabeça e foi a solução para as nossas vidas, acessórios que compuseram lindamente o nosso "look deserto". Fomos de camelo para assistir ao pôr do sol com a pedra ao fundo, e tivemos a certeza de que eles sabem trabalhar muito bem as atrações turísticas por lá, pois não tem nada de muito especial ver uma pedra gigante no meio do deserto.

Depois da experiência em Uluru, voltamos para Sidney, e dessa vez ficamos em Manly por mais uma semana. Quase não queríamos mais ir embora. Mesmo estando no início da nossa jornada, saímos da Austrália com a certeza de que é um dos melhores países do mundo para viver.

*To finish the full exploration of Australia, we flew from the sea straight to the desert, to get to know the Ayers Rock, in Uluru, a giant stone in the middle of the desert, an important symbol for all Australians. The amount of mosquitoes in the desert was something impressive. With no sign of education and asking for no permission, they came and got stuck to our faces, to never leave again. We bought repellent with no success! That's when we discovered the musketeers. We put them in our heads, and they were the solution for our lives, great accessories that beautifully made up our "desert looks". We went on camels to watch the sunset with the rock in the background. We were sure that they know very well how to work their tourist attractions out, as there is nothing particularly special in seeing a giant rock in the middle of the desert.*

*After the experience of Uluru, we returned to Sydney, and this time we stayed in Manly for over a week. We didn't feel like leaving at all. Even in the beginning of our journey, we left Australia with the certainty that it is one of the best countries in the world to live.*

# INDONÉSIA

## NOSSO PRIMEIRO "PAÍS NAMASTÊ"!

Namaste Vibes

ARRIVED
BALI
29 APR. 2016
DENSAPAR,
INDONESIA

Depois de quase dois meses em países de Primeiro Mundo, era hora de voltar à confusão do Terceiro Mundo, e nada melhor do que Bali para nos dar esse choque. A ilha é um lugar caótico, com motos por todos os lados, na contramão, na calçada e até com crianças dirigindo. Uma terra sem leis, muita sujeira e confusão total. Um exemplo disso é a venda de gasolina em garrafas de plástico nos bares.

Chegamos a Bali com muito medo da contaminação da água, pois falavam muito para evitarmos de usar água até para escovar os dentes. Apesar de todo esse caos, não existe violência e nem sensação de insegurança, reflexo da espiritualidade e cultura deles.

*OUR FIRST "NAMASTE COUNTRY"!*

*After almost two months in First World countries, it was time to return to the confusion of the Third World, and no place like Bali could give us this shock. The island is a chaotic place, with motorbikes everywhere, on the wrong-way, on the sidewalk, and even with kids driving. A lawless land, plenty of dirt and a complete mess. An example of this is the sale of gasoline in plastic bottles in bars.*

*When we arrived in Bali, contamination of water was something that bothered us because people told us to avoid to use it even for brushing the teeth. In spite of all this chaos, there is neither violence nor a sense of insecurity, which is a reflection of their culture and spirituality.*

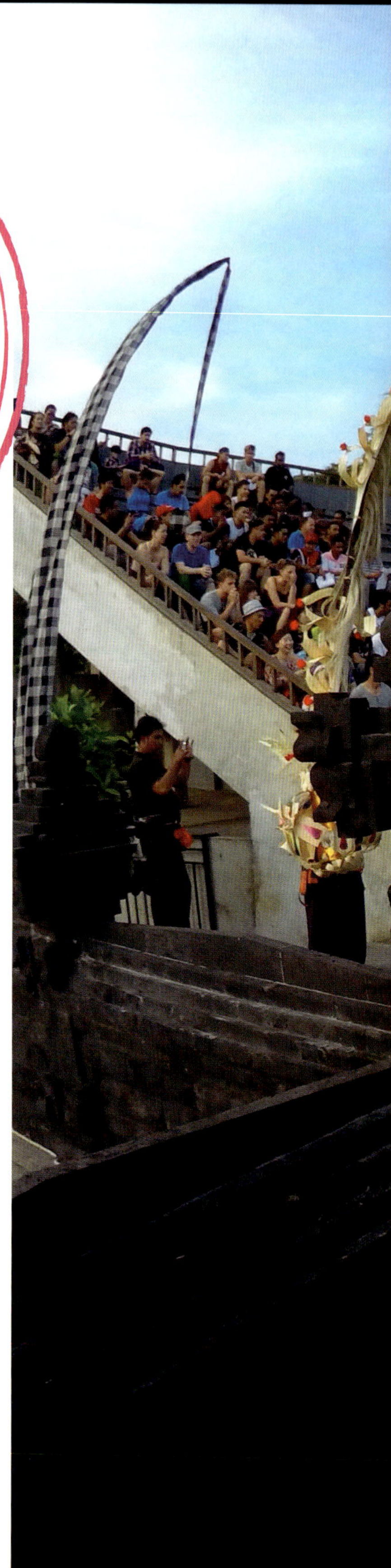

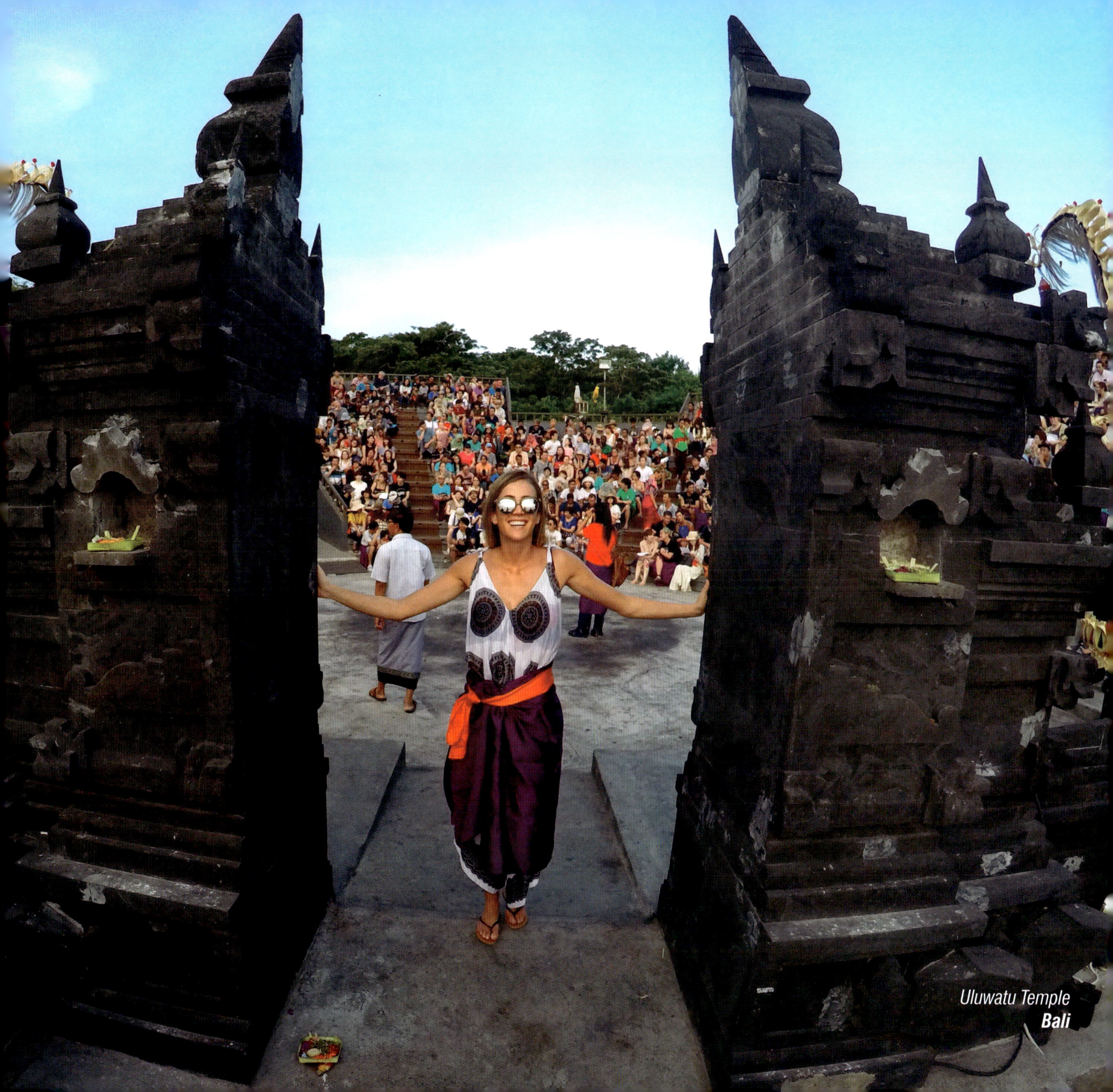

*Uluwatu Temple*
***Bali***

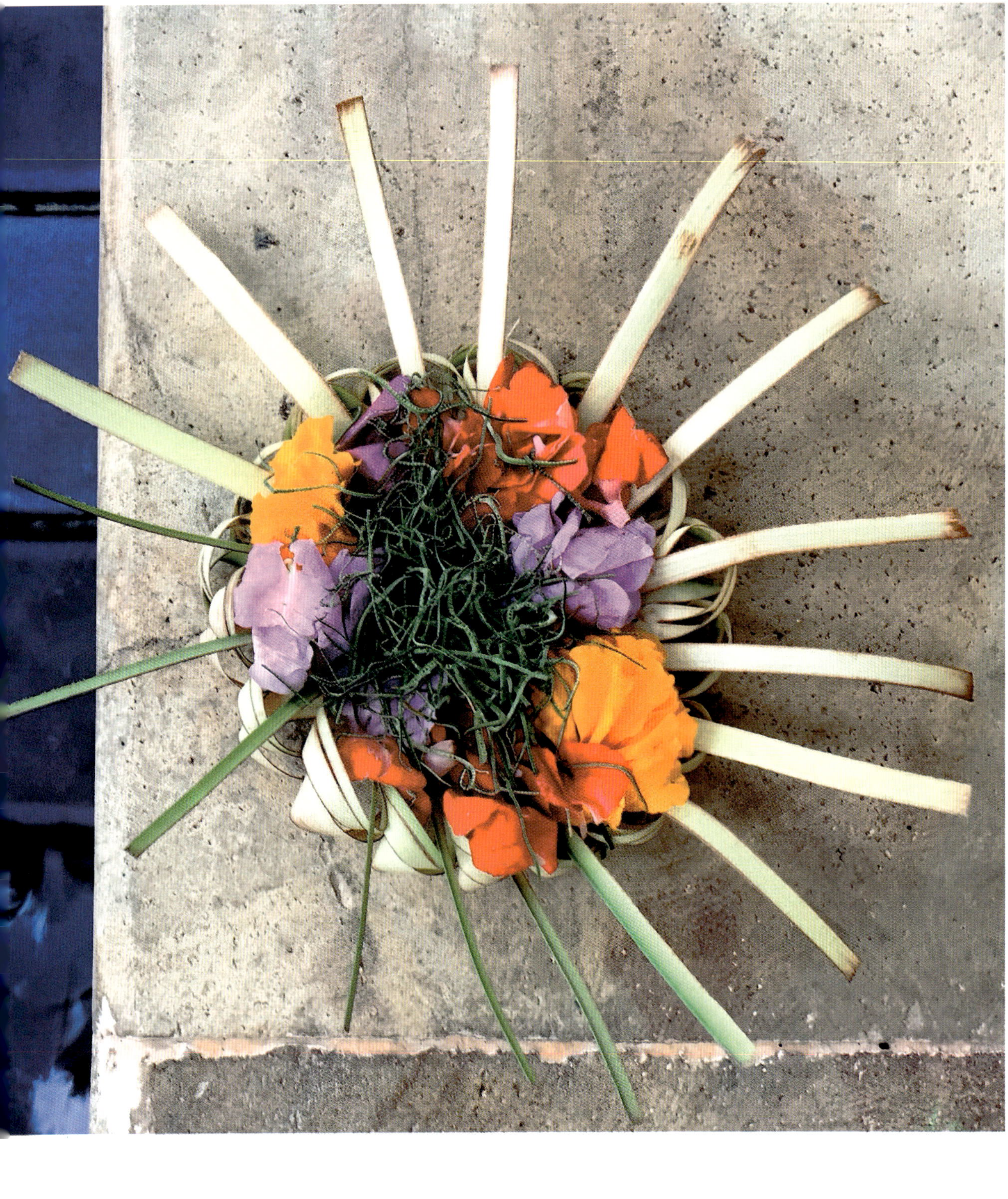

Aprendemos no hotel a fazer as oferendas (Canang Sari), que sempre víamos pelas ruas de Bali. São feitas de folha de bananeira, como uma cestinha, onde se colocam flores nativas com incenso. As balinesas fazem diariamente esse ritual e colocam nos templos, nos estabelecimentos comercias, em cima de carros e principalmente nas suas casas. É como se fosse uma oração para agradecer aos bons espíritos!

*At the hotel, we learned to make the offerings (Canang Sari) that we saw through the streets of Bali all the time. Those are made from banana leaf, like a little basket, with native flowers and incense inside. Balinese women make these offerings daily, and place them in temples, in their commercial establishments, on top of cars and especially in their homes. It's like a prayer to thank good spirits!*

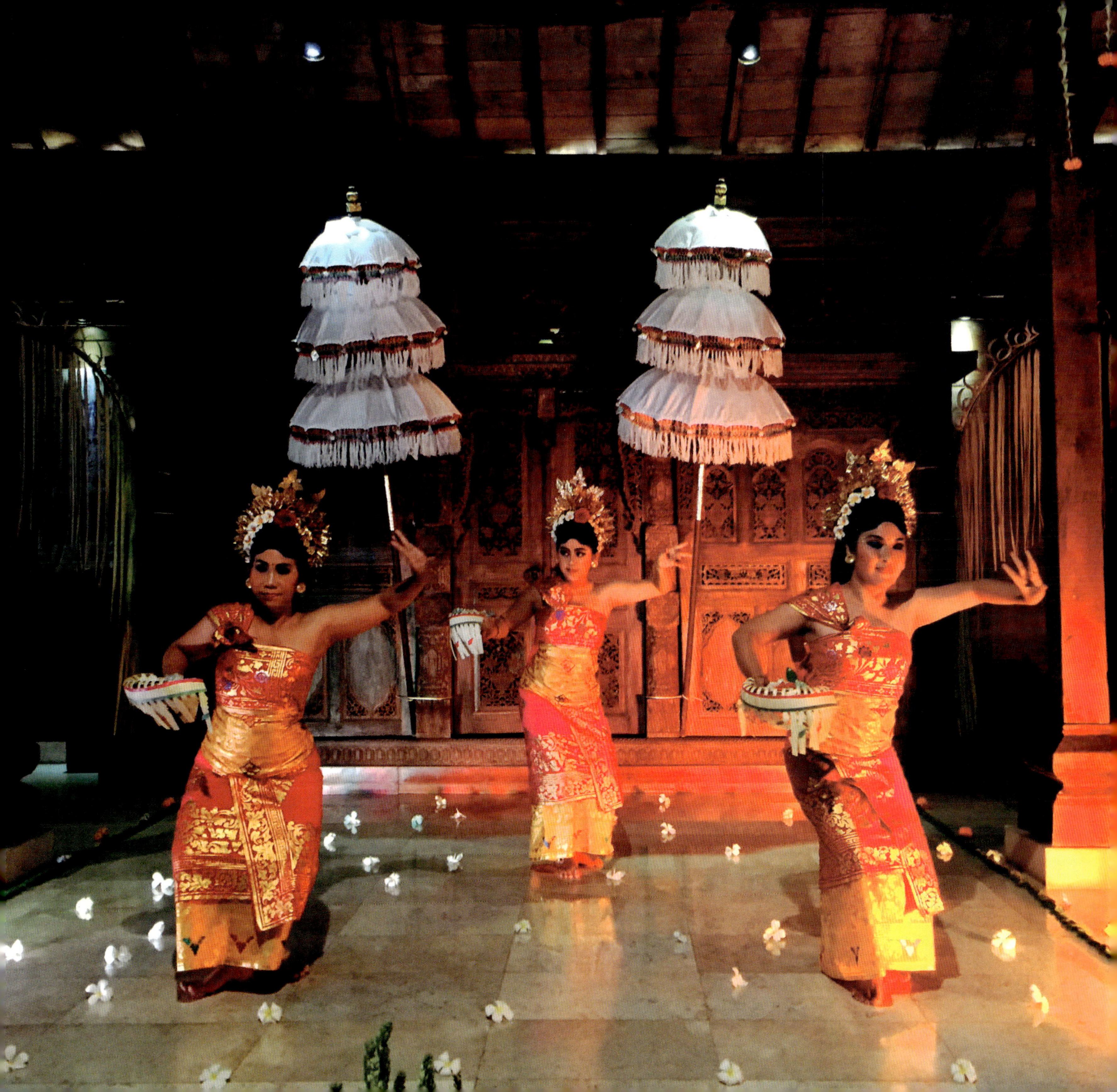

Em Uluwatu, a caminho da praia queridinha dos surfistas, passamos por um vilarejo bem *"roots"*, e no final do dia paramos no Single Fin Bar, onde a galera se reúne no final do dia para ver o pôr do sol no Blue Point Beach. #rootsvibes

*In Uluwatu, on the way to the favourite beach of surfers, we passed by a super "roots" village, and at the end of the day we stopped at the Single Fin Bar, where people meet at the end of the day to see the sunset at Blue Point Beach. #rootsvibes*

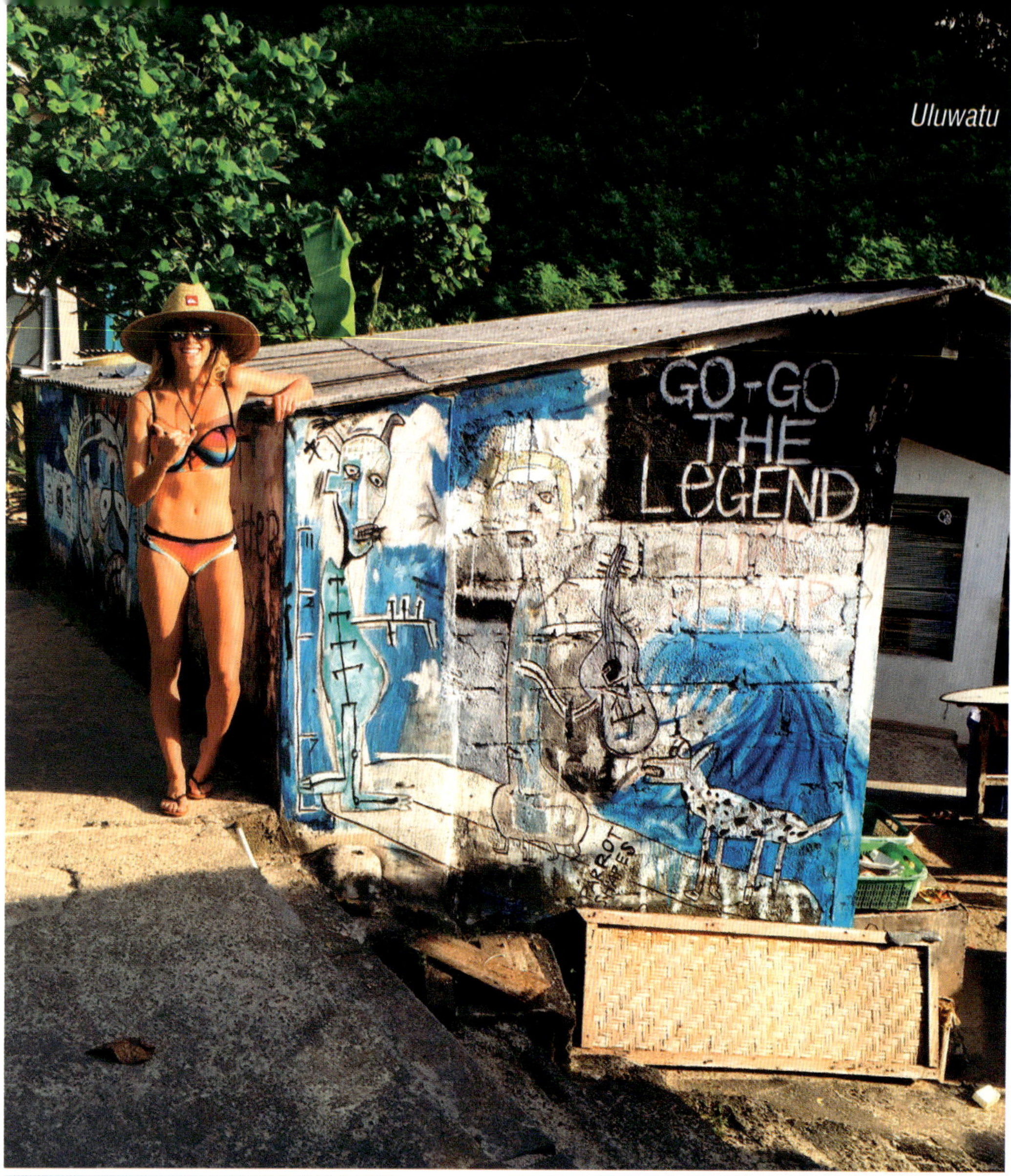


*Uluwatu*

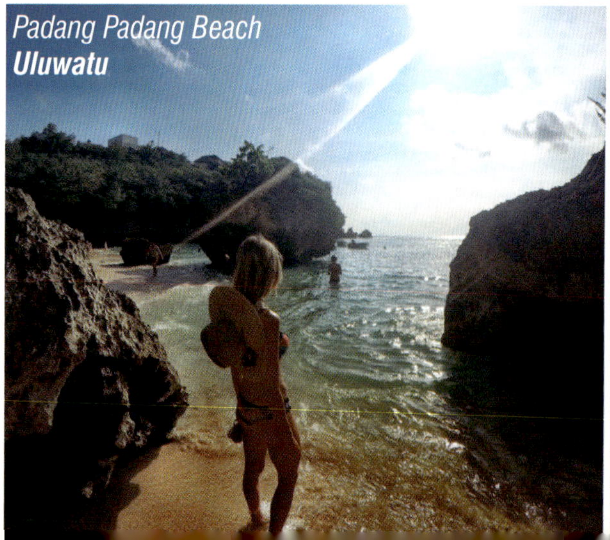

*Padang Padang Beach*
***Uluwatu***

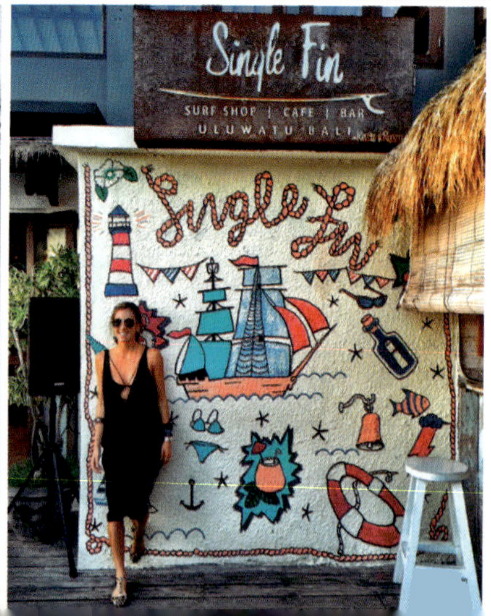

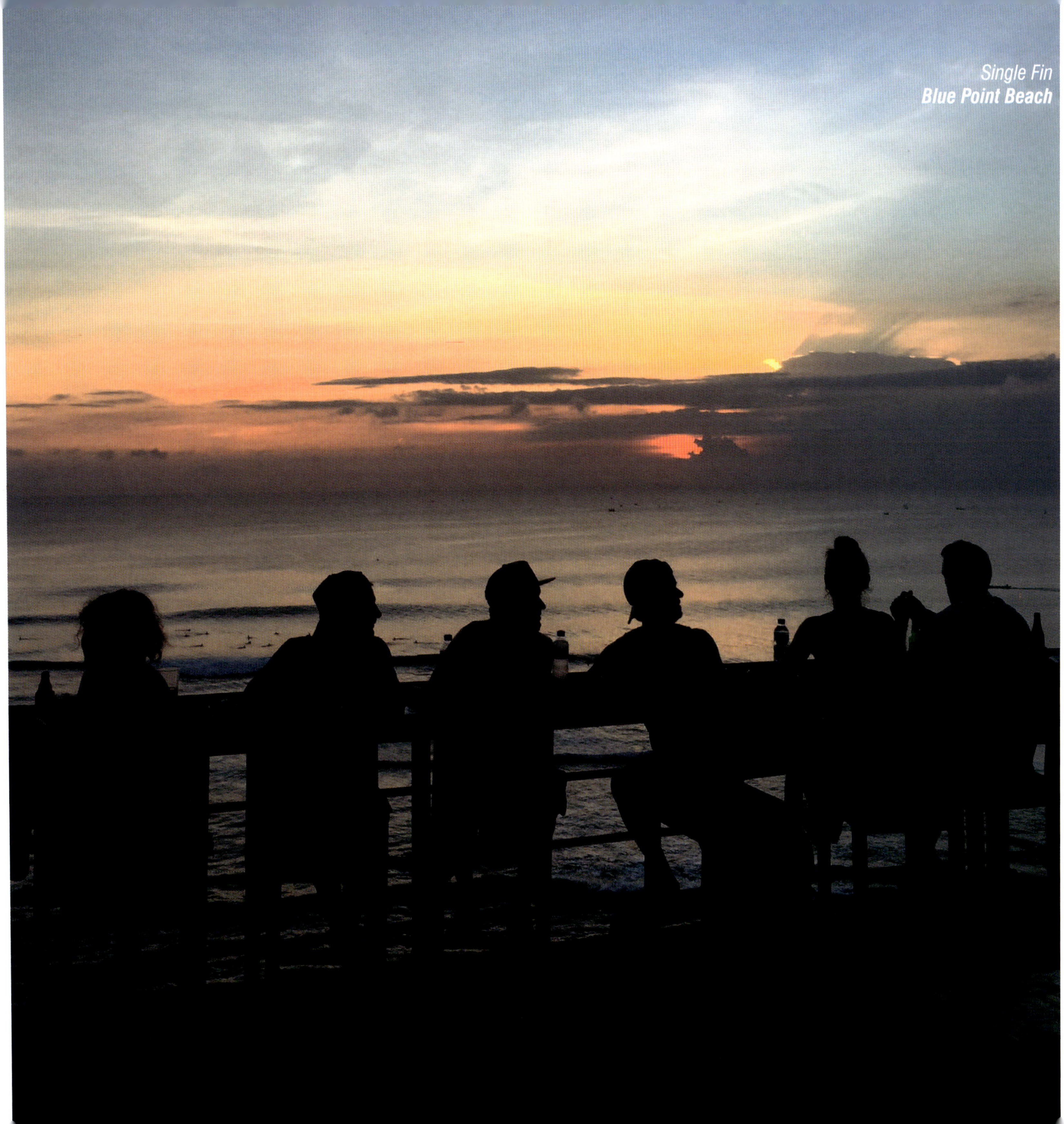

*Single Fin*
***Blue Point Beach***

As paisagens de Bali são lindas. Ficamos duas semanas na ilha, mas a estrutura é bastante precária, além de ser muito turístico. Hotéis 5 estrelas, restaurantes e *beach clubs* com infraestruturas imponentes contrastam com a humildade e espiritualidade do povo.

*The landscapes of Bali are beautiful. We stayed for two weeks on the island, but the structure is quite precarious, in addition to being very touristic. 5-star hotels, restaurants and beach clubs with imposing infrastructure contrast with the humility and spirituality of people.*

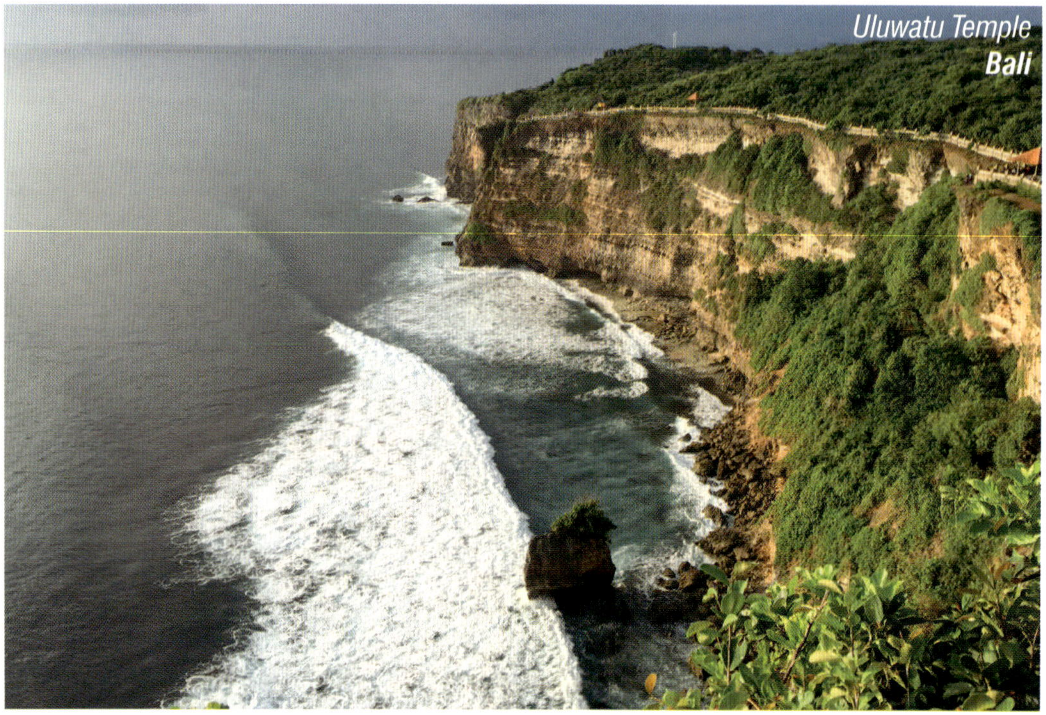

*Uluwatu Temple*
***Bali***

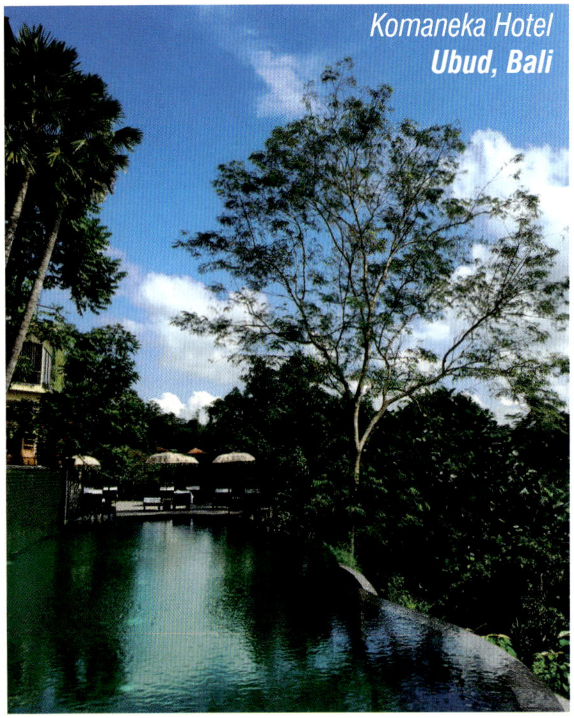

*Komaneka Hotel*
***Ubud, Bali***

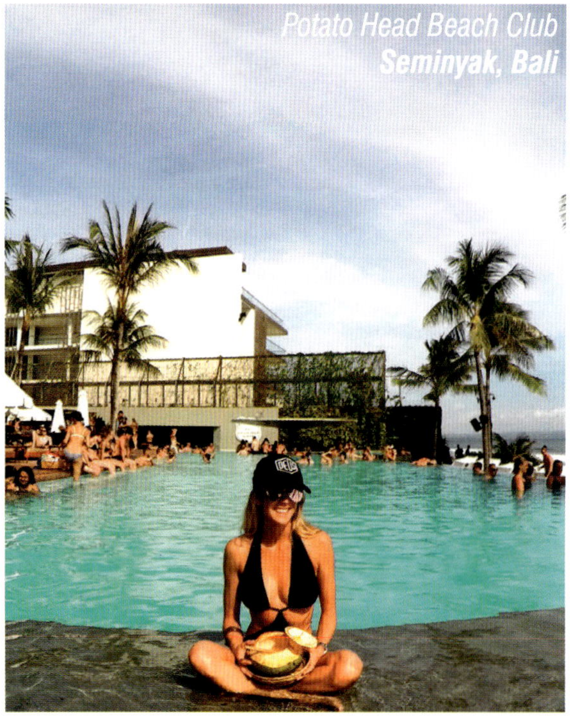

*Potato Head Beach Club*
***Seminyak, Bali***

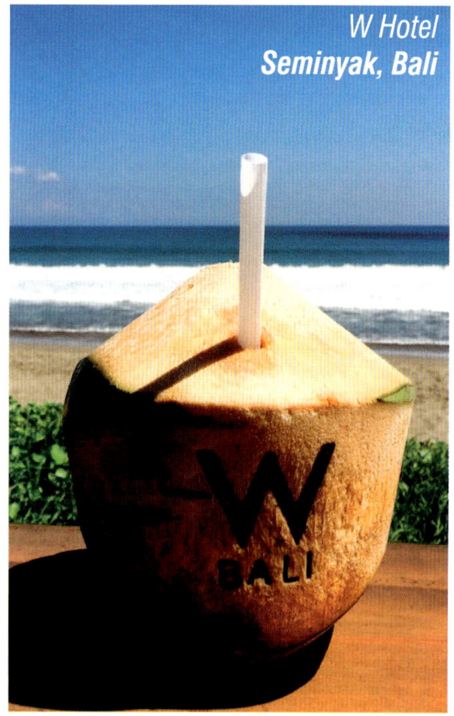


*W Hotel*
***Seminyak, Bali***

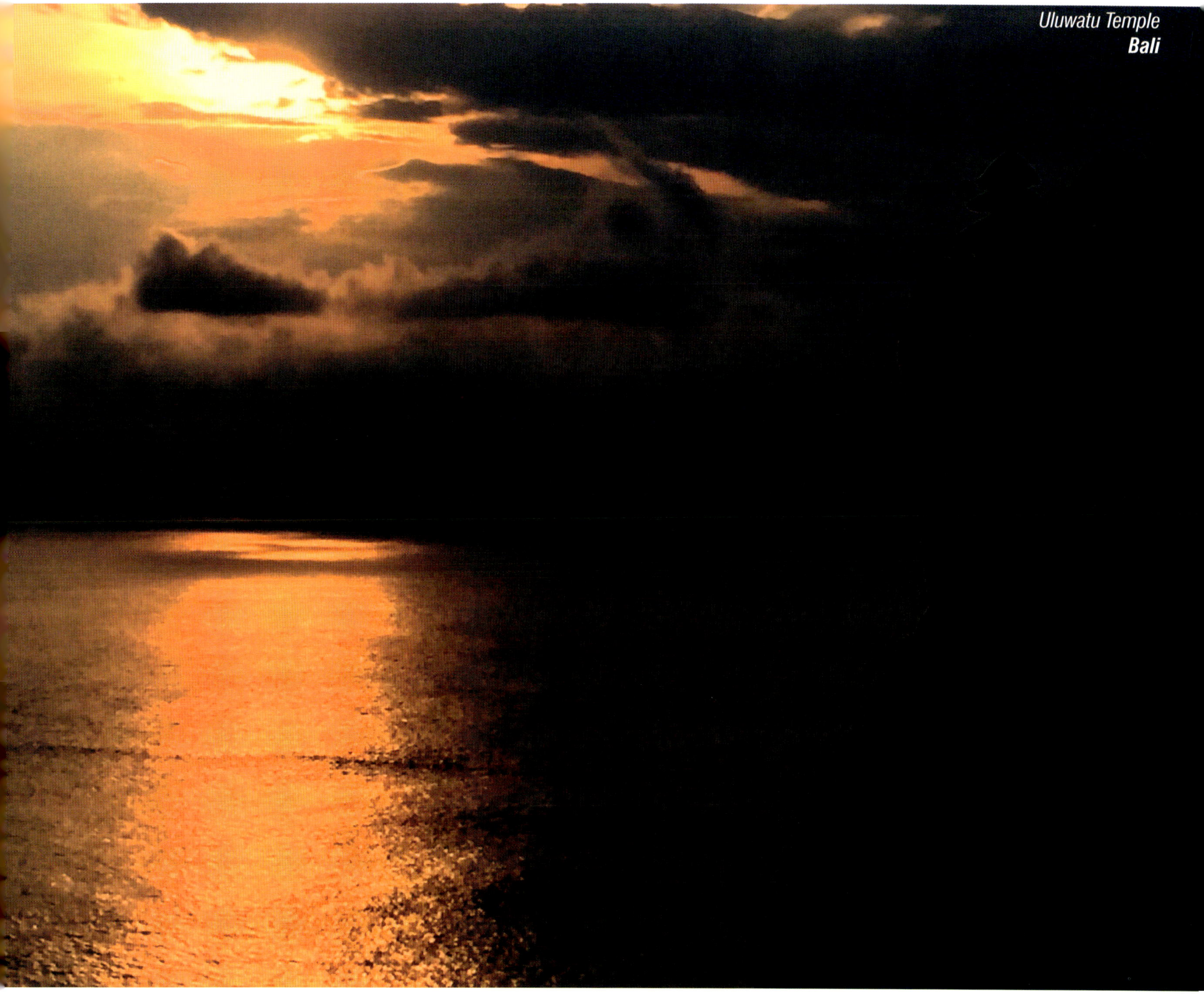
*Uluwatu Temple*
***Bali***

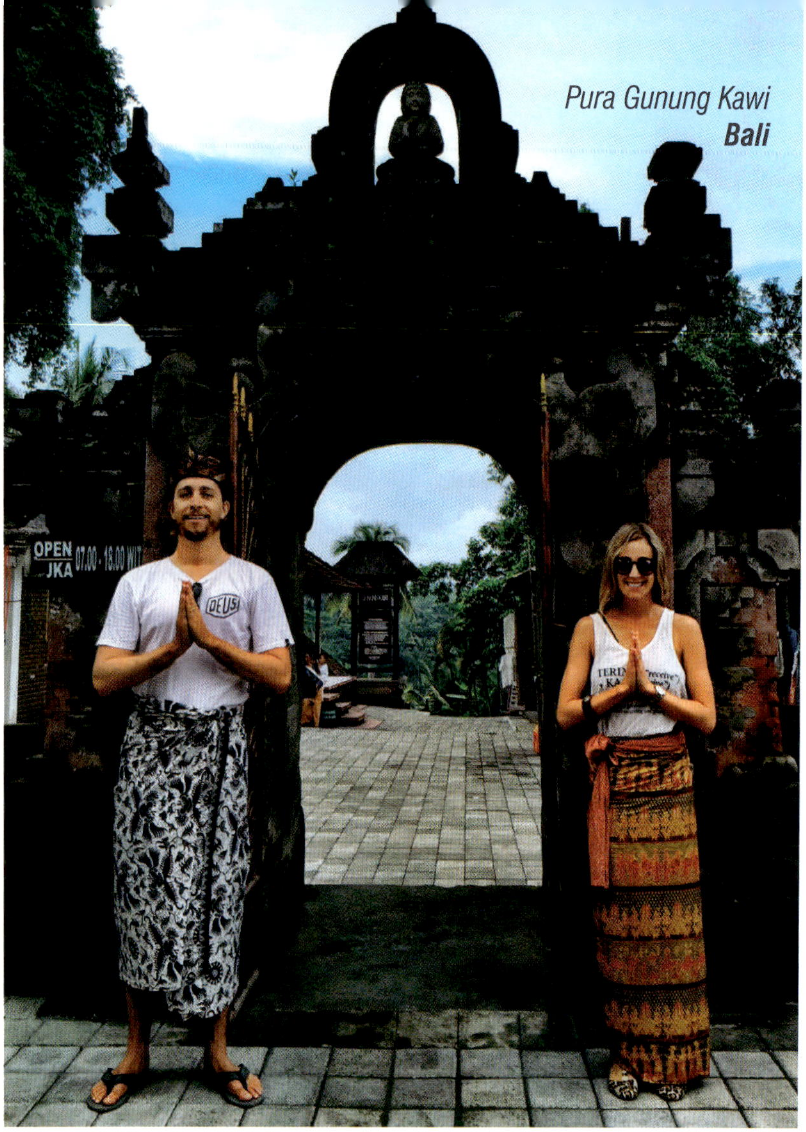


*Pura Gunung Kawi*
***Bali***

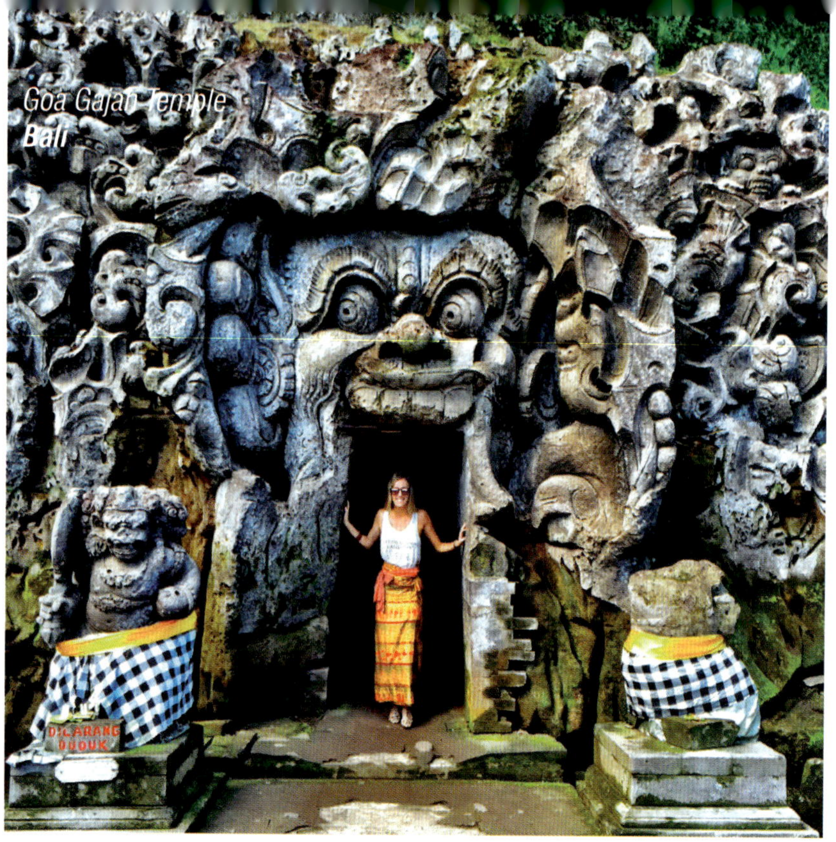


*Goa Gajah Temple*
***Bali***

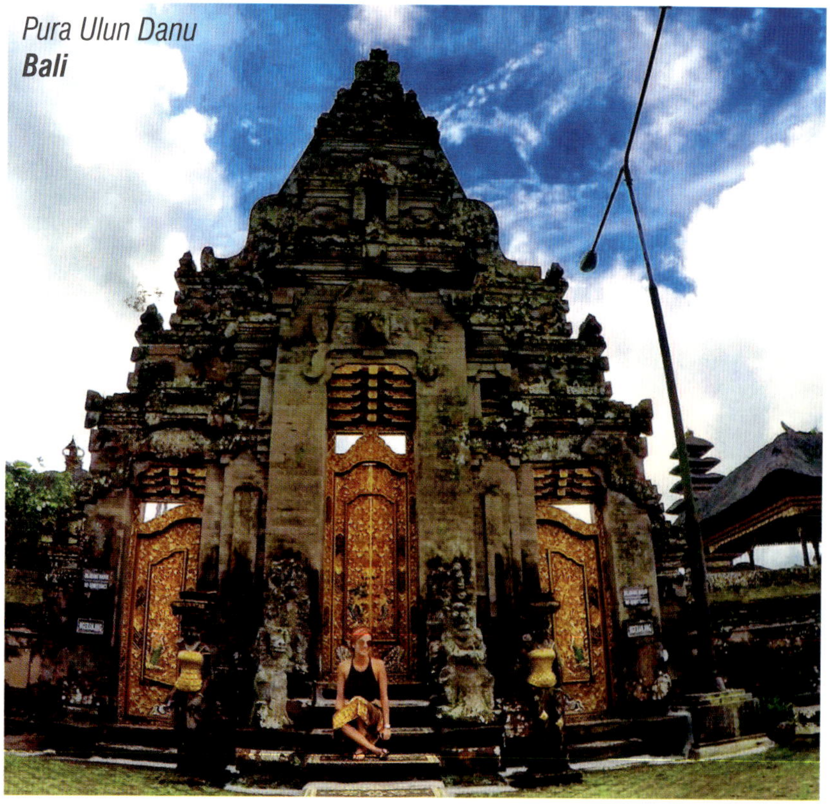

*Pura Ulun Danu*
***Bali***

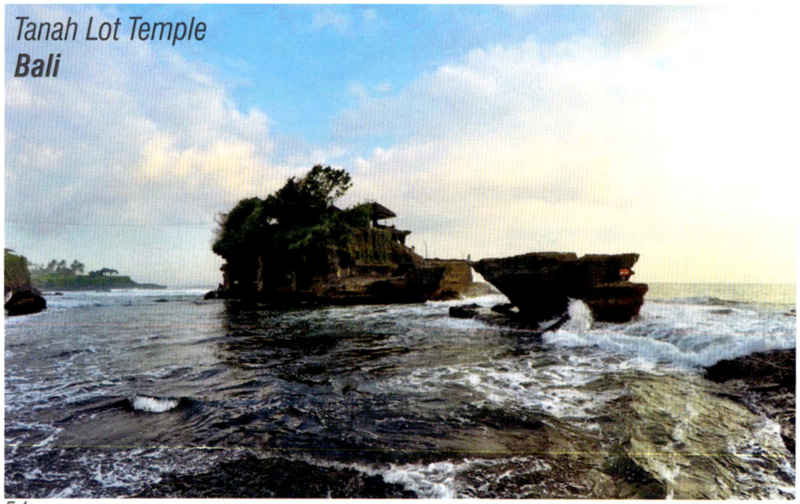

*Tanah Lot Temple*
***Bali***

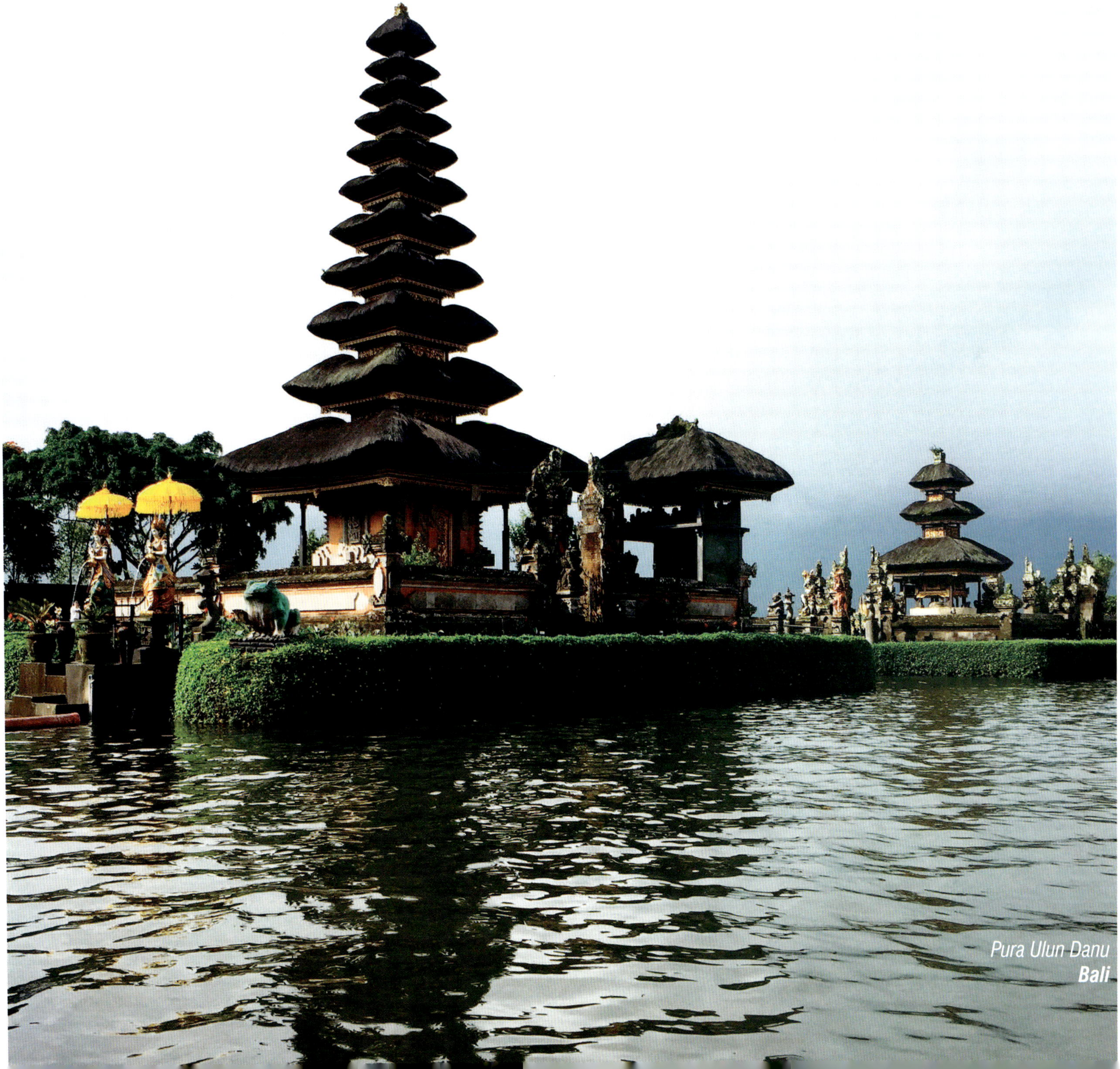

*Pura Ulun Danu*
***Bali***

A flor de lótus tem um significado muito importante para os balineses, devido à sua crença na religião hindu com influência budista. No hinduísmo ela simboliza a beleza interior: “viver no mundo, sem se ligar com aquilo que o rodeia”. No budismo, a flor representa a promessa de pureza e elevação espiritual. Diz a lenda que quando o Siddhartha, que mais tarde se tornaria Buda, deu os seus primeiros sete passos na terra, sete flores de lótus brotaram. Assim, cada passo dele representa um degrau no crescimento espiritual.

*The lotus flower has a very important meaning to the Balinese, due to their belief in the Hindu religion with Buddhist influence. In Hinduism, it symbolizes the inner beauty: “to live in this world, without being attached to what surrounds you”. In Buddhism, the flower represents the promise of purity and spiritual elevation. Legend has it that when Siddhartha, who later became Buddha, gave his first seven steps on earth, seven lotus flowers sprouted. Thus, each step of his represents a step in spiritual growth.*

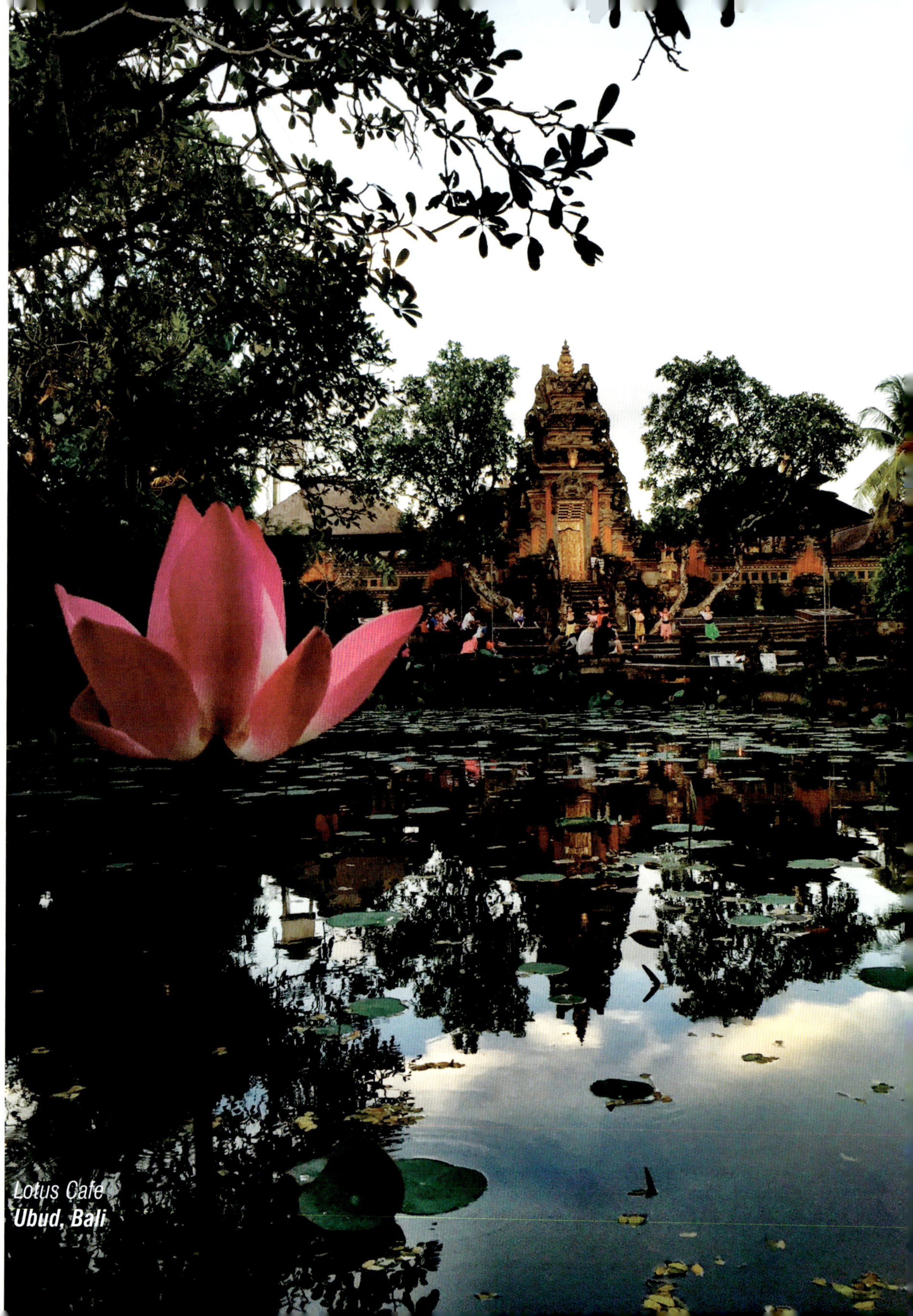

*Lotus Cafe*
***Ubud, Bali***

Em Bali, descobrimos (e nos viciamos em) um prato que faz parte da tradicional culinária deles, o Satay — espetinhos de frango com molho de amendoim, acompanhados de arroz branco. Comíamos sempre que podíamos — esse da foto abaixo custava dois dólares.

O arroz é plantado por lá em todo pequeno pedaço de terra que haja, sendo um meio de subsistência importante para eles. Passamos por diversos arrozais num passeio de bicicleta que fizemos em Ubud.

*In Bali, we discovered (and got addicted to) a dish that is part of the traditional cuisine of Bali, the Satay — chicken skewers with peanut sauce, accompanied by white rice. We ate whenever we could — this one in the photo below cost two dollars.*

*There, rice is planted in whichever small piece of land there is, being an important means of subsistence for them. We passed by several rice fields on a bike ride that we did in Ubud.*

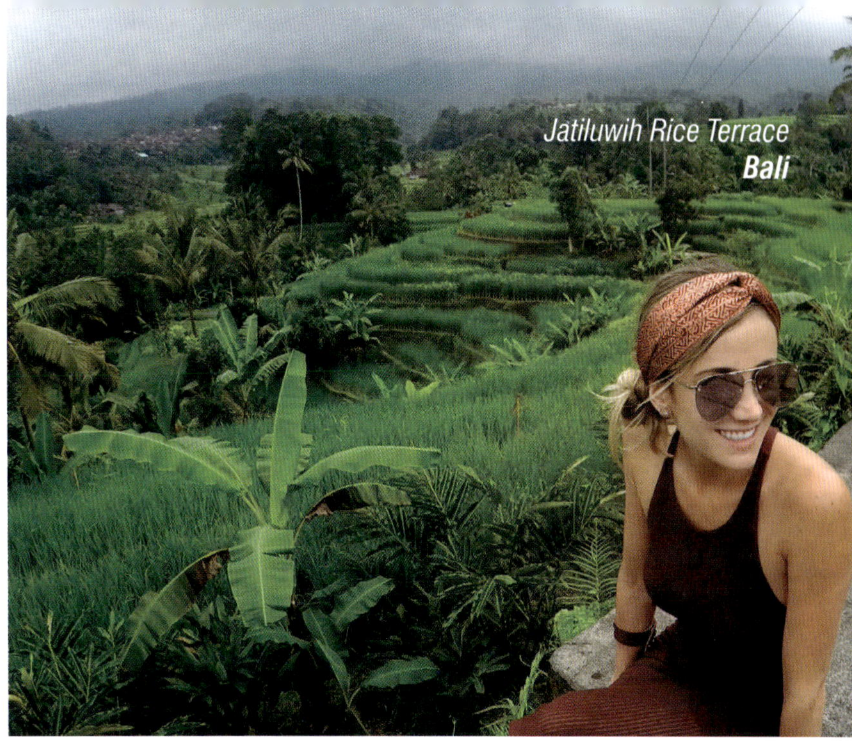

*Jatiluwih Rice Terrace*
***Bali***

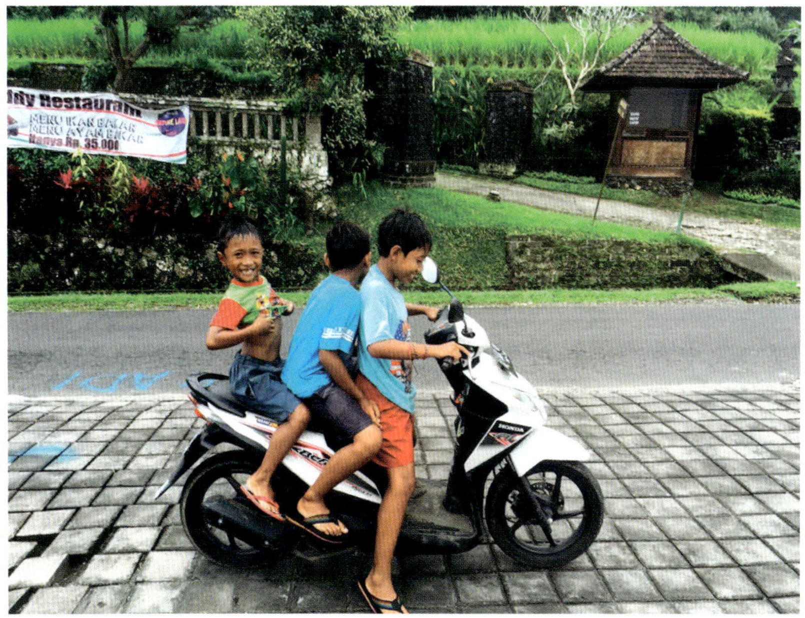

Em Bali não precisa ter carteira de habilitação para dirigir motocicleta, e a quantidade de pessoas no veículo é ilimitada.

*In Bali does not need to have a driver's license to drive motorcycle and the amount of people in the vehicle is unlimited.*

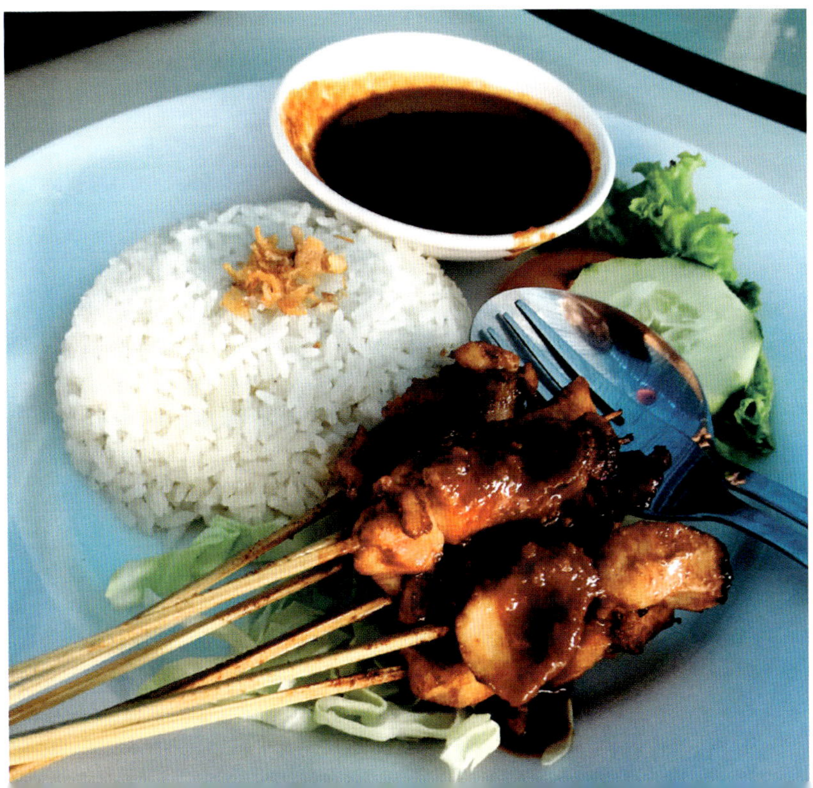

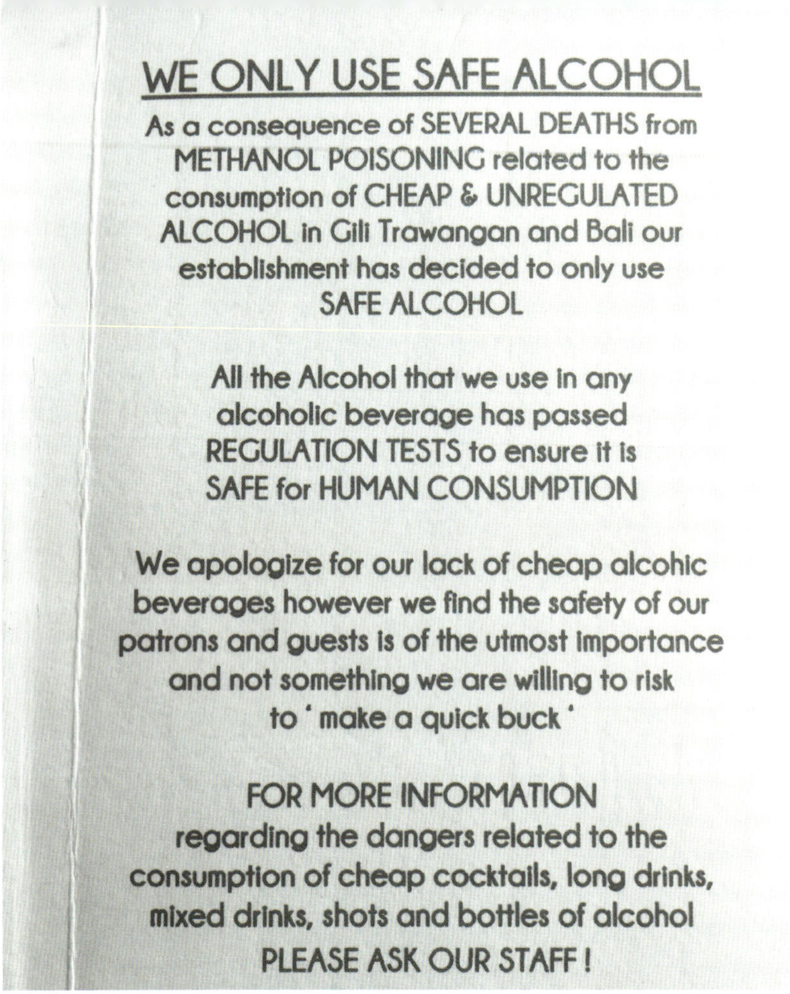


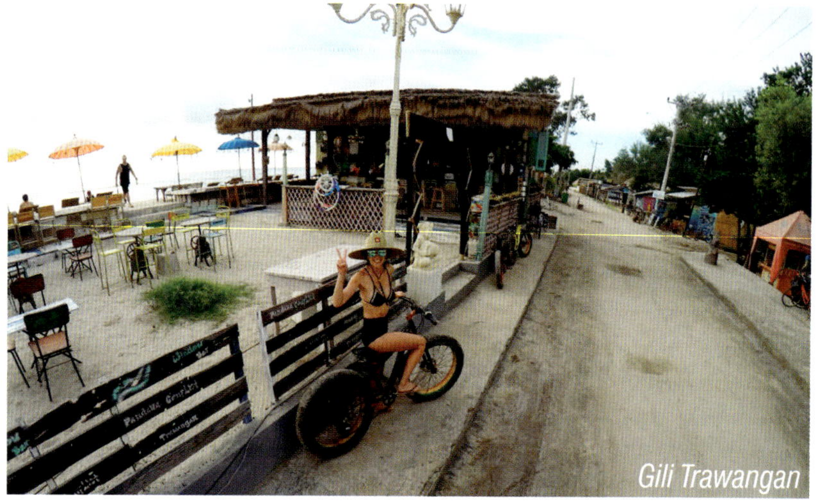
Gili Trawangan

De Bali, viajamos de barco para Gili Trawangan, uma das três Ilhas Gili — a mais turística e badalada, com apenas 1.000 habitantes. Lá só se usam bicicletas e carroças. Nós nos assustamos um pouco com um cardápio num restaurante que dizia algo mais ou menos assim: 'Podem ficar tranquilos que aqui nós usamos álcool seguro nos nossos drinques, e não metanol.' (!) Na dúvida, preferimos não tomar bons drinques, e pedimos um vinho branco.

*From Bali, we travel by boat to Gili Trawangan, one of three Gili Islands — the more touristy and trendy one, with only 1,000 inhabitants. There, only bikes and carts are used. We got a bit scared with a menu in a restaurant that said something like this: 'You may rest assured that here we use safe alcohol in our drinks, and not methanol.' (!) When in doubt, we preferred not to have good drinks, and we asked for a white wine.*

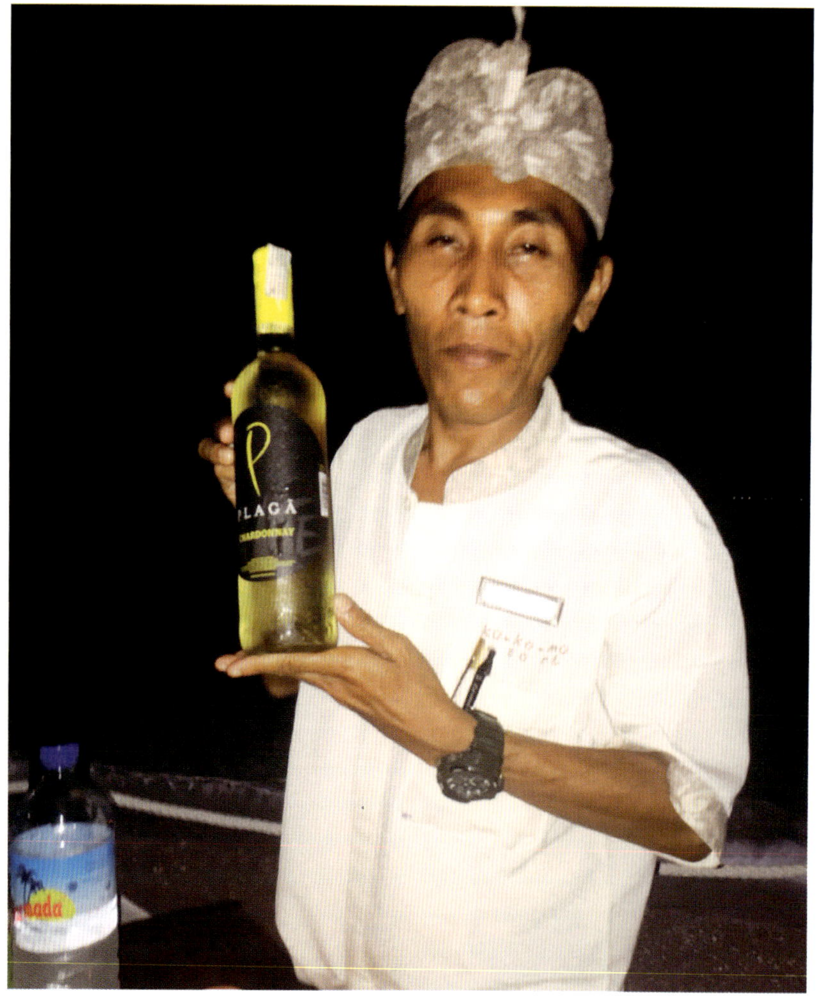

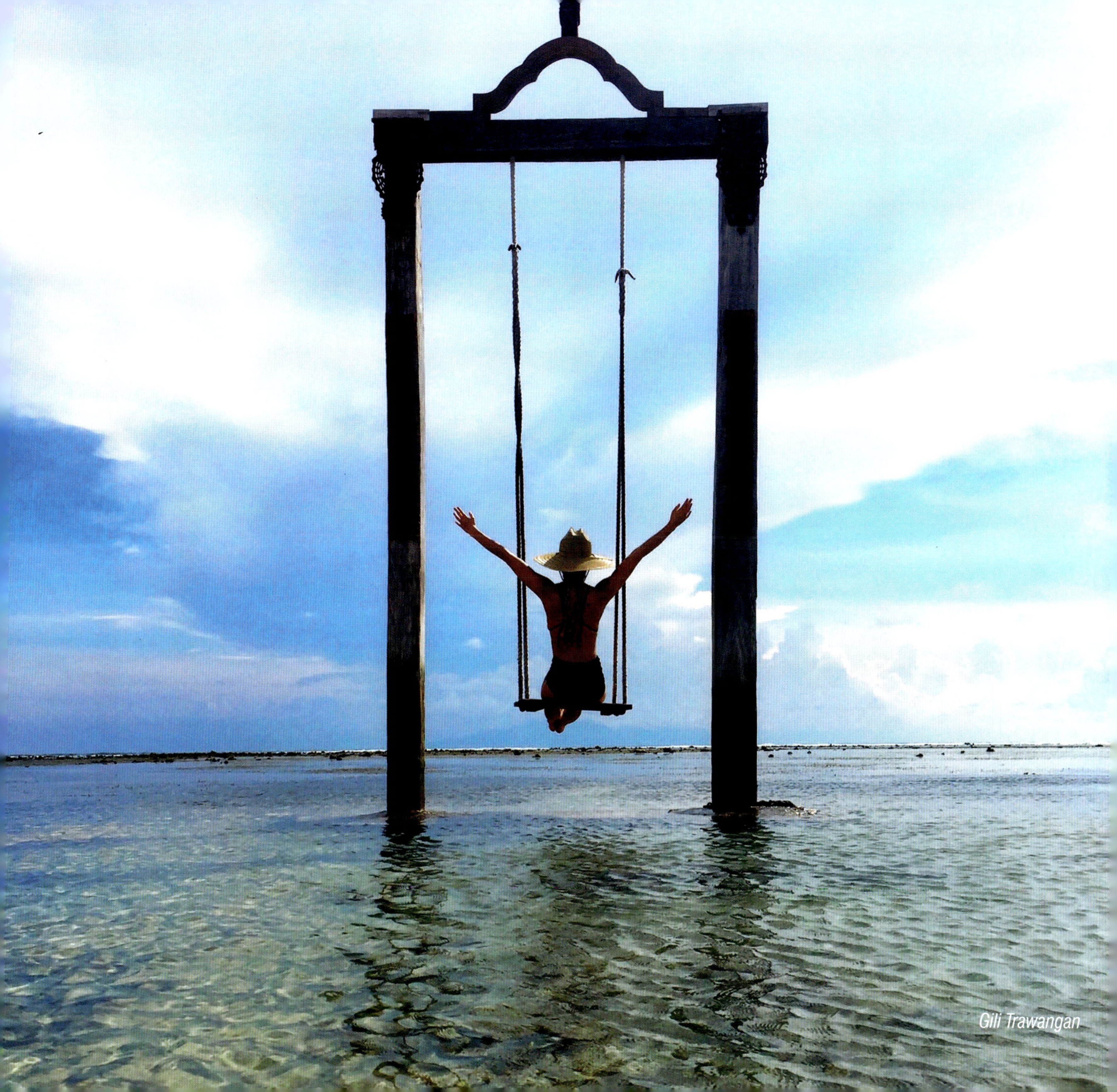

Gili Trawangan

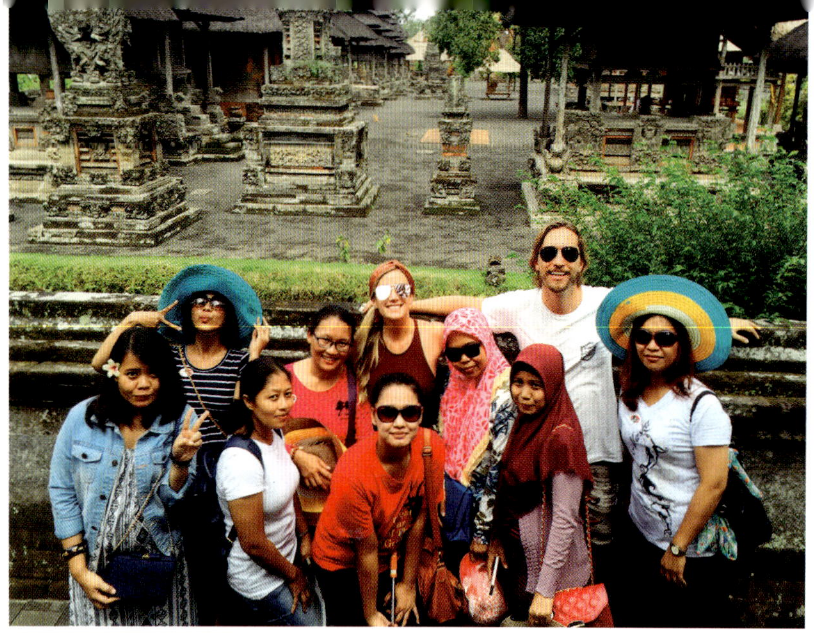

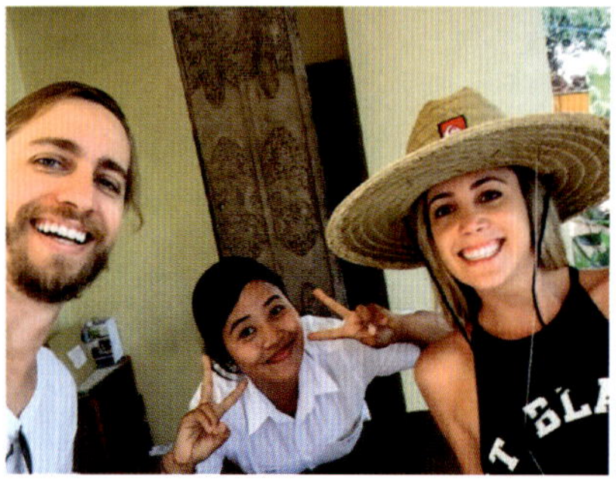

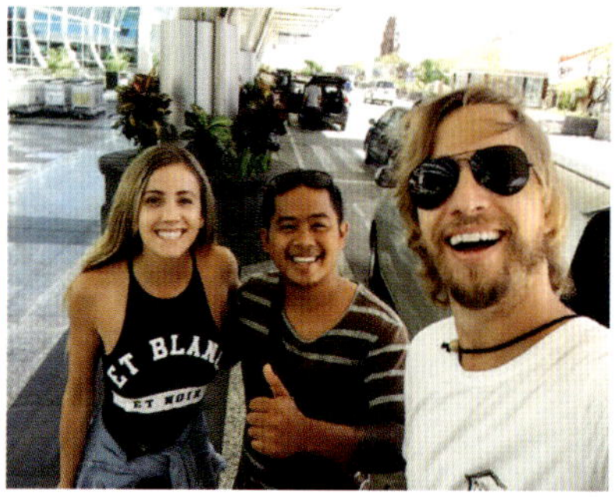

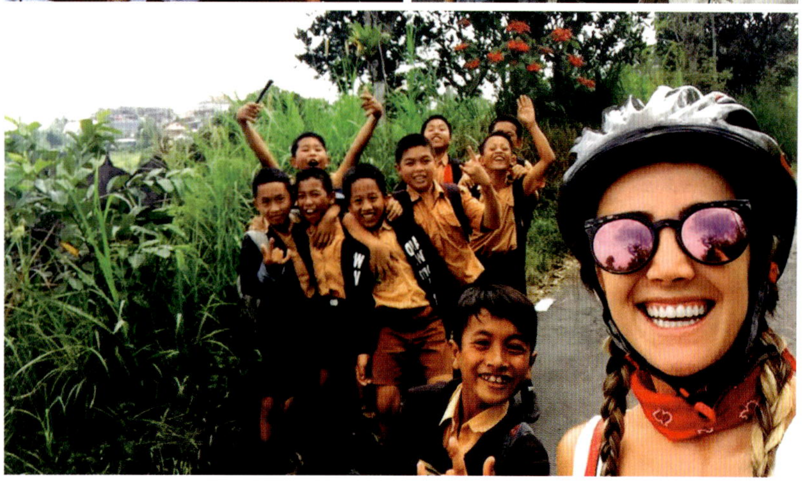

Felicidade estampada na cara de quem encontrou pelo caminho gente da mesma idade mental.

*Happiness emblazoned in the face of those who met people of the same mental age.*

Apesar de ser um país com uma renda per capita cinco vezes menor que a do Brasil, não existe miséria extrema, e as pessoas não passam fome. As famílias cultivam seu próprio alimento, e, por viverem em comunidade, todos se ajudam.

Sem dúvida tivemos muitos aprendizados, pois, apesar de todas as dificuldades que eles enfrentam diariamente, preferem ser felizes e fazer o bem. Não perdem a fé e acreditam que só o fato de estarem vivos já é motivo suficiente para agradecer!

*"Astunkara"* significa gratidão em balinês. Aprendemos isso e muito mais entre um trajeto e outro com o Wayan, um motorista balinês muito querido e atencioso que nos levou pra cima e pra baixo na região.

O trânsito é um caos, sim, a infraestrutura das ruas é precária e também é muito quente em Bali. Mas ao conhecer lugares tão diferentes e cheios de história, uma cultura tão rica e um povo tão sensacional, isso vira nada. Basta saber enxergar o lado bom da vida!

*Despite being a country with a per capita income five times lower than that of Brazil, the country has no extreme misery. No people starving. Families grow their own food, and living in community, everyone help each other a lot.*

*We certainly had many learning experiences, because, despite all the difficulties that they face on a daily basis, they prefer to be happy and do good. They do not lose faith and believe that just being alive is enough reason to be grateful!*

*"Astunkara" means gratitude in Balinese. We learned this and more from one route to another with Wayan, a very dear and considerate Balinese driver who took us up and down the region.*

*Traffic is chaos, yes it is; the infrastructure of the streets is precarious and it is also very hot in Bali. But when you get to know such different places, filled with history, such a rich culture and such a sensational people, that loses its importance. Just learn to see the bright side of life!*

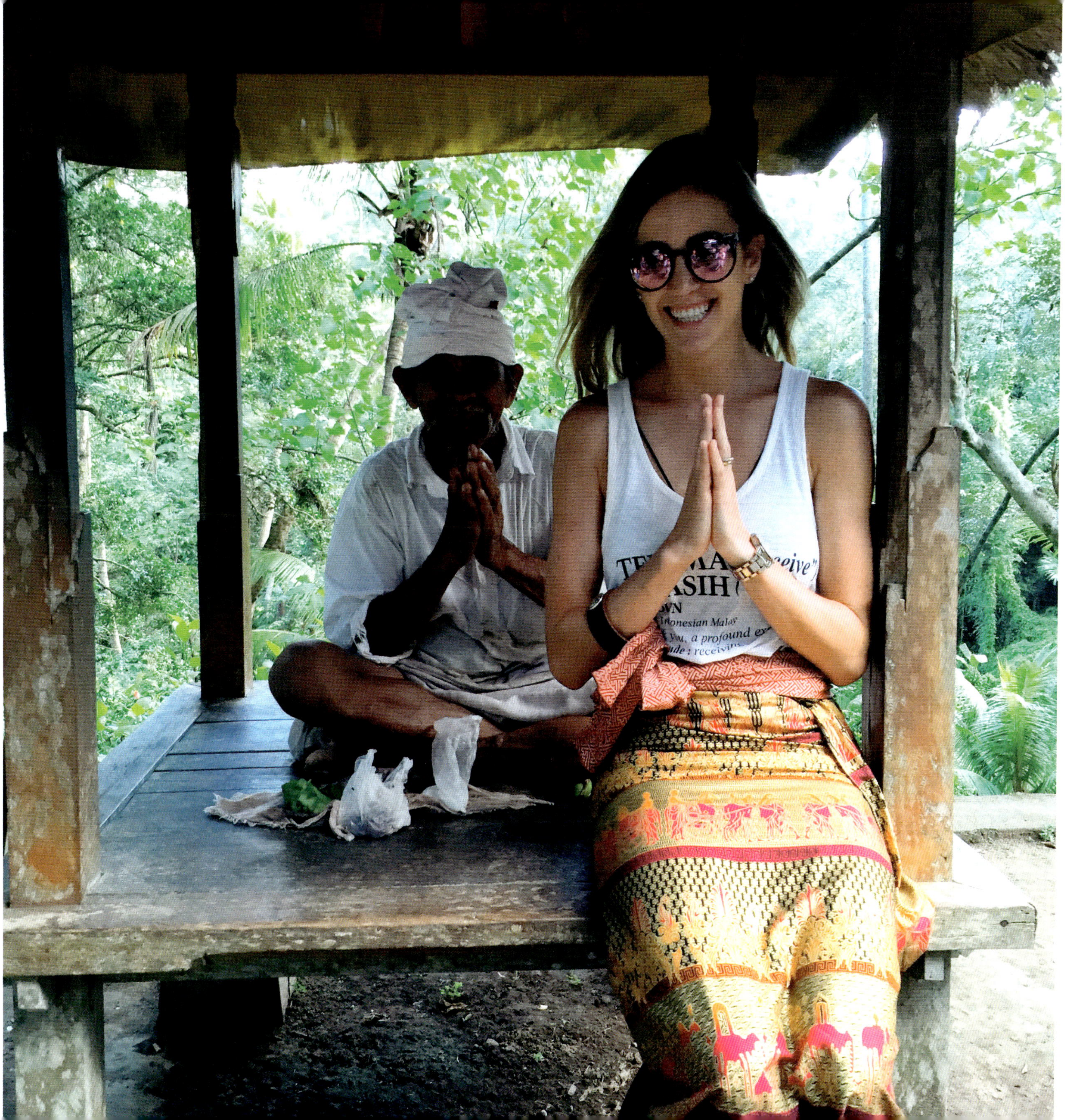

# CINGAPURA

## EXUBERÂNCIA E DESENVOLVIMENTO!

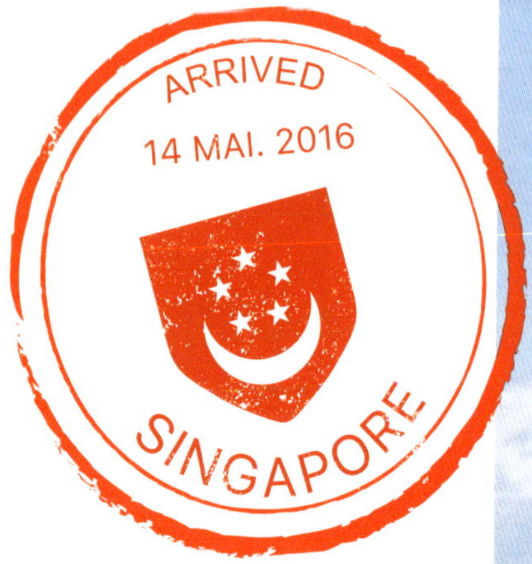


Cingapura é um país e uma cidade ao mesmo tempo, e é bem pequeno. Com cerca de 700 quilômetros quadrados e 5 milhões de habitantes, tornou-se independente em 1965, e hoje é o país mais rico da Ásia e o terceiro mais rico do mundo. Um país gigante em seus investimentos, superdesenvolvido, limpo, seguro, organizado, dinâmico e arrojado, com uma arquitetura muito moderna e inovadora.

Os quatro dias no país foram muito tranquilos. Tentamos fugir um pouco dos pontos turísticos e aproveitamos para conhecer alguns restaurantes da cidade e relaxar no hotel Marina Bay Sands, que também é famoso pela sua proeza arquitetônica, ao equilibrar uma piscina com borda infinita no topo das três torres de 57 andares. É realmente incrível!

A população se divide entre chineses, que são maioria, malaios e indianos. Muitos asiáticos vêm morar em Cingapura com o objetivo de juntar dinheiro e acabam vivendo praticamente para o trabalho. A maioria acaba voltando para seu país de origem, depois de um tempo, com uma boa economia. Apesar disso, tivemos uma impressão ruim em relação à energia da maioria das pessoas. São pouco cordiais, e parece que não são muito felizes. Afinal de contas, como diz aquele velho ditado, dinheiro não traz felicidade.

*EXUBERANCE AND DEVELOPMENT!*

*Singapore is both a country and a city, and is very small. Being about 700 square kilometers, with 5 million inhabitants, it became independent in 1965 and today is the richest country in Asia and the third richest in the world. A well-developed, clean, safe, organized, dynamic and bold country; a giant in its investments and with a very modern and innovative architecture.*

*The four days in the country were very calm. We tried to get away from the tourist hotspots and took this time to visit some city restaurants and relax at the Marina Bay Sands hotel, which is also famous for its architectural prowess by balancing an infinity pool on top of the three 57-story towers. It is really amazing!*

*The population is divided between the Chinese, who are the majority, Malays and Indians. Many Asians head to Singapore with the goal of raising money and end up almost living for work. Most of them end up returning, after a while, to their home country with some good savings. Despite this, we have had a bad impression on most people's energy. They are unfriendly and don't seem to be very happy. After all, as that old saying goes, money does not bring happiness.*

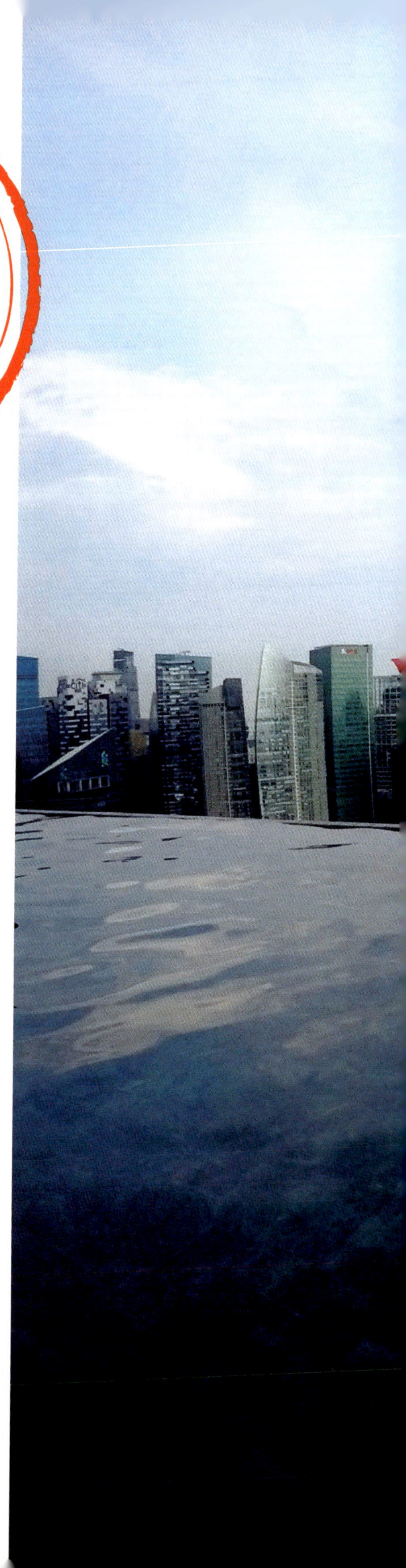

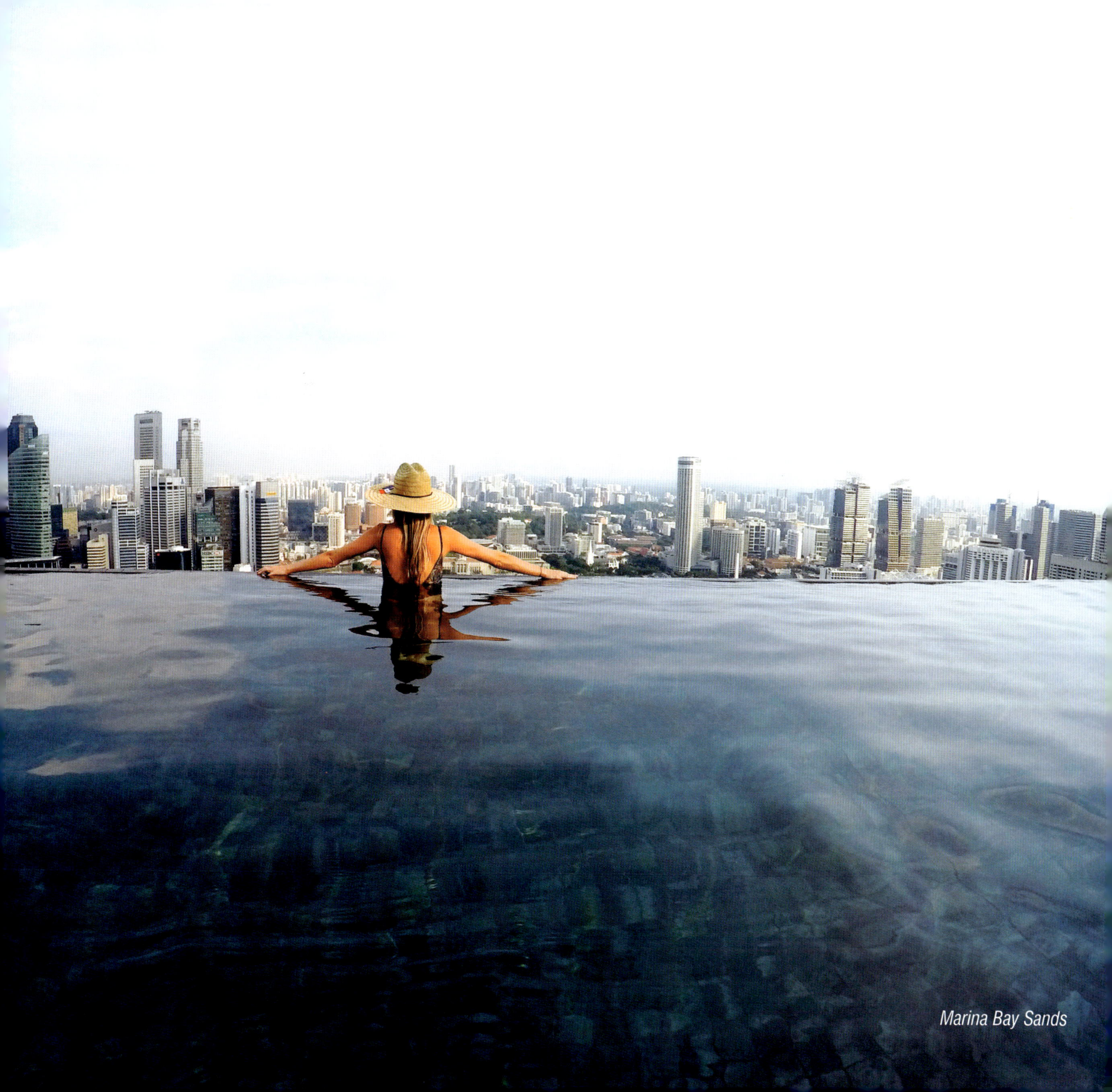
Marina Bay Sands

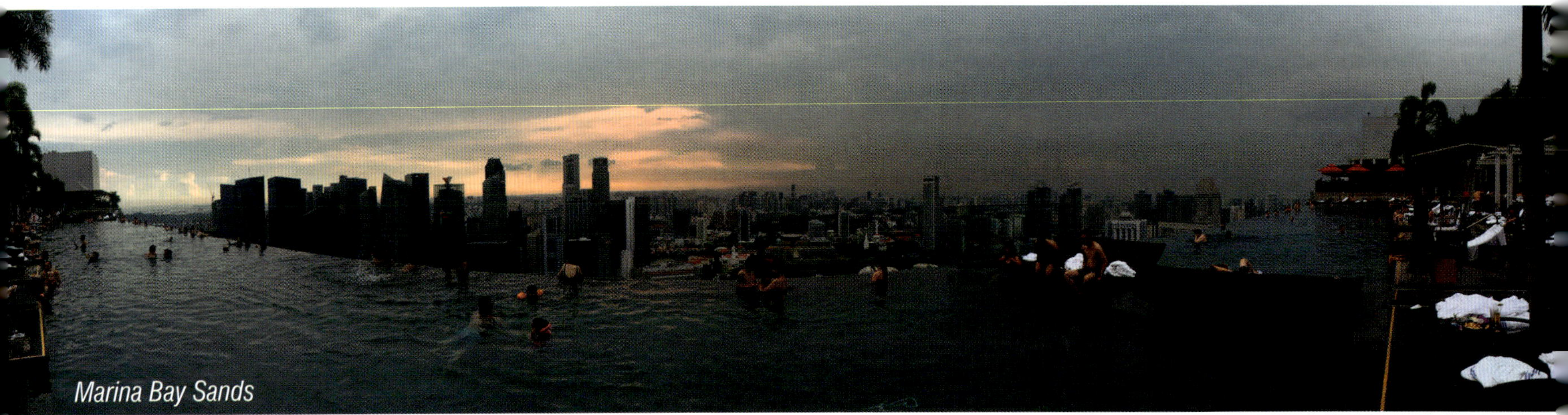

Marina Bay Sands

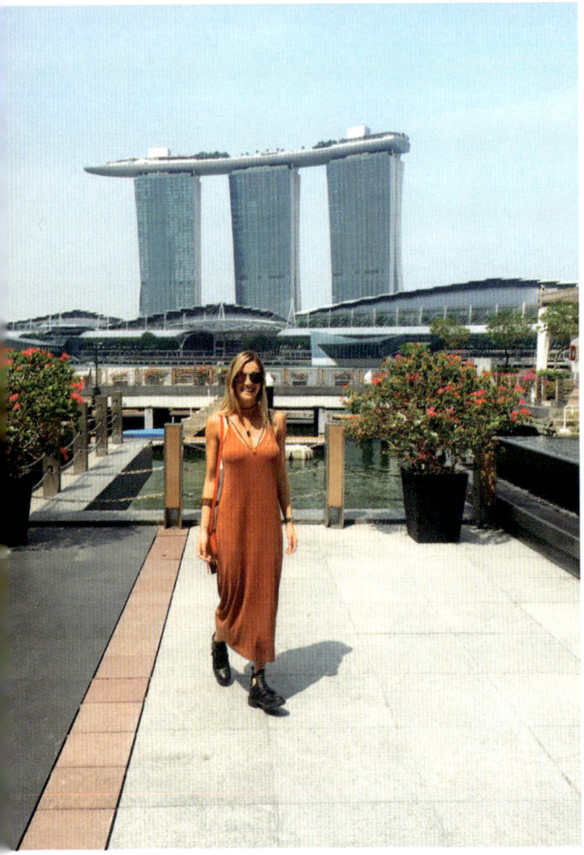

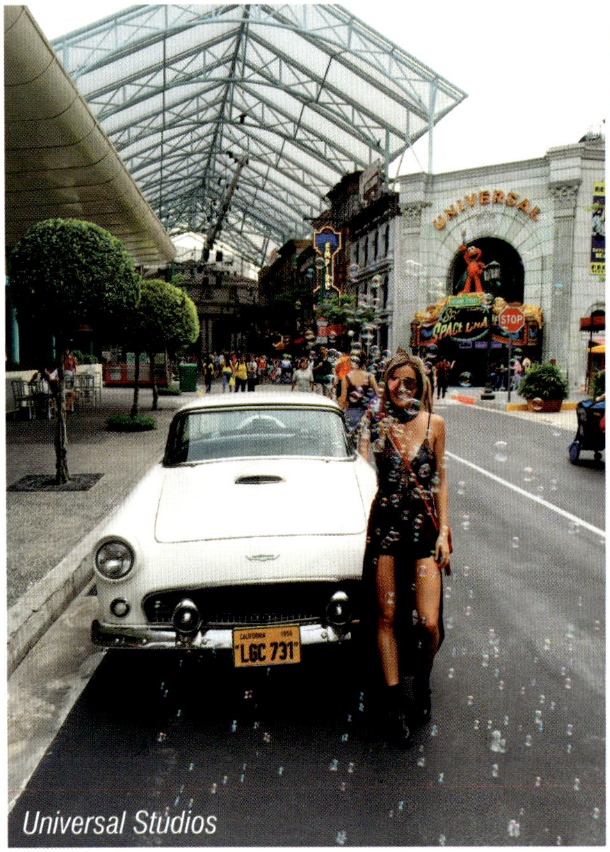


Universal Studios

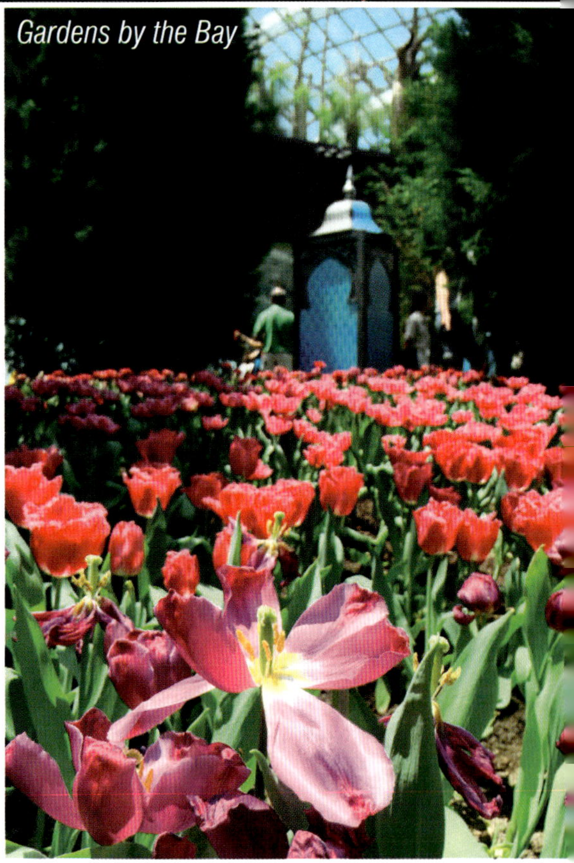

Gardens by the Bay

Cingapura foi onde comemos a melhor comida japonesa da viagem. Encontramos um restaurante super bem avaliado e resolvemos almoçar. Chegamos lá cheios de sacolas de compras e vestidos de bermuda e chinelo, enquanto todos os demais frequentadores estavam de terno e gravata. Eram apenas oito lugares, todos de frente para o chef. Rimos muito por conta da nossa roupa nada adequada para o ambiente, mas adoramos a experiência gastronômica. Naquele momento entendemos que podíamos ser nós mesmos e viver sem nos preocupar com os padrões da sociedade.

*Singapore was where we ate the best Japanese food of the trip. We found a super well-rated restaurant and we decided to have lunch. We got there full of shopping bags and dressed in shorts and slippers, while all the other customers were in suits and ties. There were only eight seats, all facing the chef. We laughed a lot because of our clothing anything but appropriate for the environment, but we love the dining experience. At that moment we understood that we could be ourselves and live without worrying about the standards of society.*

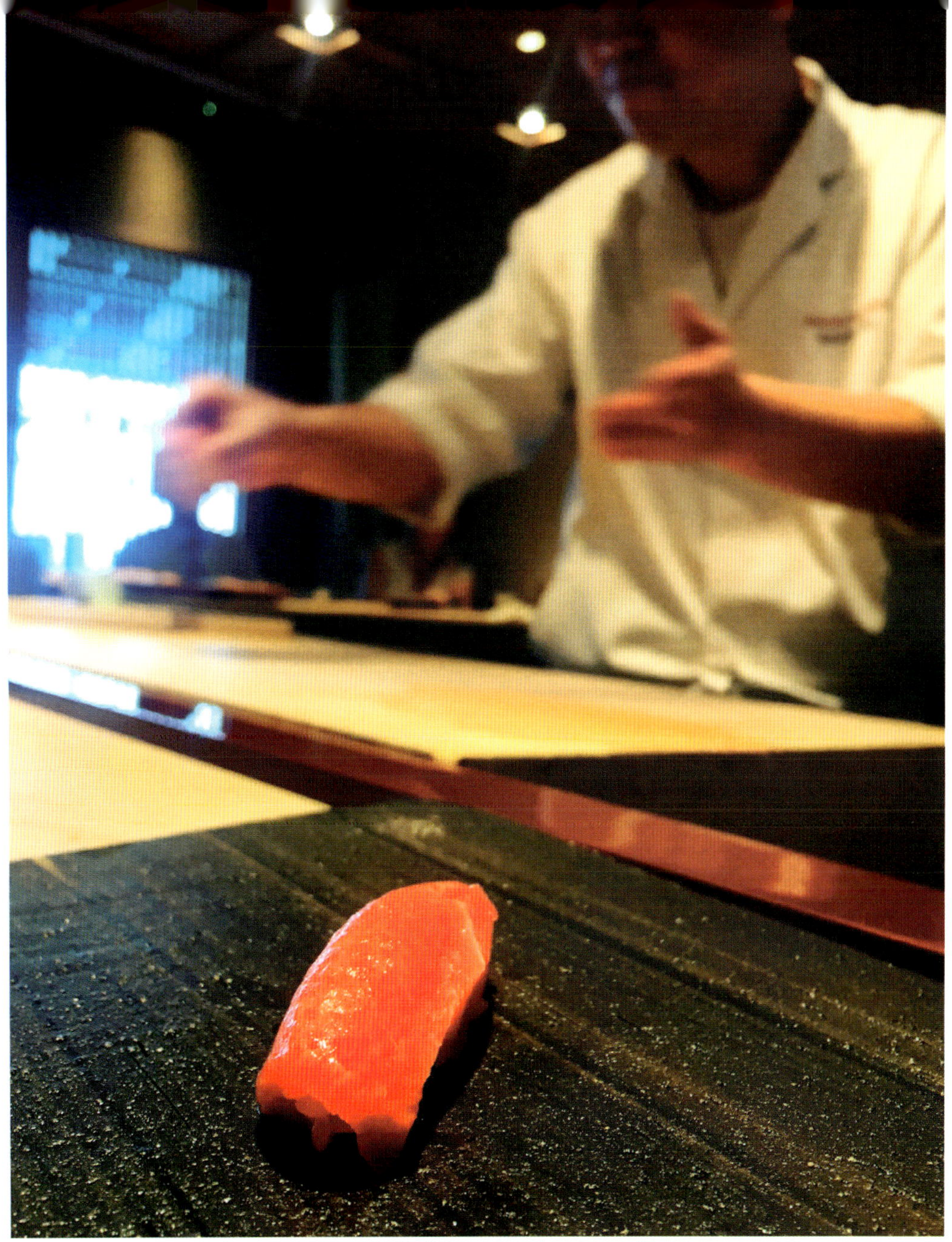

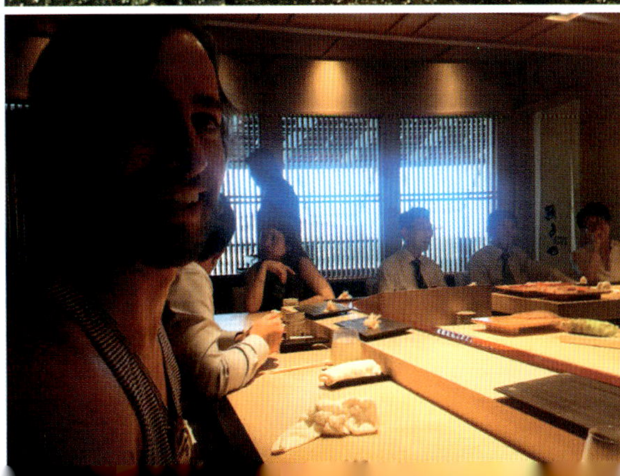

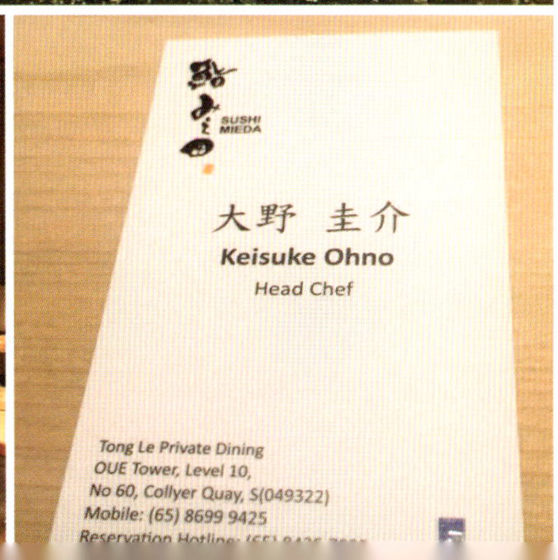

# TAILÂNDIA

## O NOSSO PRIMEIRO PERRENGUE!

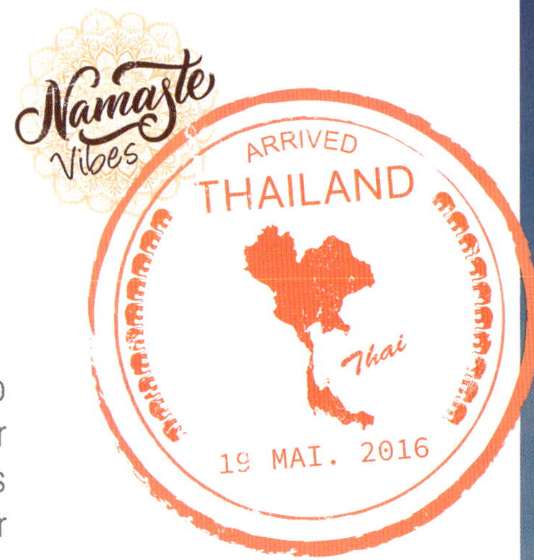


Depois de 72 dias de viagem, chegamos ao primeiro país da região conhecida como o Sudeste Asiático: a Tailândia. Começamos por Bangkok, uma metrópole ao estilo São Paulo, onde ficamos hospedados no hotel em que foi gravado o filme "Se Beber Não Case 2" — um lugar lindo.

Numa bela noite, aconteceu o nosso primeiro "perrengue" da viagem. Pedimos um Uber para ir jantar num restaurante, e, por algum problema de localização no mapa, ele acabou nos levando para uma zona totalmente residencial. Era uma rua escura e deserta. O motorista parou o carro para descermos e nós tentamos falar em inglês que provavelmente não era ali o lugar onde iríamos ficar. Ele respondeu em tailândes algo que não sabemos até hoje. Tentamos mostrar para ele o nome do restaurante que tínhamos anotado, mas não adiantou nada. Ele só balançou a cabeça com um gesto de "não tenho a menor ideia do que vocês estão querendo". Foi aí que eu tive a brilhante ideia de acessar o Google Tradutor e mostrar para ele, em tailandês, uma mensagem pedindo para que nos levasse ao restaurante mais próximo dali. Já estava tarde e corríamos o risco de não haver mais lugares abertos. Para nossa sorte, o restaurante mais próximo estava aberto. A comida não era das melhores, mas, para quem estava perdido e com fome, concluímos que saímos no lucro.

*OUR FIRST HASSLE!*

*After 72 days of travel, we arrived to the first country of the region known as the Southeast Asia: Thailand. Starting by Bangkok, a metropolis in the style of São Paulo, where we stayed at the hotel in which the movie "The Hangover Part 2" was shot — a beautiful place.*

*One beautiful night, our first hassle of the trip finally came. We asked for a Uber to go to dinner in a restaurant, and, due to some location problem on the map, we ended up being taken to a totally residential area. It was a dark and deserted street. The driver stopped the car for us to get off, and we tried to speak in English that that place was probably not the place we were going to stay. He said something in Thai words we still don't know to this day. We tried to show to him the name of the restaurant, as we had it written, but it did not help. He just shook his head with a gesture of "I have no clue of what you want". That's when I had the brilliant idea to go to Google Translate and show him a message, in Thai, asking him to take us to the nearest restaurant. It was already late and we ran the risk of finding no more open places. To our luck, the nearest restaurant was open. The food was not the best, but, for someone who was lost and hungry, we concluded that we could think of ourselves lucky.*

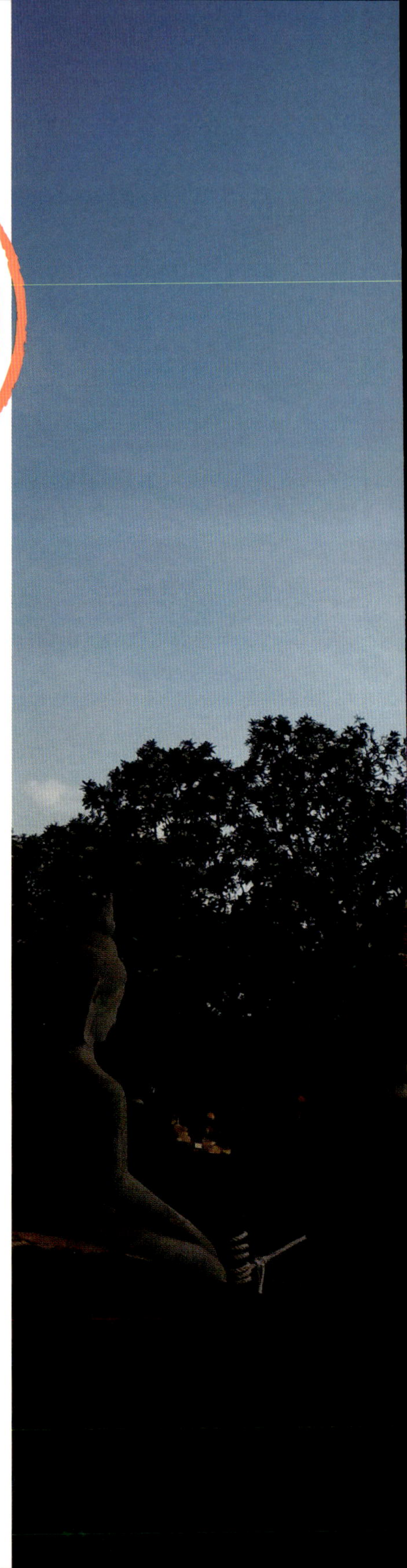

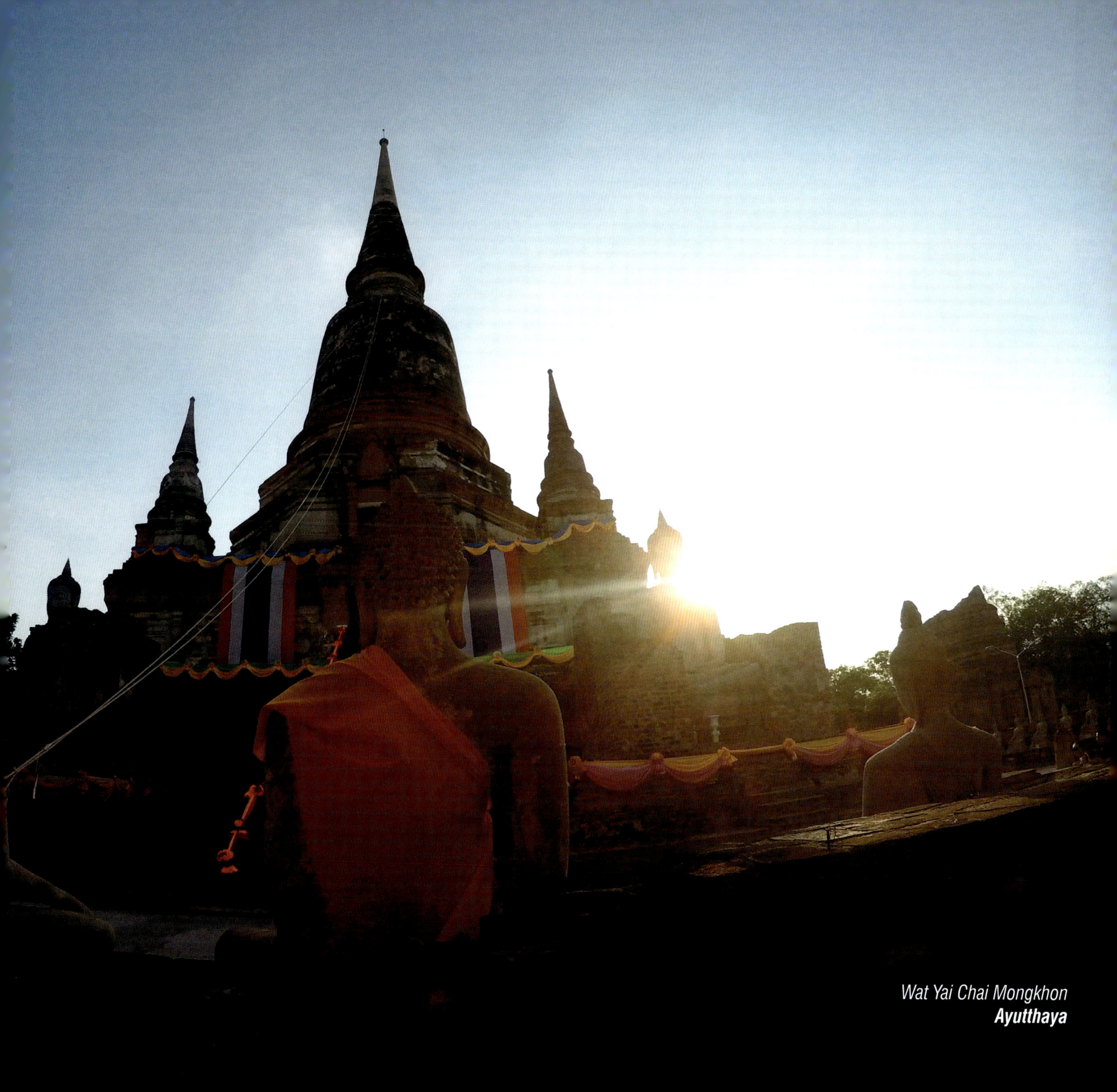

Wat Yai Chai Mongkhon
**Ayutthaya**

Foi na Tailândia que começamos a nos aprofundar sobre o budismo, que até então só tínhamos visto em Bali. Descobrimos que não é exatamente uma religião, mas sim uma filosofia de vida. Ficamos encantados com o aprendizado e a vivência budista que tivemos lá.

Os tailandeses têm um respeito impressionante por Buda. Existem placas avisando que, se você desrespeitar alguma estátua, pode ser preso.

*It was in Thailand that we began to delve into Buddhism, which until then we had only seen in Bali. We have found that it is not exactly a religion, but a philosophy of life. We were delighted with the learning and the Buddhist experience we had there.*

*Thais are impressively respectful for Buddha. There are boards warning that you can be arrested if you disrespect any statue.*

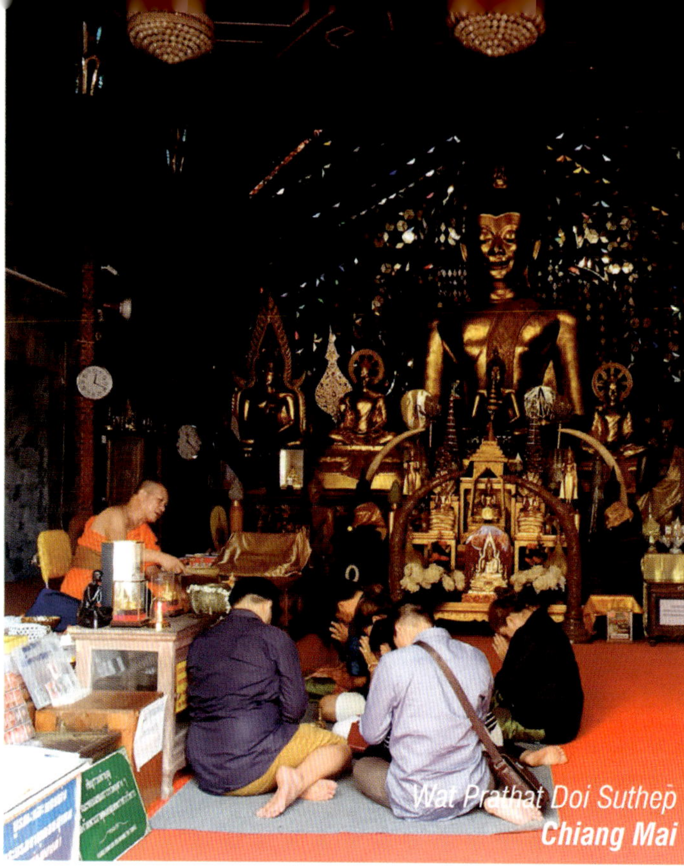

Wat Prathat Doi Suthep
**Chiang Mai**

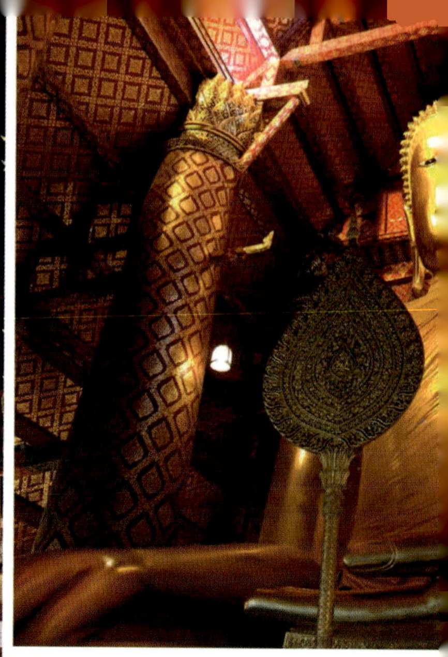

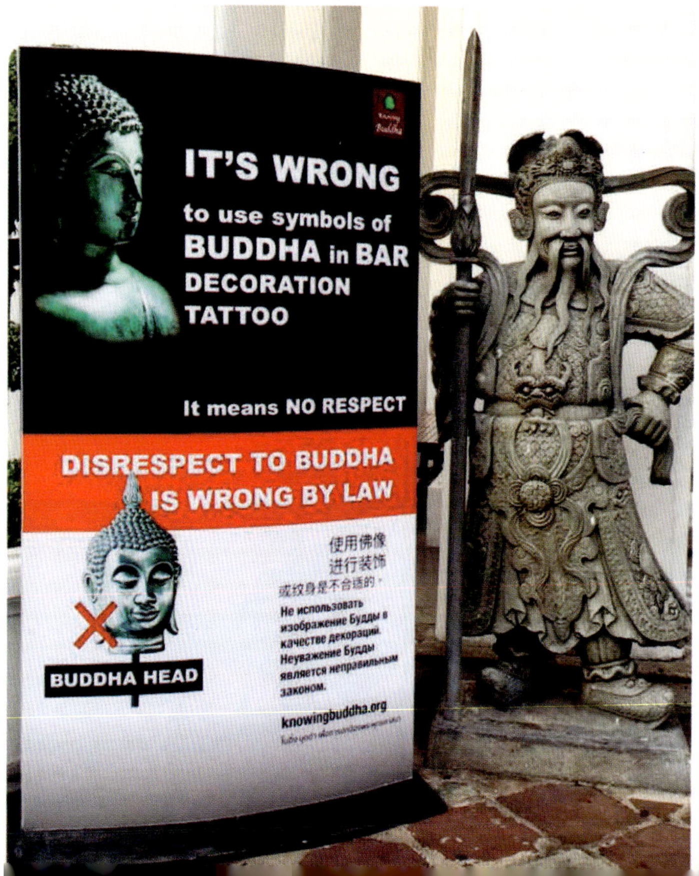
IT'S WRONG
to use symbols of
BUDDHA in BAR
DECORATION
TATTOO
It means NO RESPECT
DISRESPECT TO BUDDHA
IS WRONG BY LAW
BUDDHA HEAD
使用佛像
进行装饰
或纹身是不合适的。
Не использовать изображение Будды в качестве декораций.
Неуважение Будды является неправильным законом.
knowingbuddha.org

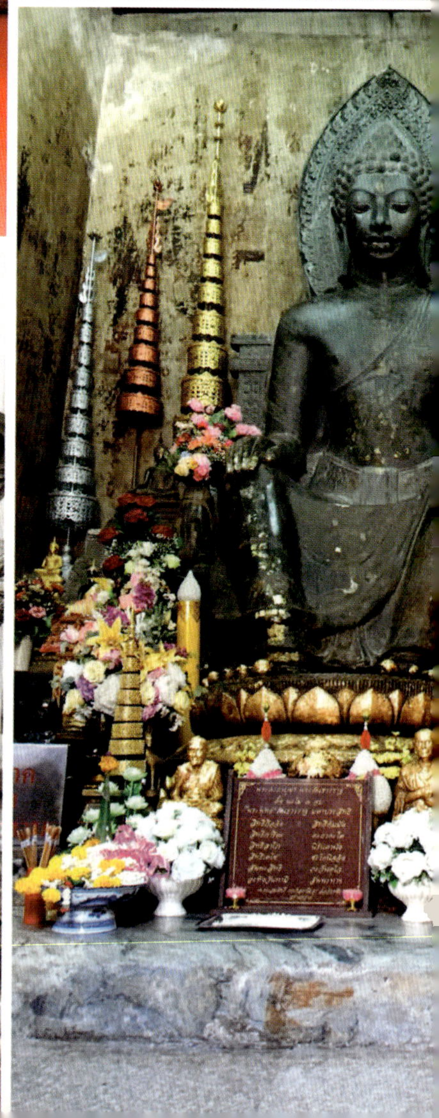

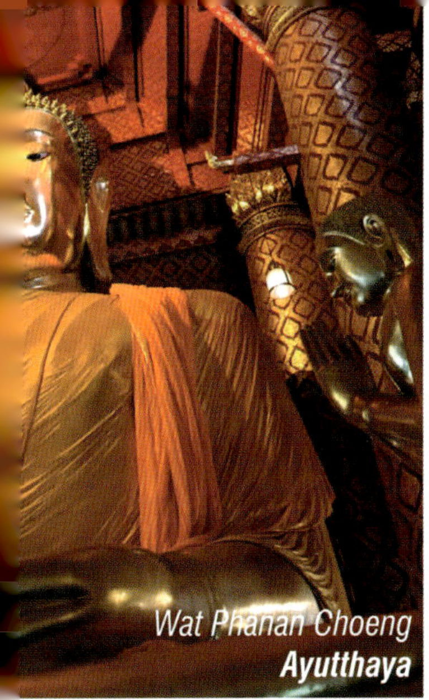

Wat Phanan Choeng
**Ayutthaya**

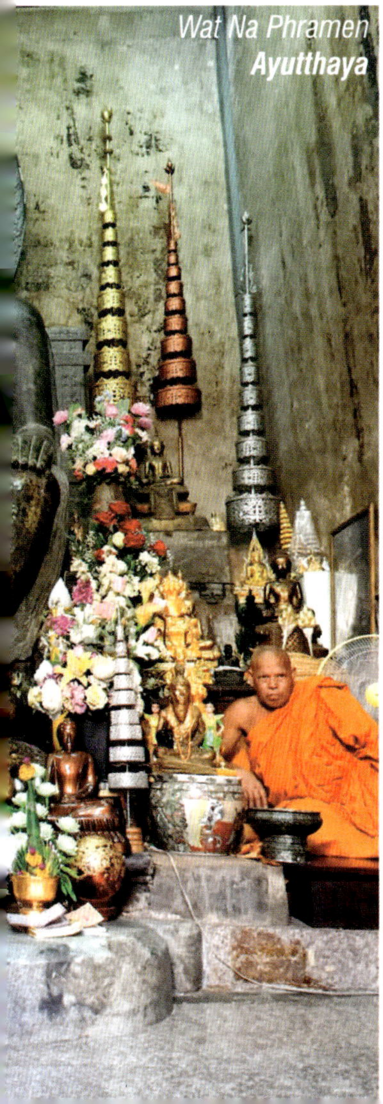

Wat Na Phramen
**Ayutthaya**

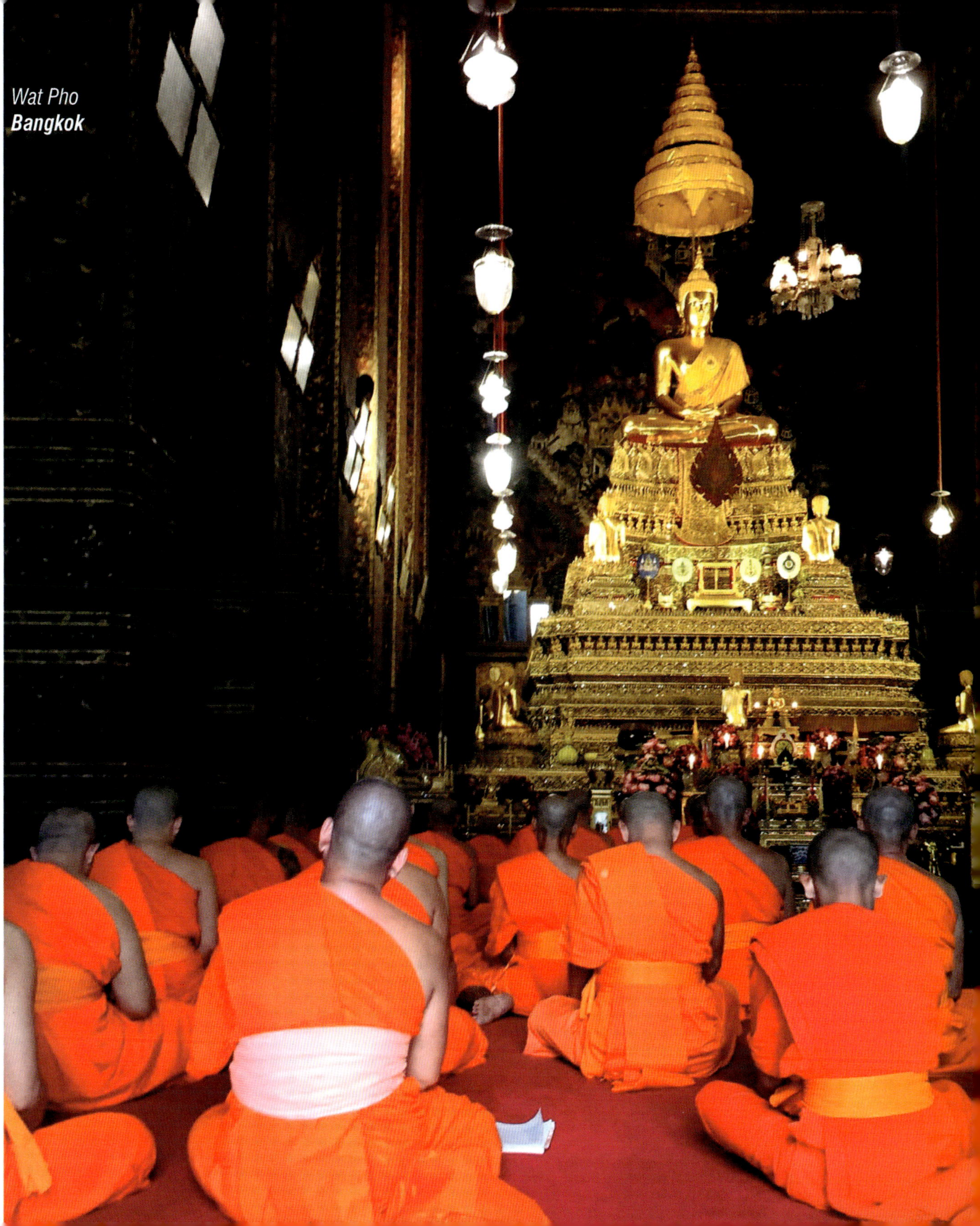

Wat Pho
**Bangkok**

Quando falamos de comida, a Tailândia é insuperável, com um mix de sabores e ingredientes que só existem por lá. O *curry,* em suas mais diversas versões, foi nos apaixonando cada vez mais. Em Bangkok encontramos numa ruela bem próxima do hotel onde estávamos um restaurante chamado Tealicious, super bem avaliado por um site, e resolvemos entrar. Sua fachada era feia, ficava num beco, e ficamos desconfiados. Mas a primeira impressão não é a que fica. Foi uma refeição inesquecível. Conhecemos o dono, um inglês que se casou com uma tailandesa e se tornou um amante do país. Ele era de uma simpatia incrível. Viramos melhores amigos de infância e voltamos lá no dia seguinte para repetir a dose.

*When talking about food, Thailand is unsurpassed, with a mix of flavours and ingredients that can only be found there. Curry, in its many versions, had us each and every time more in love. In Bangkok, in a small street close to the hotel where we were, we found a restaurant called Tealicious, super well-rated by a website, and then we decided to enter. Its facade was ugly, it was in an alley, and we were suspicious. But first impressions don't always remain. It was an unforgettable meal. We met the owner, an Englishman who married a Thai and became a lover of the country. He was an incredibly nice man. We became best childhood friends and we went back there the next day to repeat it.*

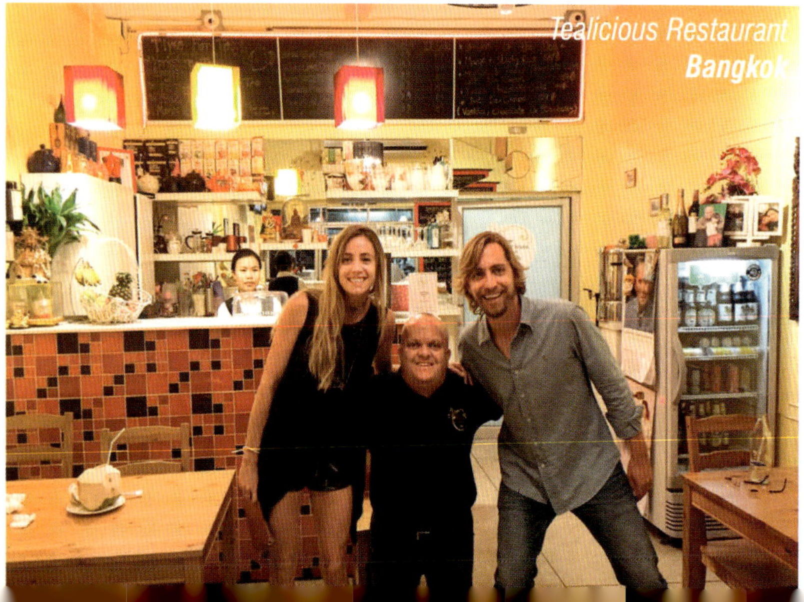
*Tealicious Restaurant*
***Bangkok***

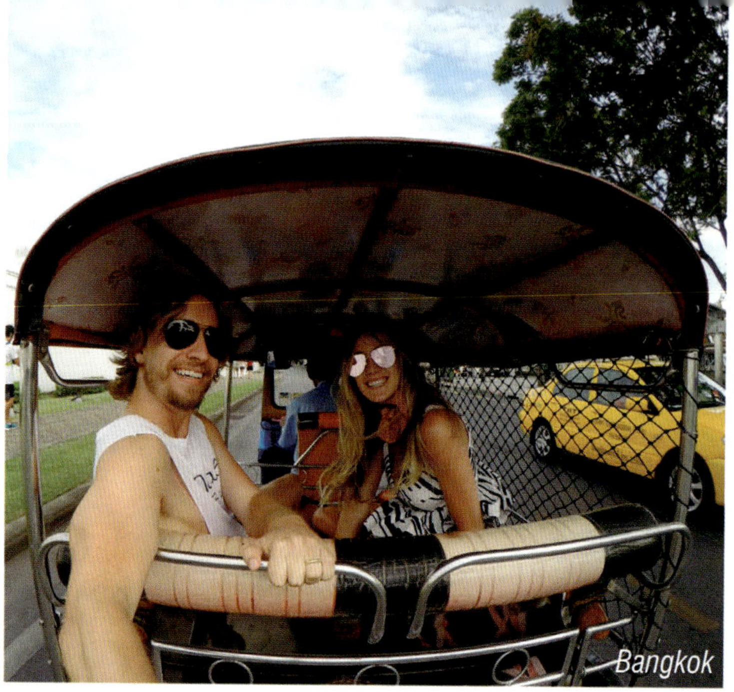
*Bangkok*

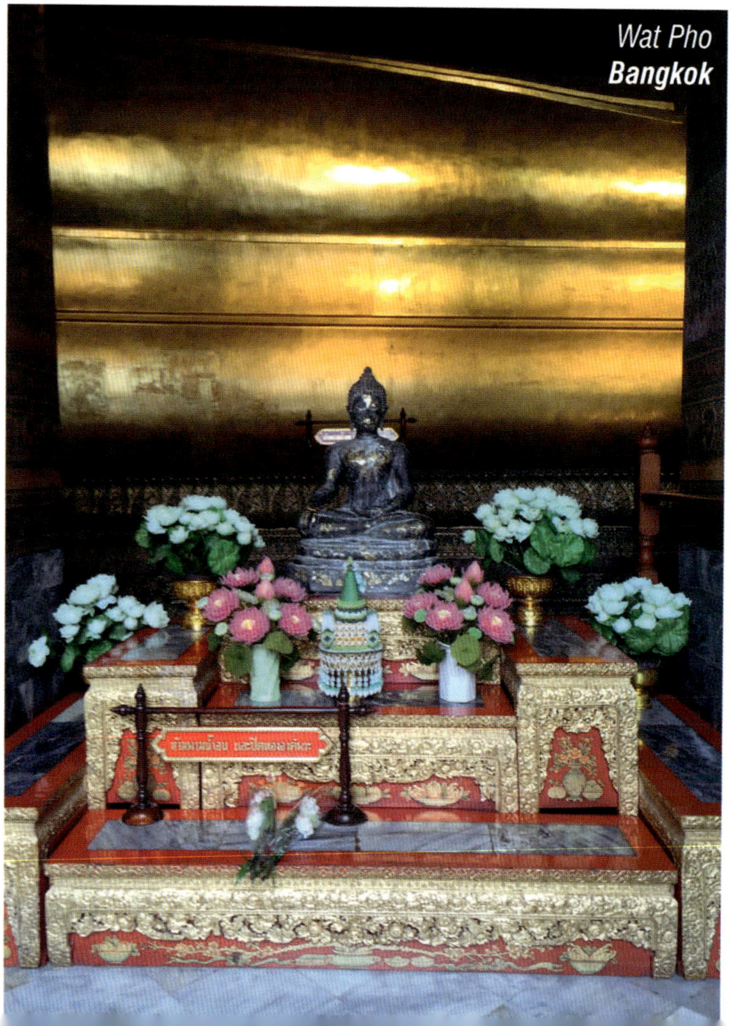
*Wat Pho*
***Bangkok***

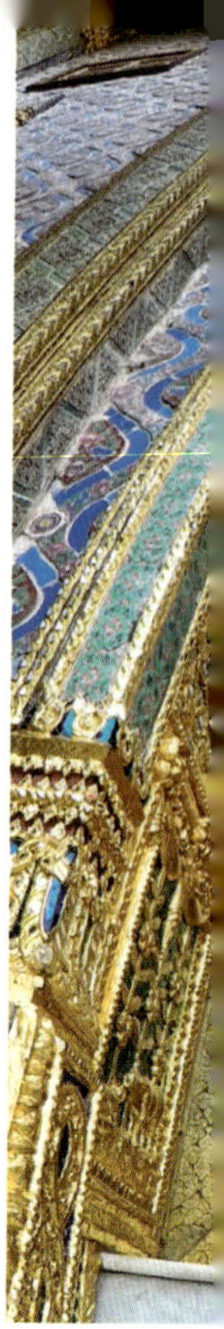

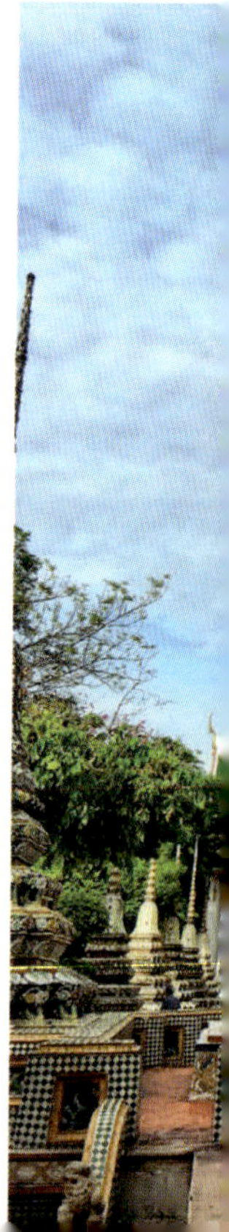

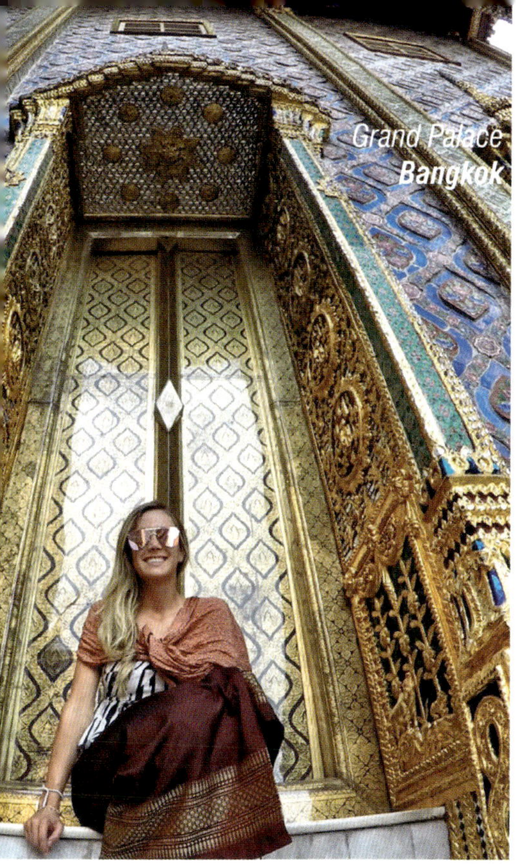

Grand Palace
**Bangkok**

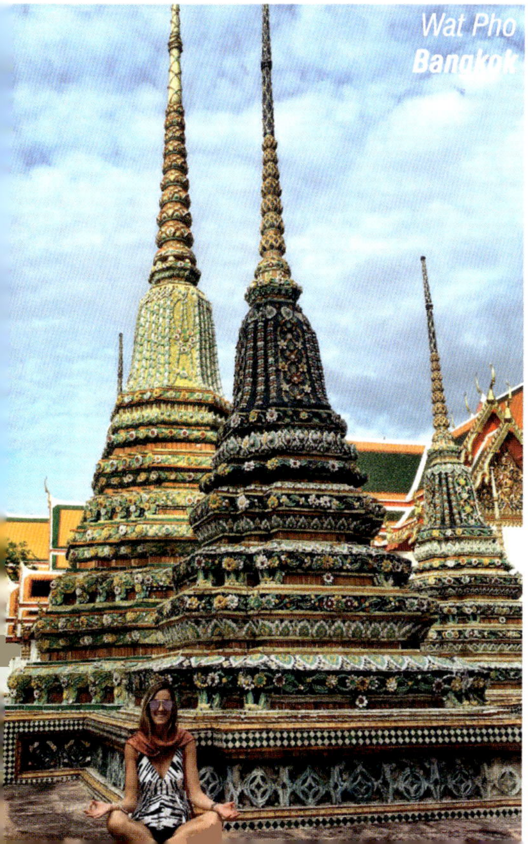

Wat Pho
**Bangkok**

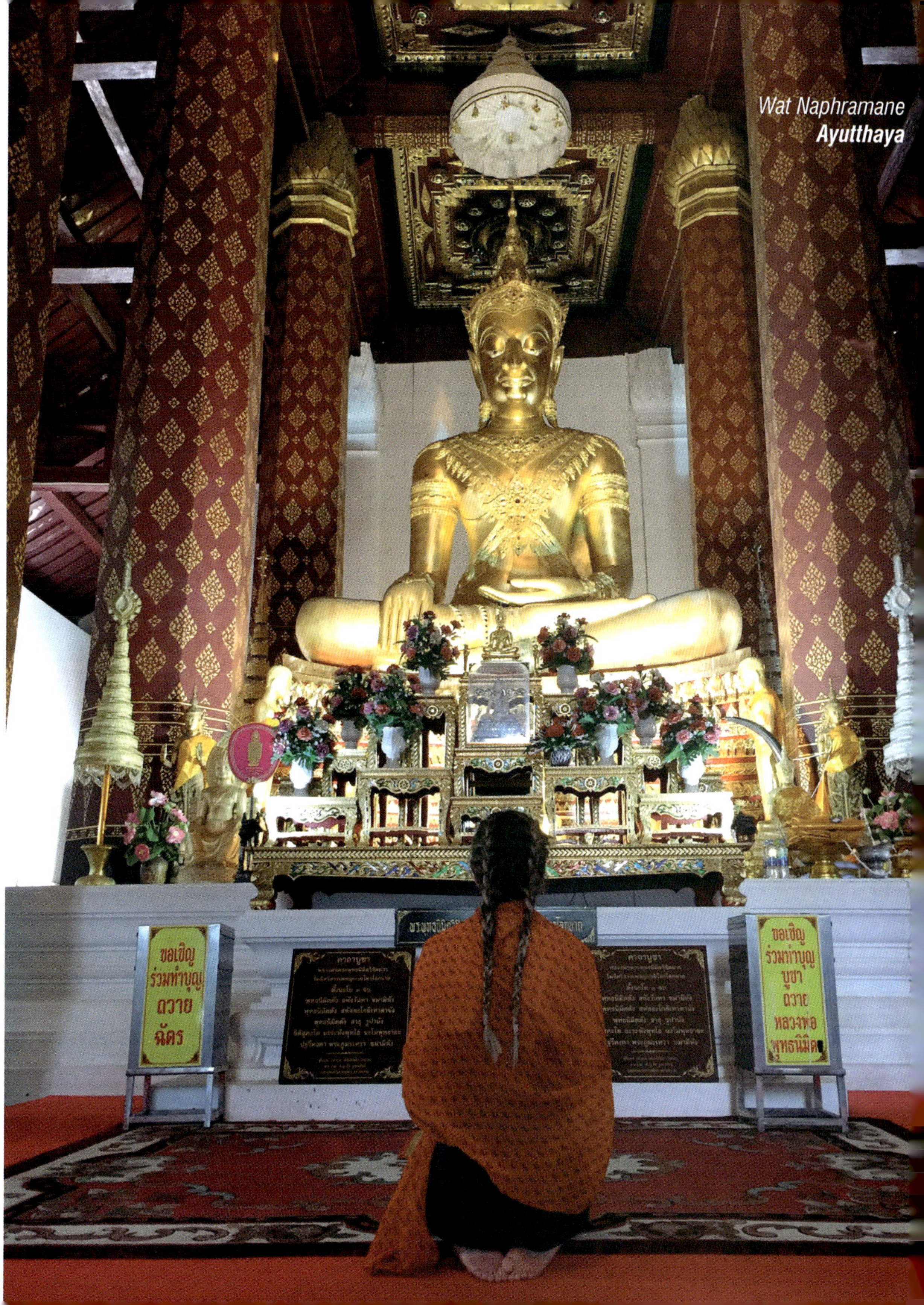


Wat Naphramane
**Ayutthaya**

Em 20 de maio de 2016 era feriado na Tailândia, um dia sagrado para os budistas, em que eles celebram o Visakha Bucha (Vesak), o culto ao Buda. É um dos dias mais importantes no budismo por causa de três acontecimentos importantes na vida de Buda: o nascimento, a iluminação e o falecimento, que milagrosamente caem no mesmo mês e dia — o Vesak, dia de lua cheia. Por isso, a cada ano, os budistas de todo o mundo se reúnem para realizar o culto para lembrar a sabedoria, a pureza e a compaixão do Buda. Nós participamos desse ritual em um templo nada turístico, que ficava na comunidade onde o nosso querido guia Theazinho morava. Além disso, passeamos com ele pelos canais dos vilarejos, e vimos os mercados flutuantes, que são pessoas de barco com suas mercadorias passando pelas casas sobre as águas e vendendo de tudo. Conhecemos de perto a vida simples dos tailandeses.

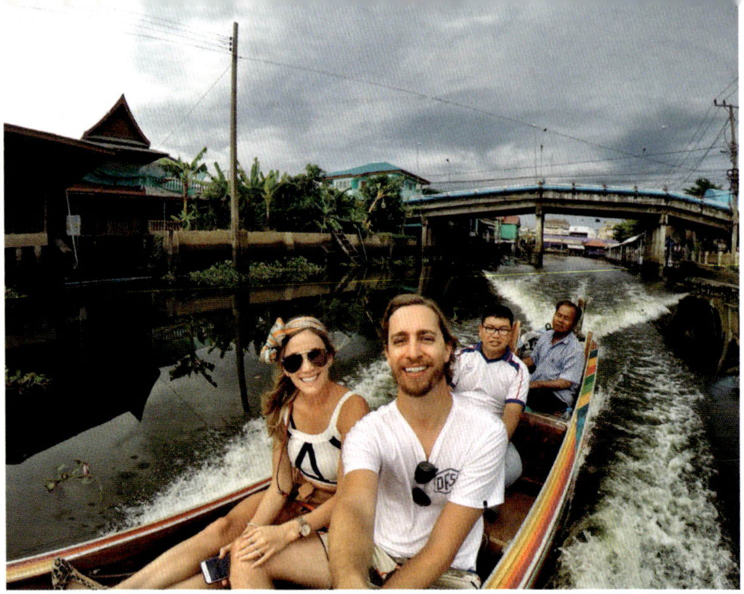

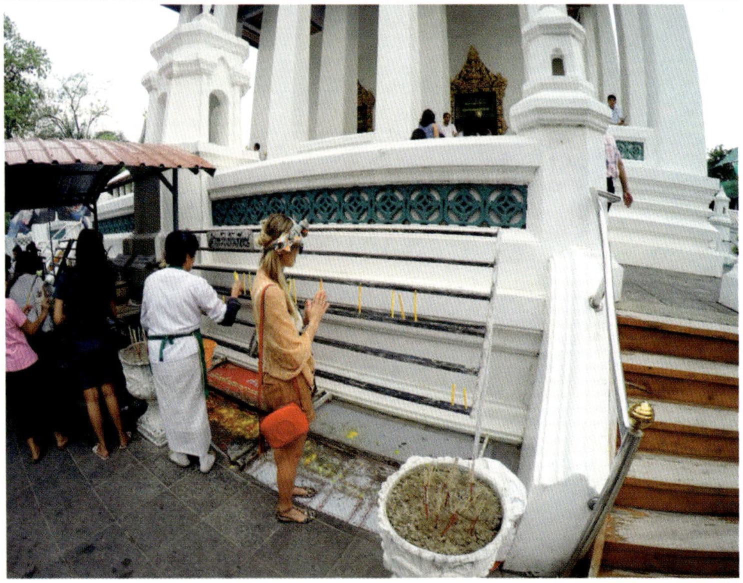

*20 May 2016 was a holiday in Thailand, a sacred day to the Buddhists, in which they celebrate the Visakha Bucha (Vesak), the worship of the Buddha. It is one of the most important days in Buddhism because three important events in the life of the Buddha: the Buddha's birth, enlightenment and passing away, which miraculously happened in the same month and day — the Vesak, the full moon. So, every year Buddhists from all over the world come together to worship to remember the wisdom, purity and compassion of the Buddha. We participated in this ritual in a temple, a non-touristy one, who was in the community where our dear guide "Theazinho" (Little Thea) lived. In addition, we strolled through the canals of the villages with him, and saw the floating markets (people who are boaters with their goods passing by the houses and selling them). We got to know very closely the simple life of Thais.*

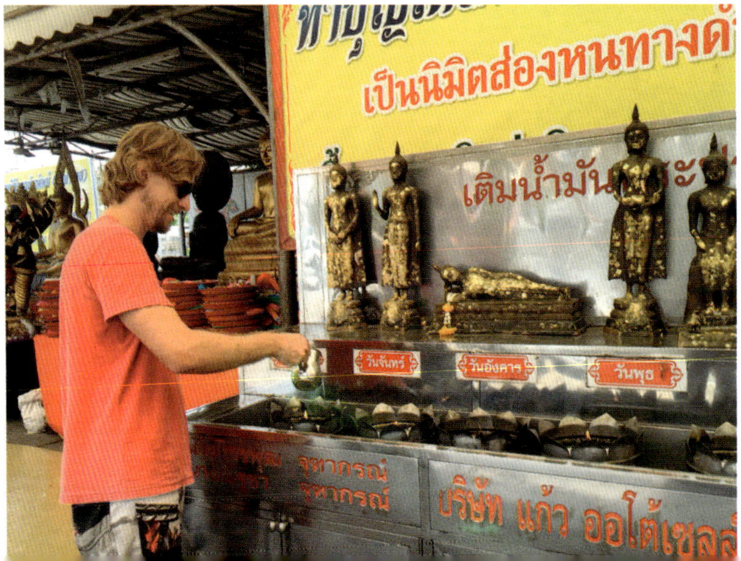

**Wat Mahathat:** um grande e lindo templo em ruínas também, mas com uma coisa muito interessante, que é a cabeça de Buda no meio dos galhos de uma árvore. Essa é uma das imagens de Buda mais famosas do mundo, mas ninguém sabe como ela foi parar ali. O templo é enorme, e eles acreditam que as cinzas do príncipe Siddhartha Gautama, o Buda, estão ali.

*__Wat Mahathat:__ a large and beautiful temple in ruins as well, but with a very interesting thing, which is the head of the Buddha in the midst of the branches of a tree. This is one of the most famous images of the Buddha, but no one knows how it ended up there. The temple is huge and they believe that the ashes of the prince Siddhartha Gautama, the Buddha, are there.*

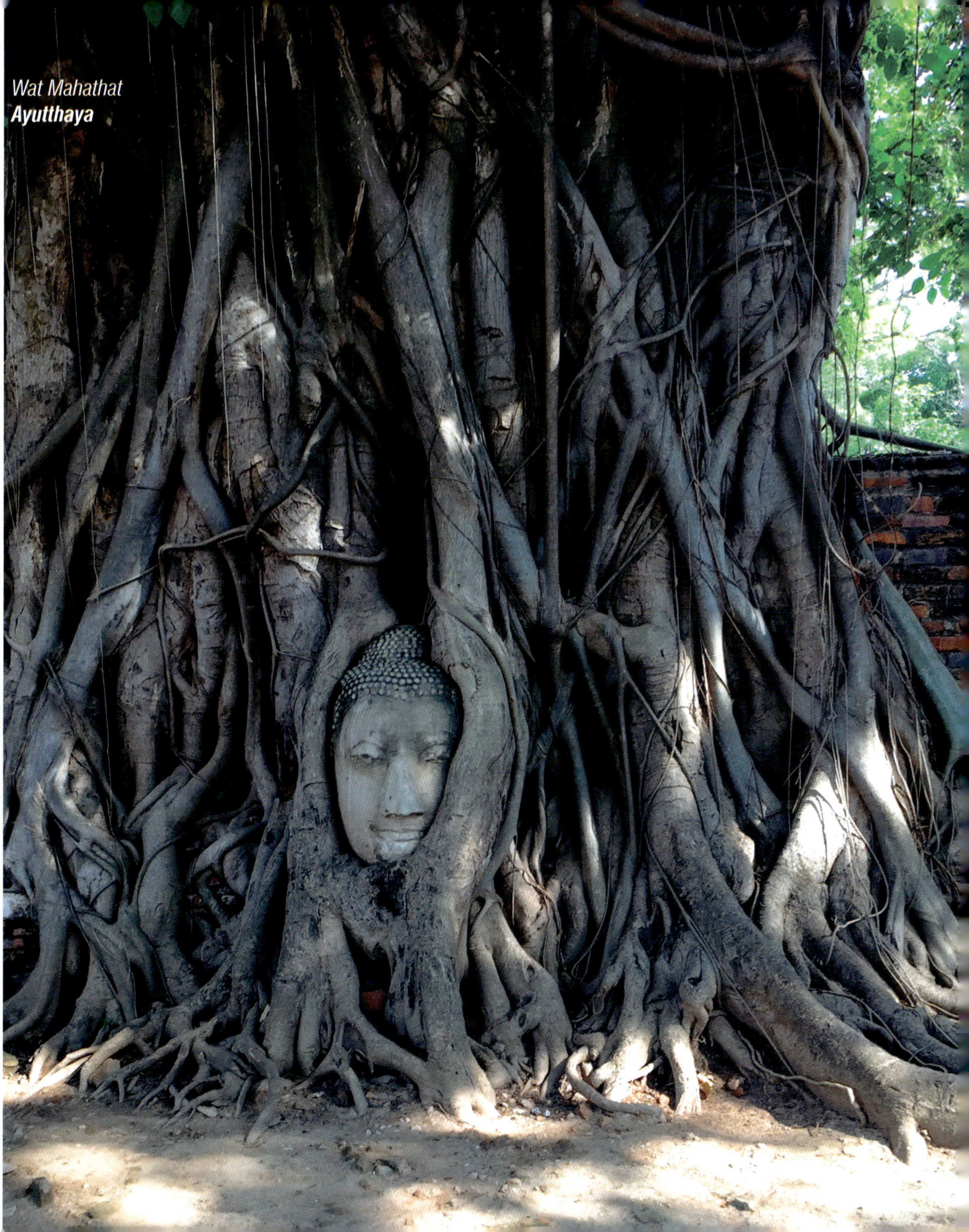

*Wat Mahathat*
***Ayutthaya***

Da vida zen para a vida louca, voamos para Puket. A palavra de ordem na cidade é badalação. Fomos a vários bares na mesma noite, entramos no clima, fazendo amizades sinceras "de balada", e foi muito divertido. De lá, partimos de barco para passar oito dias em Phi Phi Island, com muita chuva. Estavam iniciando as famosas monções, período de chuvas intermináveis na região, e não conseguimos ir à praia mais famosa da região, a Maya Bay. Também por conta da chuva, acabamos curtindo mais o hotel, e, inclusive, fizemos aula de culinária tailandesa com o chef do restaurante. Lá conhecemos um casal de brasileiros super gente boa, que por coincidência também estavam indo para o nosso próximo destino, no mesmo dia, para ficar no mesmo hotel que havíamos reservado.

De Phi Phi partimos de barco para Railay Beach, uma das praias mais bonitas da Tailândia, uma península rodeada de mar e montanhas. Optamos por ficar num hotel chamado Rayavadee, que é rodeado por três lindas praias, incluindo Phra Nang Beach, que possui um restaurante dentro de uma caverna na beira da praia. Jantar dentro de uma caverna em frente ao mar foi uma experiência única.

*From Zen life to crazy life, we flew to Puket. The word of order in the city is partying. We went to several bars in the same night, we got in the mood, making "sincere party" friendships, and it was so much fun. From there, we left by boat to spend eight days in Phi Phi Island, with lots of rain. The famous monsoons were beginning. Those are endless rains in the region, and we could not go to the most famous beach in the area, the Maya Bay. Also on account of the rain, we ended up enjoying the hotel more, and also had a Thai cooking class with the chef of the restaurant. There we met a super cool Brazilian couple who, by coincidence, were also going to our next destination, on the same day, to stay in the same hotel that we had booked.*

*From Phi Phi we left by boat to Railay Beach, one of the most beautiful beaches of Thailand, a peninsula surrounded by sea and mountains. We chose to stay in a hotel called Rayavadee, which is surrounded by three beautiful beaches, including Phra Nang Beach, which houses a restaurant inside a cave by the beach. Dining inside a cave, by the sea, was a unique experience.*

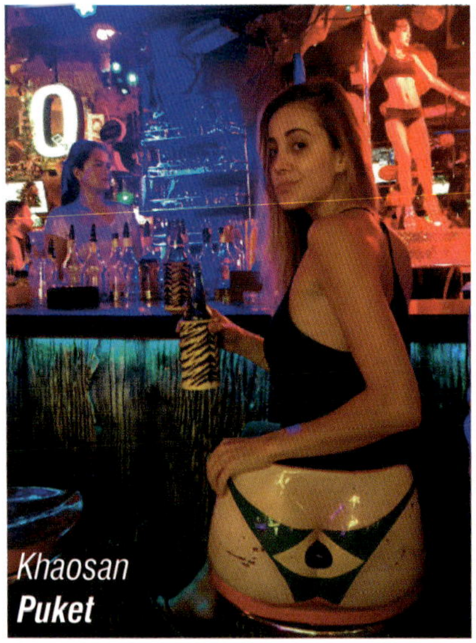

*Khaosan*
***Puket***

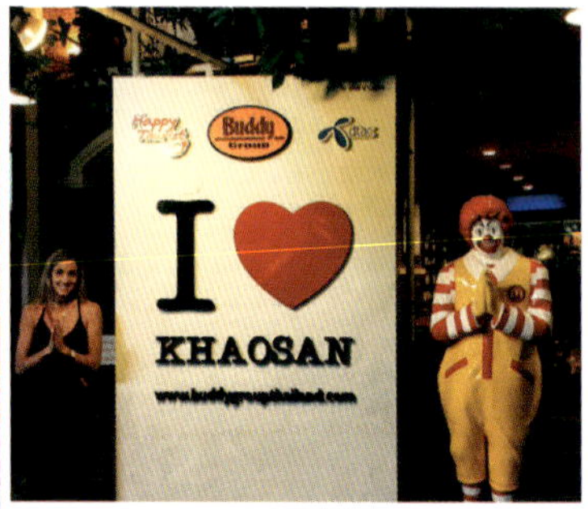


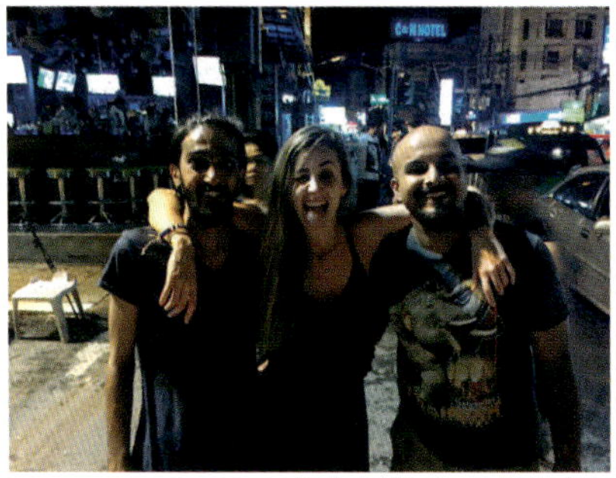

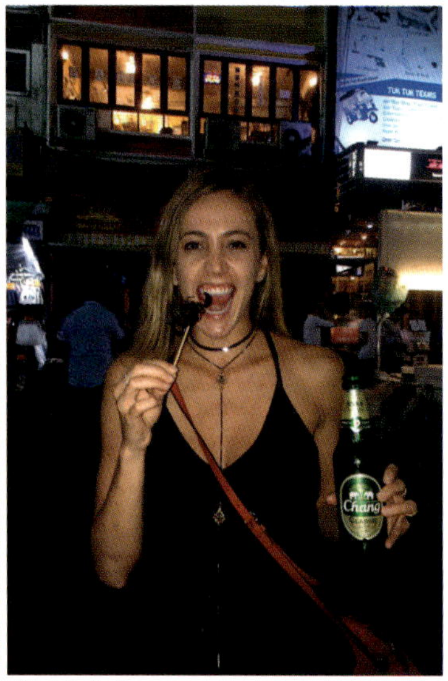

#vidaloka
*#crazylife*

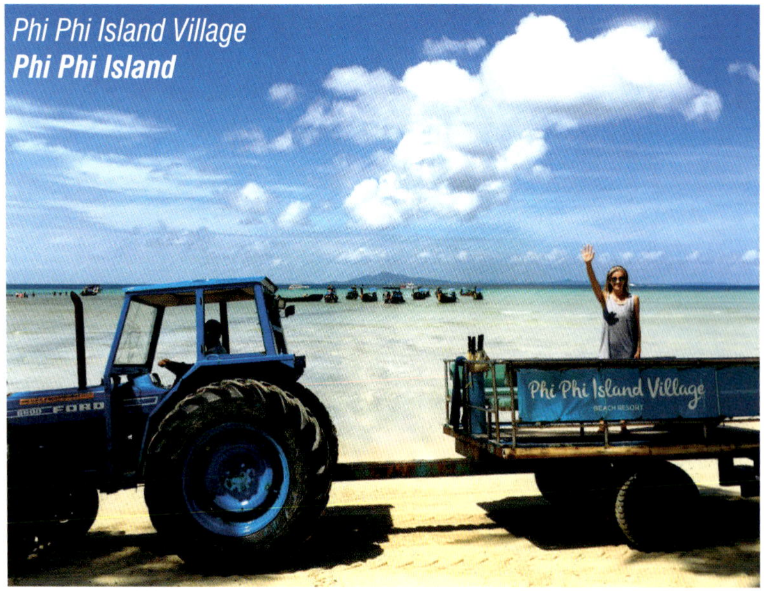


*Phi Phi Island Village*
***Phi Phi Island***

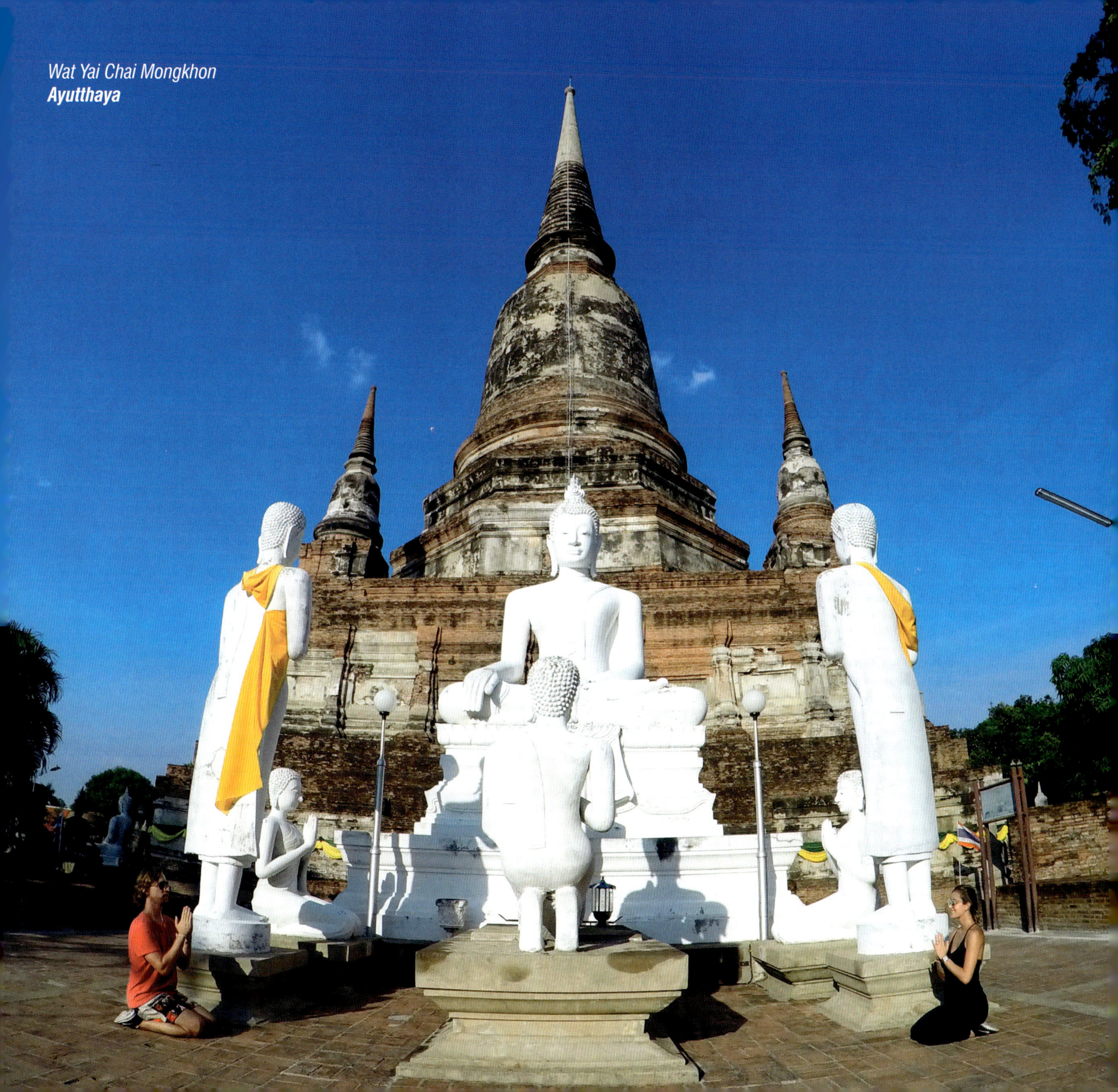

*Wat Yai Chai Mongkhon*
***Ayutthaya***

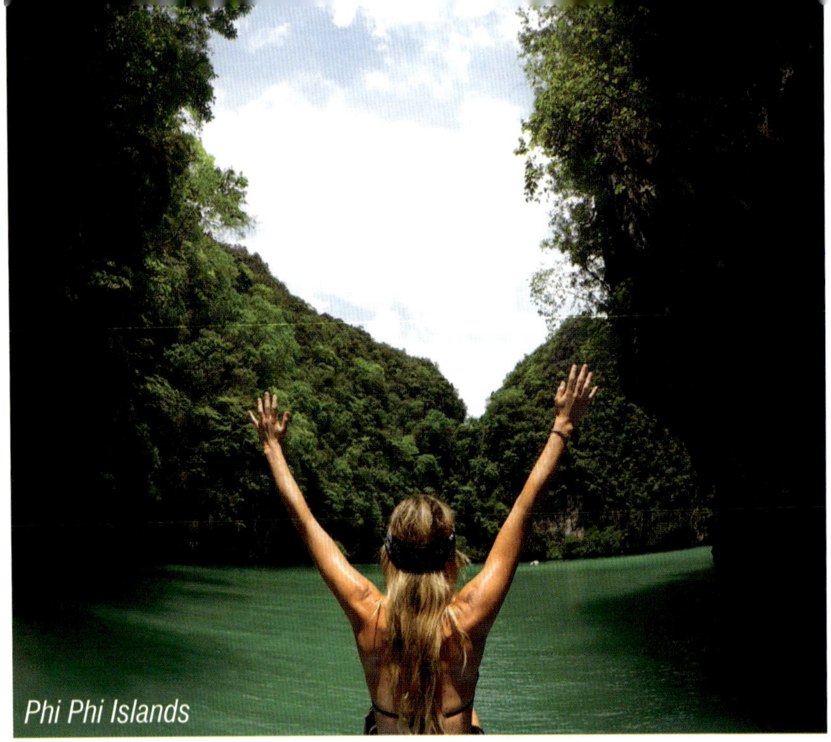

*Phi Phi Islands*

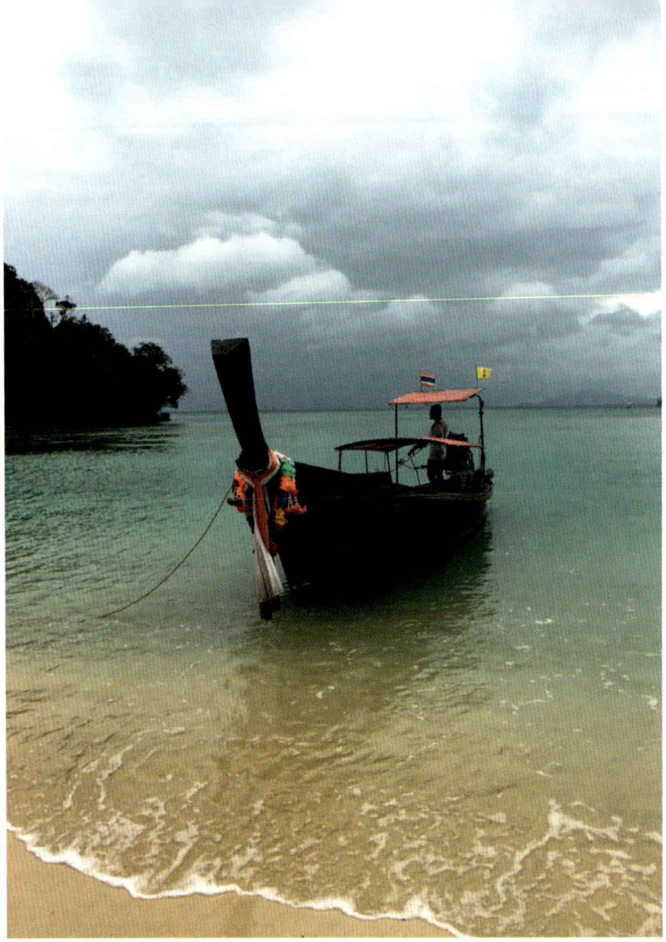

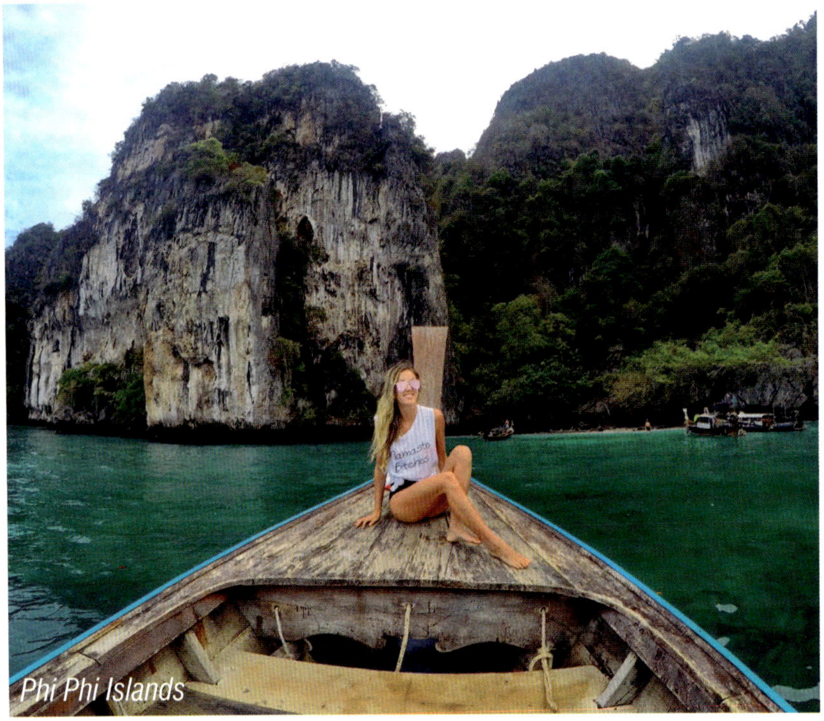

*Phi Phi Islands*

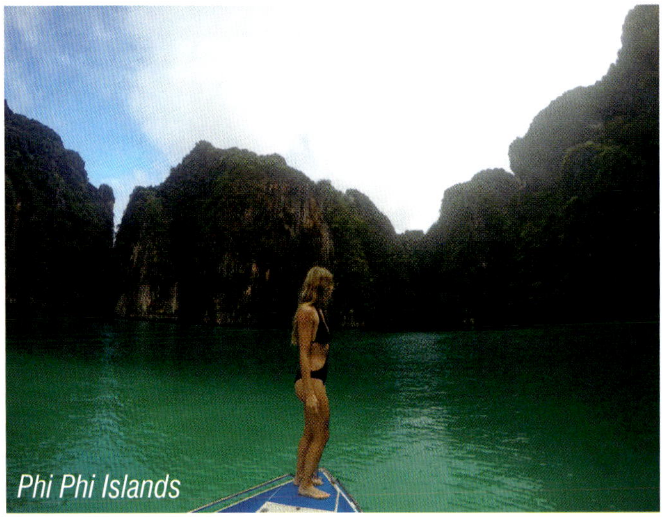

*Phi Phi Islands*

Pensando se pulava ou não, ainda sem a certeza de que essa era uma água em que valia a pena molhar os cabelos.

*I was wondering if I would jump or not, not sure yet that this was a water worth wetting my hair.*

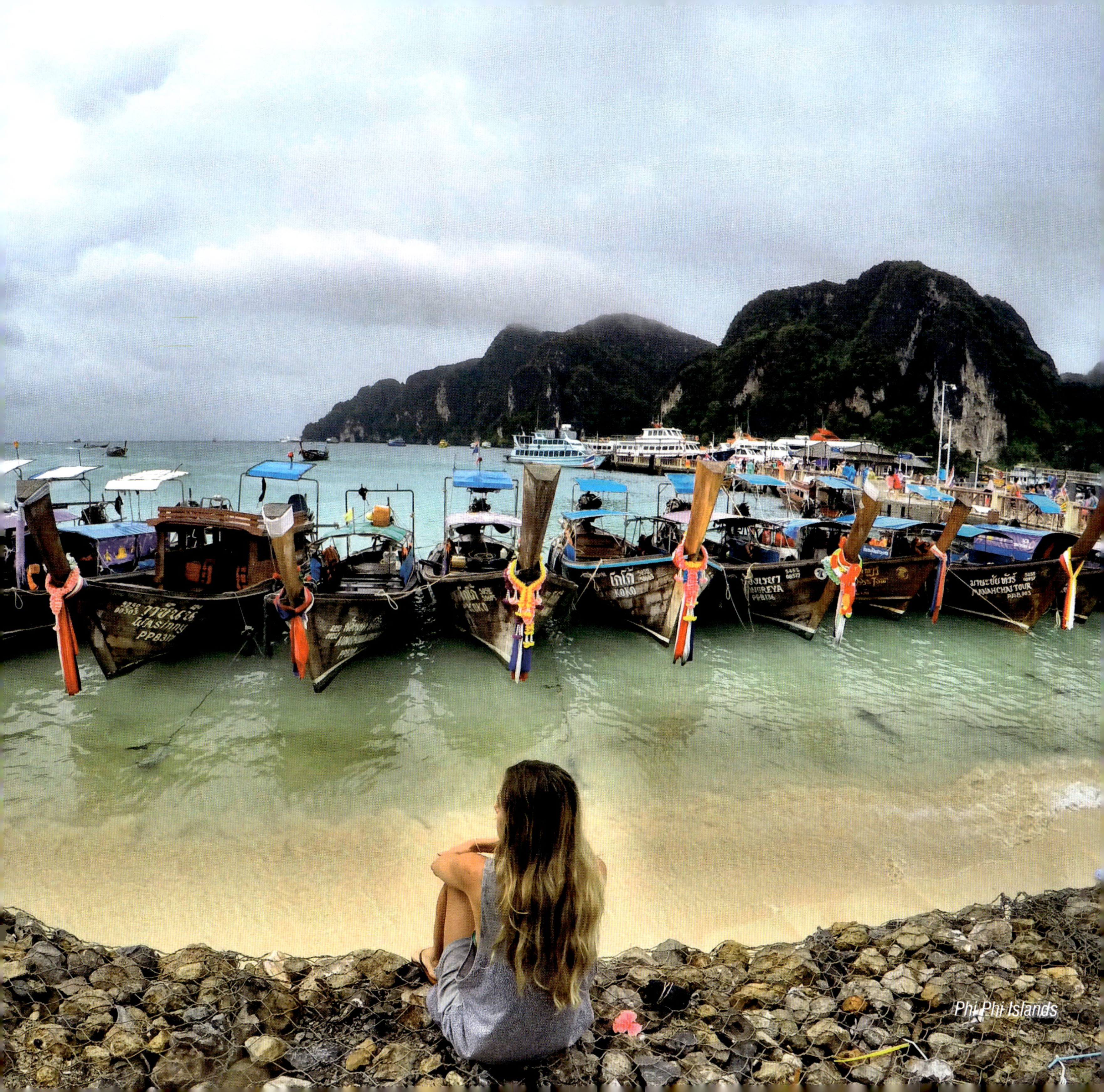

Phi Phi Islands

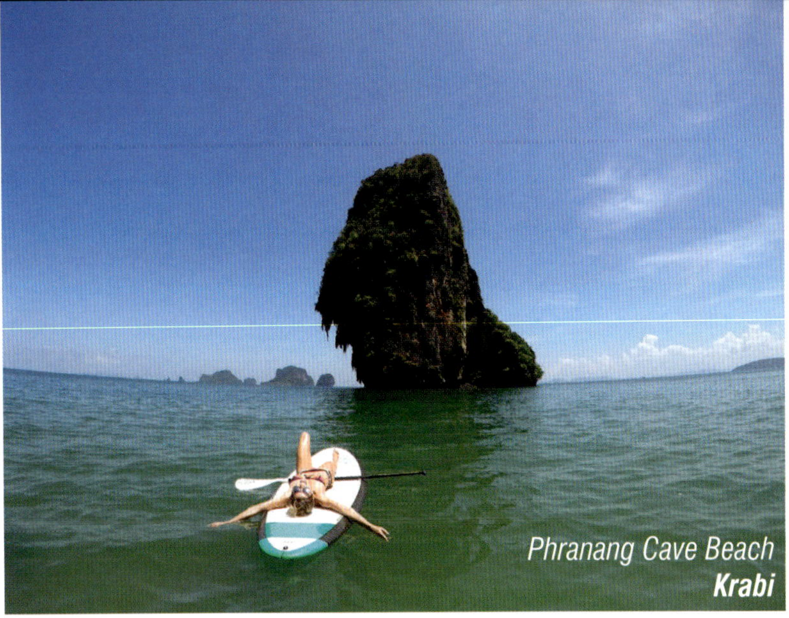
Phranang Cave Beach
**Krabi**

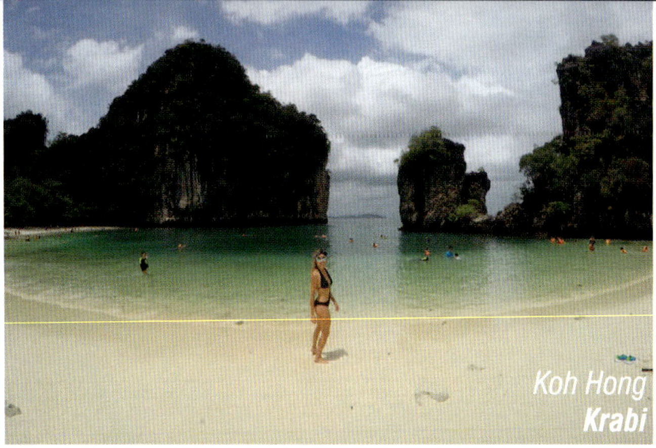
Koh Hong
**Krabi**

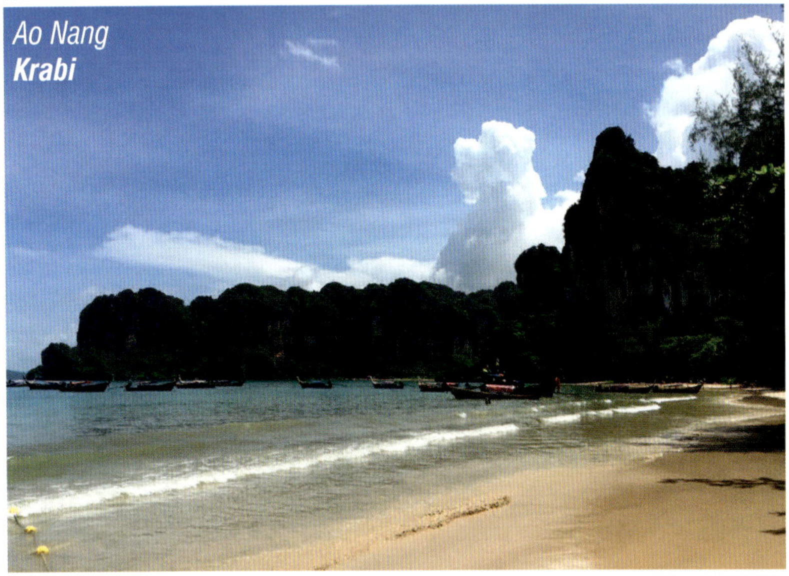
Ao Nang
**Krabi**

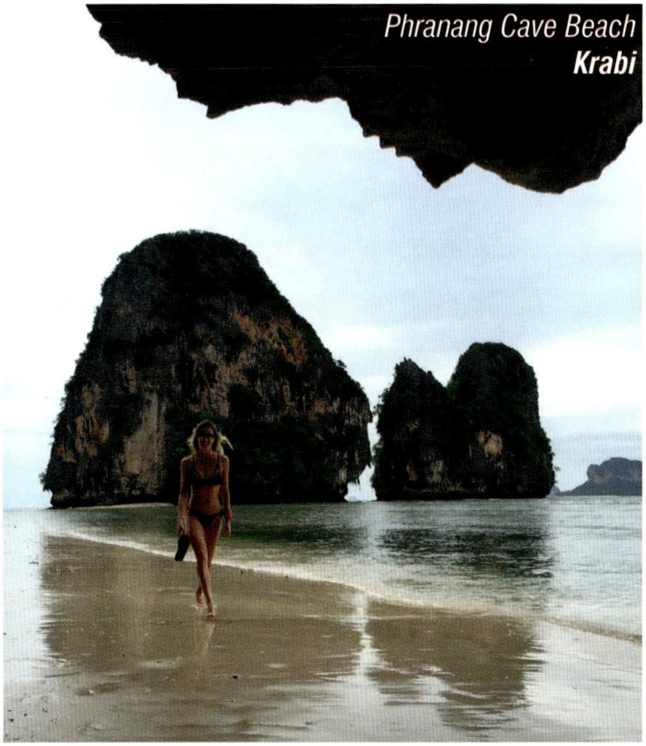
Phranang Cave Beach
**Krabi**

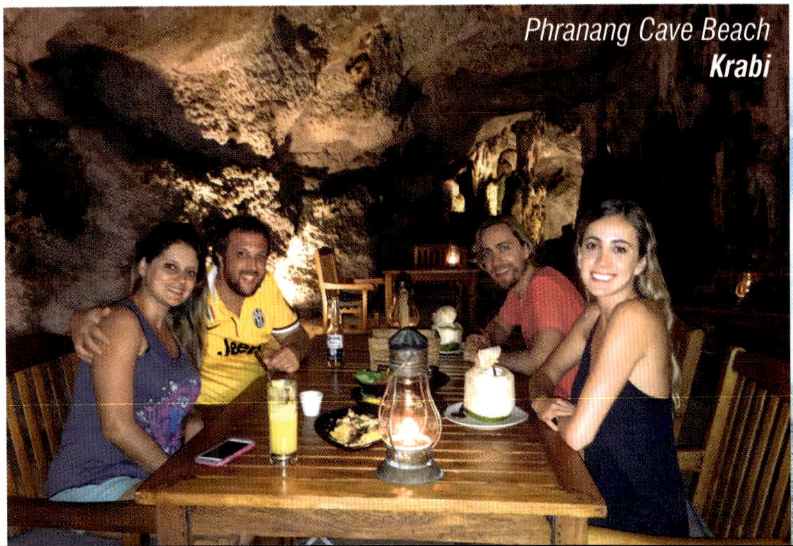
Phranang Cave Beach
**Krabi**

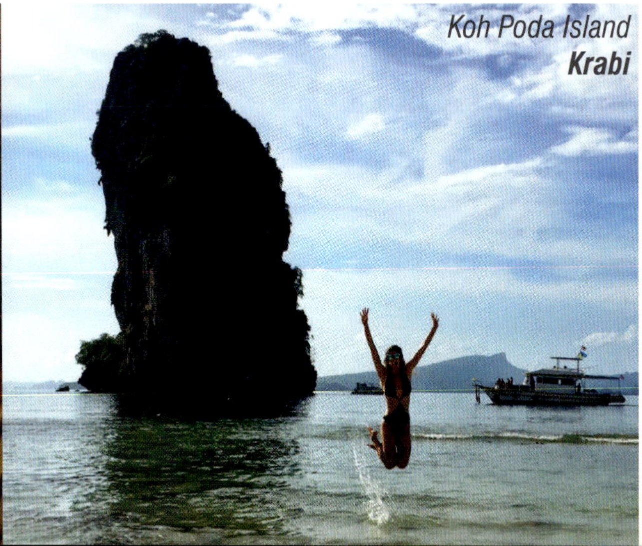
Koh Poda Island
**Krabi**

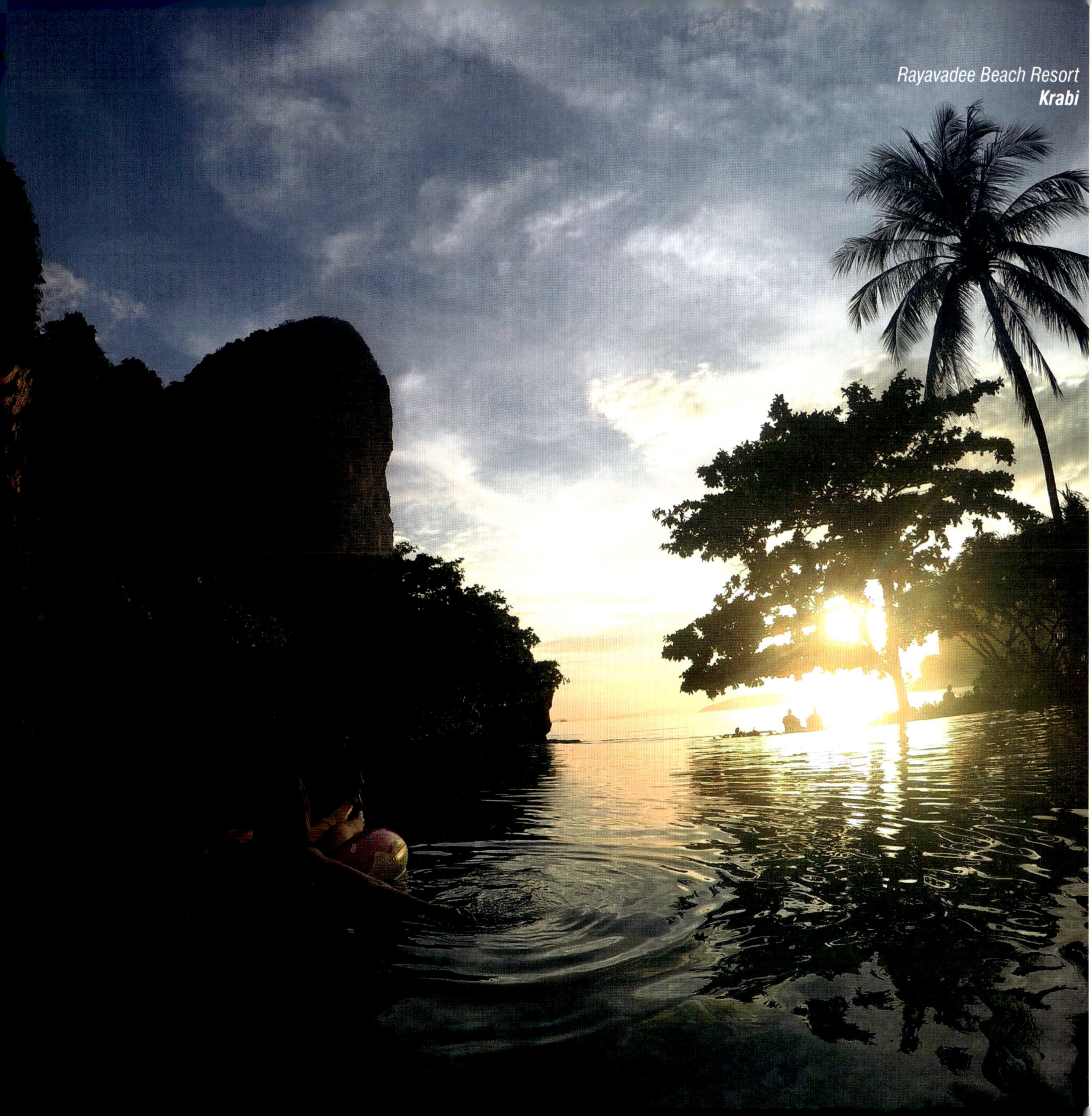
Rayavadee Beach Resort
**Krabi**

Nosso próximo destino foi a cidade de Chiang Mai, onde fizemos uma visita a um santuário de elefantes chamado Sunshine for Elephants. Ele consiste em um programa de voluntariado em que passamos o dia inteiro com os animais, dando comida e banho, e passeando com os elefantes no meio da floresta. No final do dia ainda fomos conhecer o parque onde ficam aqueles que foram resgatados de maus-tratos em atividades turísticas. Foi um aprendizado para a vida ver quanto esses animais sofrem com a domesticação simplesmente para satisfazer turistas que querem andar em suas garupas ou vê-los fazerem malabarismos.

*Our next destination was the city of Chiang Mai, where we made a visit to an elephant sanctuary called Sunshine for Elephants. It consists of a volunteer program in which we spent the whole day with the animals, feeding and bathing them, and walking with the elephants in the middle of the forest. At the end of the day, we still visited the park where elephants that were rescued from mistreatment in tourist activities stay. It was a life-changing learning experience, being able to see how much these animals suffer with the domestication simply to satisfy tourists who want to ride on their backs or to see them juggling.*

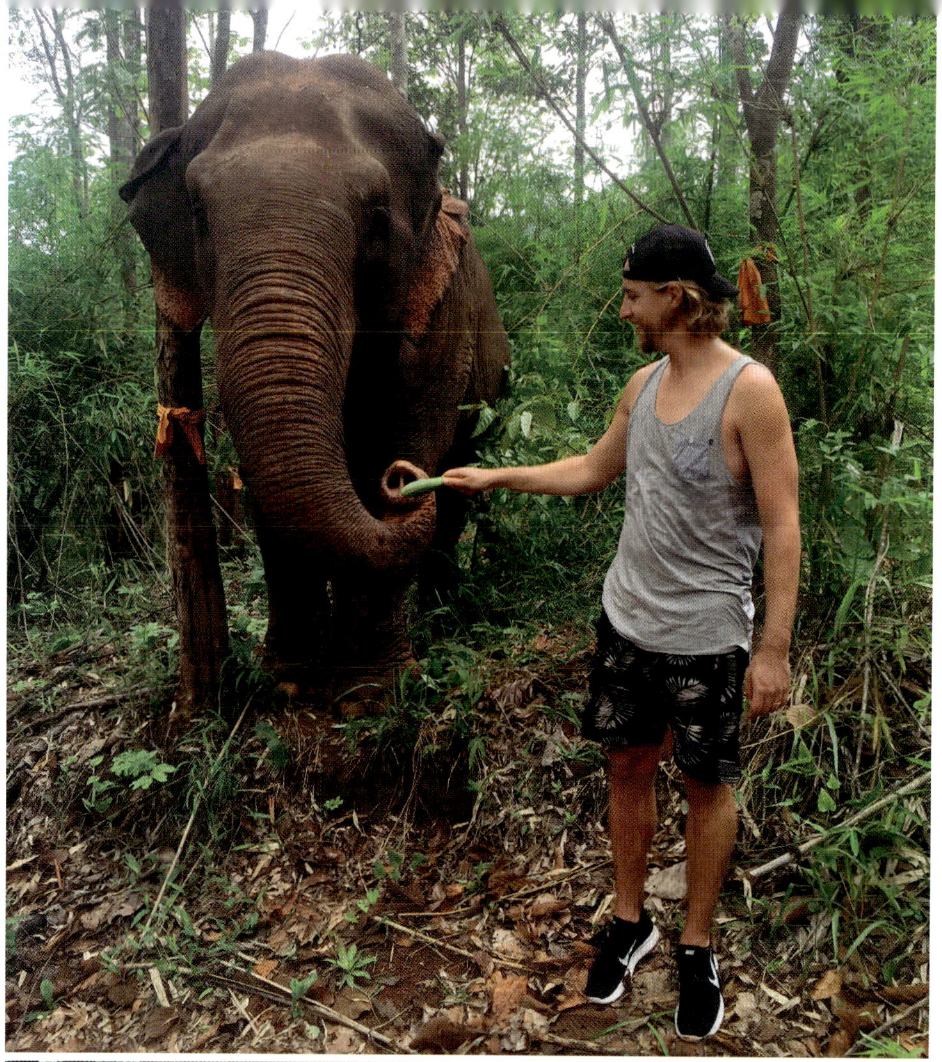

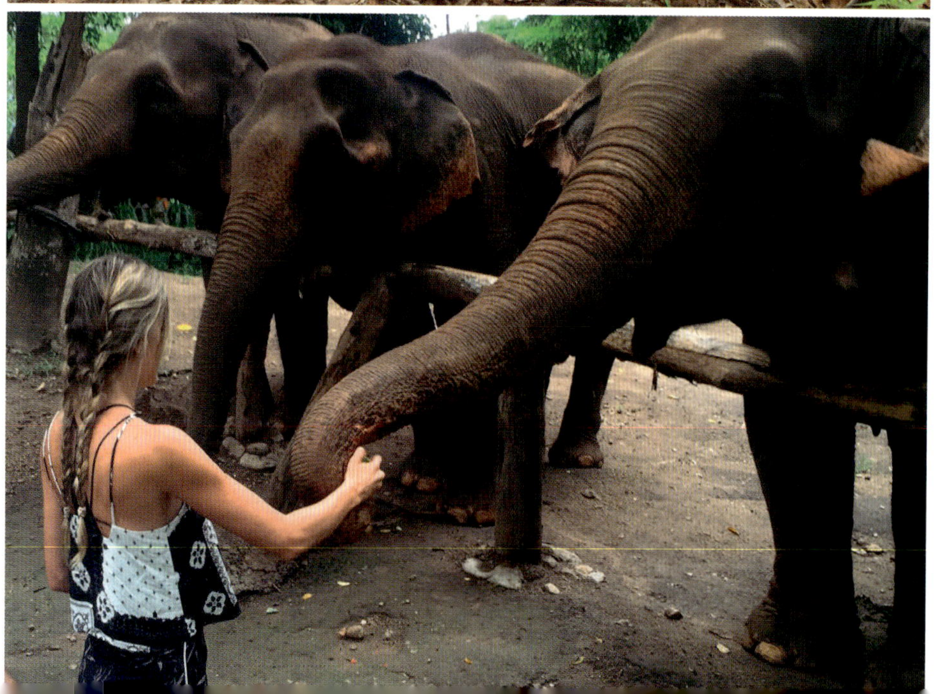

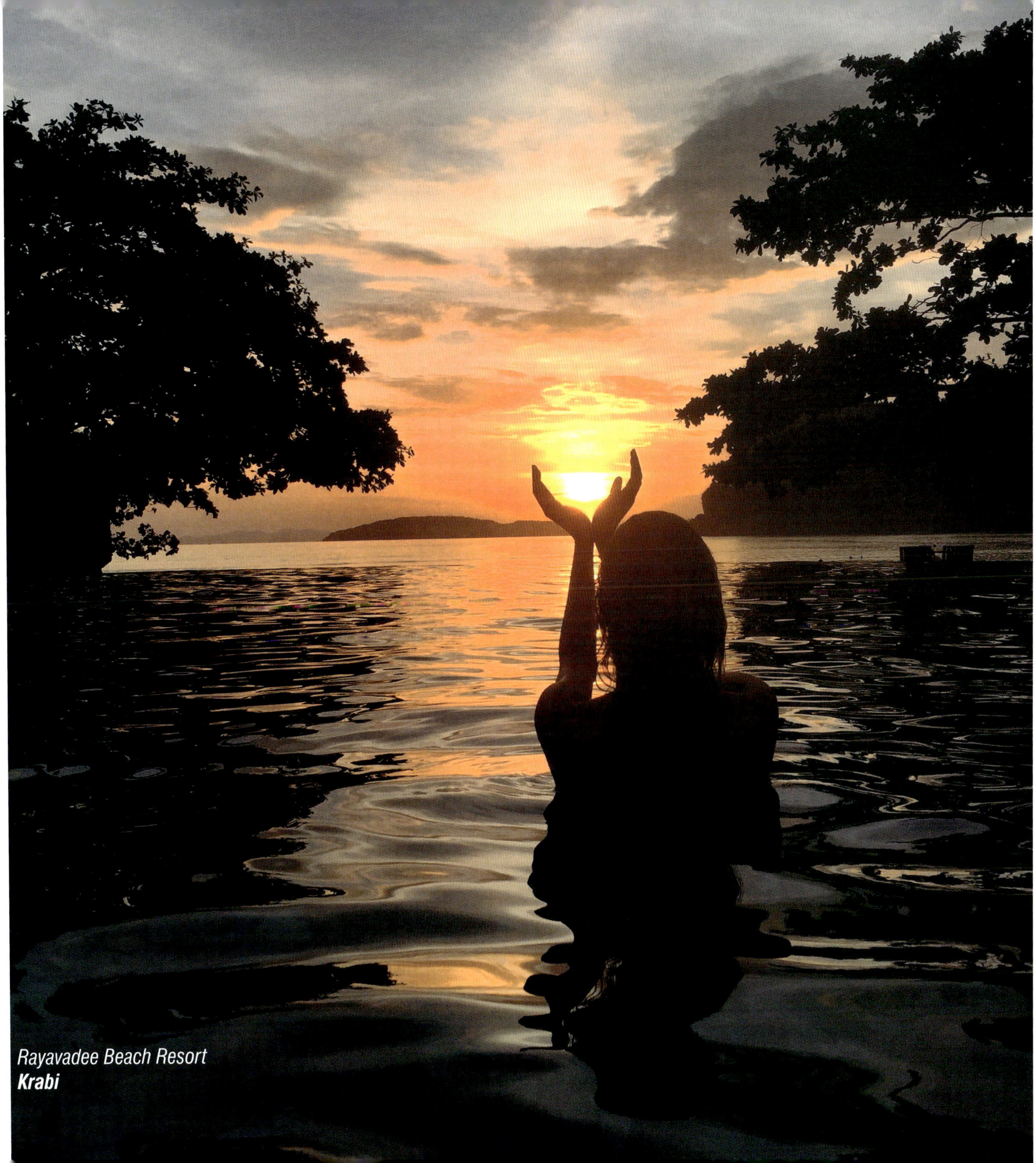

*Rayavadee Beach Resort*
***Krabi***

Depois de 26 dias, terminamos nosso roteiro em território tailandês. Nosso último destino foi Koh Samui, uma espécie de Ibiza da Ásia. Toda a badalação e o requinte da Tailândia estão nessa praia, com excelentes opções de hotéis e restaurantes.

*After 26 days, we finished our itinerary in Thailand. Our last destination was Koh Samui, a sort of Asian Ibiza. All the excitement and refinement of Thailand were on this beach, with excellent options of hotels and restaurants.*

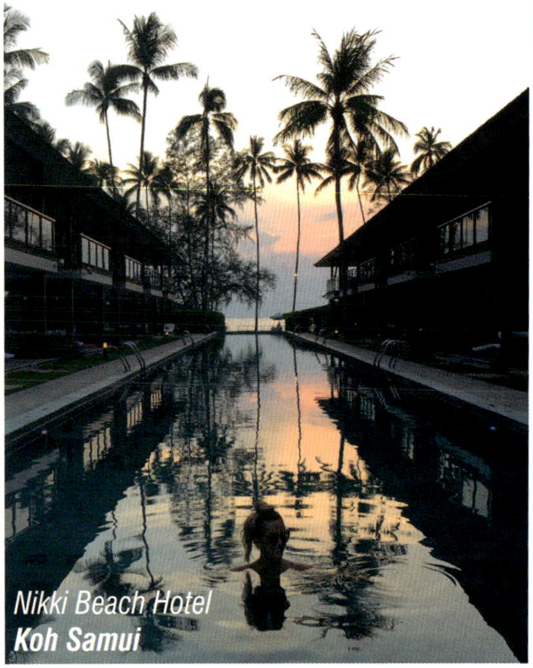

*Nikki Beach Hotel*
***Koh Samui***

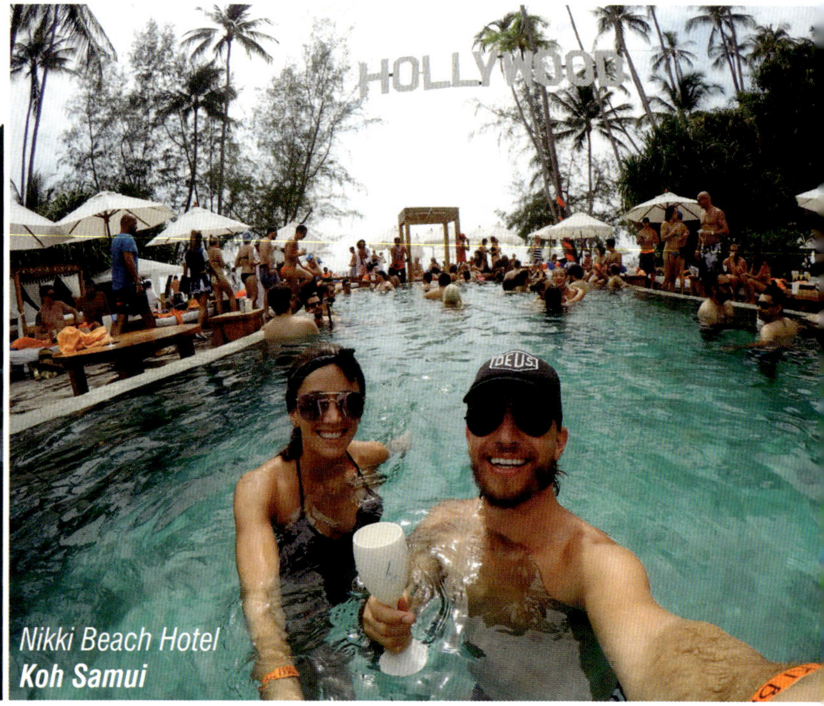

*Nikki Beach Hotel*
***Koh Samui***

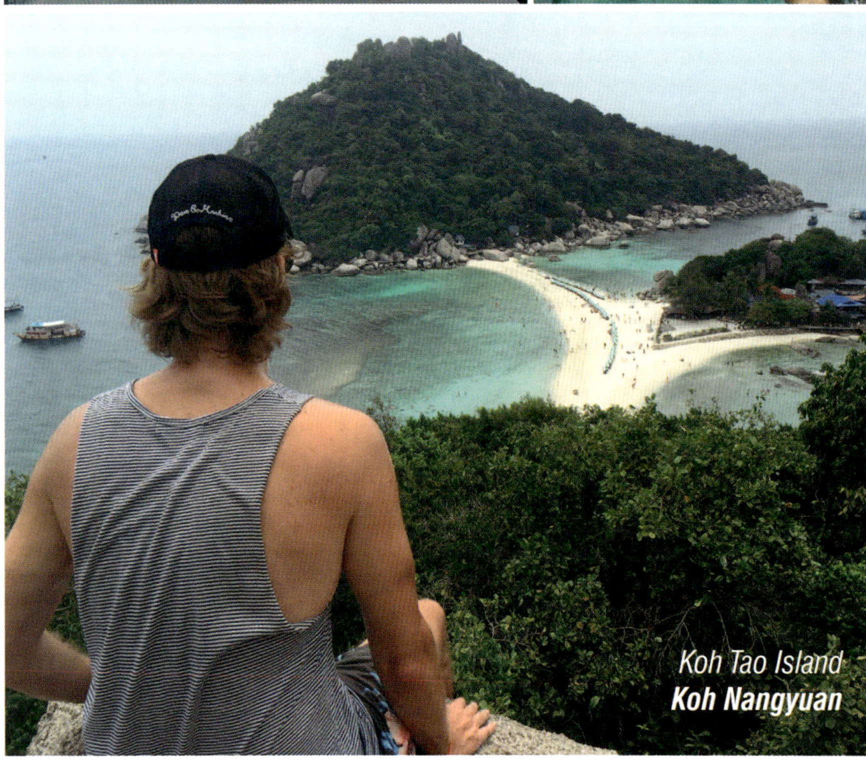

*Koh Tao Island*
***Koh Nangyuan***

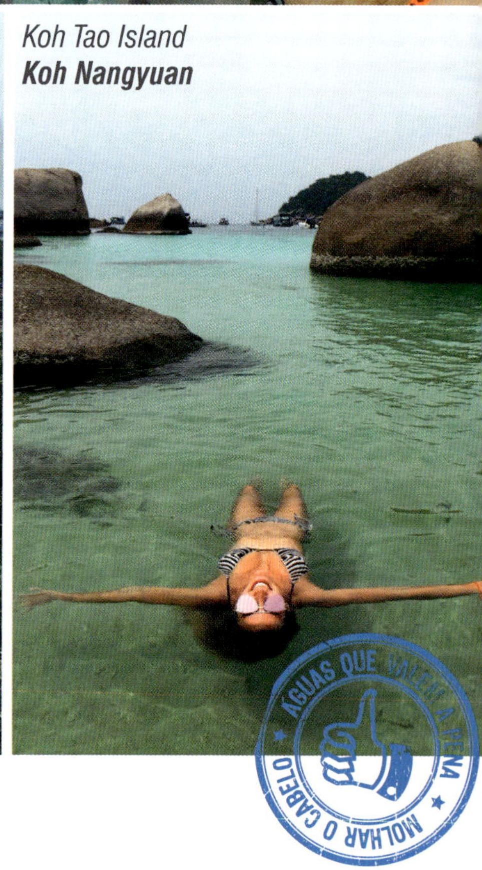

*Koh Tao Island*
***Koh Nangyuan***

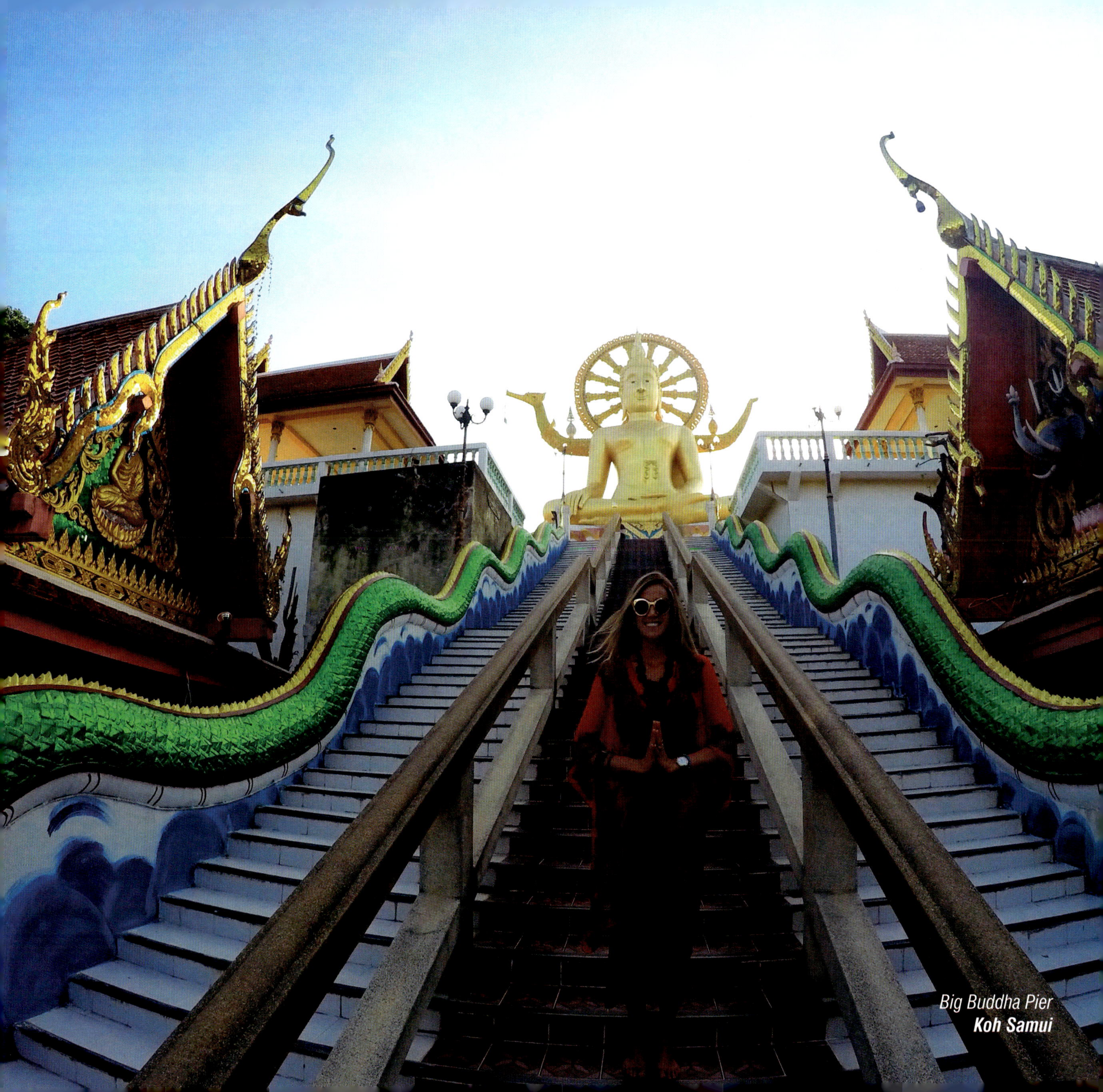

*Big Buddha Pier*
***Koh Samui***

# LAOS

## EMOCIONANTE, LINDO E COM POUCOS TURISTAS!

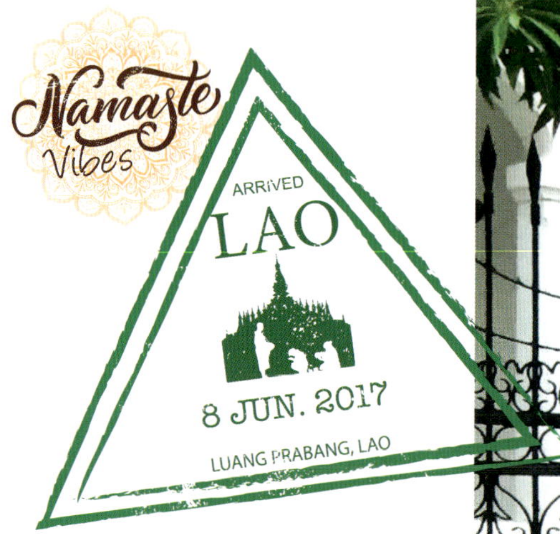


Confesso que, antes de começar a organizar a viagem, nunca tínhamos ouvido falar do Laos, mas valeu muito a pena conhecer. O que mais nos tocou foi ver quão espiritualizado é o povo desse país. São muitos templos com monges, e menos turísticos que na Tailândia. Tudo parece mais puro e verdadeiro.

Todos os dias, às 5h30 da manhã, acontece a "Ronda das Almas", ação em que os monges vão para as ruas para receber do povo o alimento do dia deles, que é preparado com todo o carinho.

As pessoas vão para as ruas e ficam ajoelhadas esperando os monges passar e pegar um pouco de cada um para se alimentar durante todo o dia. A oferenda mais comum é o arroz cozido, que deve ser fresco e feito sem tempero — aquele bem grudadinho, o *sticky rice*.

Foi inesquecível e emocionante ver esse ato de humildade e generosidade das pessoas, que todas as manhãs estão lá esperando pelos monges.

*EXCITING, BEAUTIFUL, AND WITH FEW TOURISTS!*

*I confess that, before starting to arrange the trip, we had never heard of Laos, but it was very worthy getting to know it. What touched us the most was to see how spiritual the people of this country are. There are many temples with monks, and those temples are less touristic than Thailand's. Everything seems more pure and true.*

*Every day, at 5:30 a.m., the "Alms Round" takes place, wherein the monks go to the streets to receive from the people the food they prepare with all due care.*

*People go to the streets and get down on their knees, waiting for the monks to pass by and take some of each dish to feed throughout the day. The most common offering is the cooked rice, which should be fresh and made without seasoning, the sticky rice.*

*It was unforgettable and very touching to see this act of humility and generosity of people, who are there every morning, waiting for the monks.*

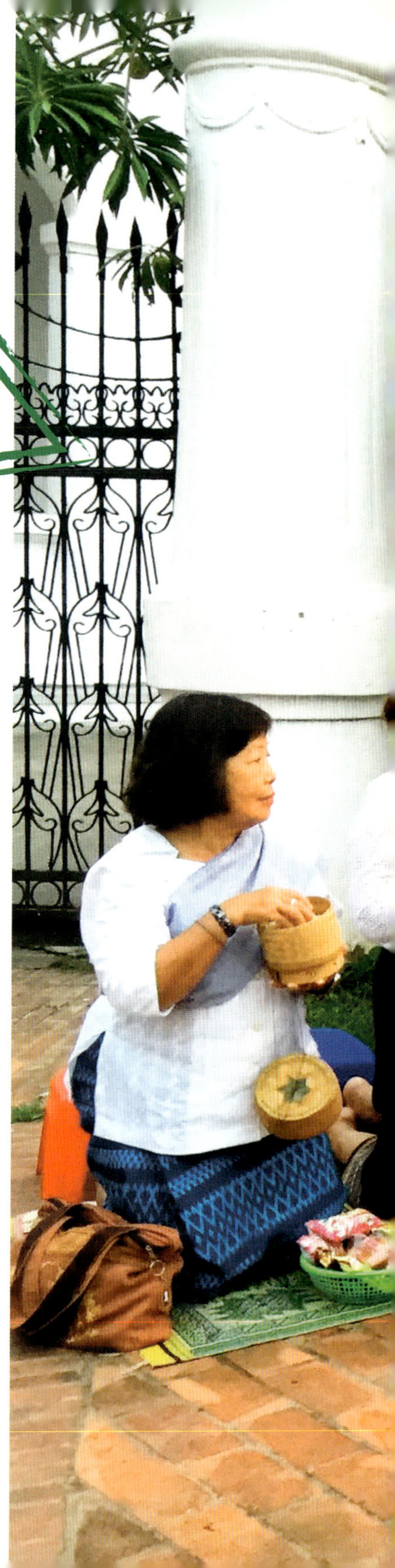

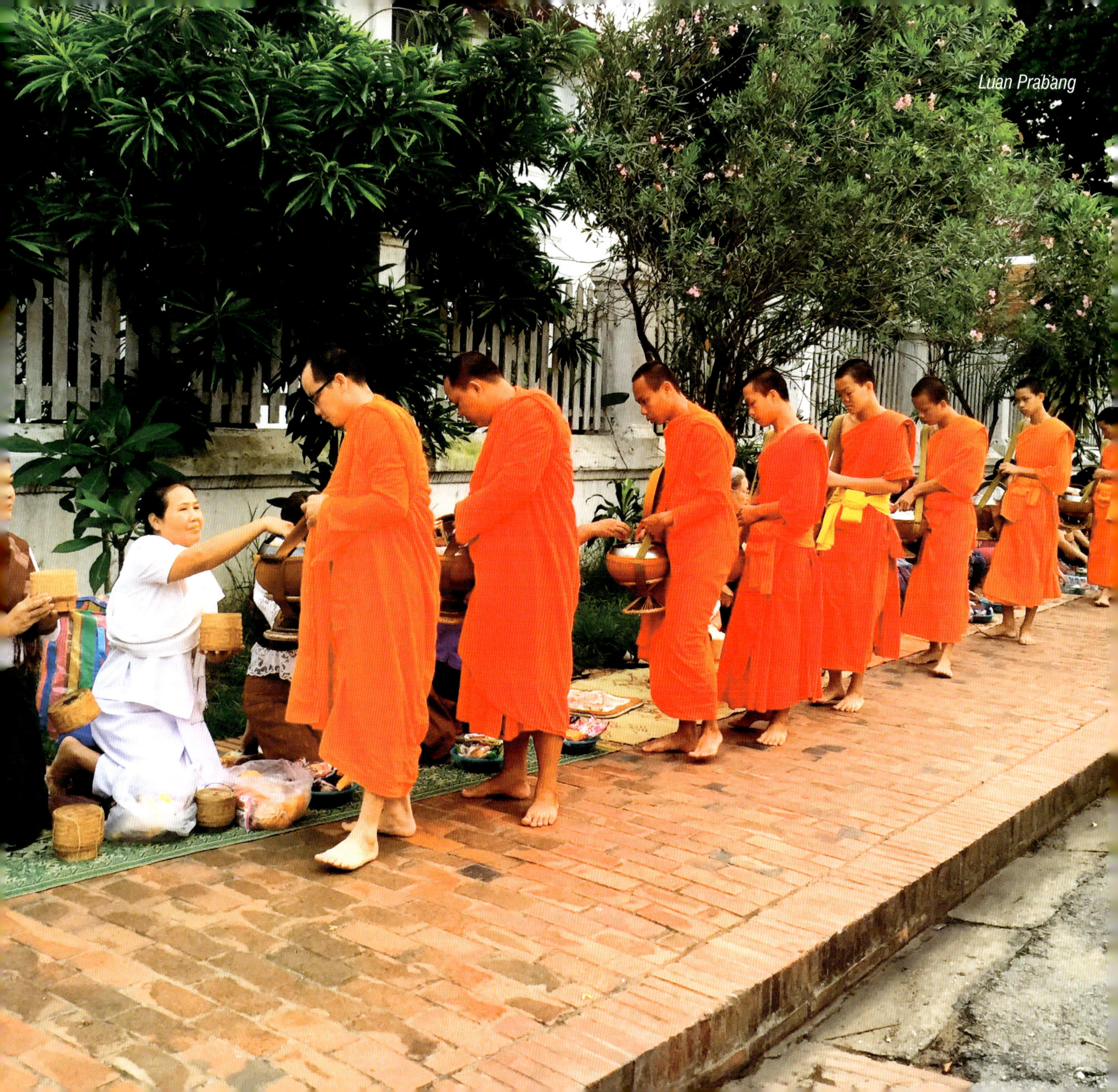

Luan Prabang

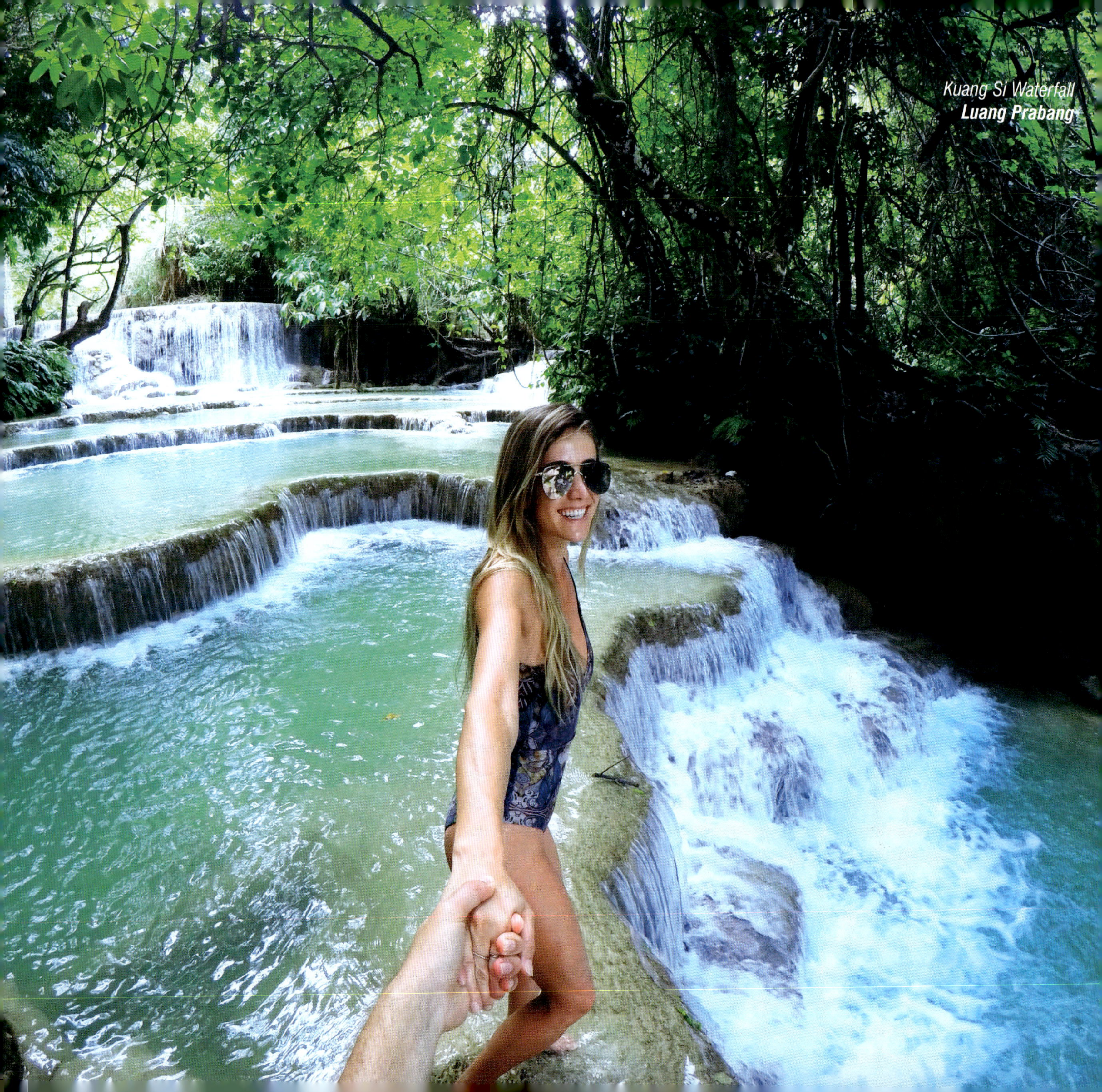

Kuang Si Waterfall
**Luang Prabang**

A cidade mais conhecida é Luang Prabang, um lugar imperdível, que conta com cascatas lindas. Kuang Si Waterfall é o nome delas, que ficam dentro de um parque a 30 quilômetros do centro de Luang Prabang. O complexo é famoso pelas quedas d'água em tons de azul e verde, e o acesso é organizado. São 10 minutos de caminhada da entrada do parque até o complexo de cascatas e piscinas naturais, que não parecem de verdade, de tão lindas. A cachoeira principal tem aproximadamente 60 metros, mas o mais incrível é tomar banho nelas podendo apreciar toda a beleza do local.

Achamos este país especial, com paisagens imperdíveis. Ao final, concluímos que viríamos do Brasil só para conhecer o Laos.

*The best known city is Luang Prabang, a must-see place, with beautiful waterfalls. Kuang Si Waterfall is their name, that are within a park 30 miles from the centre of Luang Prabang. The complex is famous for the waterfalls in shades of blue and green, and the access is organized. From the park entrance up to the complex of waterfalls and natural pools it is a 10-minute walk, which is too beautiful to be true. The main waterfall is approximately 60 meters, but the most incredible thing is to take a bath in them enjoying all the beauty of the place.*

*We found this country quite special, with amazing landscapes. At the end, we concluded that we would come from Brazil only to get to know Laos.*

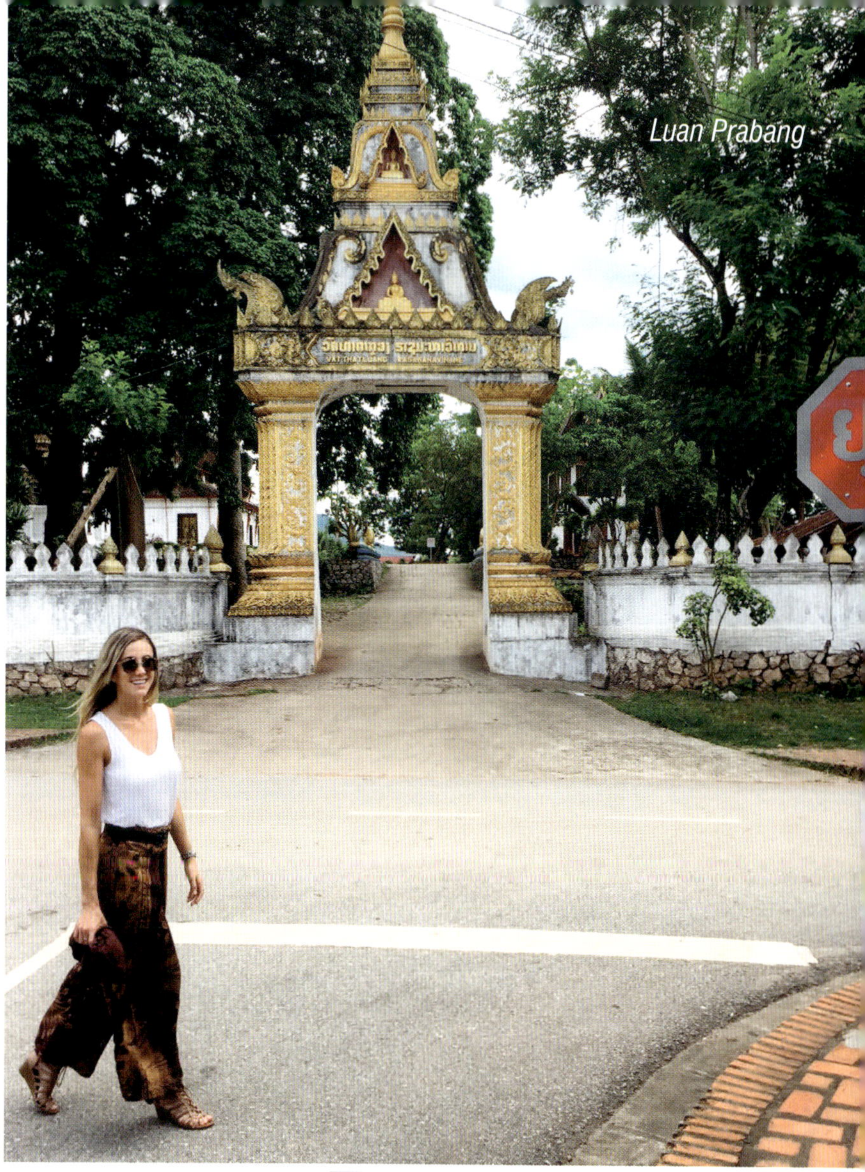

*Luan Prabang*

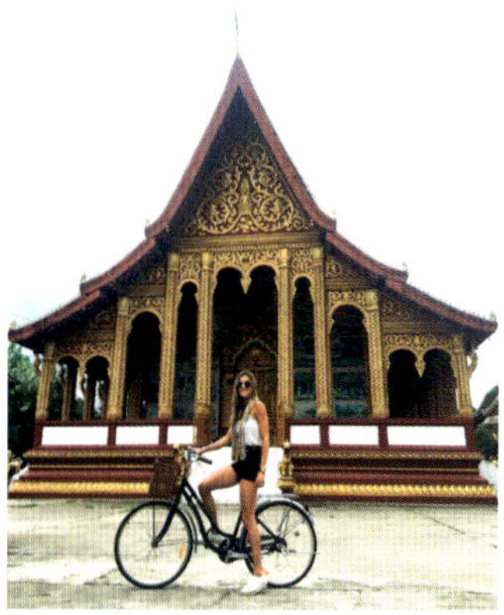

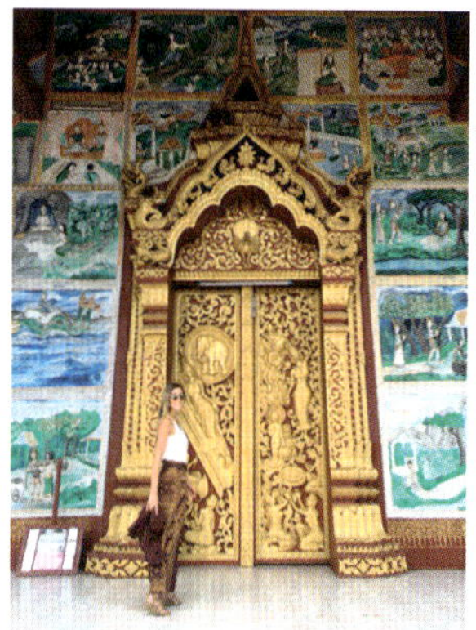

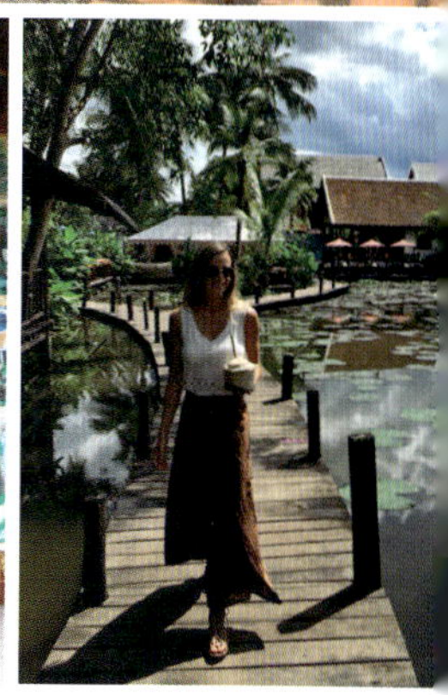

# VIETNÃ

## PRECONCEITO? NUNCA MAIS!

Adoramos o Vietnã, não só pelas lindas praias e sua exuberância natural, mas também pela cultura e pela história. Até chegarmos lá, a única referência que tínhamos desse país era seu passado de guerra, como muitos gringos que só pensam em futebol ou carnaval quando ouvem falar do Brasil. Mas é um preconceito absolutamente errado: o Vietnã é muito mais do que esperávamos!

Começamos pela capital, Hanoi. É realmente uma cidade caótica, diferente, com motos por todos os lados, muitas delas usadas como transporte familiar. É comum ver de quatro a cinco pessoas em uma moto. É também característico vê-las sendo conduzidas por mulheres, que usam máscaras e roupas cobrindo o corpo todo para se proteger do sol.

E para atravessar a rua? Quase impossível, pois são muitas motos, e elas não param na faixa de segurança. A orientação que nos deram é a de ir atravessando, pois os motoqueiros estão acostumados e irão desviar! Tem que ter coragem! Eles andam inclusive nas calçadas com as motos.

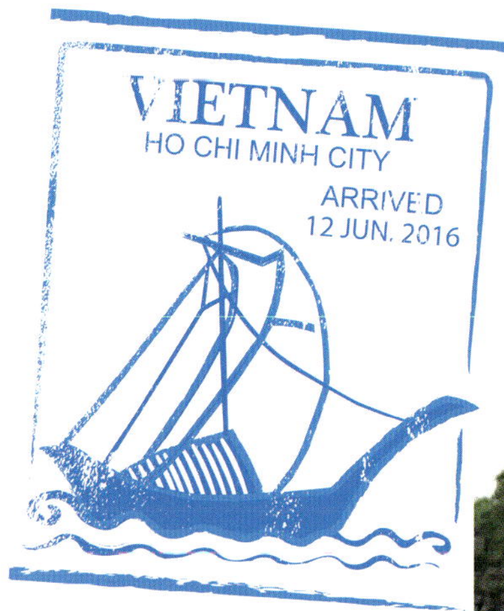


*PREJUDICE? NEVER MORE!*

*We loved Vietnam, not only for its beautiful beaches and natural exuberance, but also for its culture and history. Until we got there, the only reference we had to this country was its wartime past, like many "gringos" who only think of football or carnival when they hear about Brazil. But it is a absolutely wrong prejudice: Vietnam is so much more than we expected!*

*We started by its capital, Hanoi. It really is a chaotic, different city, with motorbikes everywhere, many of them used as family transportation. It is common to see four to five people on a motorbike. It is also typical to see them being driven by women, who wear masks and clothes covering the whole body to protect them from the sun.*

*And how about crossing the street? It is almost impossible, because there are a lot of bikes, and they won't stop at the pedestrian crossing. The orientation we were given is that of crossing anyway, because the bikers are accustomed and will deviate! One must be brave! Bikers even ride them on the sidewalks.*

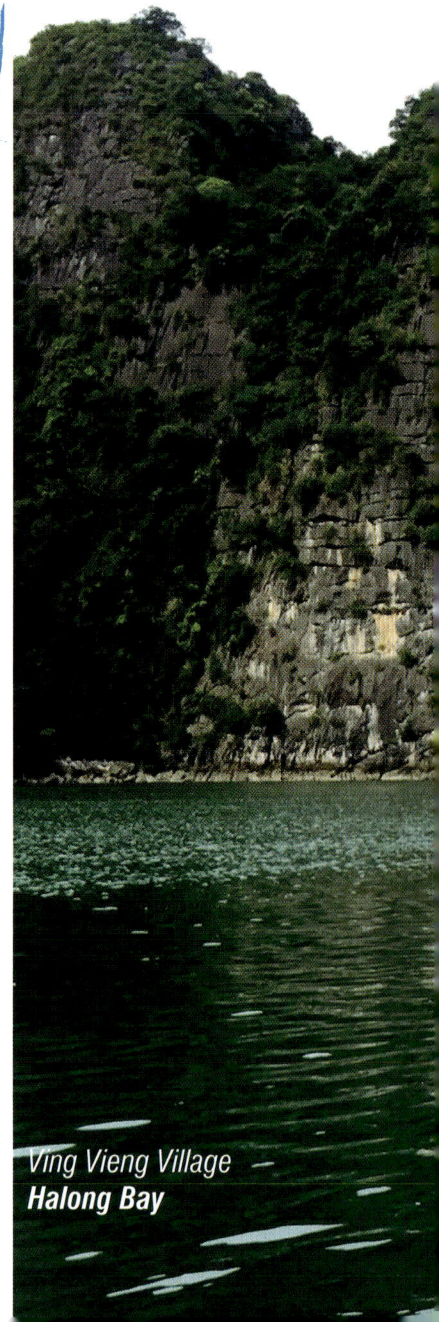

*Ving Vieng Village*
***Halong Bay***

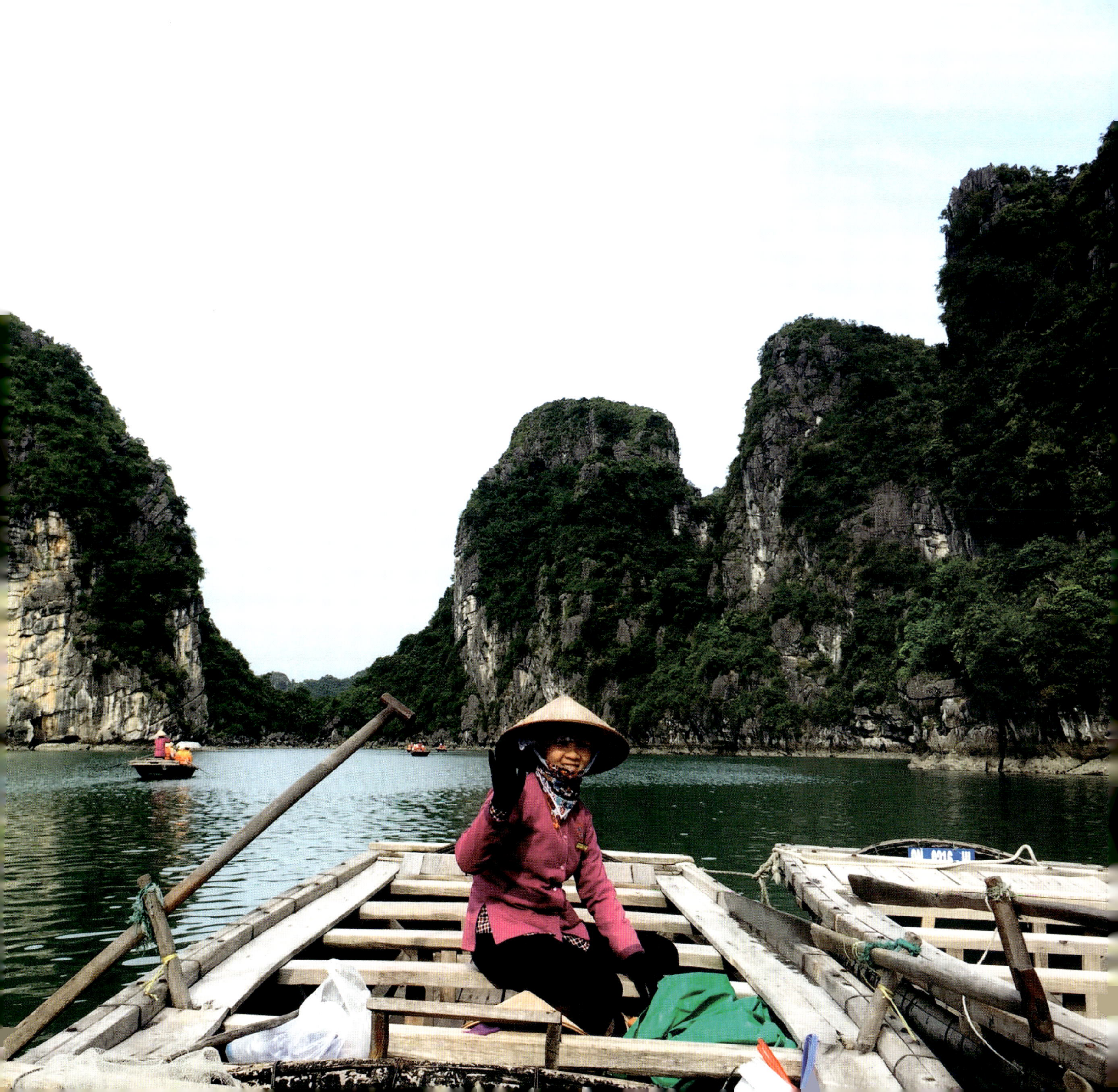

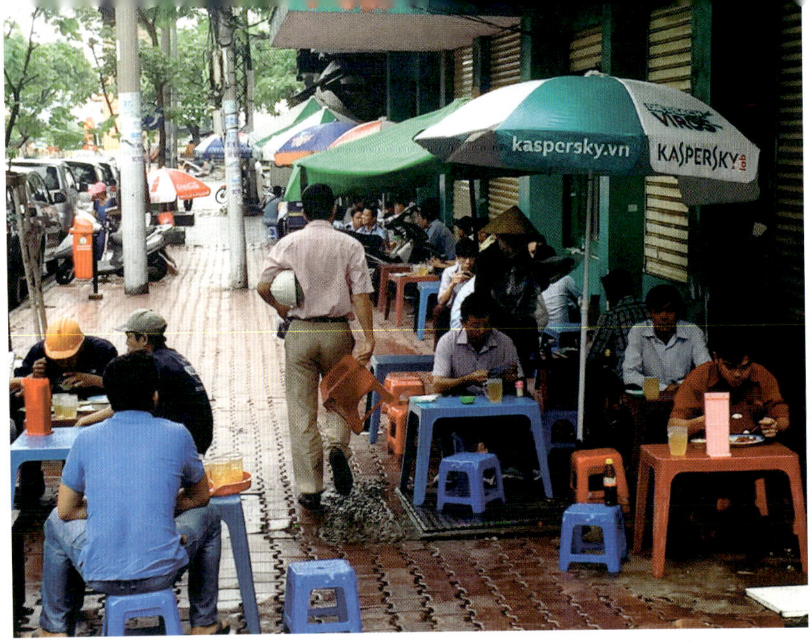


A verdadeira comida de rua. Um hábito muito comum que víamos em toda parte: panelas, pratos, mesas e banquinhos em miniatura, tudo na calçada mesmo.

*The real street food. A very common habit we saw everywhere: pots, plates, tables and miniature stools, all on the sidewalk.*

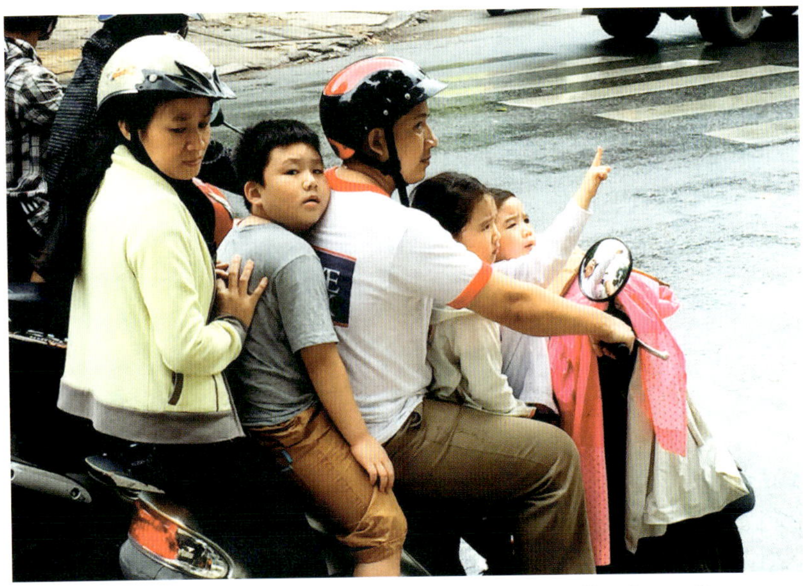

Motocicleta, o meio de transporte preferido da família vienamita.

*Motorcycle, the favourite means of transportation of the Vietnamese family.*

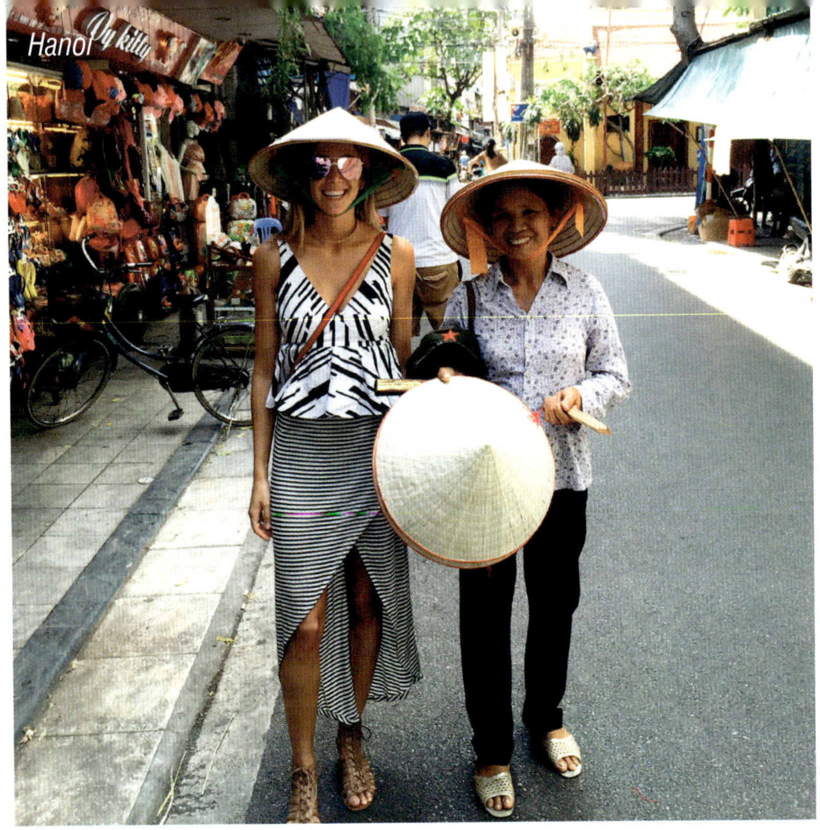


Uma breve parada para comprar o chapéu e compor o meu look Vietnã, e ajudando o comércio local ambulante.

*A brief stop to buy the hat and compose my Vietnam look, as well as supporting the local street vending.*

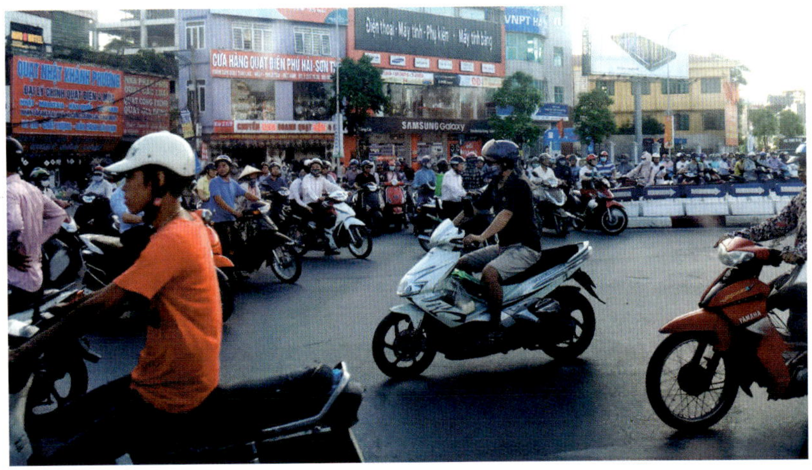

Para atravessar uma rua gigante, sem sinal de trânsito, motos e carros vindo de todos os lados: segura na mão de Deus e vai! #deusnocomando

*How to cross a giant street without traffic lights, and with motorcycles and cars coming from all sides: hold to God's hand and don't let go! #ingodwetrust*

Um hábito curioso do povo, nos dias de hoje, é o uso de máscaras no rosto. Esse é apenas um dos hábitos adquiridos por causa da influência chinesa na região. Na China, assim como na Coreia e no Japão, esse costume surgiu como forma de acabar com uma epidemia de gripe que aconteceu na Ásia no século XX, que na época matou mais de 20 milhões de pessoas.

As máscaras servem também para proteger da poluição e do sol, e já viraram moda. Tem para vender em qualquer esquina, e algumas lojas mais antenadas ainda oferecem uma variedade imensa de estampas, uma mais linda que a outra.

*A curious habit of Vietnamese people, nowadays, is the use of masks on their faces. This is just one of the habits acquired because of the Chinese influence in the region. In China, as well as in Korea and in Japan, this custom arose as a way to end up with a flu epidemic that happened in Asia in the XX century, killing more than 20 million people at that time.*

*The masks also serve to protect from pollution and the sun, so that they have become fashionable. It is possible to buy them in any corner, and some trendier shops still offer an immense variety of prints, one prettier than the next.*

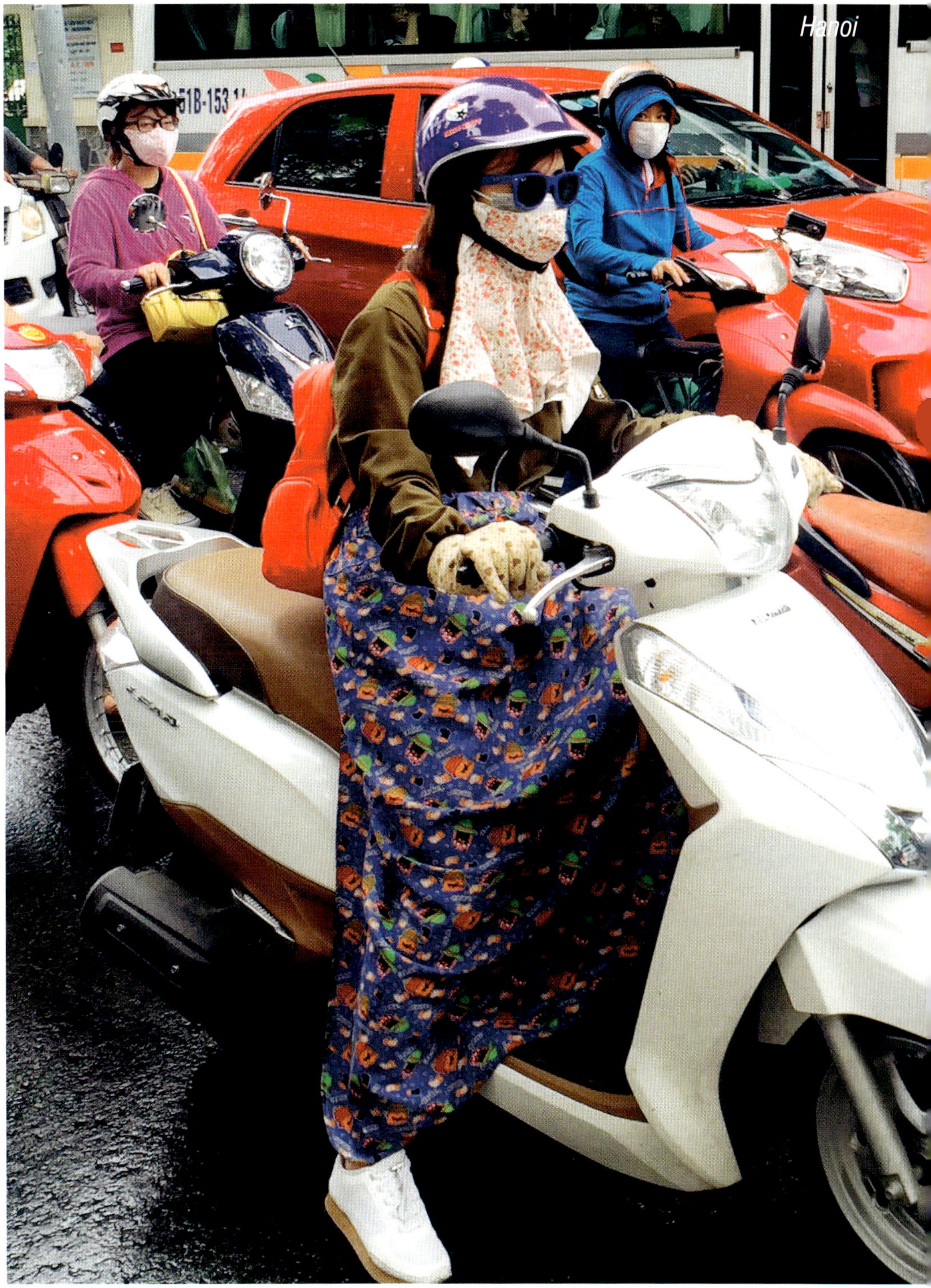

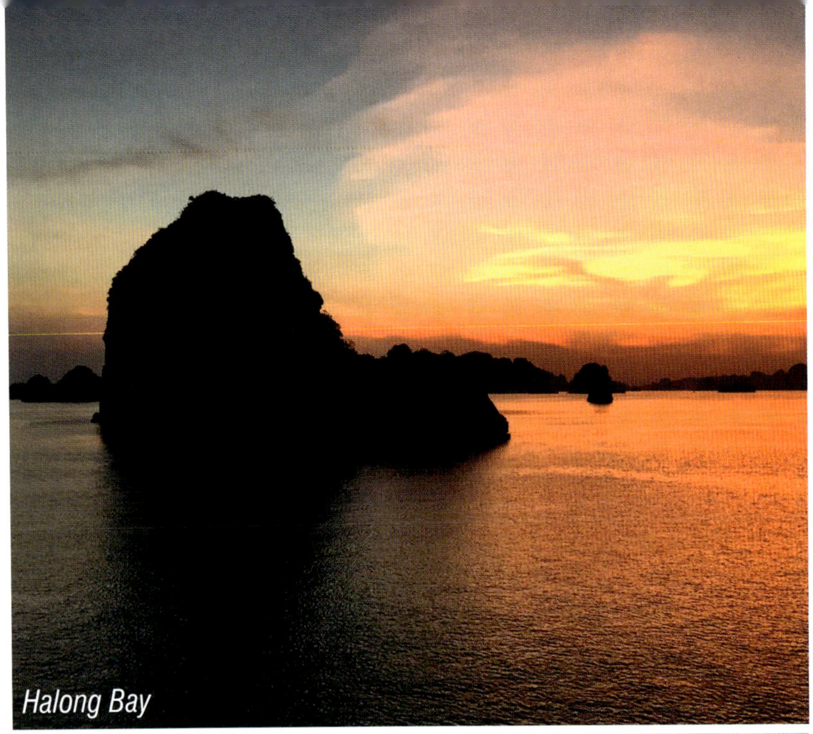

Halong Bay

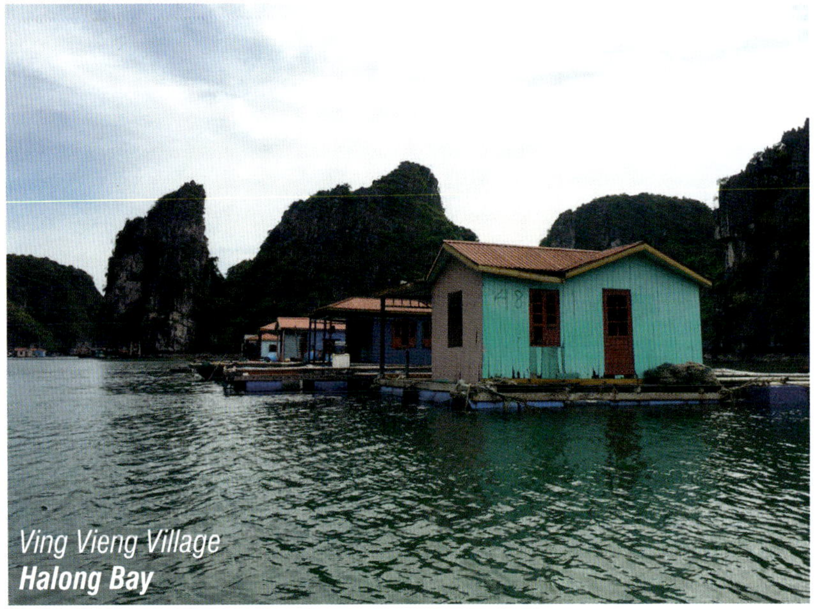

Ving Vieng Village
**Halong Bay**

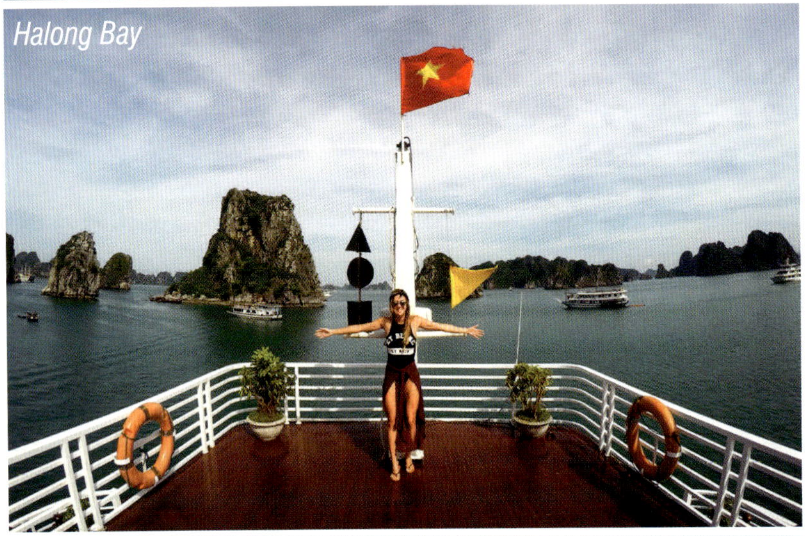

Halong Bay

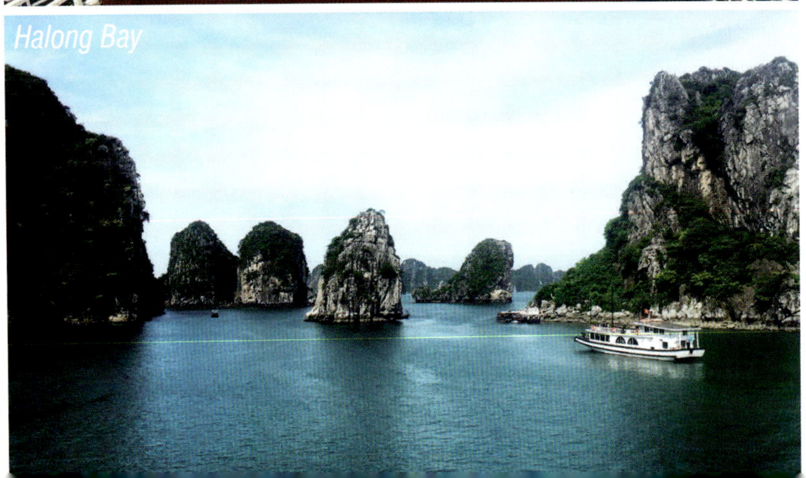

Halong Bay

A Vila dos Pescadores, que hoje em dia é apenas um museu, era onde eles moravam até dois anos atrás com suas famílias, nessas casas flutuantes no alto-mar, no meio do nada, longe de tudo. Em 2014, o governo fez um programa de moradia para esses pescadores se mudarem para a cidade, onde pudessem ter uma qualidade de vida melhor e seus filhos frequentassem a escola.

*The village of Fishermen, that today is just a museum was where they lived until 2 years ago with their families, in these floating houses, on the high seas, in the middle of nowhere, away from everything. In 2014 the government has made a housing program for these fishermen so they could move to the city, where they could have a better quality of life and their children could grow up going to school.*

Partindo de Hanoi, viajamos 4 horas até a província de Quang Ninh, onde fica o porto. É através dele que partem os passeios por Halong Bay. Uma enorme baía, com mais de 3 mil pequenas ilhas de rochas, é com certeza um dos lugares mais incríveis que já conhecemos, considerado patrimônio histórico pela UNESCO, uma verdadeira maravilha natural.

A embarcação é um *"junk"*, barco típico da região, mas com quartos. Sua primeira parada foi na Vila dos Pescadores, a Ving Vieng Village, onde vimos as casas flutuantes. A segunda parada foi em uma ilha com uma praia linda, onde andamos de caiaque pelas imensas rochas e entramos numa caverna. À noite, antes do jantar, tivemos a oportunidade de participar de uma aula de culinária vietnamita no topo do barco, com um pôr do sol magnífico.

*Departing from Hanoi, we travelled 4 hours to the province of Quang Ninh, where there is the port. It is through it that the tours in Halong Bay depart. A huge bay, with more than 3 thousand small islands of rocks, it is surely one of the most amazing places that we got to visit. It is also considered a world heritage by UNESCO, a true natural wonder.*

*The vessel is a "junk", a typical boat of the region, but with rooms. Its first stop was the Village of Fishermen, the Ving Vieng Village, where we saw the floating houses. The second stop was on an island with a beautiful beach, where we kayaked along the huge rocks and entered a cave. In the evening, before dinner, we had the opportunity to participate in a Vietnamese cooking class at the top of the boat, with a magnificent sunset.*

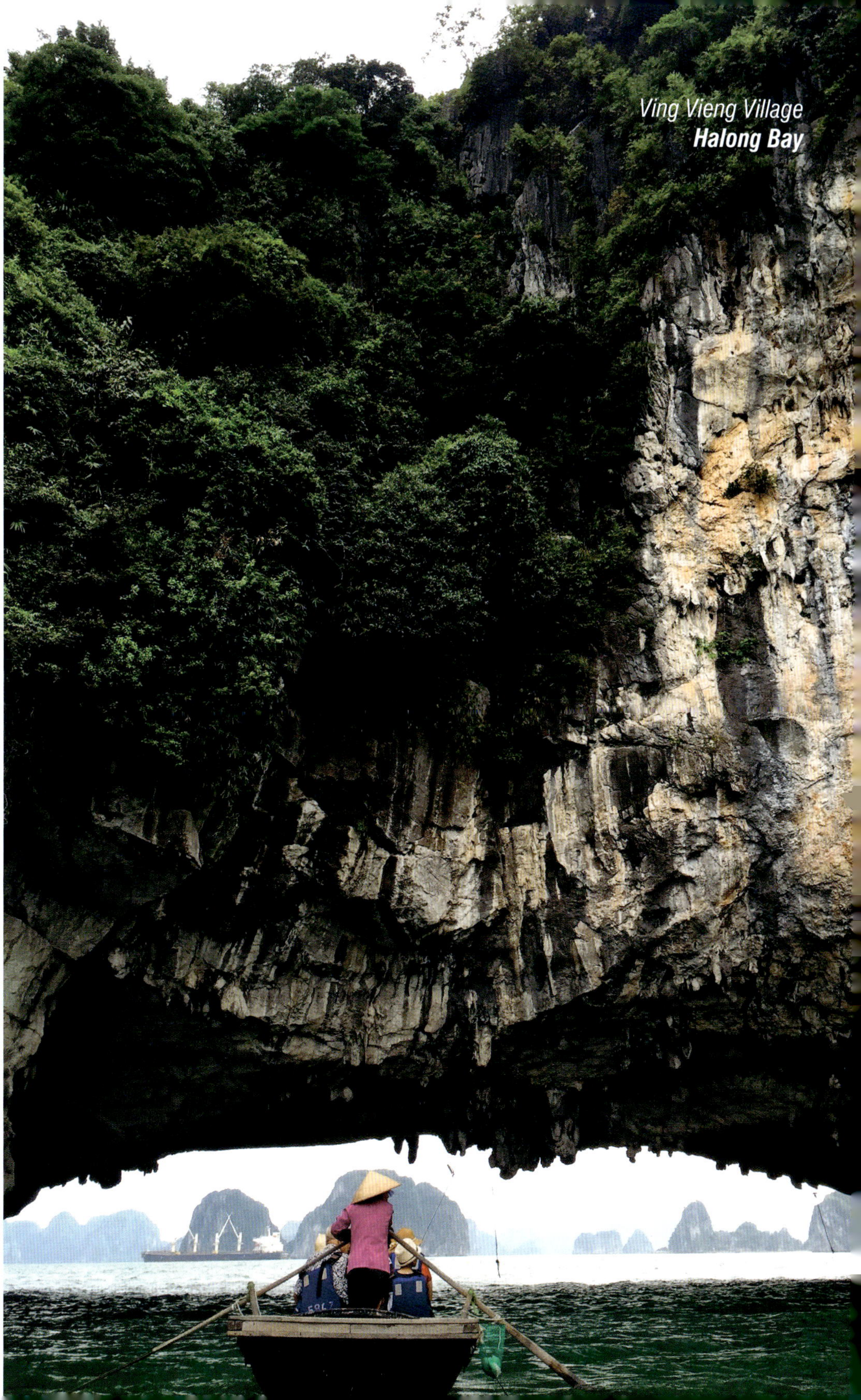

*Ving Vieng Village*
***Halong Bay***

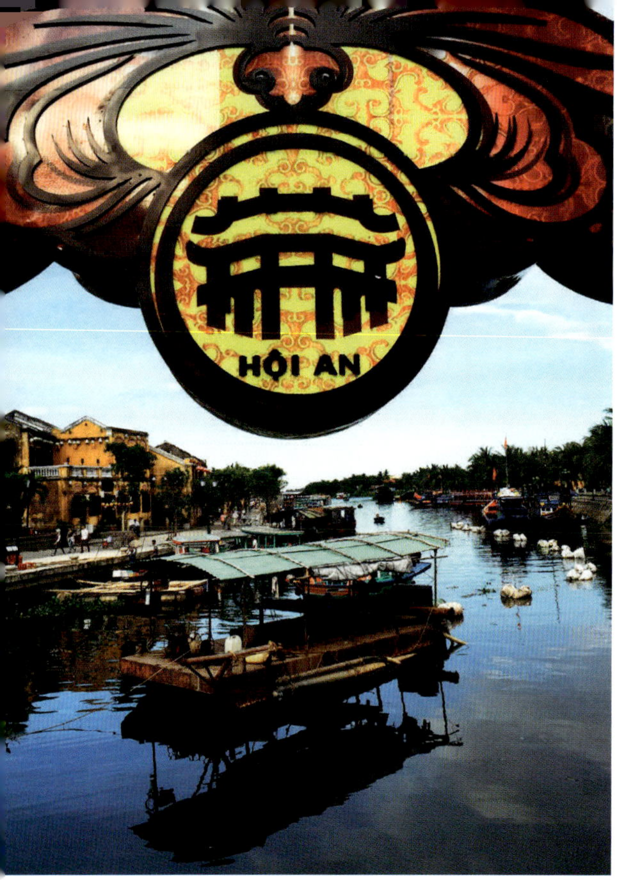


De Hanoi voamos para Hoian, conhecida como a cidade da culinária, e conhecemos o mercado deles, com frutas, verduras e peixes frescos vendidos na calçada mesmo. À noite havia centenas de restaurantes criados nas próprias calçadas. A paisagem era característica. Eles colocavam, no rio que cruza o centro da cidade, barquinhos de papel com balões coloridos e uma vela dentro, o que tornava o cenário noturno inesquecível.

*From Hanoi we flew to Hoian, known as the Vietnamese city of culinary, and we visited their market, with fruits, vegetables and fresh fish sold on the sidewalks. In the evening there were hundreds of restaurants actually created on the sidewalks. The landscape was characteristic. In the river that crosses the centre of the city, they would put paper boats with colourful balloons and a candle inside, which made the night scenery unforgettable.*

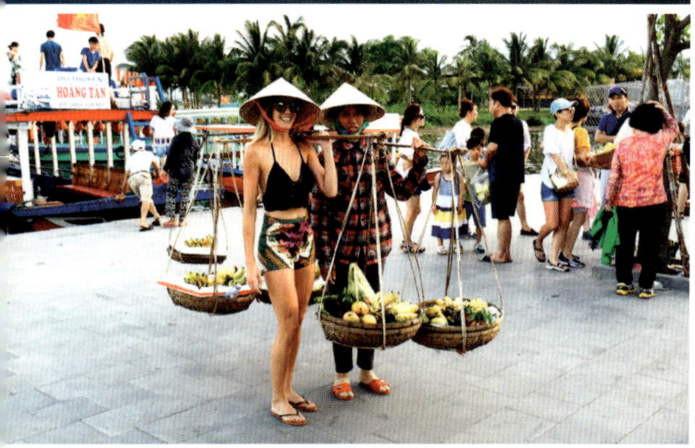

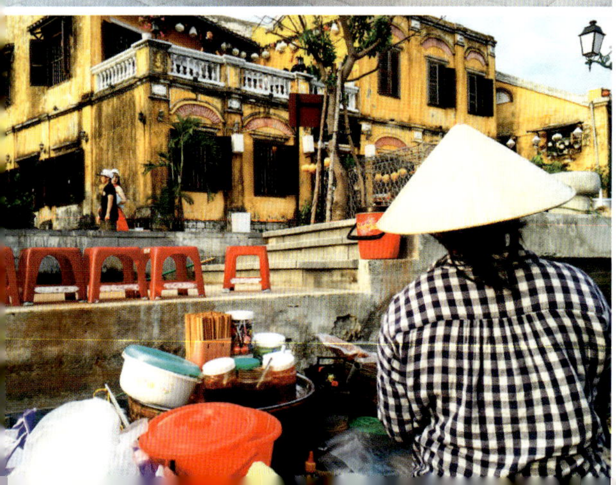

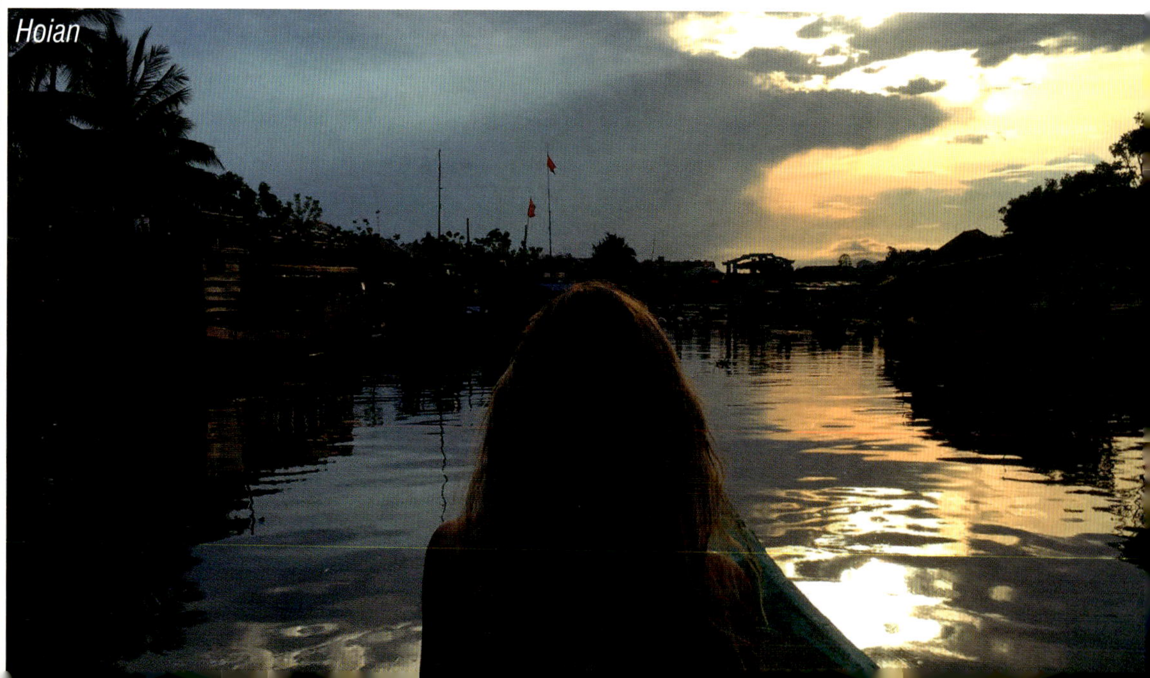

*Hoian*

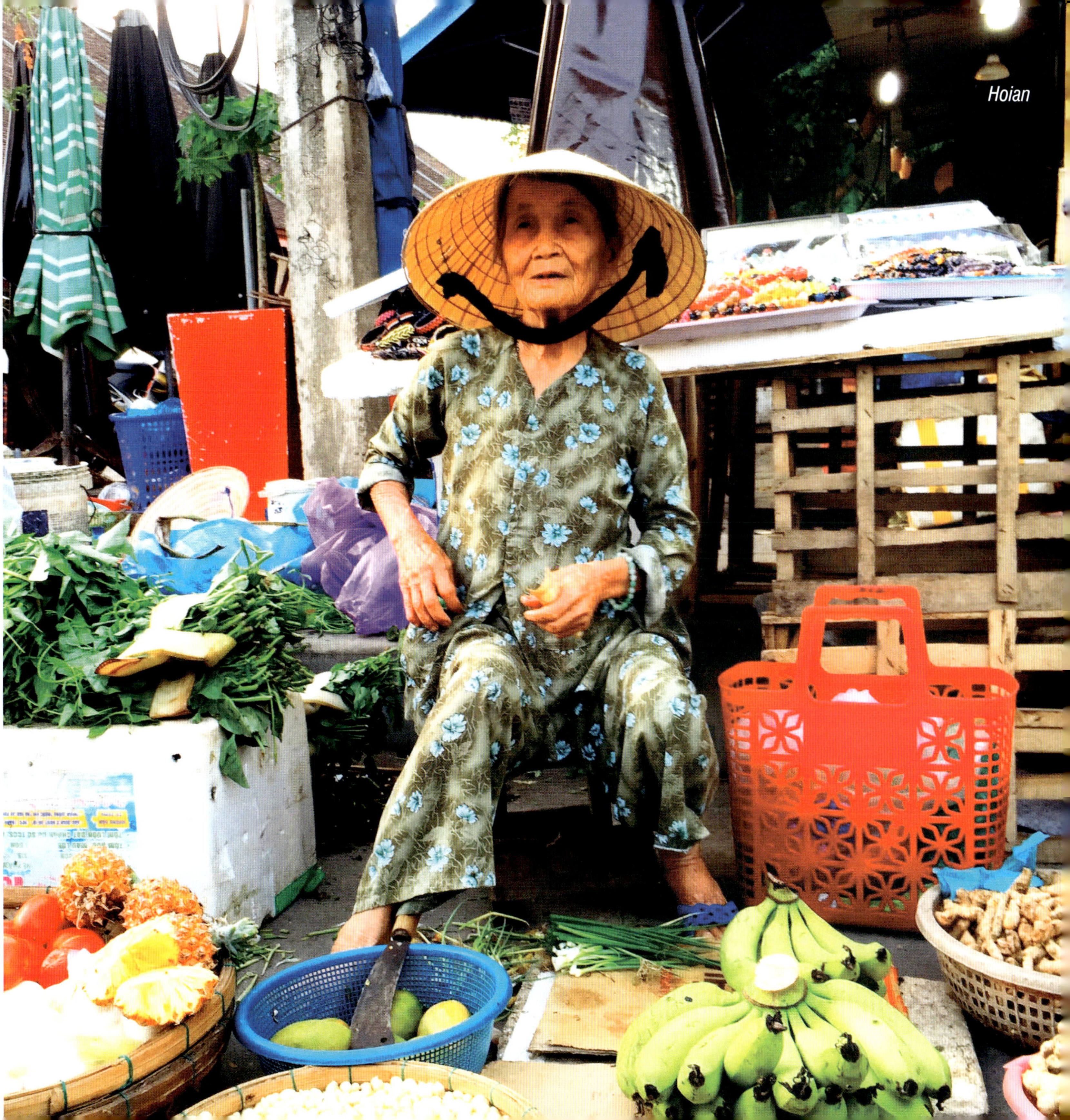
*Hoian*

O destino seguinte foi Nha-trang, uma região de praias onde pegamos um barco e fomos até uma ilha chamada Ninh Van Bay. Lá, ficamos hospedados no hotel Six Senses. Ao chegarmos, fomos muito bem recepcionados nesse lugar paradisíaco. Como ainda não tínhamos conseguido almoçar e estávamos cansados, já chegamos "daquele jeito", com aquele humor: só queríamos comer e dormir. Foi quando um funcionário do hotel nos trouxe o cardápio. Escolhemos um omelete e já avisamos, como fazíamos em todos os restaurantes a que íamos, que tínhamos alergia a pimentão (o que não é verdade — mas preferimos dizer isso para não correr o risco de vir esse bendito legume no meio da nossa comida, dominando todo o sabor). Adivinhem o que aconteceu? Sim, isso mesmo que vocês estão pensando: ele veio em grande quantidade, e não veio sozinho, mas nas suas três versões, verde, amarelo e vermelho, para não deixar dúvida de que ele veio mesmo! Olhamos em volta, procurando as câmeras e esperando aparecer alguém dizendo que aquilo era uma pegadinha.

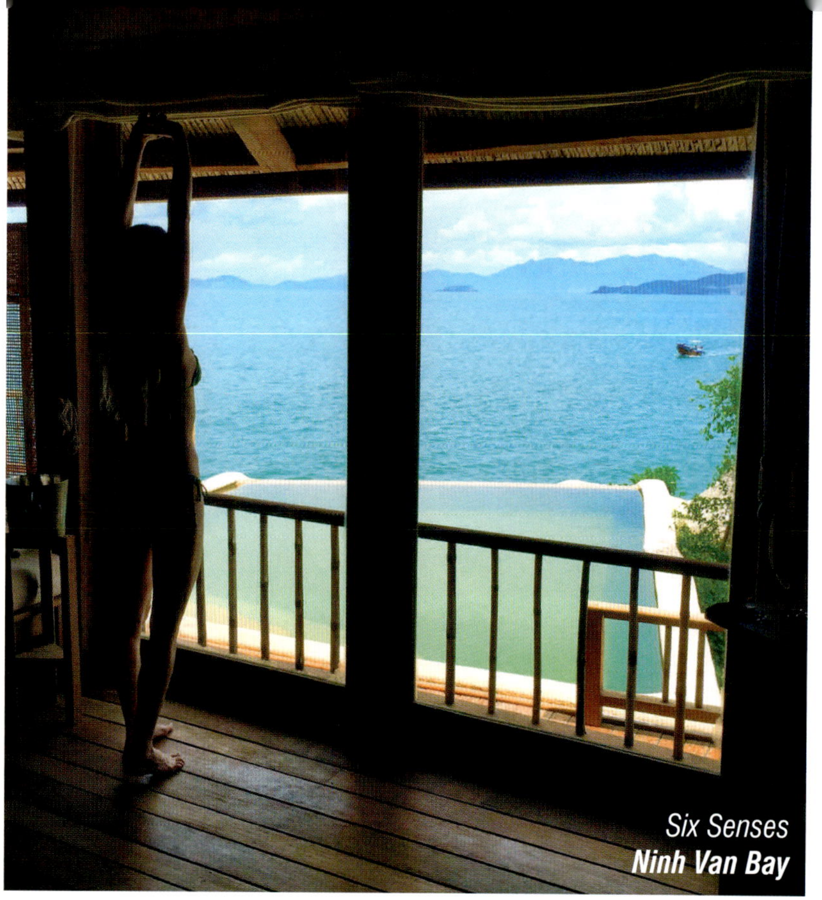
Six Senses
**Ninh Van Bay**

*The next destination was Nha-trang, a beach area where we took a boat and went to an island called Ninh Van Bay. There, we stayed at Six Senses hotel. When we arrived, we were very well received in this paradisiac place. As we had not yet managed to have lunch and we were tired, we have arrived in "that" mood: we just wanted to eat and sleep. It was when a hotel employee brought us the menu. We chose an omelette and we warned, as we did in all the restaurants we went to, that we were allergic to peppers (which is not true — but we prefer to say this so as not to run the risk of having that blessed vegetable in our food, suppressing all the other flavours). Guess what? Yes, just what you're thinking: it came in great quantity, and did not come alone, but in its three versions: green, yellow and red! So as to leave no doubt that it really came! We looked around, looking for the cameras and waiting for someone to appear saying it was a prank.*

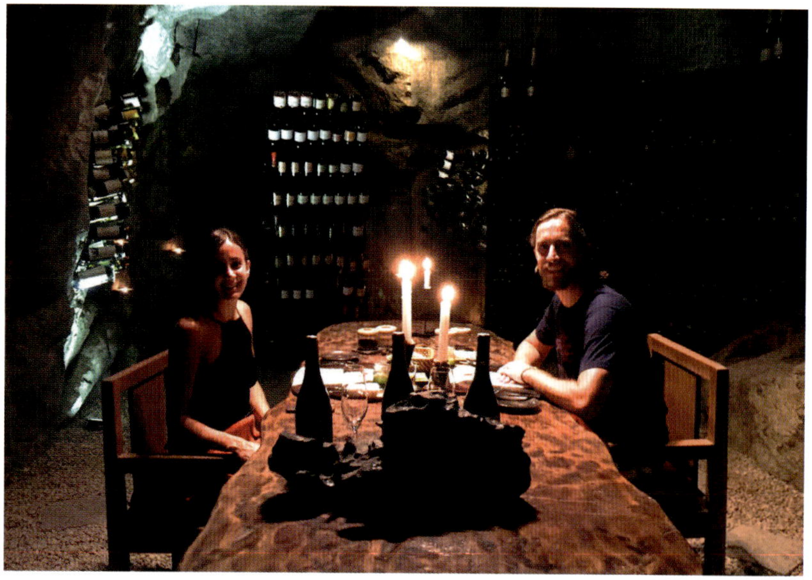
Experiência gastronômica única no restaurante do hotel Six Senses: um jantar só para nós dois dentro de uma adega.

*Unique dining experience at Six Senses hotel restaurant: a dinner for just the two of us inside a wine cellar.*

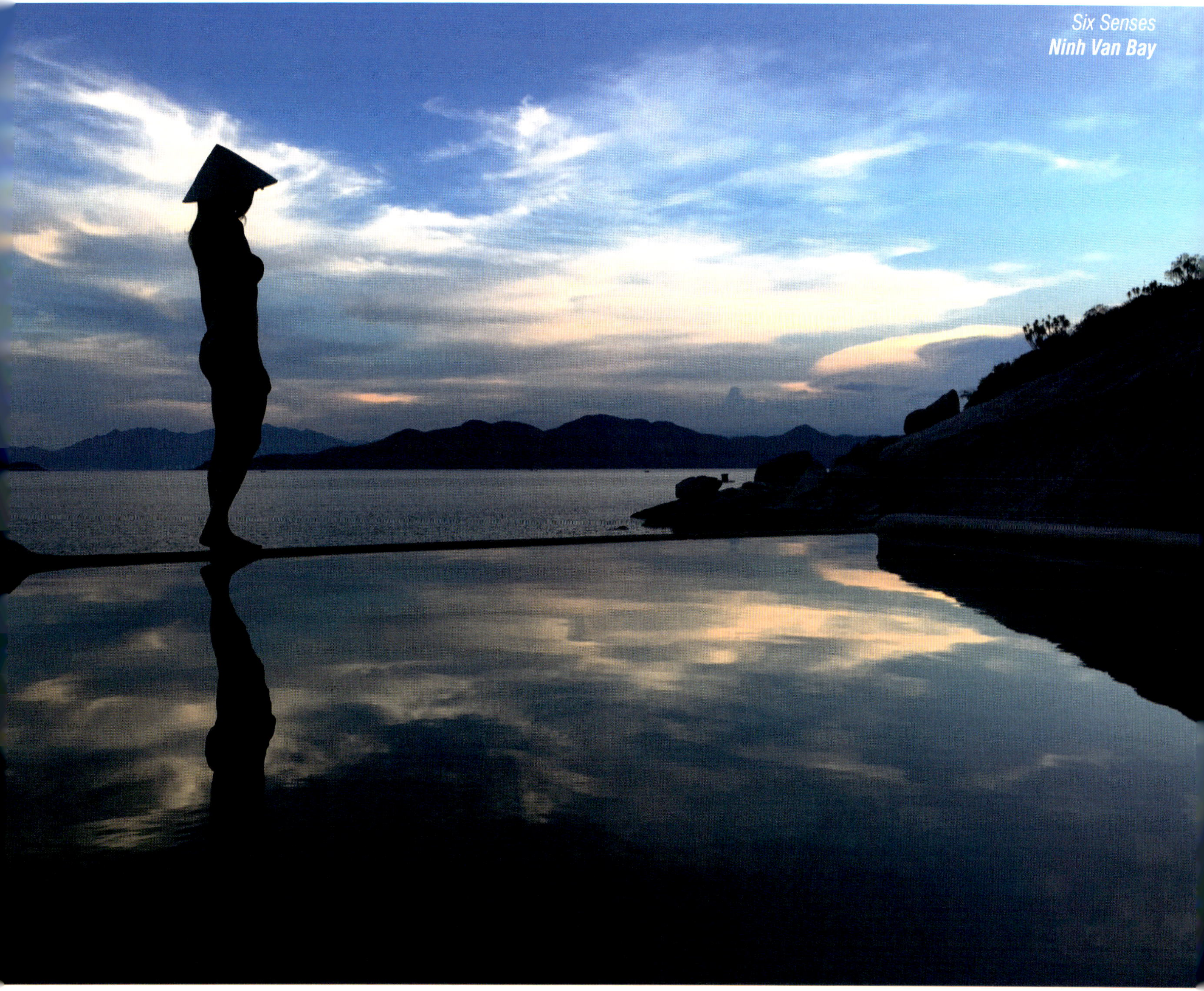
Six Senses
Ninh Van Bay

Conhecer o Vietnã trouxe um aprendizado muito gratificante sobre a história do país. A Guerra do Vietnã, ou a Guerra dos Estados Unidos, que é como eles chamam, durou 30 anos, e foi a mais longa da história do século XX.

Começou em 1945, logo depois da Segunda Guerra Mundial, com a França querendo dominar o Vietnã, com o apoio dos EUA. Essa etapa acabou em 1954, depois de um tratado de paz selado em Genebra, que dividiu o país em dois: Vietnã do Norte, comunista, e Vietnã do Sul, capitalista, apoiado pelos EUA, que não respeitou o acordo e deu continuidade à guerra, com o objetivo de transformar o país todo em uma nação capitalista, evitando o crescimento do comunismo no mundo.

Após três décadas, com um país inteiro devastado e mais de 3 milhões de mortos, o Vietnã do Norte vence a guerra, manda os americanos para casa e inicia um processo de unificação do país. Fomos para a cidade de Ho Chi Minh, antiga Saigon, uma cidade desenvolvida, moderna e que foi ponto de partida para conhecermos um pouco mais sobre a guerra. Visitamos o vilarejo Cu Chi, que fica a 70 quilômetros da cidade, mais conhecido como o pesadelo dos americanos, onde os moradores, na época da guerra, criaram túneis subterrâneos de mais de 200 quilômetros para se protegerem e morar durante o dia.

O complexo de túneis foi feito para abrigar mais de 5 mil pessoas e tinha tudo de que eles precisavam: cozinha, quarto, sala de jantar, fábrica de armadilhas e até mesmo hospital embaixo da terra. As entradas de acesso aos túneis foram feitas propositalmente muito estreitas, para que só o povo vietnamita conseguisse entrar, já que eles têm a estrutura do corpo bem pequena.

Eles estudavam até como não sair fumaça ao cozinharem, e queimavam folhas de louro para que não sentissem o cheiro, e definiam horários alternativos. Os túneis tinham respiros para ventilar, mas ao mesmo tempo eram projetados para não molhar quando chovia.

O principal diferencial dos vietnamitas durante a guerra foi a estratégia. Eles tinham diversas táticas para despistar os americanos, e também produziam suas próprias armadilhas, uma mais criativa que a outra. Ou seja, o Vietnã do Norte venceu a guerra usando as armas que tinha: inteligência e criatividade.

*Getting to know Vietnam has brought a very rewarding learning about the country's history. The Vietnam War, or the War of The United States, as they call it there, lasted 30 years. It was the longest war in the history of the XX century.*

*It began in 1945, shortly after World War II with France wanting to dominate Vietnam, with the support of the United States. This step ended in 1954, after a peace treaty sealed in Geneva that divided the country in two: North Vietnam, communist, and US-backed South Vietnam, capitalist. South Vietnam did not respect the agreement and continued the war with the aim of transforming the whole country into a capitalist nation, preventing the growth of communism in the world.*

*After three decades, with a whole country devastated, more than 3 million deaths, North Vietnam wins the war, sends US soldiers back home, and starts a process of unification of the country. We went to the city of Ho Chi Minh, former Saigon, a modern, developed city that was the starting point for us to know a bit more about the Vietnam War. We visited the Cu Chi village, 70 km from the city, better known as the American nightmare, where villagers built underground tunnels over 200 km underground to protect themselves and live during the day.*

*The tunnel complex was made to house more than 5,000 people, and had everything they needed there: kitchen, bedroom, dining room, trap factory and even hospital underground. The access entries to the tunnels were designed to be very narrow on purpose, so that only the Vietnamese people could enter, since they have a very small body structure.*

*They even studied how not to produce smoke when cooking and burned bay leaves so they would not smell, and set alternative schedules. The tunnels had air vents but at the same they were designed not to let the water in during rains.*

*The main difference of the Vietnamese during the war was the strategy. They had several tactics to mislead the Americans and also produced their own traps, being every time more creative than before. That is, the North Vietnam won the war using the weapons that they had: intelligence and creativity.*

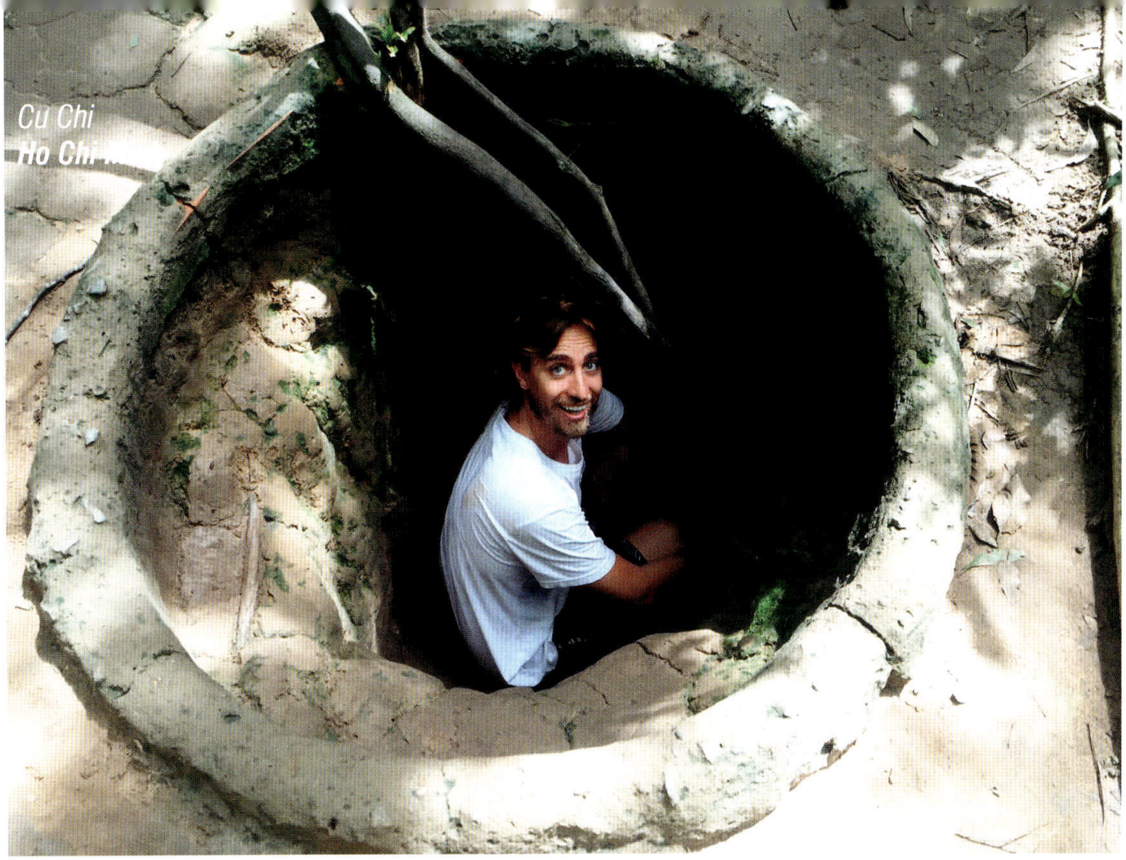


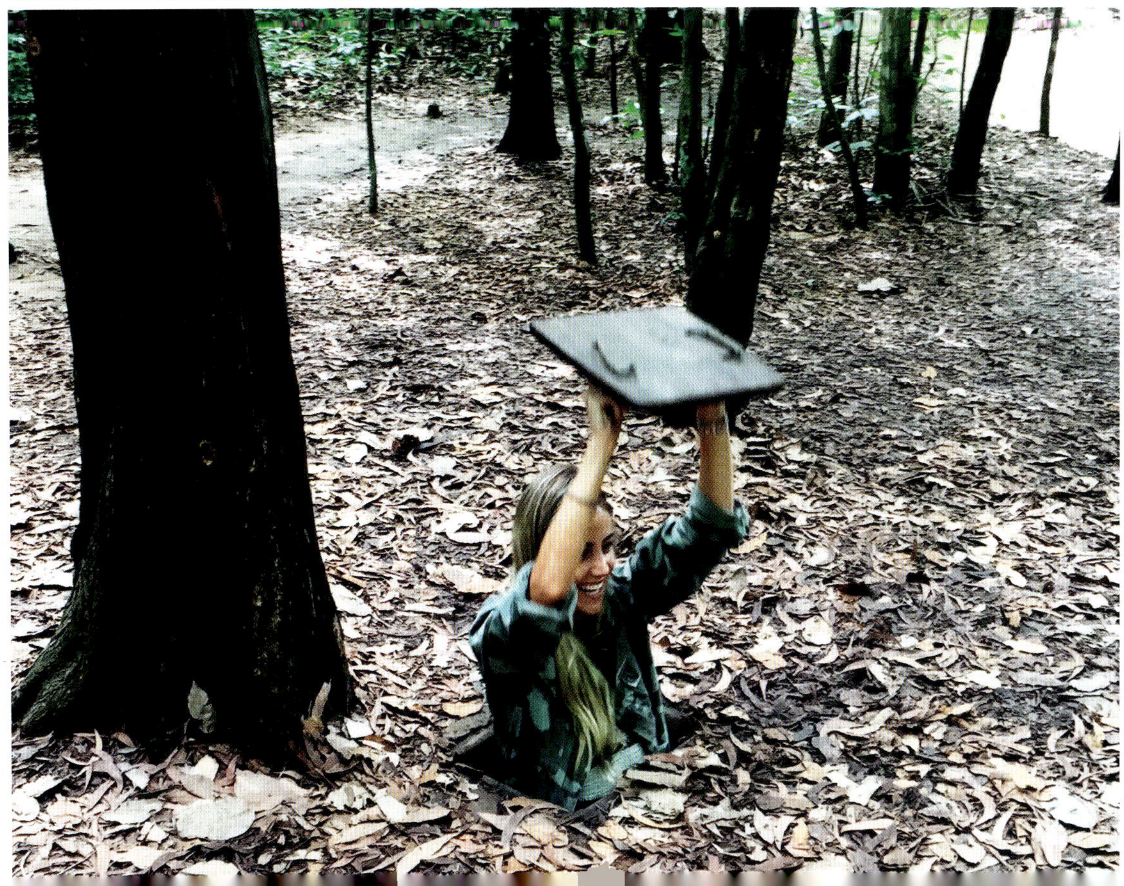

# CAMBOJA

## COMOÇÃO E APRENDIZADO!

Ficamos quatro dias no Camboja, entre as cidades Phnom Penh e Siem Reap. Foi o suficiente para nos encantarmos com o povo, e também nos comovermos com a história muito triste desse país, que infelizmente poucos conhecem, e é com certeza um dos lugares mais sofridos e pobres por onde passamos.

Na cidade turística de Siem Reap, visitamos o maior templo budista da história, que se chama Angkor Wat. São ruínas muito antigas, que as pessoas visitam para meditar. Na bandeira do Camboja tem o símbolo, que é referência nacional.

Camboja é um país muito pobre, mas nada chocante, pois é muito parecido com o que vemos no Brasil, inclusive com lugares mais nobres, enaltecendo a desigualdade social. A diferença é que, mais uma vez, como em todos os países da Ásia que visitamos, não existe violência. O que mais nos comoveu foi que, mesmo com todas as dificuldades e essa tragédia tão recente, o povo consegue ser tão querido e sempre estar com um sorriso lindo no rosto.

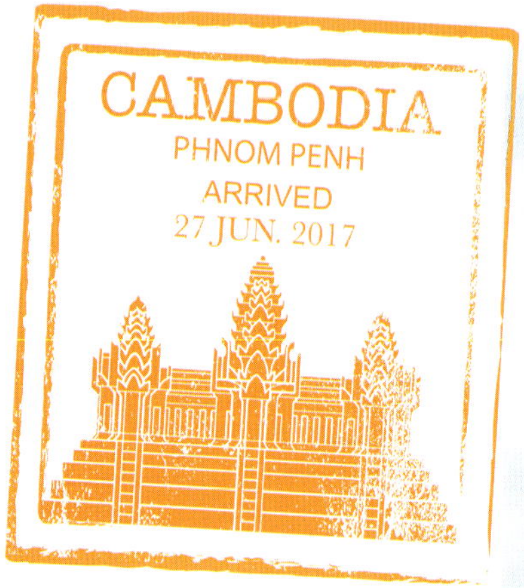


*EMOTIONS AND LEARNING!*

*We spent four days in Cambodia, between the cities Phnom Penh and Siem Reap. It was enough days for us to be charmed by the people, and to also be moved by the sad history of this country, which unfortunately few know. It certainly is one of the most struggling and poorest places we have ever been.*

*In the tourist city of Siem Reap, we visited the largest Buddhist temple in history, which is called Angkor Wat. Those are very old ruins, where people go to meditate. The flag of Cambodia has the symbol that is national reference.*

*Cambodia is a very poor country, but nothing shocking, as it is very similar to what we see in Brazil, including more noble places, highlighting the social inequality. The difference is that, once again, as in all the countries of Asia that we visited, there is no violence. What moved us most was that, even with all the difficulties and such a recent tragedy, people can be so sweet, always with the most beautiful smile on their faces.*

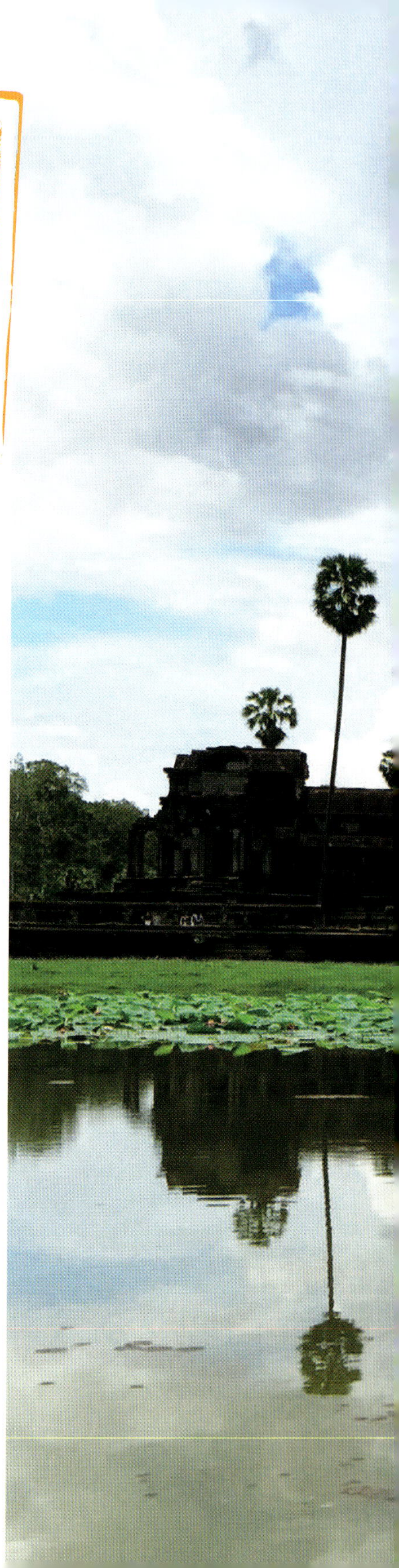

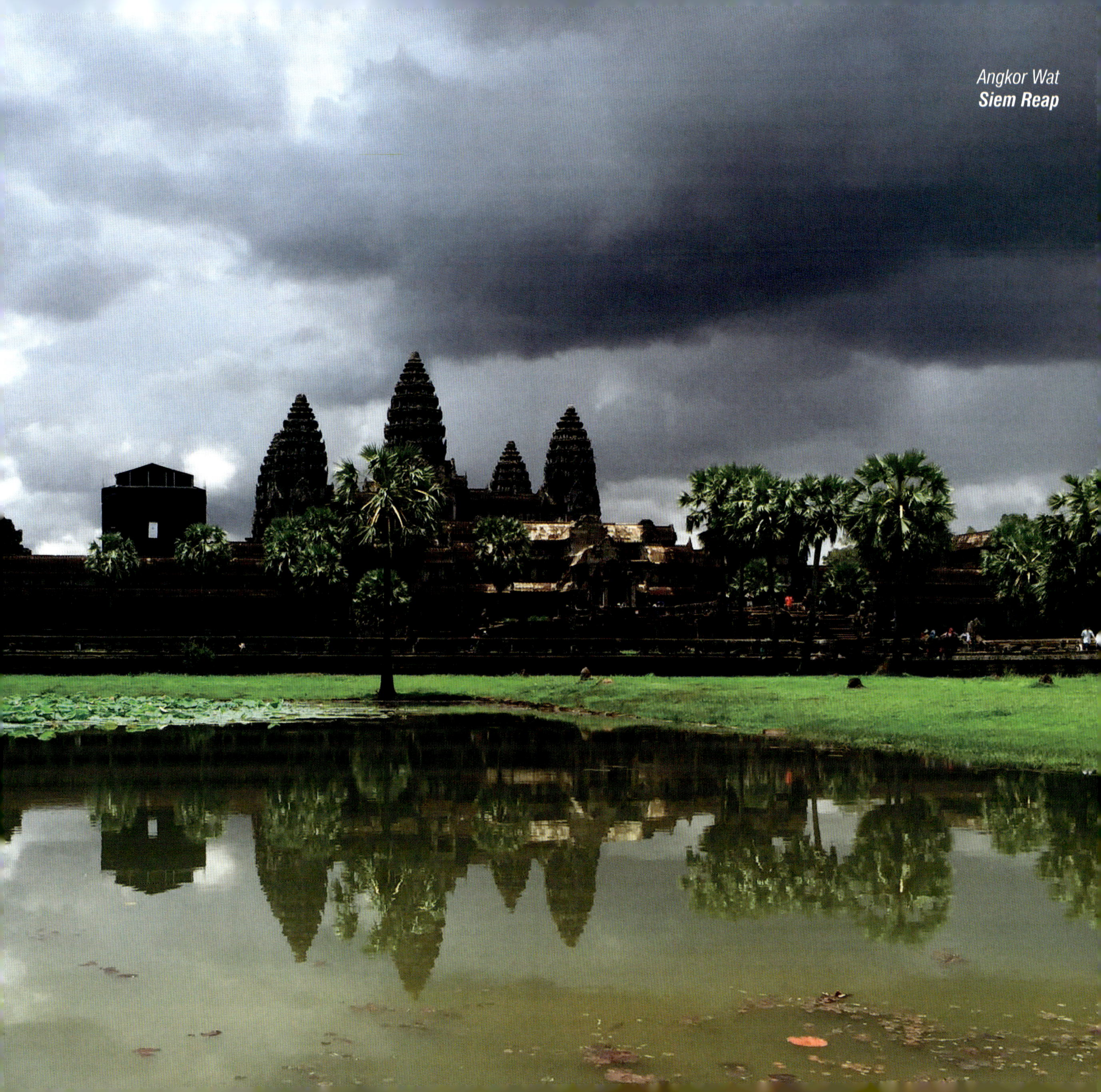

*Angkor Wat*
***Siem Reap***

A tragédia que eles viveram ocorreu na década de 70, quando houve um regime comunista, o Khmer Rouge, que matou um quarto da população, aproximadamente 3 milhões de pessoas, em três anos. O objetivo do ditador Pol Pot era criar um país de camponeses, onde as pessoas foram forçadas a sair de suas cidades para ir prestar trabalho no campo.

As pessoas que apresentavam qualquer característica considerada capitalista pelo governo, tais como usar óculos, ter algum nível de estudo, mãos macias, entre outras, foram mortas. Foi um grande genocídio que até hoje deixou marcas nas cidades e nas pessoas. Em Phnom Penh, visitamos os campos onde as pessoas eram assassinadas, e uma prisão, conhecida como S21, onde ocorriam as torturas. Ficamos muito impressionados e chocados com a história do país, que infelizmente é pouco conhecida no restante do mundo.

*The tragedy that they have lived occurred in the decade of the 70's, when there was a communist regime, the Khmer Rouge, which killed a quarter of the population, approximately 3 million people in three years. The goal of the dictator Pol Pot was to create a country of peasants, where people were forced to leave their cities to provide work in the field.*

*People who had any characteristic considered as capitalist by the government, such as wearing glasses, having some degree of study, soft hands, among others, were killed. It was a great genocide that left scars in the cities and in people to this day. In Phnom Penh we visited the fields where people were murdered and a prison, known as S21, where torture occurred. We were very impressed and shocked with the history of the country, which is unfortunately little known in the rest of the world.*

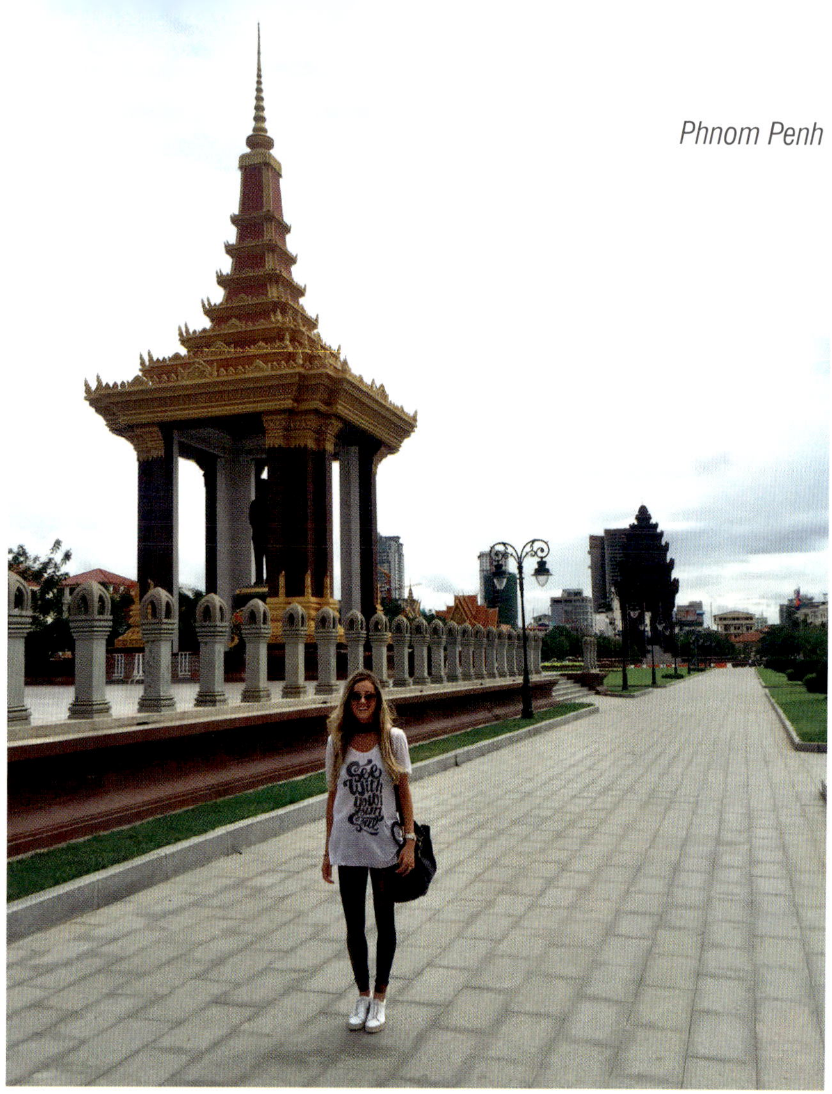

*Phnom Penh*

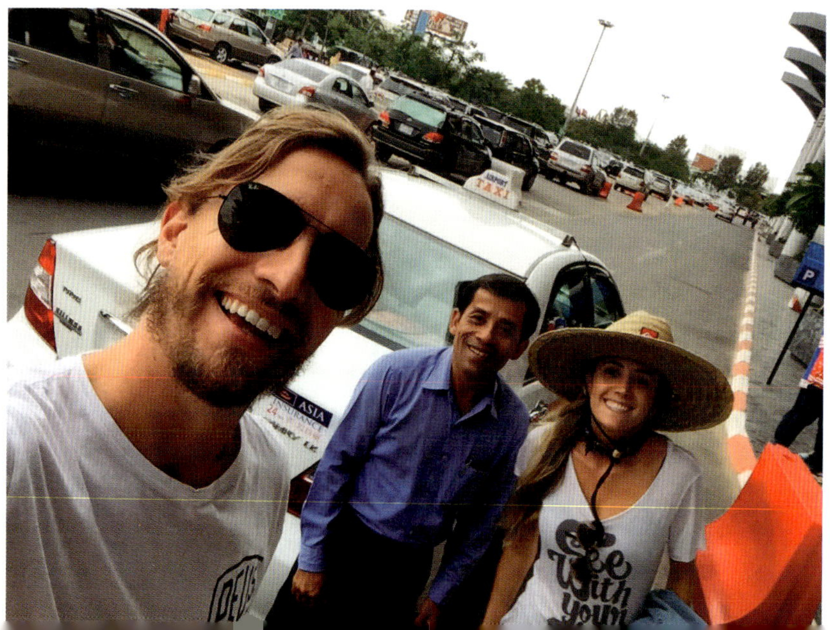

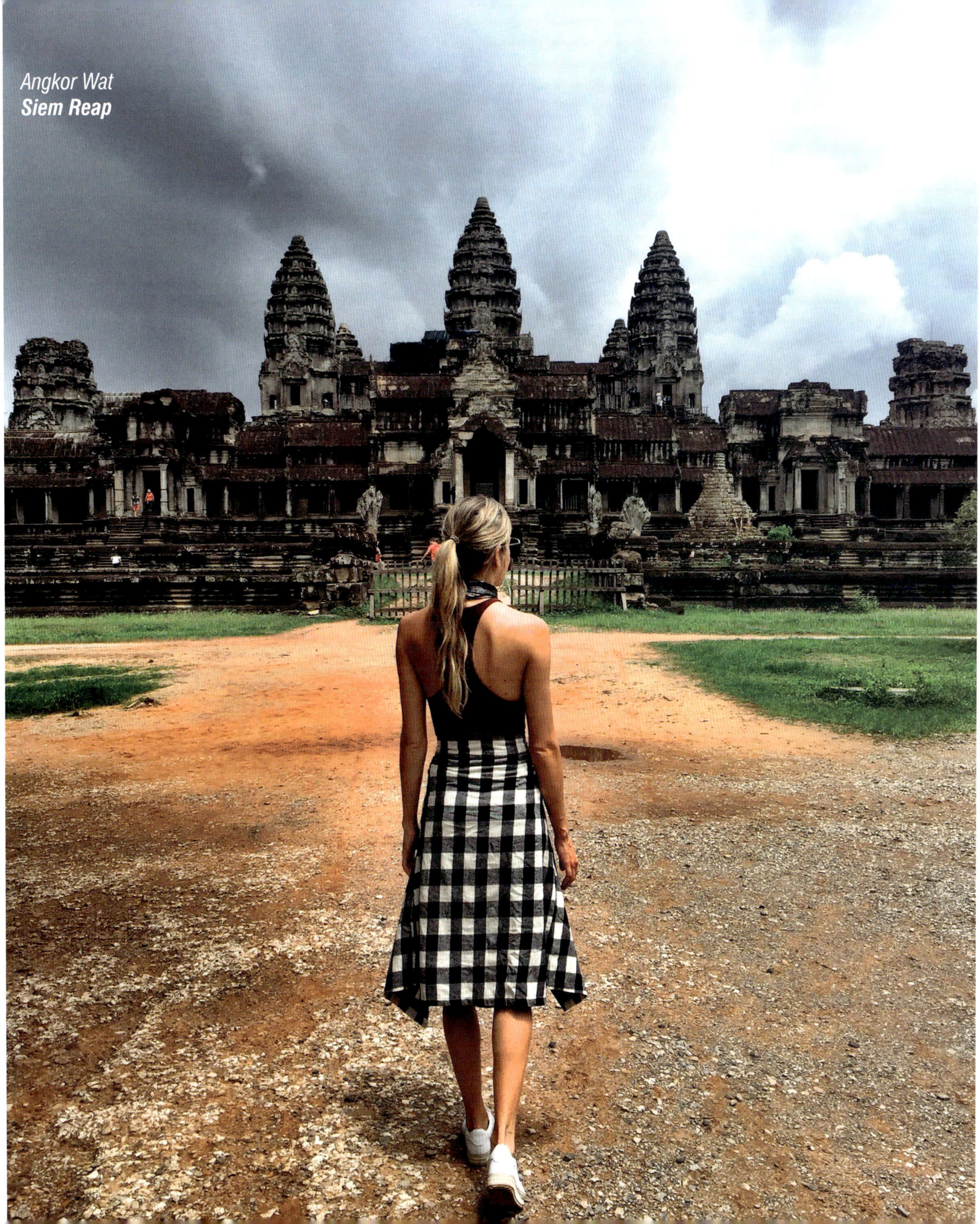
Angkor Wat
Siem Reap

# BUTÃO

## O PAÍS MAIS FELIZ DO MUNDO

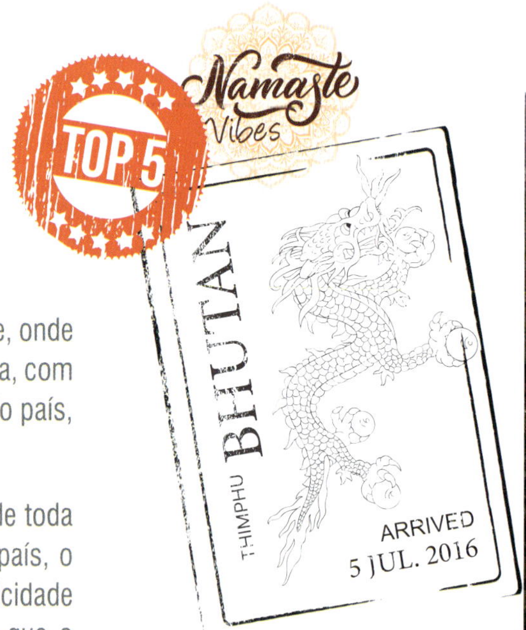


Era uma vez um reino encantado chamado Butão, tão tão distante, onde vivem as melhores pessoas do mundo numa filosofia budista linda, com suas casas padronizadas pela belíssima arquitetura tradicional do país, e onde o rei é tão humilde e simples quanto seus súditos.

Eles são considerados o povo mais feliz do mundo, por conta de toda uma preocupação do rei com a felicidade das pessoas. Neste país, o que vale, segundo a sabedoria oriental butanesa, é o FIB (Felicidade Interna Bruta). Para o governo, a alegria do povo é maior do que o crescimento econômico, seguindo a lógica de que o objetivo da vida não pode ser limitado a produção e consumo, e que as necessidades humanas são mais que materiais. Existe todo um plano do governo para trabalhar essa questão.

Nesse lugar que traz paz, é quase indescritível a sensação de estar vivenciando uma realidade tão diferente da nossa. Parecia que estávamos em outro planeta, num grande aprendizado sobre a filosofia budista, que está tão presente e enraizada entre o povo, fazendo parte dos seus hábitos diários.

*THE HAPPIEST COUNTRY IN THE WORLD*

*Once upon a time, in a far far away enchanted kingdom called Bhutan, where the best people in the world, in a beautiful Buddhist philosophy, live in their homes patterned with the country's beautiful traditional architecture, and where the king is as humble and simple as his subjects.*

*They are considered to be the happiest people in the world, on account of a whole concern of the king with the happiness of the people. In this country, what is really worth, according to the eastern Bhutan wisdom is the GNH (Gross National Happiness). For the government, the joy of the people is greater than economic growth, following the logic that the purpose of life cannot be limited to production and consumption, and that human needs are more than material. There is a complete plan of the Government to work on this issue.*

*In this place that brings peace, the feeling of experiencing a reality so different from that of ours is almost indescribable. It seemed that we were on another planet, in a great learning about Buddhist philosophy, which is so present and rooted among the people, being part of their daily habits.*

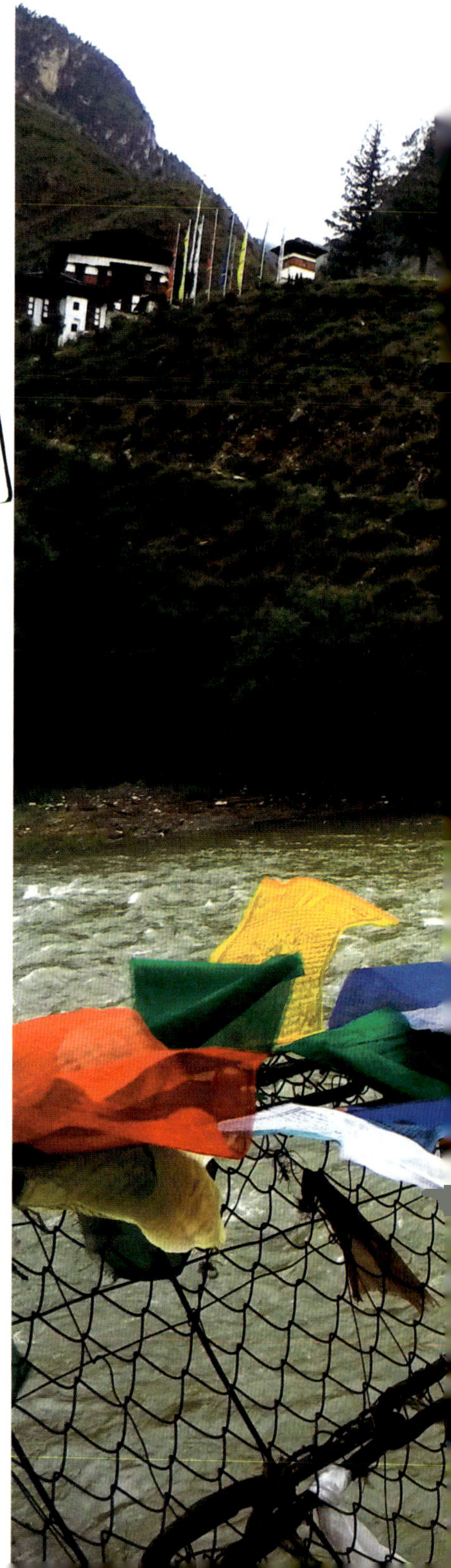

Ruins Dzong
**Paro**

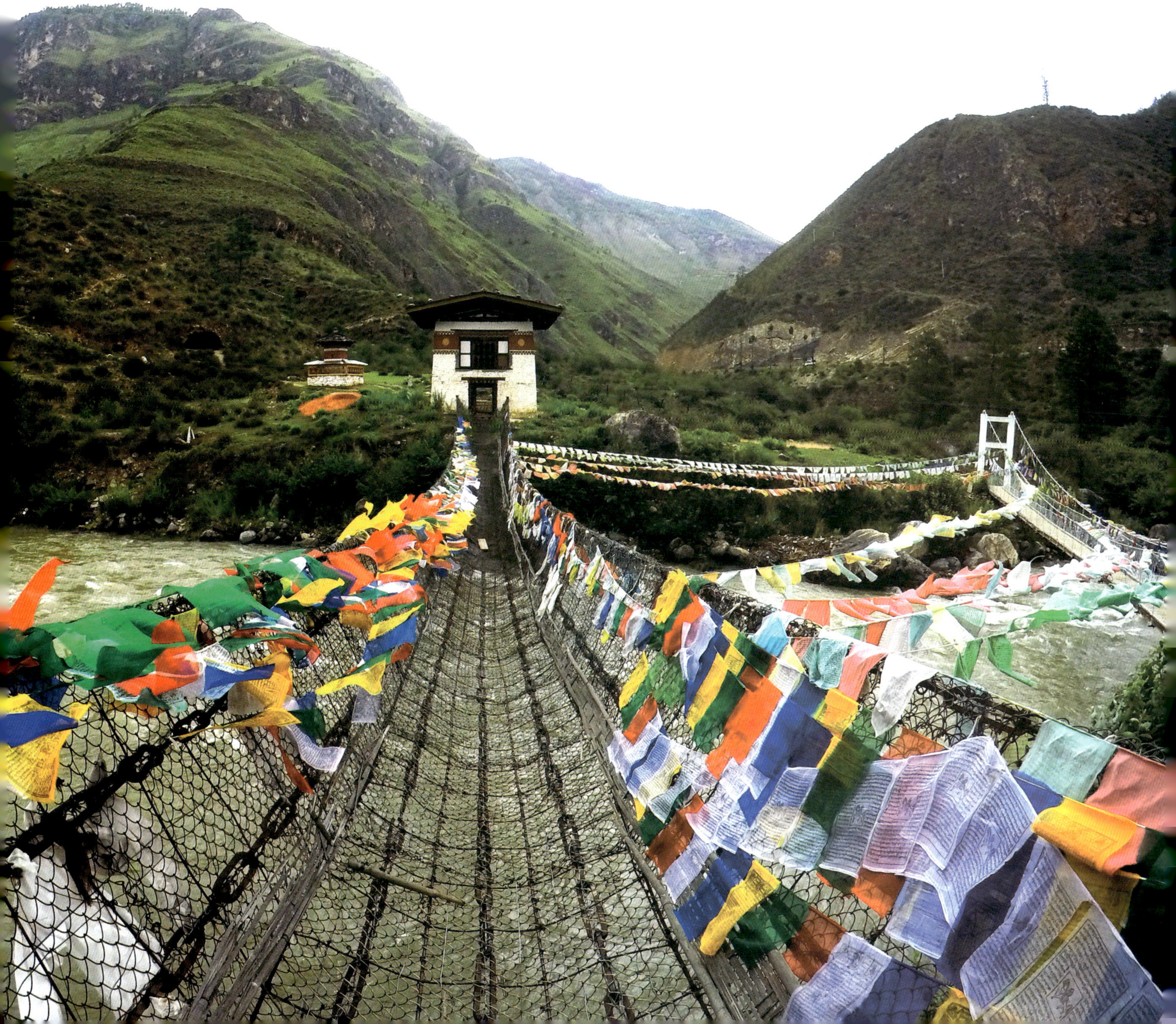

Na chegada ao país, foi bem curioso, porque o guia turístico, assim como muitas outras pessoas no aeroporto, estavam com a vestimenta tradicional de trabalho dos homens no Butão, que se chama Ghô, e também pode ser visto pelas ruas em diversos tecidos e cores. Já as mulheres vestem a Kira — uma saia com uma blusa longa, que o povo butanês usa em dias de trabalho, celebrações e idas aos monastérios e templos. As roupas são feitas à mão e os detalhes e padrões são únicos, trançados fio a fio por pessoas que moram nas aldeias do leste do Butão. Os valores dependem do tecido e do tempo que se levou para produzir: há roupas que chegam a demorar um ano para fazer. Nos finais de semana, eles não usam esses trajes.

Para entrar no país é preciso tratar com uma agência de turismo local, que vai escolher um guia, motorista e o hotel previamente. Esse guia o acompanha durante todo o tempo, pois faz parte das leis deles, o que torna o destino mais caro e difícil de visitar. São exigências do rei, justamente para controlar o turismo.

*The arrival in the country was very curious because the tour guide, as well as many other people at the airport, were in traditional men's clothing in Bhutan, which is called Ghô. It can also be seen in the streets in various fabrics and colours. The women wear Kira — a skirt with a long blouse — worn by the Bhutanese people on days of work, celebrations, and trips to monasteries and temples. The clothes are handmade and the details and patterns are unique, braided wire to wire by people who live in the villages of eastern Bhutan. The prices depend on the fabric and the time taken to produce it. There are pieces that can take up to 1 year to be finished. On the weekends they don't wear these clothes.*

*To enter the country, you need to deal with a local tourism agency, which will choose you a guide, driver and hotel beforehand. This guide accompanies you all the time, since it is part of Bhutan's laws, making it more expensive and difficult to visit. Those are the demands of the King, in order to control the tourism.*

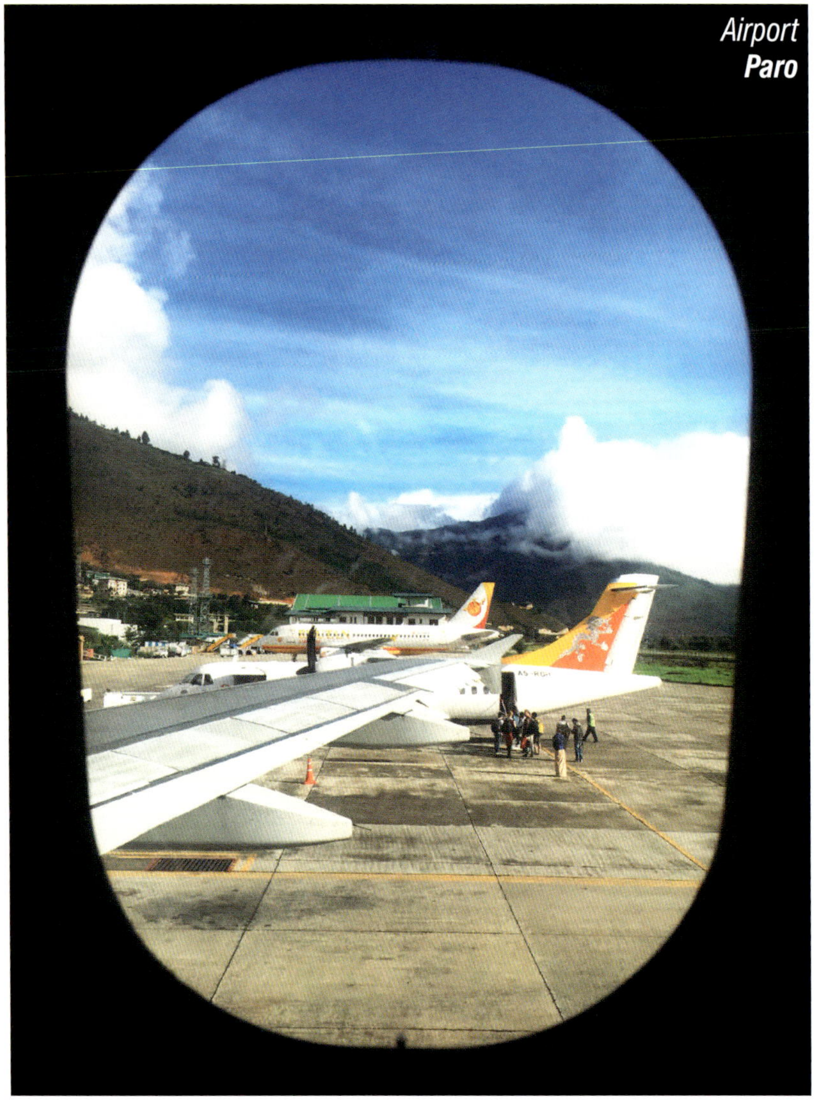

*Airport*
***Paro***

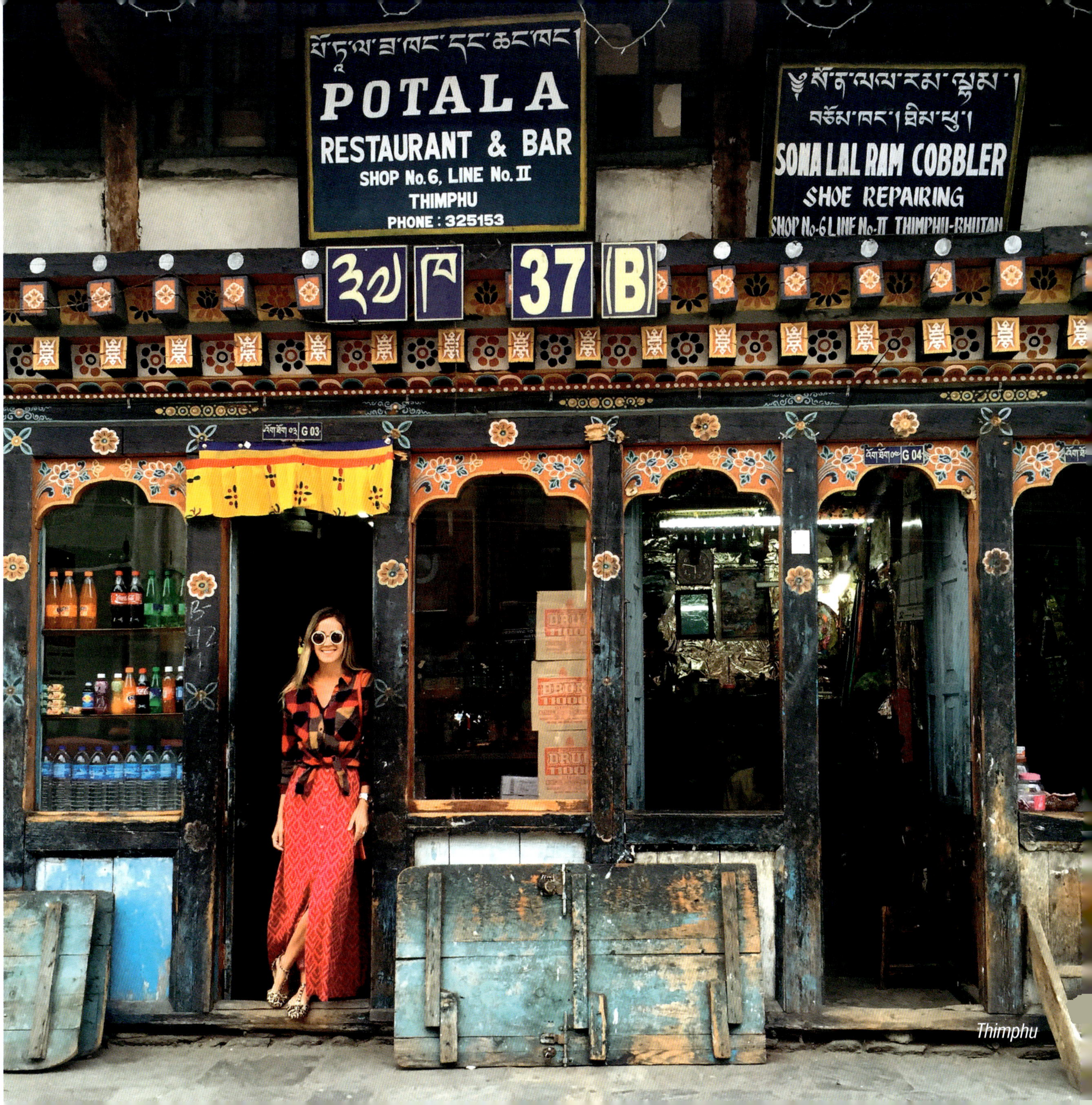
POTALA
RESTAURANT & BAR
SHOP No.6, LINE No.II
THIMPHU
PHONE : 325153
SONA LAL RAM COBBLER
SHOE REPAIRING
SHOP No-6 LINE No-II THIMPHU-BHUTAN
37 (B)
G 03
G 04
Thimphu

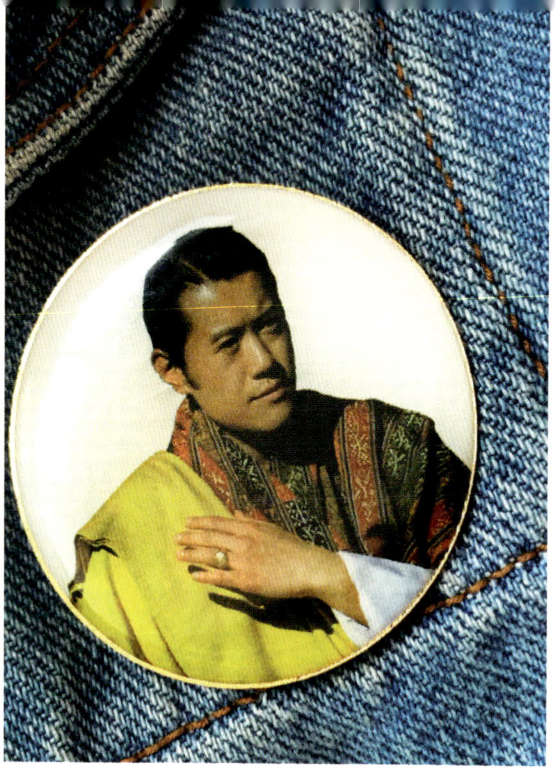

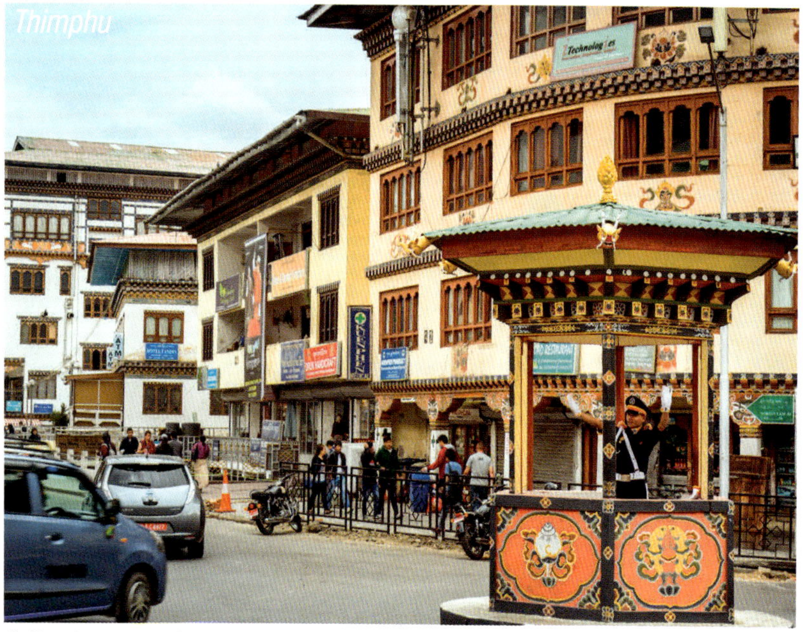


O Butão não trabalha com semáforos, somente com guardinhas na sua casinha orientando o trânsito no meio da rua. Fofos!

*Bhutan does not have traffic lights, only guards in their little booths directing the traffic in the middle of the street. Cute!*

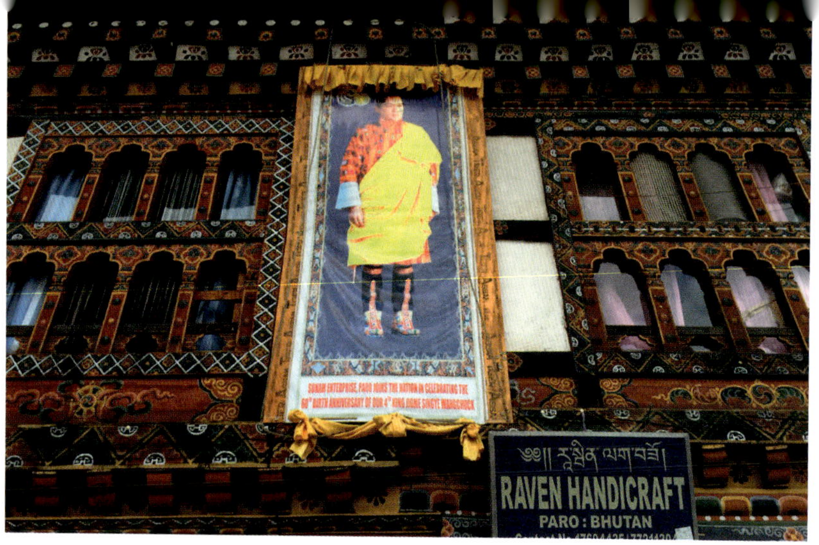


A família real é adorada pelos butaneses, e fotos dele são vistas por todo o país, nos estabelecimentos comerciais, nas suas casas e até nas suas roupas, em formato de broche. O quarto rei do Butão, Jigme Singye Wangchuck, tornou-se rei muito jovem, aos 17 anos, com o falecimento do seu pai. Em 2006, introduziu a democracia no país, mesmo contra a vontade do seu povo, que tanto o adora e gostaria que sua família permanecesse no governo para sempre. Mas, pensando nas futuras gerações e no desenvolvimento do país, ele aprovou uma nova constituição para o Butão. Ele também abdicou de seu reino a favor do seu filho, o quinto rei, Jigme Khesar Namgyel Wangchuck, que já foi coroado para exercer o novo papel de monarca constitucional, sem poder executivo. Então os butaneses votaram pela primeira vez em 2008, terminando o modelo de monarquia absoluta. As leis e regras do rei são muito respeitadas, tanto que o Butão é o único lugar do mundo em que é proibido vender cigarro. O rei determinou que ninguém pode ter mais de dois filhos — e ninguém tem, numa relação de adoração e respeito ao rei.

*The royal family is adored by the Bhutanese, and their photos are seen all over the country, in the shops, in their homes and even in their clothes, in the form of brooches and pins. The fourth king of Bhutan, Jigme Singye Wangchuck, became king very young, at the age of 17, after the passing of his father. In 2006, he introduced democracy in the country, even against the will of his people that love him so much and would rather have his family remaining in government forever. But, thinking in future generations and in the development of the country, he approved a new constitution for Bhutan. He also abdicated his kingdom in favour of his son, the fifth king Jigme Khesar Namgyel Wangchuck, who has already been crowned to engage in the new role of constitutional monarch without executive power. Then, Bhutanese voted for the first time in 2008, ending the model of absolute monarchy. The laws and rules of the King are much respected, so that Bhutan is the only place in the world that forbids cigarettes. The King ruled that no one can have more than two children and no one has. It is a relationship of worship and respect to the king.*

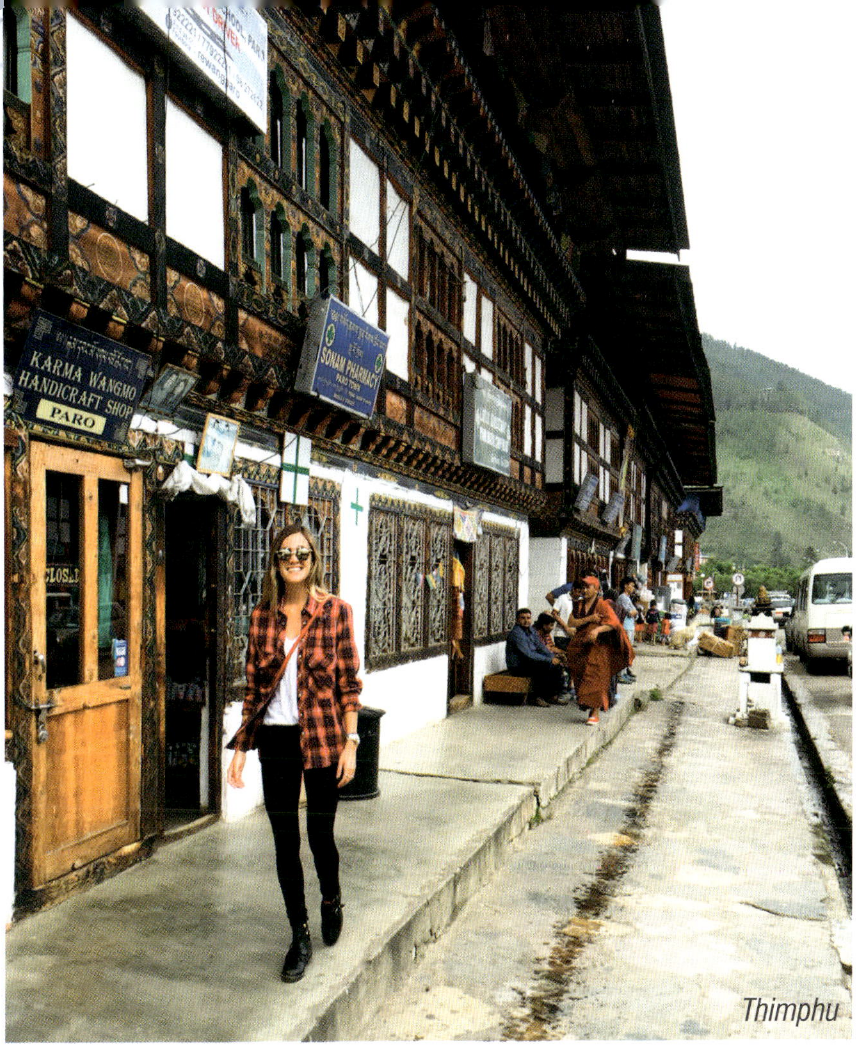

Thimphu

Ao passear pela cidade, nos sentimos na década de 30. O comércio é bastante rústico, lembrando as mercearias de antigamente, que vendiam de tudo. Um fato curioso é a quantidade de pimentas que eles colhem e colocam para secar nos telhados.

Outra curiosidade é que não pode haver propaganda de nada, então não existe a poluição visual que costumamos ver em outros locais. Em frente aos comércios, as placas são padronizadas e sem cores.

*While strolling through the city we felt in the 1930's. The local trade is rather rustic, resembling the grocery stores of old that sold a bit of everything. A curious fact is the amount of peppers that they harvest and put to dry on the roofs.*

*Another curiosity is that there cannot be any advertising, so there isn't the visual pollution that we see in other places. In front of the trades the boards are standardized and colourless.*

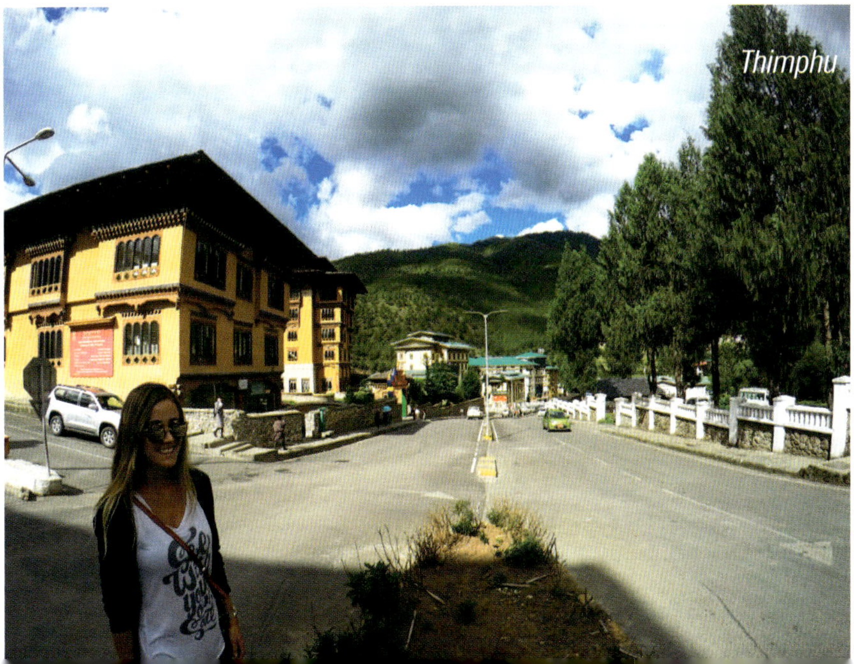
Thimphu

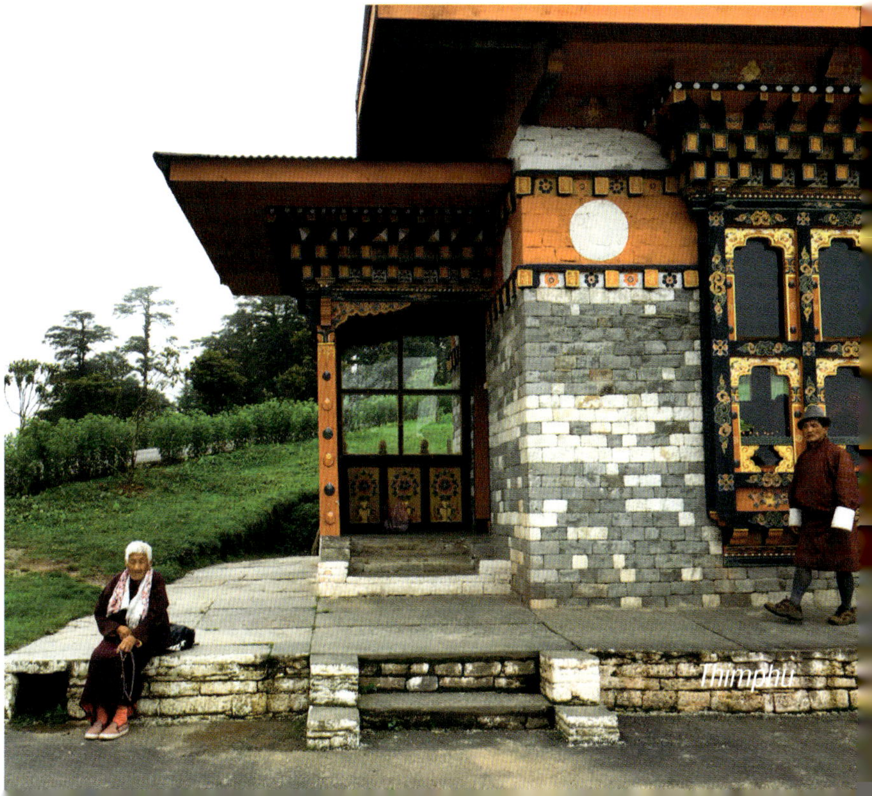
Thimphu

Os locais vivem de uma forma muito diferente daquela a que estamos habituados. Eles não são apegados a bens materiais, com poucos objetos dentro de casa, somente o necessário. Para guardar alimentos e roupas, usam cestas e pequenos baús. Não existem grandes armários, nem mesas, e eles comem sentados no chão. Para eles, seguindo a lógica do budismo, o caminho da felicidade inclui a superação do desejo do "ter", e eles estão mais preocupados em "ser". Desde a casa mais humilde até a mais rica, todas têm uma sala reservada para oração.

O dono da casa nos serviu uma bebida típica butanesa: o chá de manteiga. Era quente e não tinha muito gosto. Para acompanhar, ele nos orientou que colocássemos dentro da bebida o arroz doce crocante que estava em cima da mesinha.

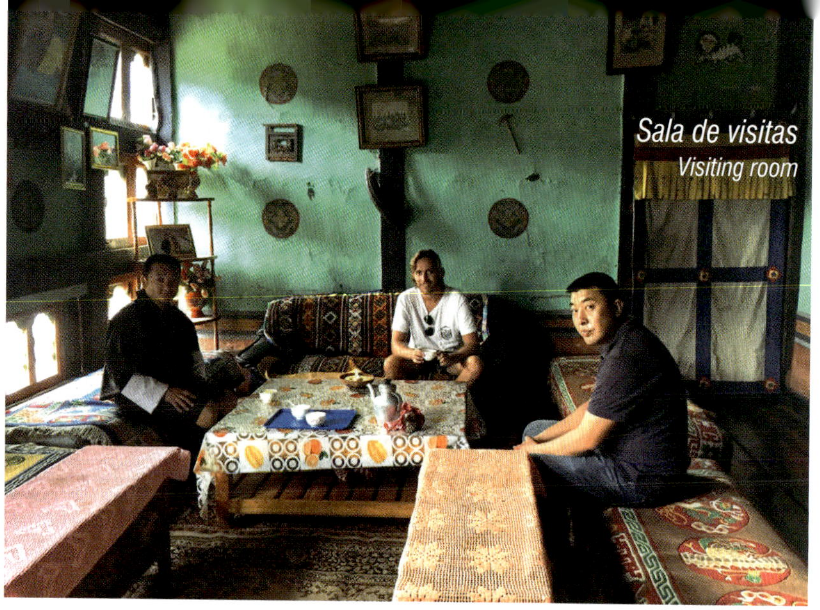

Sala de visitas
*Visiting room*

*Bhutanese people live in a very different way from that we are used to. They are not attached to material goods, with only a few objects inside the house, only the necessary. To store food and clothes, they use baskets and small chests. There are no large cabinets, not tables, and they eat sitting on the ground. For them, following the logic of Buddhism, the path to happiness includes the overcoming of the desire to "have", and they are more concerned with "being". From the most humble to the richest house, all have a room reserved for prayer.*

*The host served us a typical Bhutanese drink: the butter tea. It was hot and didn't taste much. To accompany it, he instructed us to place the crunchy sweet rice that was on the table in the drink.*

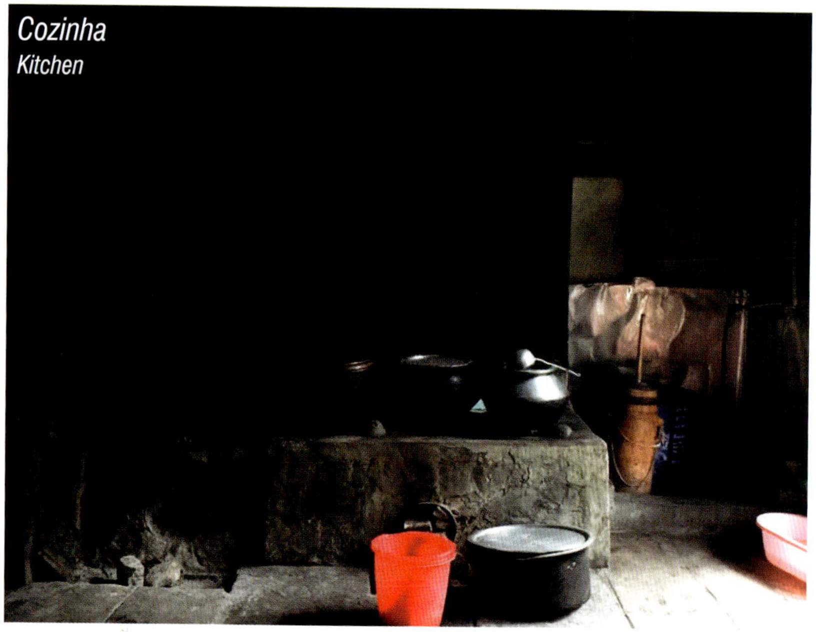

Cozinha
*Kitchen*

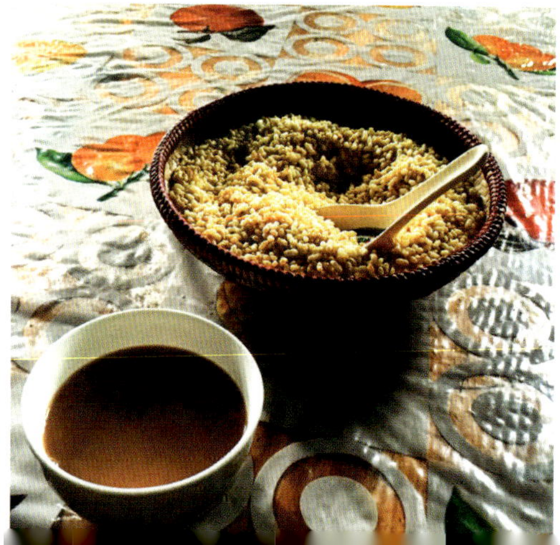

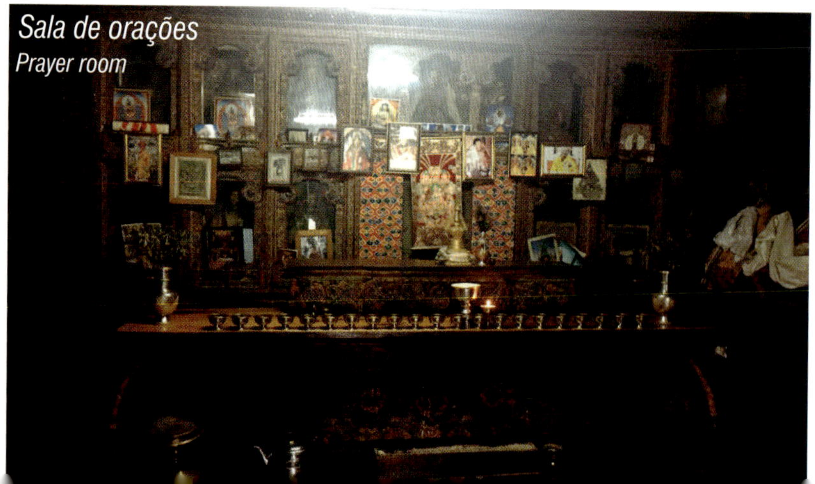

Sala de orações
*Prayer room*

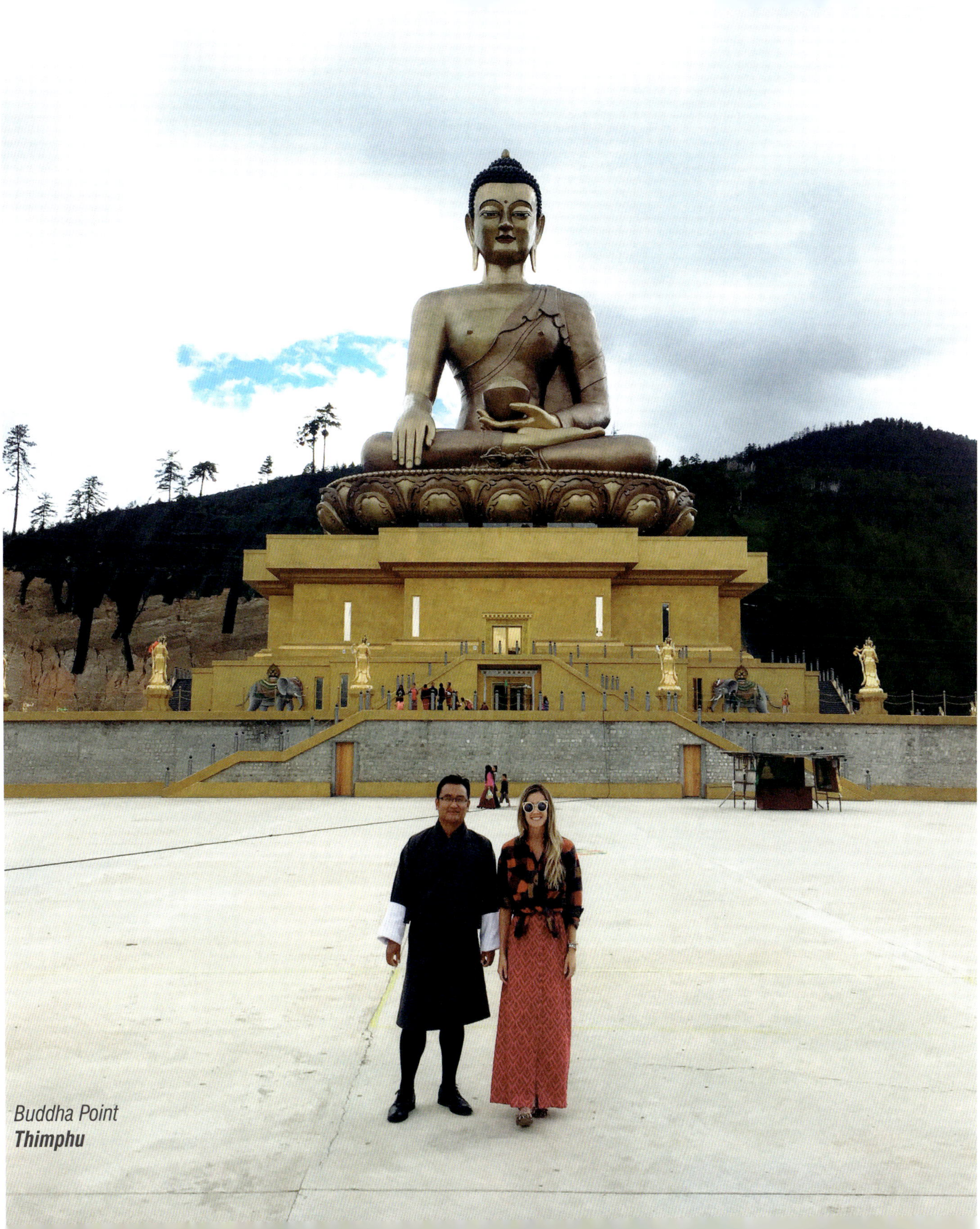

Buddha Point
**Thimphu**

**Buddha Point:** um templo que ainda está em construção, que tem no seu topo a maior estátua do Buda do mundo, medindo aproximadamente 50 metros de altura. Eles acreditam que ela vai se tornar a Oitava Maravilha do Mundo. Fica localizada bem no alto de Thimphu, e por isso dá pra vê-la de diversas partes da cidade.

***Buddha Point:** a temple that is still under construction, which has at its top the largest Buddha statue in the world, approximately 50 meters high. They believe that it will become the 8th wonder of the world. It is located at the very top of Thimphu and therefore, it is possible to see it from various parts of the city.*

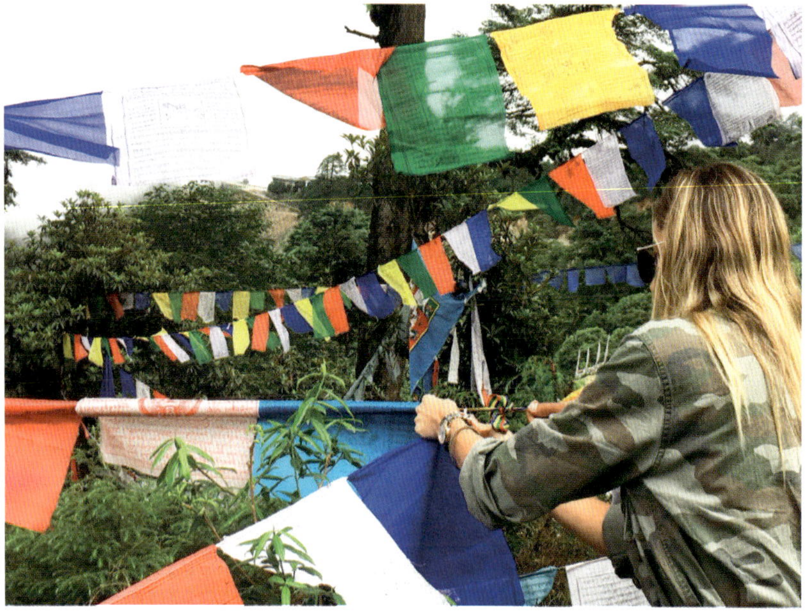

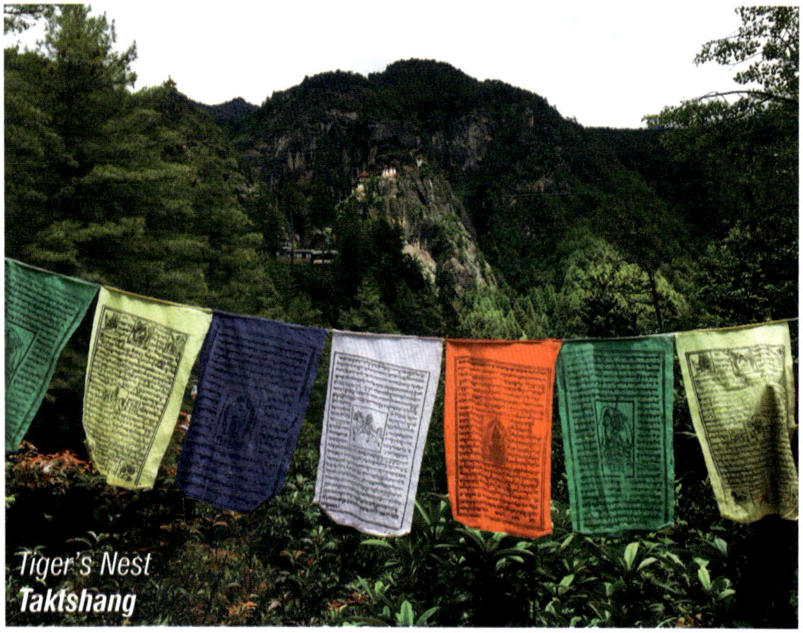

Tiger's Nest
**Taktshang**

Não há como separar espiritualidade e Butão. Ao respirar o ar puro das florestas de pinheiros, ver os rios que descem das mais altas montanhas do Himalaia e as milhares de bandeiras de oração espalhadas, parece que existe algo a mais no ar.

A primeira vez que eu vi as bandeirinhas de oração foi no Butão, e, sem ter ideia do que se tratava, ficava me perguntando: "O que são essas bandeirinhas de festa junina que estão espalhadas por toda parte?". E aí o guia nos contou que a tradição de oferecer bandeiras de oração ao vento começou no Tibete, no século oitavo, por um discípulo do Buda. Tradicionalmente, as bandeiras são erguidas ao ar livre para que as preces sejam levadas e "recitadas" pelo vento por longas distâncias, abençoando a natureza, as pessoas e os animais.

*There is no way to separate spirituality and Bhutan. When breathing the pure air of the pine forest, seeing the rivers that descend from the highest mountains of the Himalaya and the thousands of prayer flags scattered in the middle of the forest, it seems that there is something more in the air.*

*The first time I saw the flags of prayer was in Bhutan, and, having no idea of what was going on, I kept asking myself: "What are these Brazilian June Festival flags scattered everywhere?" Then our guide told us that the tradition of offering prayer flags to the wind began in Tibet in the eighth-century by a disciple of the Buddha. Traditionally, the flags are raised outdoors so that the prayers are taken and "recited" by the wind for long distances, blessing nature, people and animals.*

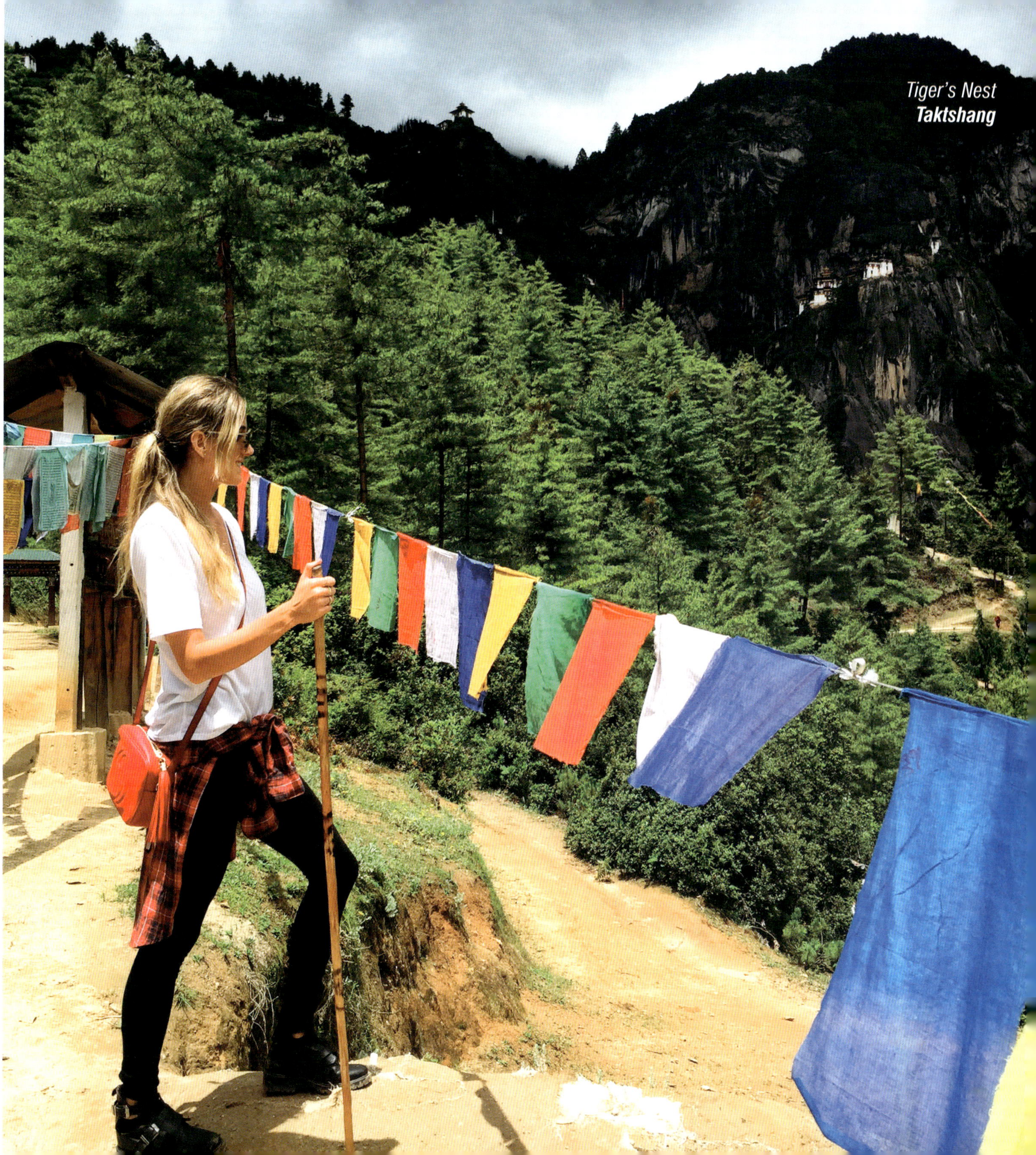

*Tiger's Nest*
***Taktshang***

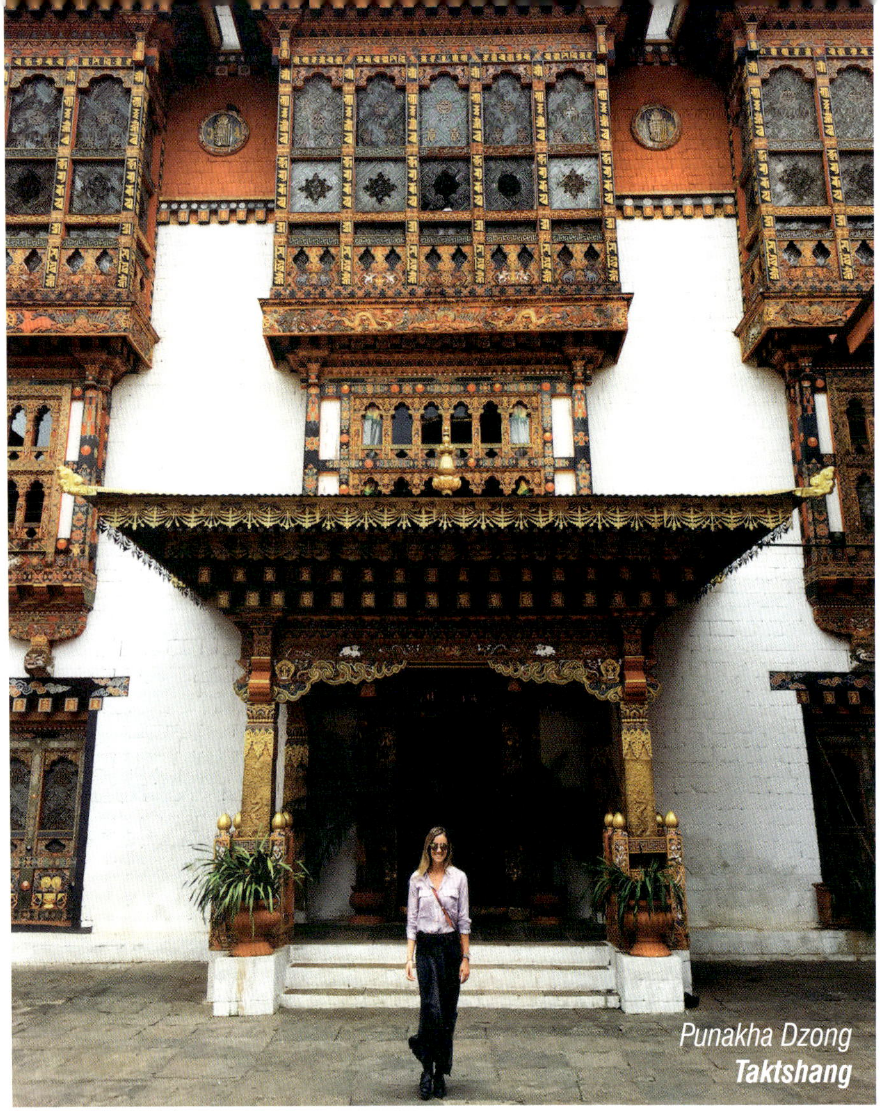


Para preservar a cultura do Butão, existe uma lei de que todas as edificações devem manter o mesmo padrão. Sejam grandes monastérios, habitações particulares ou até postos de gasolina, precisam adequar-se à arquitetura tradicional do país, com cores e formas característicos. É lindo de ver, e as cidades são muito charmosas.

*To preserve the culture of Bhutan, there is a law stating that all buildings should maintain the same pattern. Whether they are large monasteries, private dwellings or even gas stations, they need to adapt to the traditional architecture of the country, with characteristic colours and shapes. It is lovely to see, and the cities are very charming.*

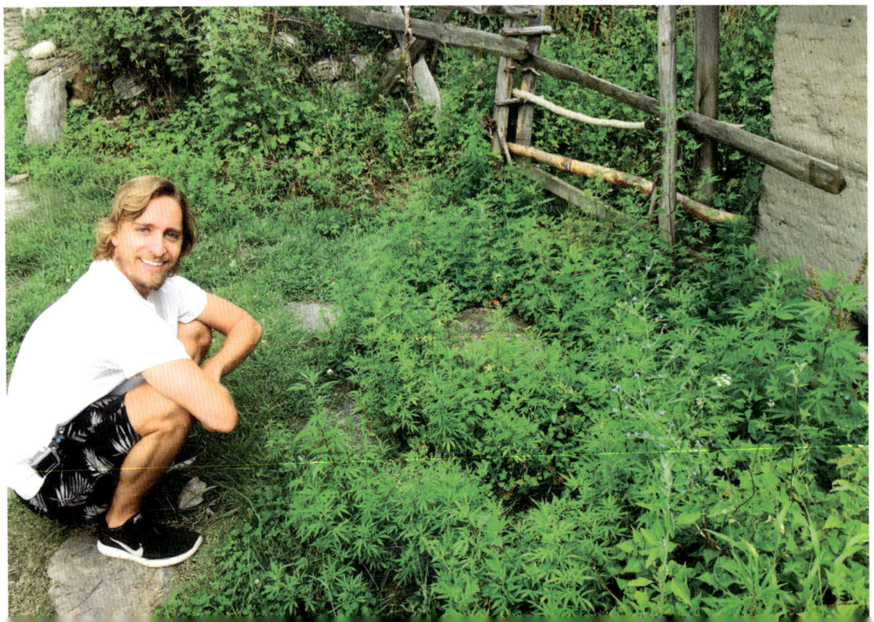

Que matinho é esse? Por todos os cantos era o que a gente mais via no Butão: plantas de maconha, que têm como finalidade alimentar o gado e tingir lã. É ilegal fumar maconha no país, e esse é um dos motivos por que o turismo por lá é controlado. Aproveitando e respondendo ao que mais nos perguntam: não, nós não fumamos a maconha butanesa.

*What is this bush? Everywhere, this was what we saw most in Bhutan: marijuana plants, which are meant to feed cattle and dye wool. It is illegal to smoke marijuana in the country and this is one of the reasons why the tourism is controlled. Taking the chance and answering what we are asked the most: no, we didn't smoke Bhutanese marijuana.*

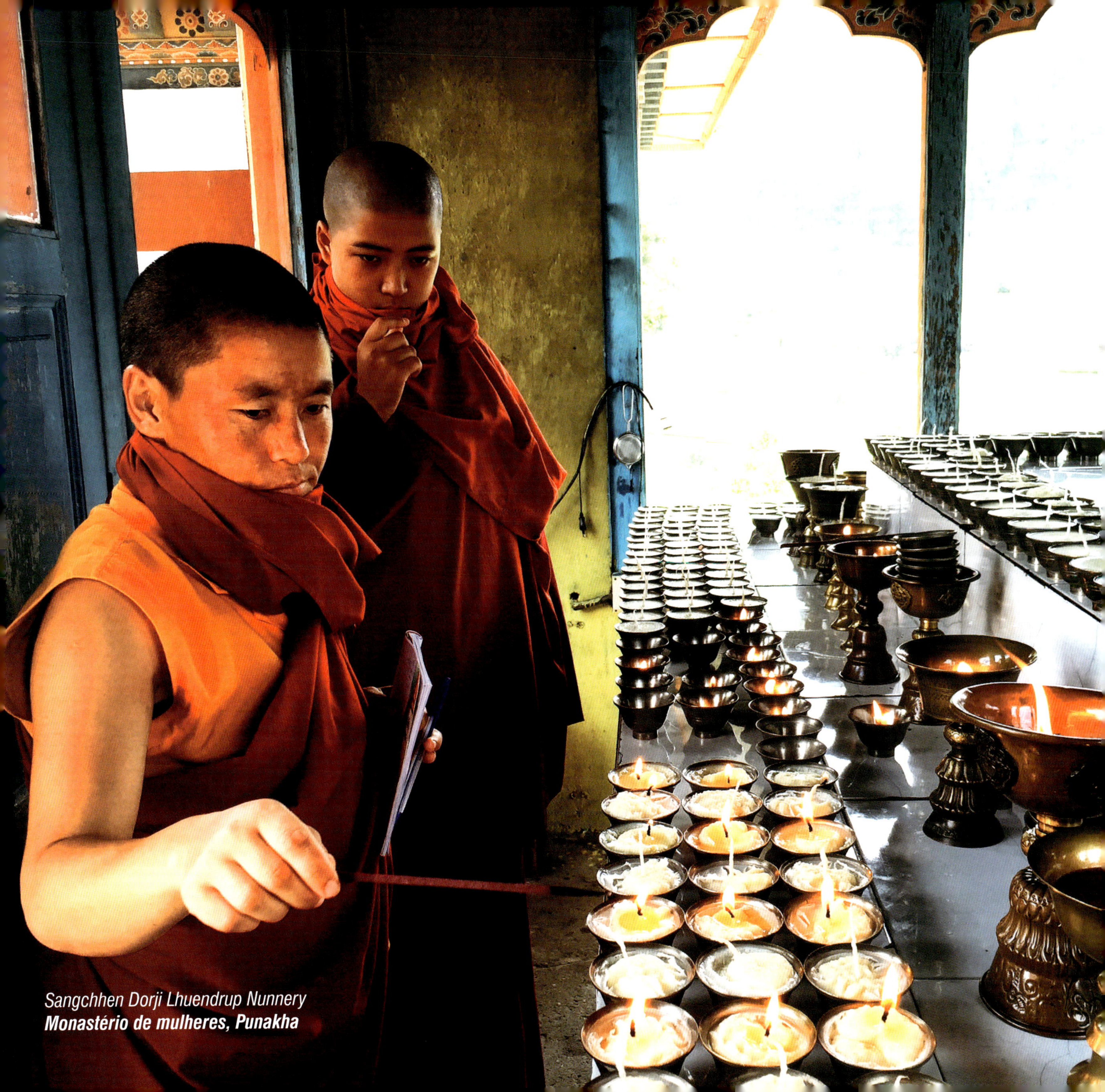

*Sangchhen Dorji Lhuendrup Nunnery*
***Monastério de mulheres, Punakha***

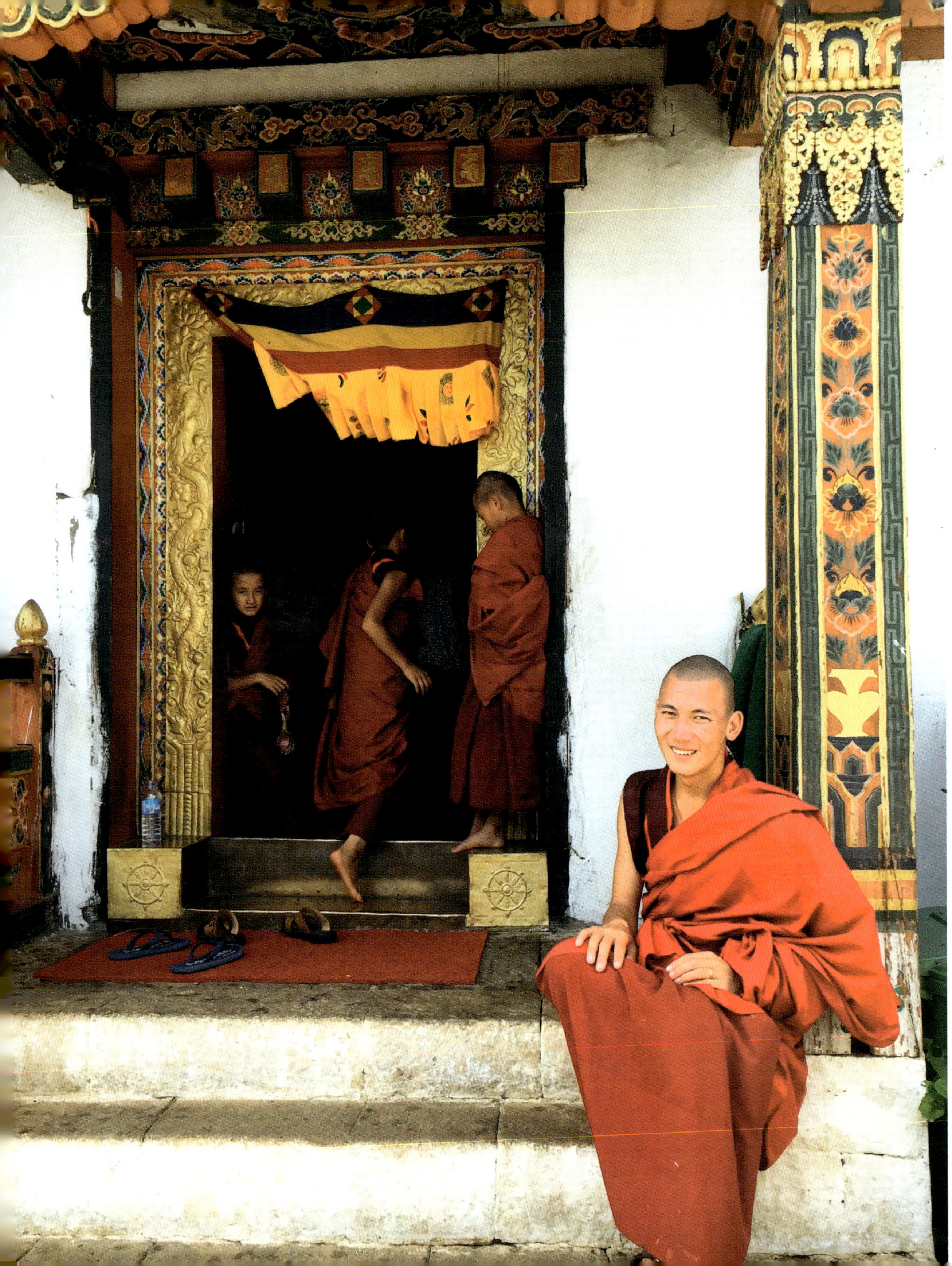

"Minimonges" por todos os lados: todas as crianças que estudam em mosteiros são de famílias muito pobres, e muitas vezes é esse o motivo de estarem lá, pois nas escolas que formam monges elas têm casa, comida e educação de graça.

Os pequenos aprendizes de monges têm uma disciplina bem rigorosa. Uma das aulas é para tentar decorar mantras, que são milhares, muitos escritos em tibetano clássico, que é muito difícil. Eles acordam às 5 horas e já começam a entoar os mantras, sentadinhos e balançando o corpo, que é uma maneira de memorizar mais facilmente.

*"Minimonks" all around: all the children who study in monasteries are from very poor families, and this is often the reason why they are there, for in the schools that form monks they have shelter, food and education for free.*

*The small apprentice monks have a very strict discipline. One of the lessons is to try to memorize the mantras, which are thousands, many written in classic Tibetan, which is very difficult. They wake up at 5 o'clock and already start chanting the mantras, siting and swaying the body, which is a way to memorize them in an easier manner.*

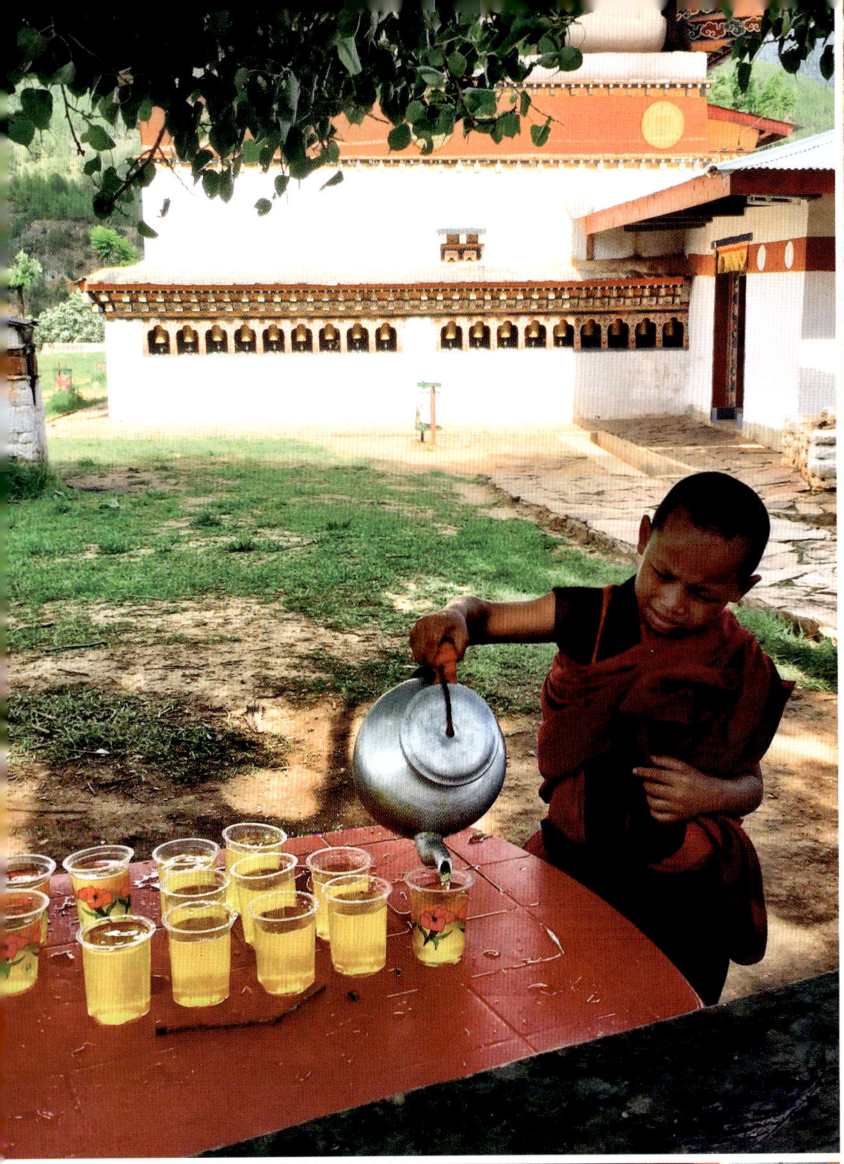
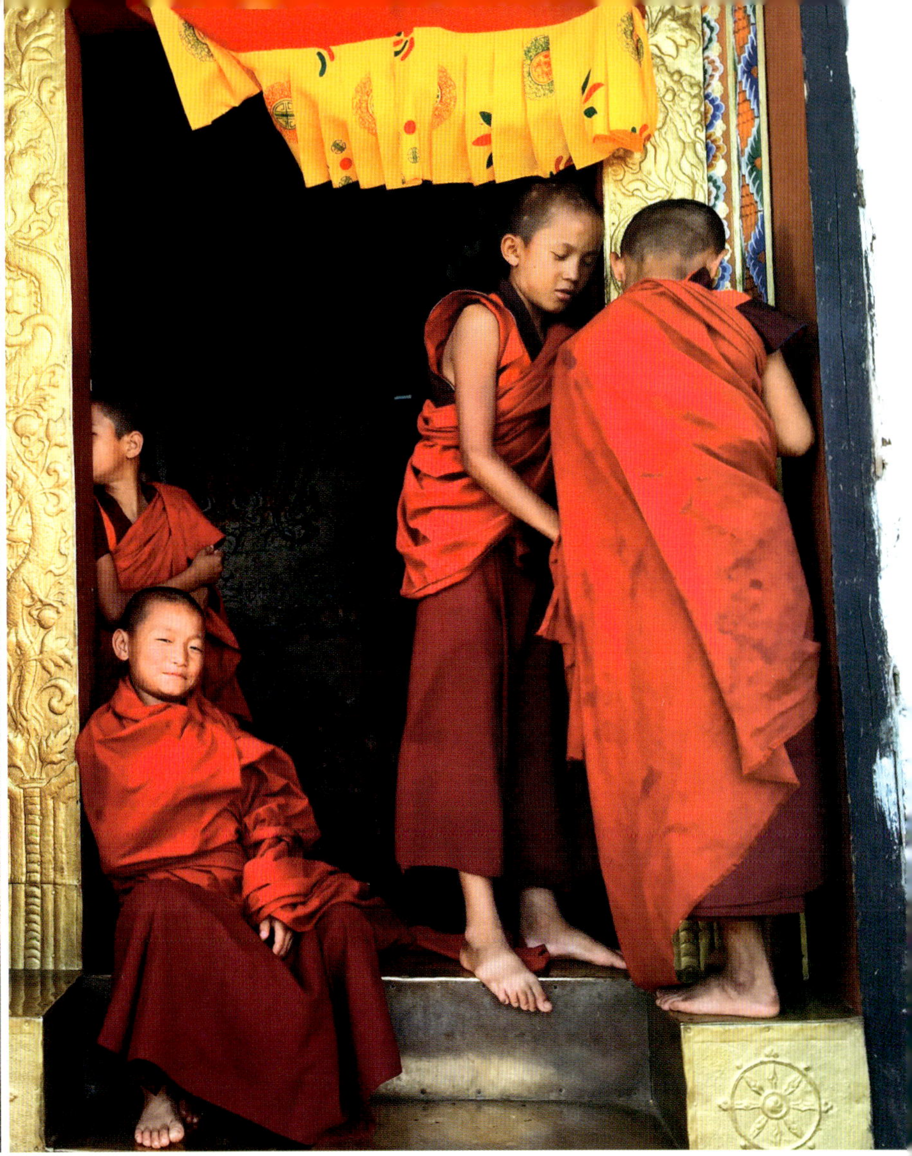
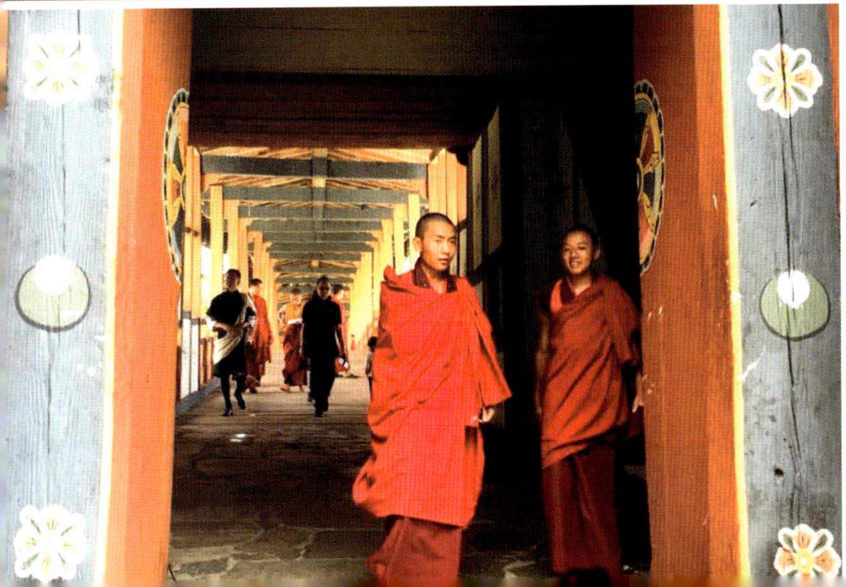
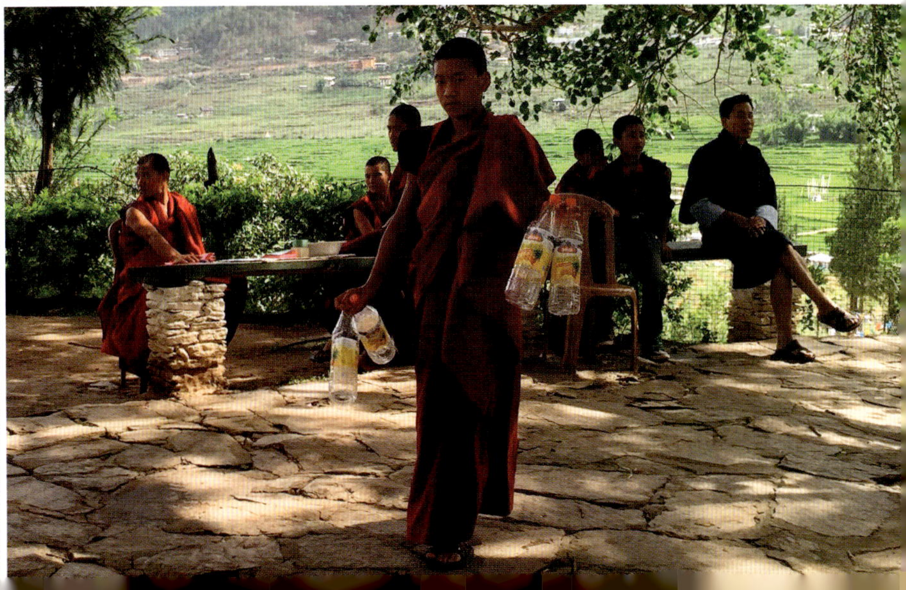

O que mais nos encantou no Butão: os butaneses. É inexplicável, só estando lá e olhando dentro dos olhos deles para perceber o quanto são puros, verdadeiros, queridos, simples, humildes e inocentes.

Um lugar realmente muito especial, onde nos sentimos em paz, respirando um ar tão puro e sentindo uma energia tão boa, que é até difícil descrever.

*"Kadinche-la!"* ("obrigada" em butanês).

*What enchanted us the most in Bhutan: Bhutanese people. It is inexplicable. One can only realize how pure, true, sweet, simple, humble and innocent they are by being there and looking into their eyes.*

*A really special place, where we feel at peace, breathing such pure air and feeling such a good energy, which is even difficult to describe.*

"Kadinche-la!" *("thank you" in Bhutanese).*

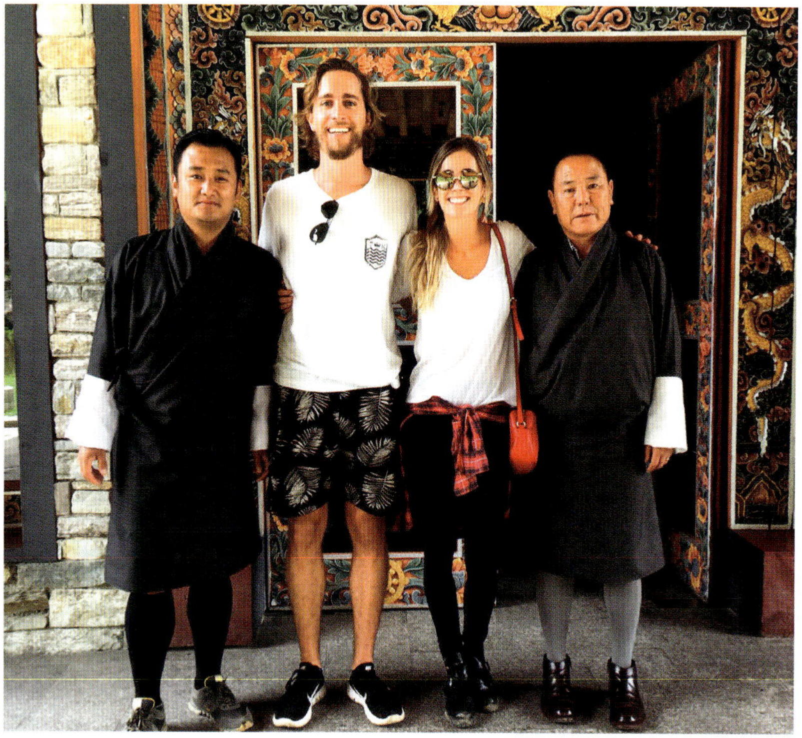

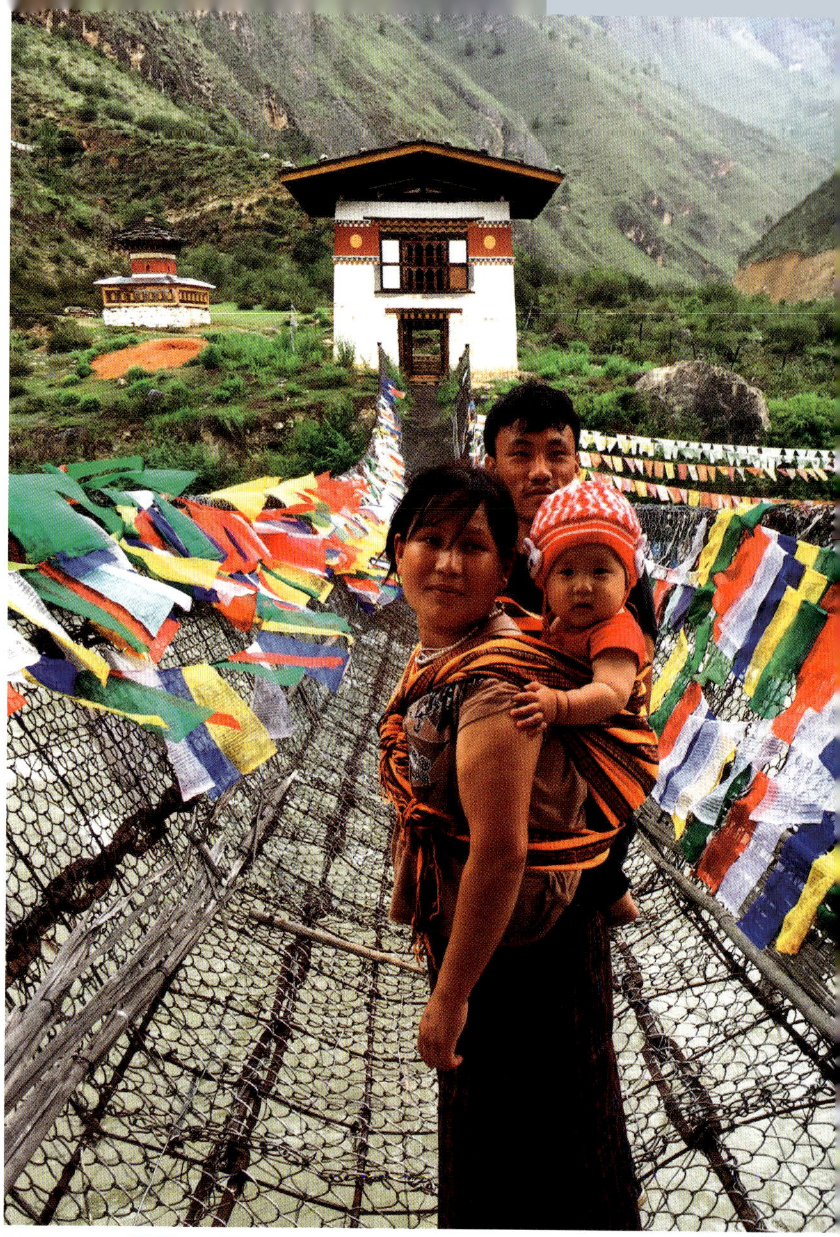

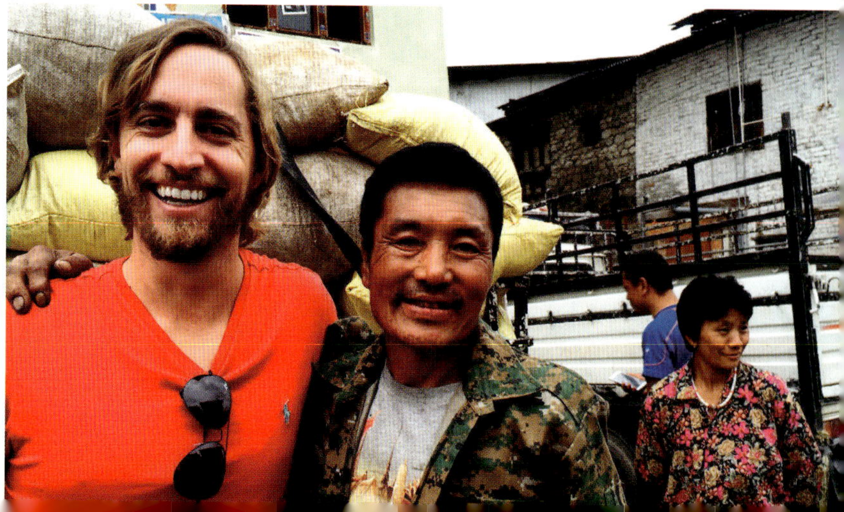

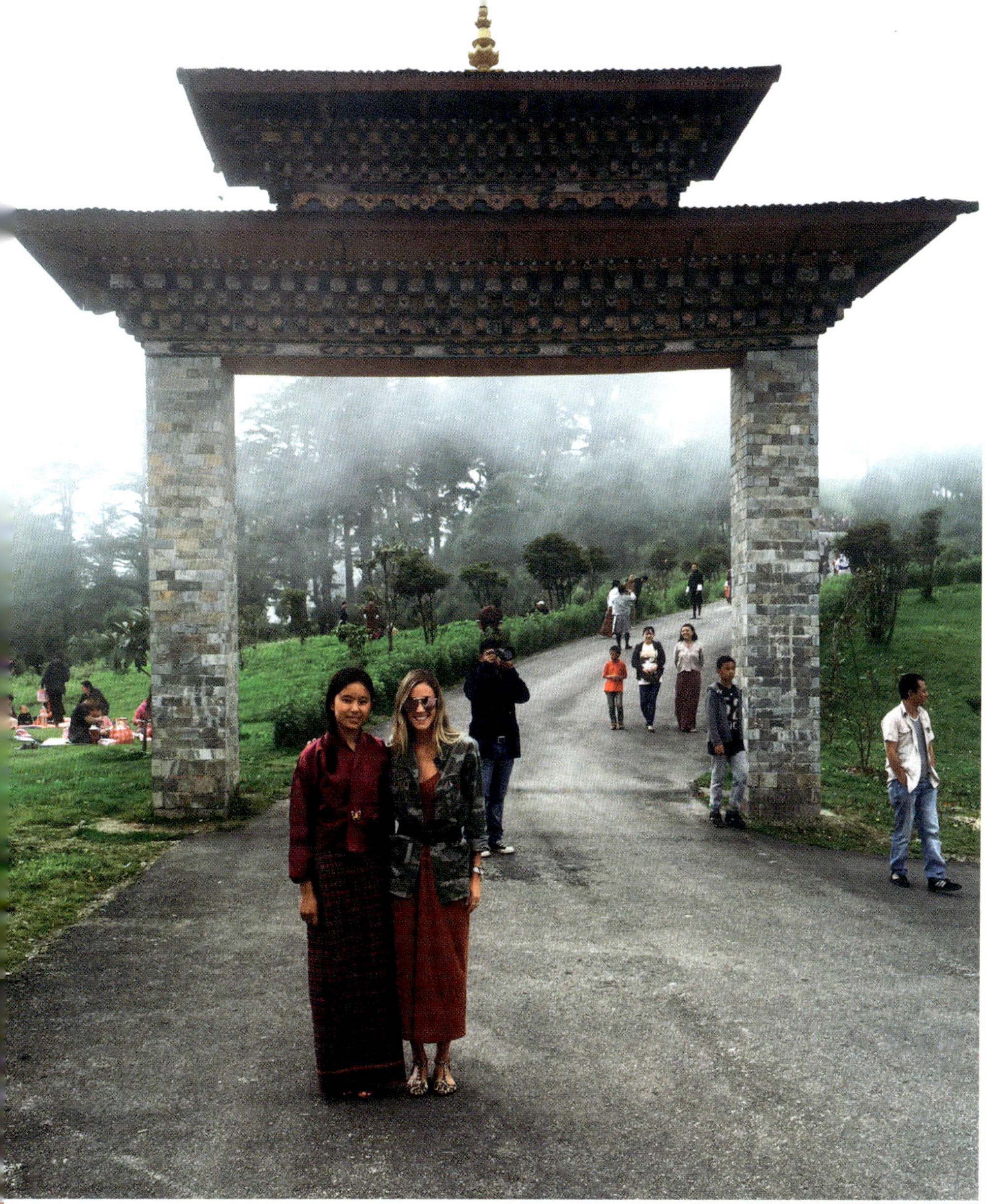

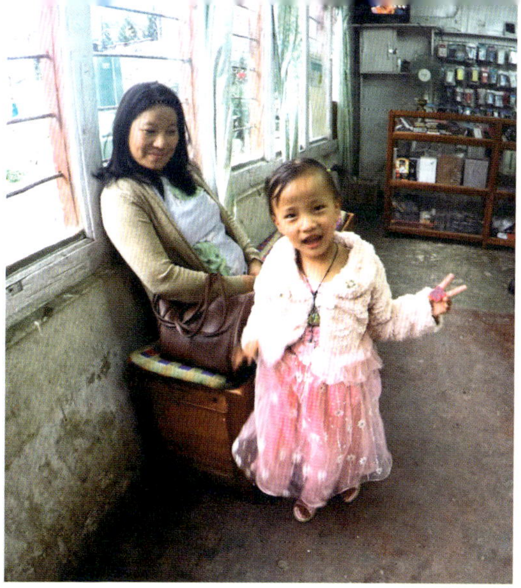

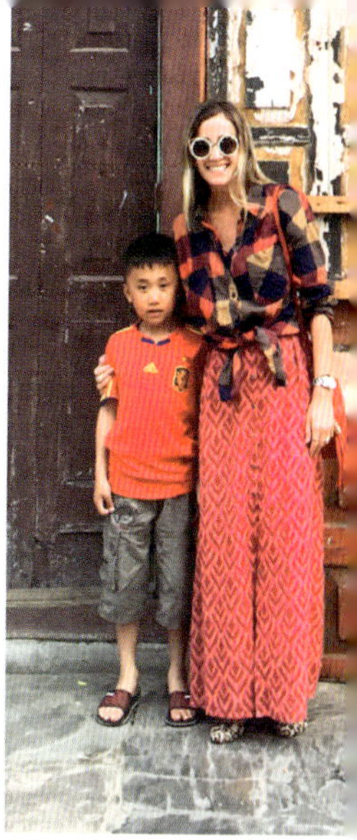

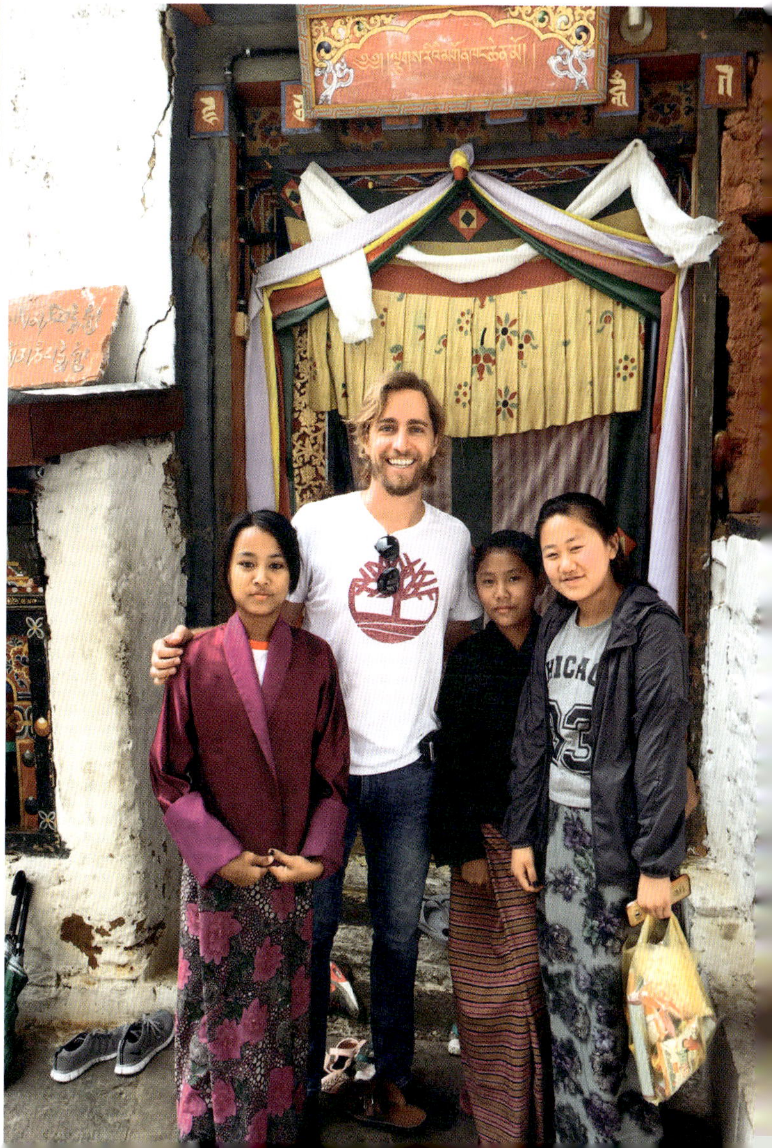

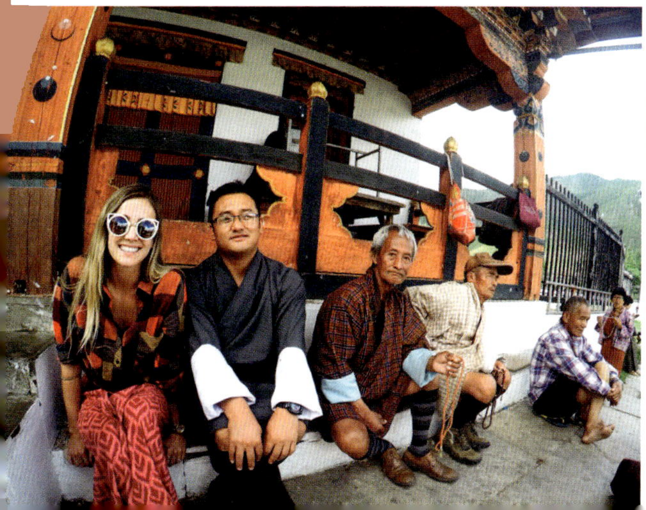

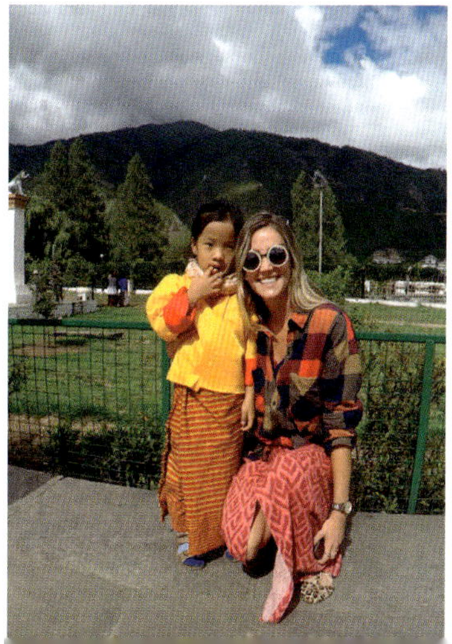

# ÍNDIA

## UM CHOQUE CULTURAL E ESPIRITUAL

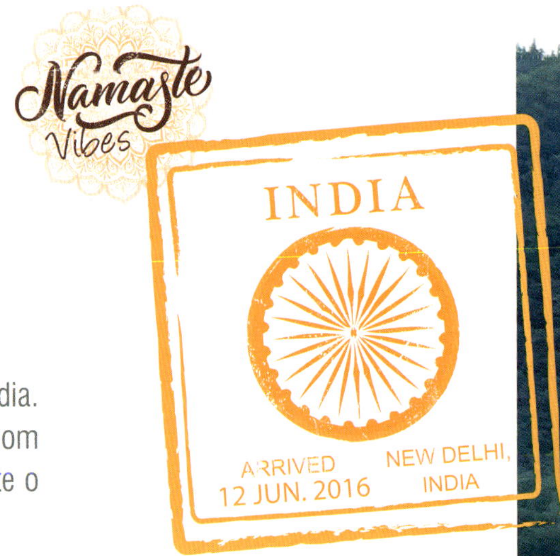


Depois de 127 dias de viagem, chegamos ao décimo país: a Índia. Voamos direto para Delhi, e, chegando lá, ficamos muito chocados com a confusão, a sujeira, o tumulto, a falta de educação — exatamente o oposto da experiência que tivemos no Butão.

No aeroporto, o taxista jogou as nossas malas em cima do carro, em um rack, e ela foi solta durante todo o percurso até o hotel. E nós, como quaisquer brasileiros, apreensivos e já pensando que alguém poderia roubá-las em todos os lugares que o carro parava. Mas, apesar de toda a pobreza, confusão e tumulto, não existe violência no país.

Assim, mais uma cultura diferente do que já havíamos experienciado nos foi apresentada. A impressão ruim que tivemos nos primeiros dias ficou para trás assim que vivenciamos um lindo ritual hindu às margens do rio Ganges, e, dias depois, numa cidadezinha aos pés do Himalaia, chamada Leh Ladakh, onde descobrimos um povo muito querido e receptivo, que vive em busca do sentido da vida.

*SPIRITUAL AND CULTURAL SHOCK*

*After 127 days of travel we arrived at the tenth country: India. We flew straight to Delhi, and, getting there, we were very shocked by the confusion, the dirt, the tumult, the bad manners — just the opposite of the experience we had in Bhutan.*

*At the airport, the taxi driver threw our bags on the top of the car, in a rack, and they were let lose all the way to the hotel. And we, like any Brazilians, were apprehensive and already thinking that someone could steal them anywhere the car stopped. But, in spite of all the poverty, confusion and turmoil, there isn't violence in the country.*

*Thus, another culture so different from what we had experienced before was presented to us. The bad impression we had in the early days was left behind as we experienced a beautiful Hindu ritual on the banks of the Ganges River, and days later, in a little town at the foot of the Himalayas called Leh Ladakh, where we discovered such a lovely and receptive people living in search of the meaning of life.*

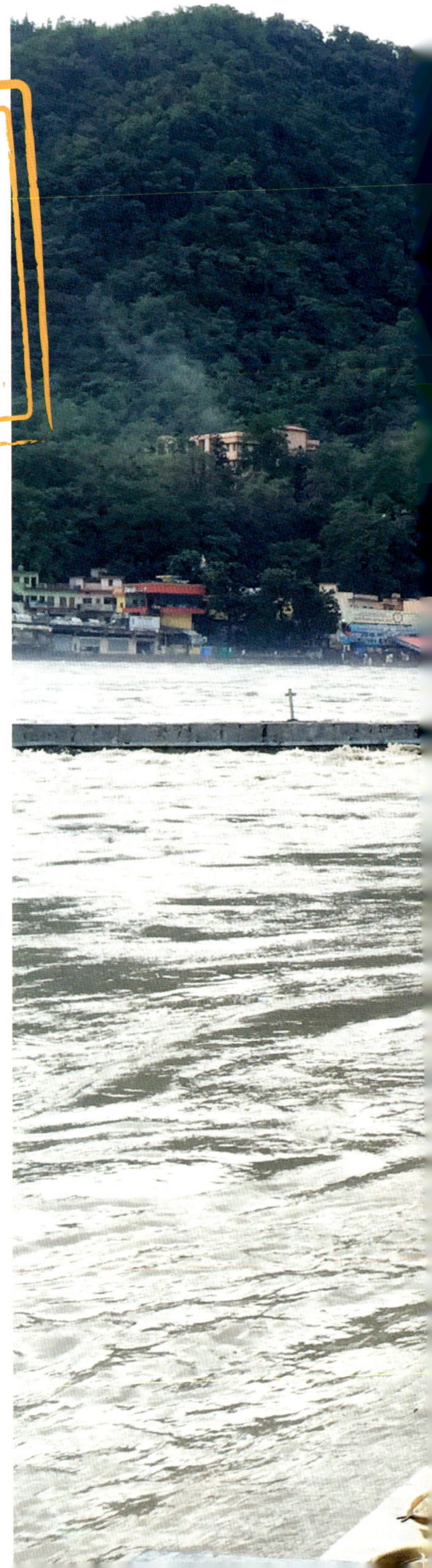

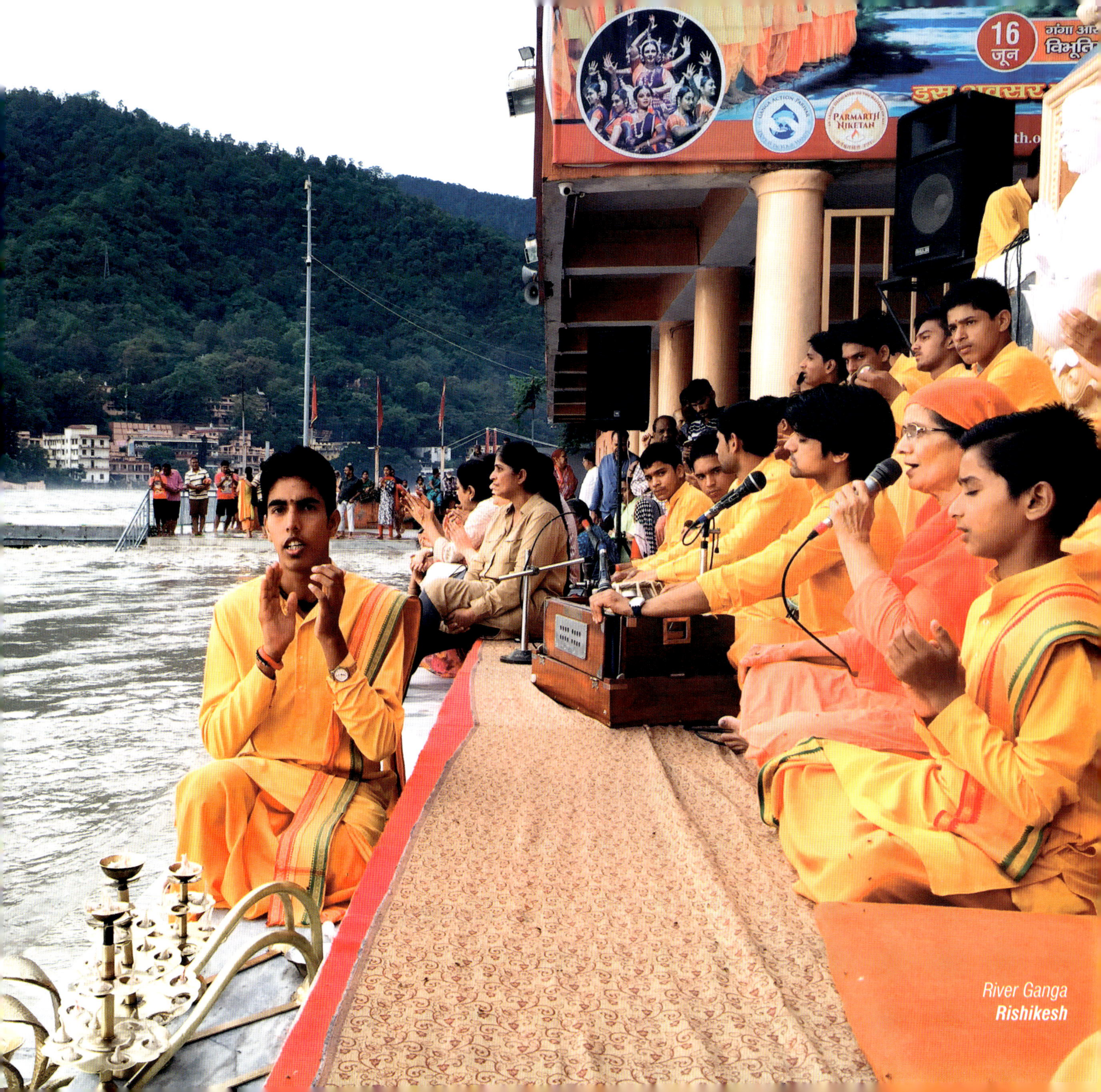


River Ganga
**Rishikesh**

Bastou aceitar tirar uma foto com um indiano, que o caos se instarou, e ali começou uma sessão de fotos infinita, com muitos deles surgindo do nada e formando uma fila para a foto, especialmente no Taj Mahal.

#babadogritariaeconfusão

*All it took was to accept taking a photo with an Indian that chaos had set in, and there began an infinite photo session, with many of them coming out of nowhere and forming a queue for the photos, especially at the Taj Mahal.*

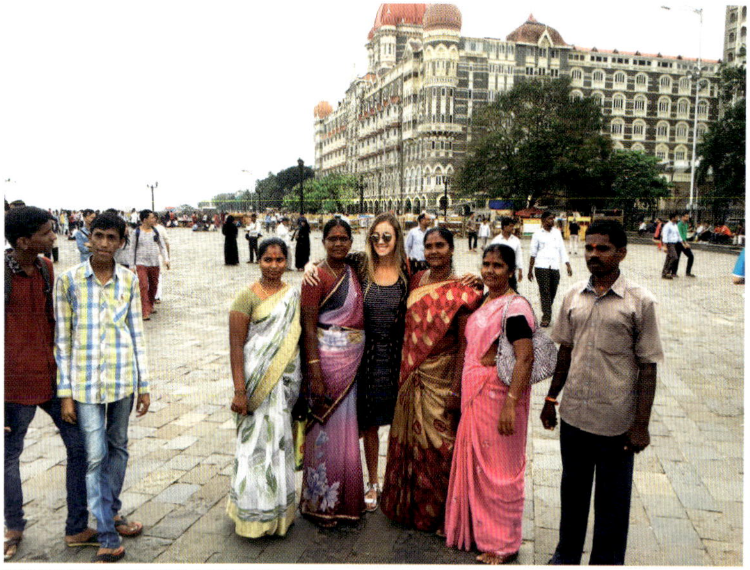

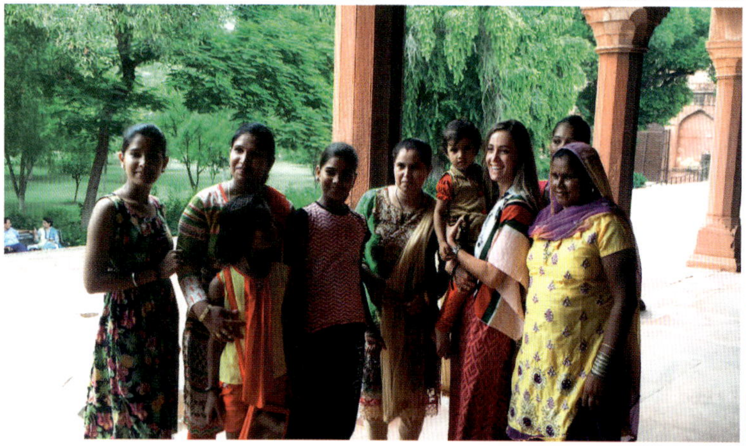

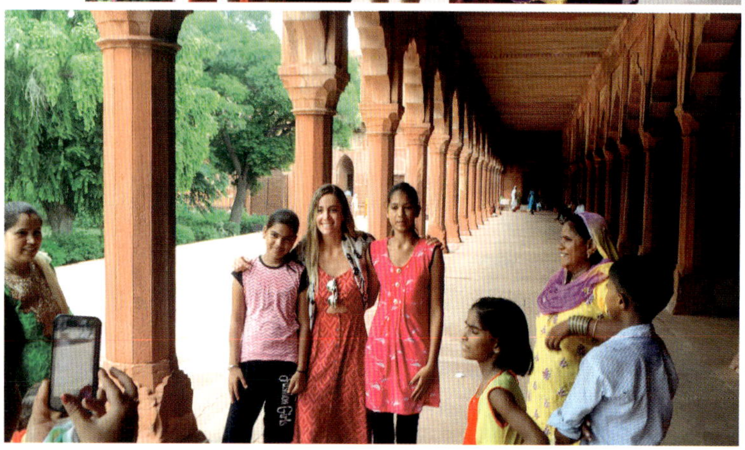

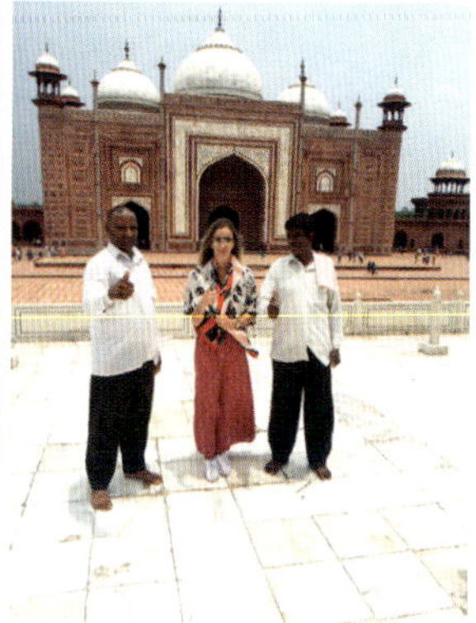

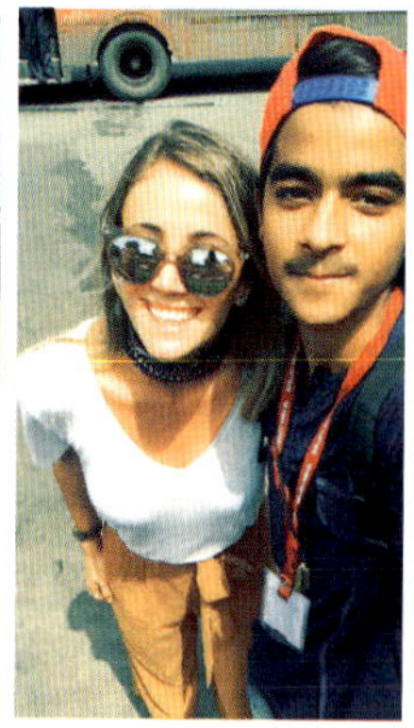

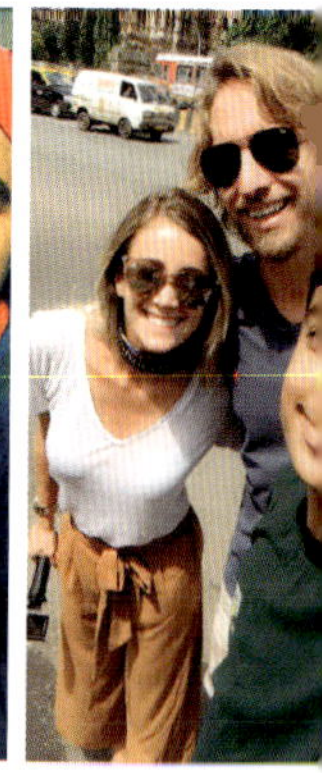

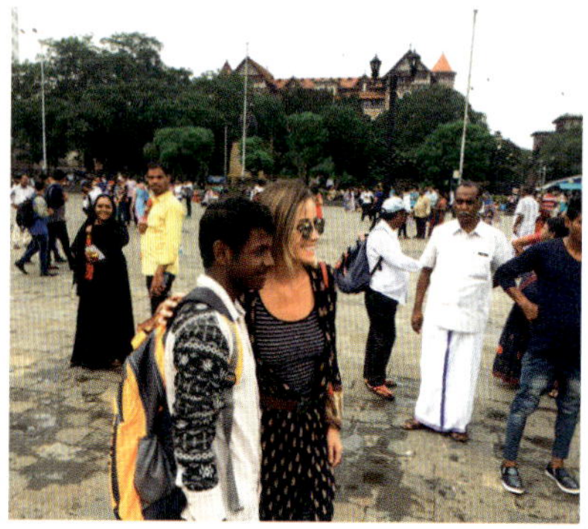

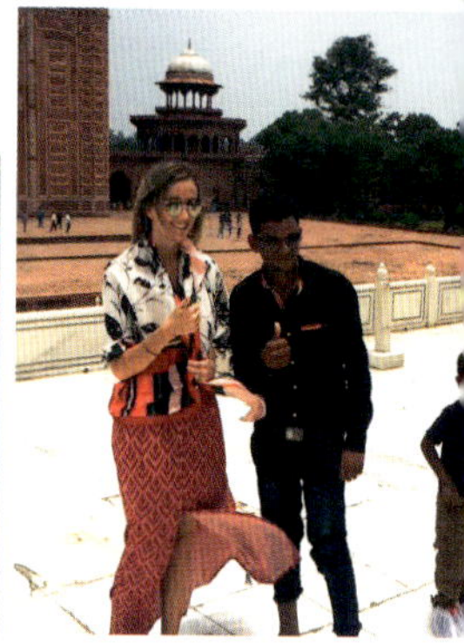

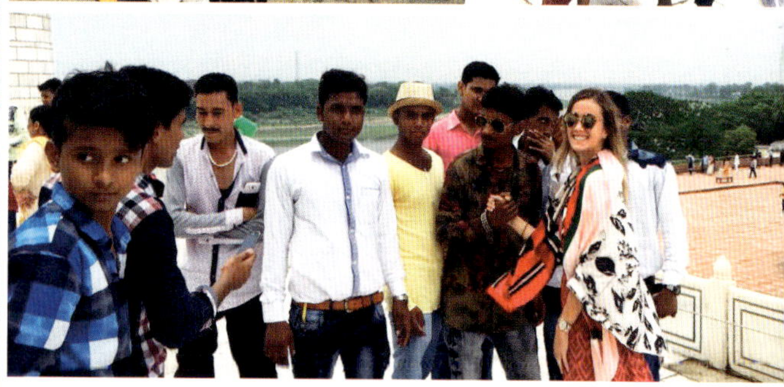

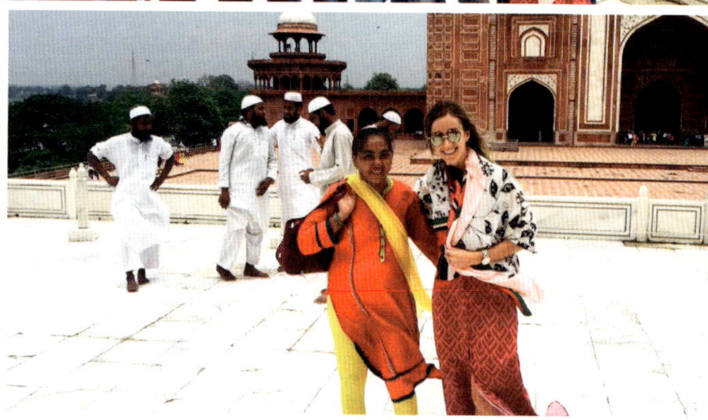

O Taj Mahal é extremamente turístico e, consequentemente, estava lotado e bem tumultuado. Ficamos bastante assustados com as pessoas nos rodeando, pois eram pessoas do interior da Índia, que provavelmente nunca viajaram e viram alguém tão diferente deles. Bastou aceitar tirar uma foto com um indiano, que na hora uma multidão se aproximou e ficou no aguardo da tão esperada foto conosco. Nesse momento nos sentimos celebridades, com cerca de 30 pessoas à nossa volta. Foi bem engraçado. Não parava de chegar gente, e ficamos cerca de uma hora na função dos “fãs”.

*The Taj Mahal is extremely touristy and, consequently, it was crowded and very tumultuous. We were quite frightened by the people in the surrounding, because they were people from the countryside of India, who probably never travelled and saw someone so different from them. All it took was to accept taking a photo with an Indian, that, in a blink of an eye, a crowd came close and waited for the long awaited photo with us. In this moment we felt like celebrities, with about 30 people around us. It was pretty funny. People kept coming, and we stayed for about an hour for the “fans”.*

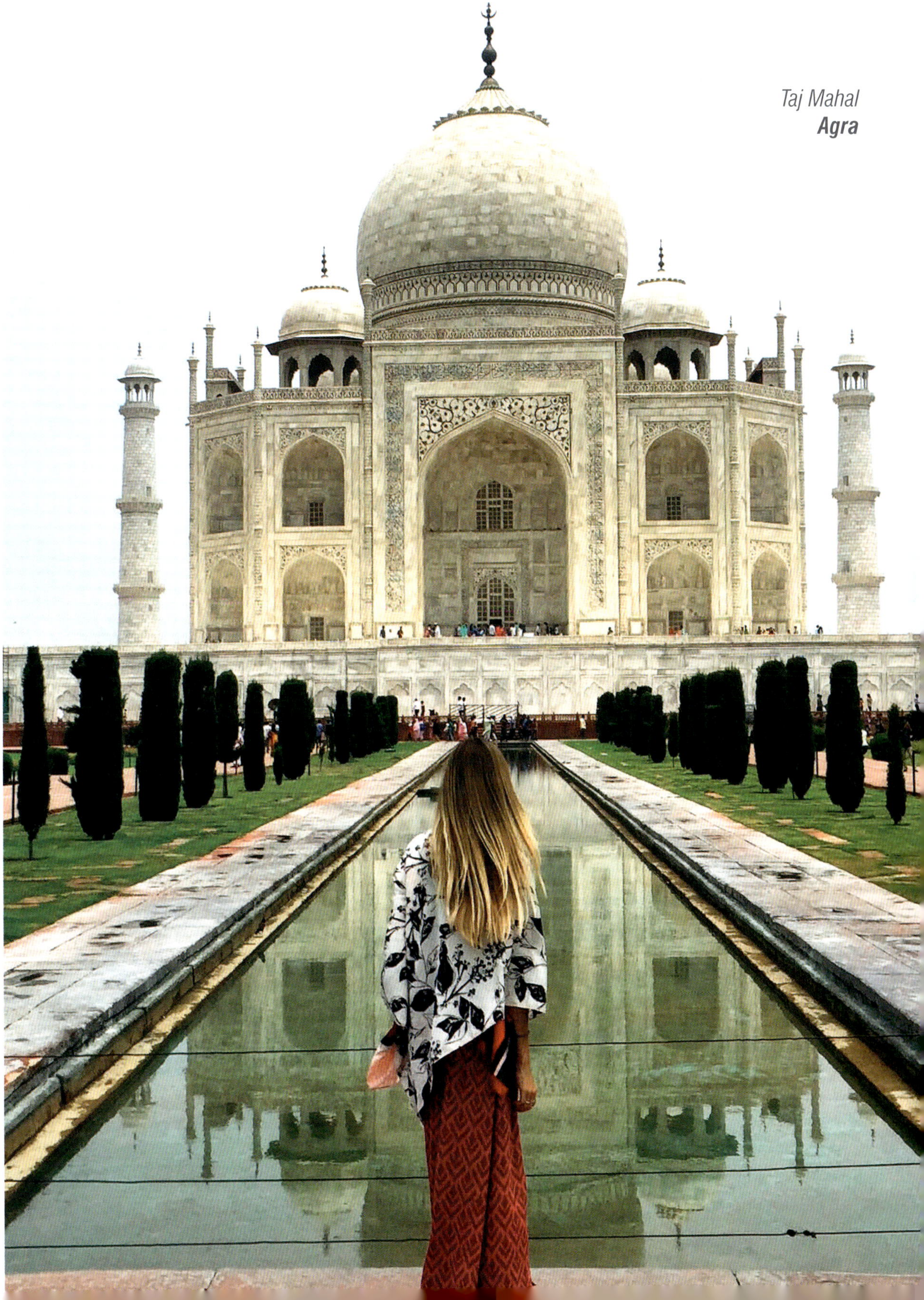

*Taj Mahal*
***Agra***

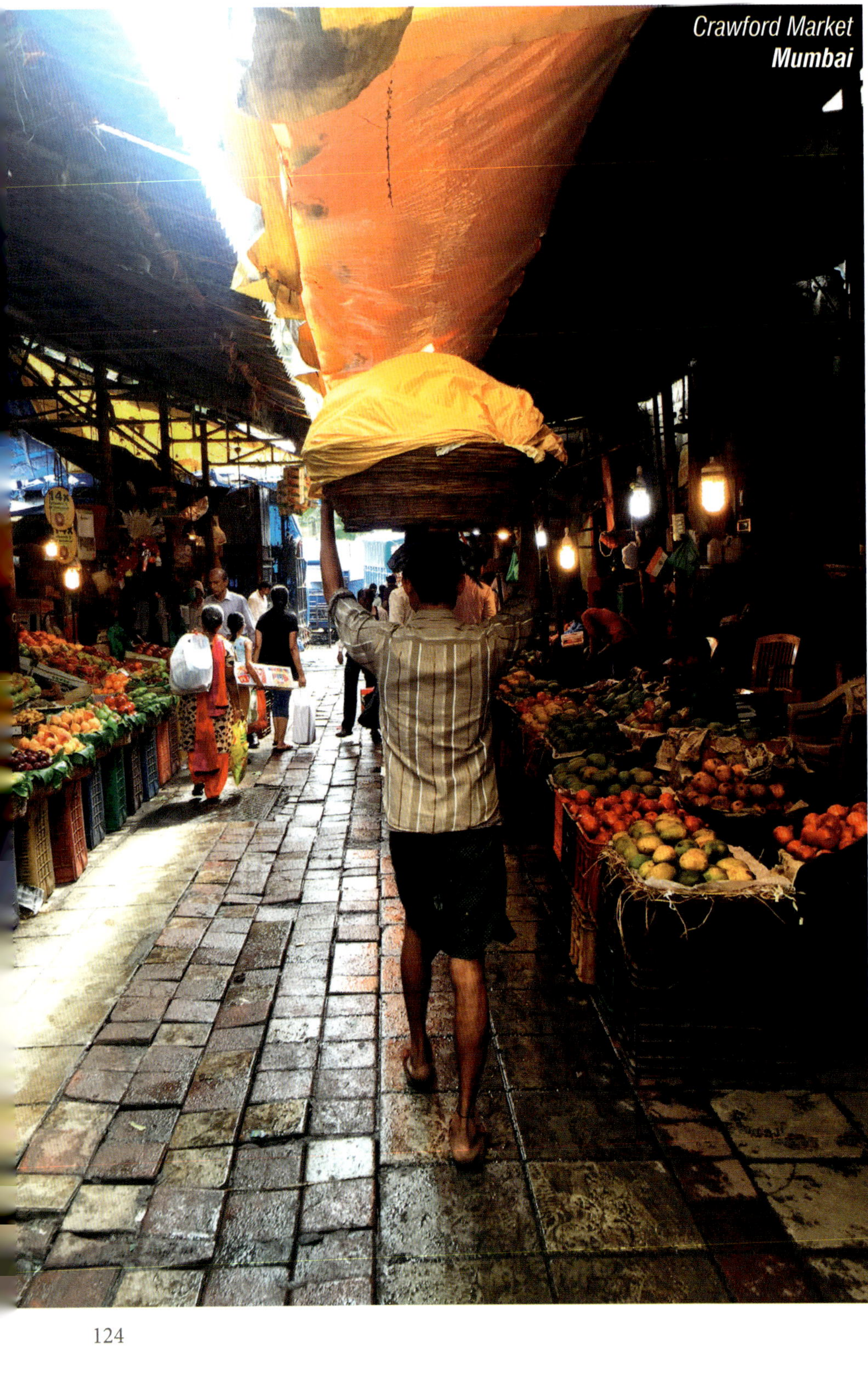

Crawford Market
**Mumbai**

Chhatrapati Shivaji Terminus
**Mumbai**

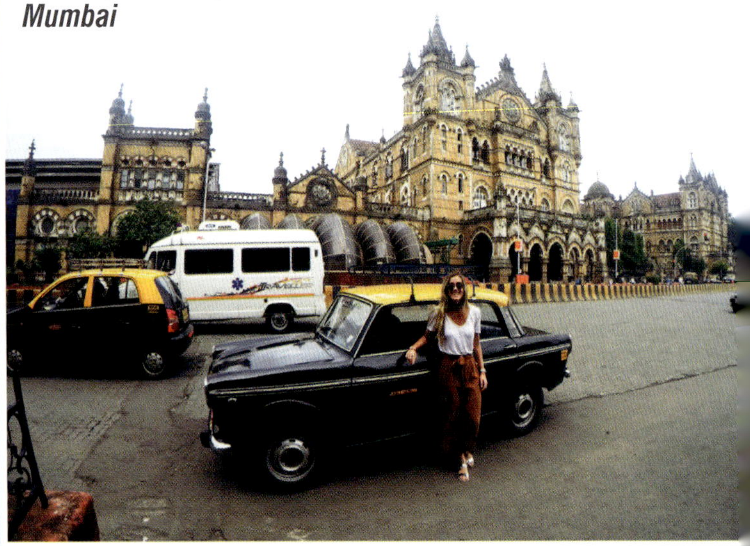

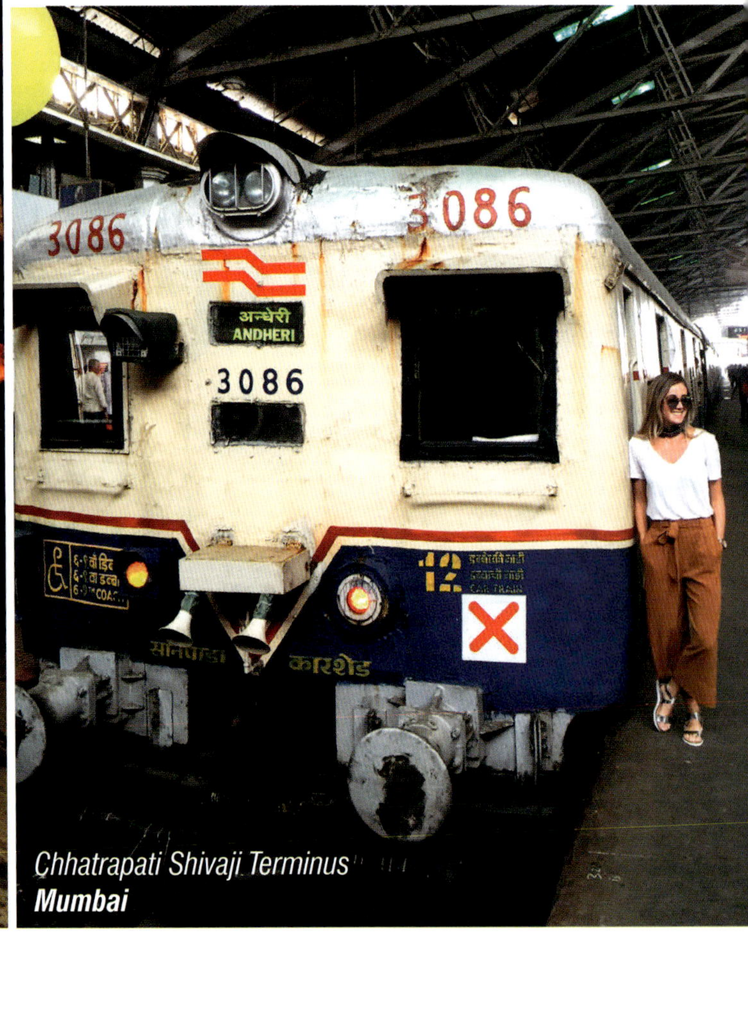


Chhatrapati Shivaji Terminus
**Mumbai**

O hinduísmo é a principal religião da Índia, e seus ensinamentos influenciam bastante a organização da sociedade indiana, fazendo com que eles respeitem as tradições e o sistema de castas (que determina o status de cada pessoa na sociedade). Isso está diretamente relacionado a outra crença hinduísta: o carma, em que o bem e o mal que a pessoa faz definem como ela virá na próxima reencarnação.

O objetivo espiritual de um hindu é evoluir ao longo das vidas até chegar ao estágio em que se une a Brahman, que é a realidade suprema. Para eles, o mundo físico é uma ilusão: o homem e sua personalidade são como um sonho, e, para se ver livre dos sofrimentos, como "pagamento" daquilo que foi feito na encarnação passada, a pessoa deve ficar livre da ilusão da existência pessoal e física.

*Hinduism is the main religion of India, and its teachings significantly influence the organization of Indian society, causing people to respect the traditions and the caste system (which determines the status of each person in society). This is directly related to another Hindu belief: karma, wherein good and evil one practices is what defines how he/she will come in the next reincarnation.*

*The spiritual goal of a Hindu is to evolve throughout life until getting to the stage that this person unites with Brahman, which is the supreme reality. For them, the physical world is an illusion: the man and his personality are like a dream, and to be free of suffering, as "payment" for what was done in the past incarnation, the person has to be freed of the illusion of personal and physical existence.*

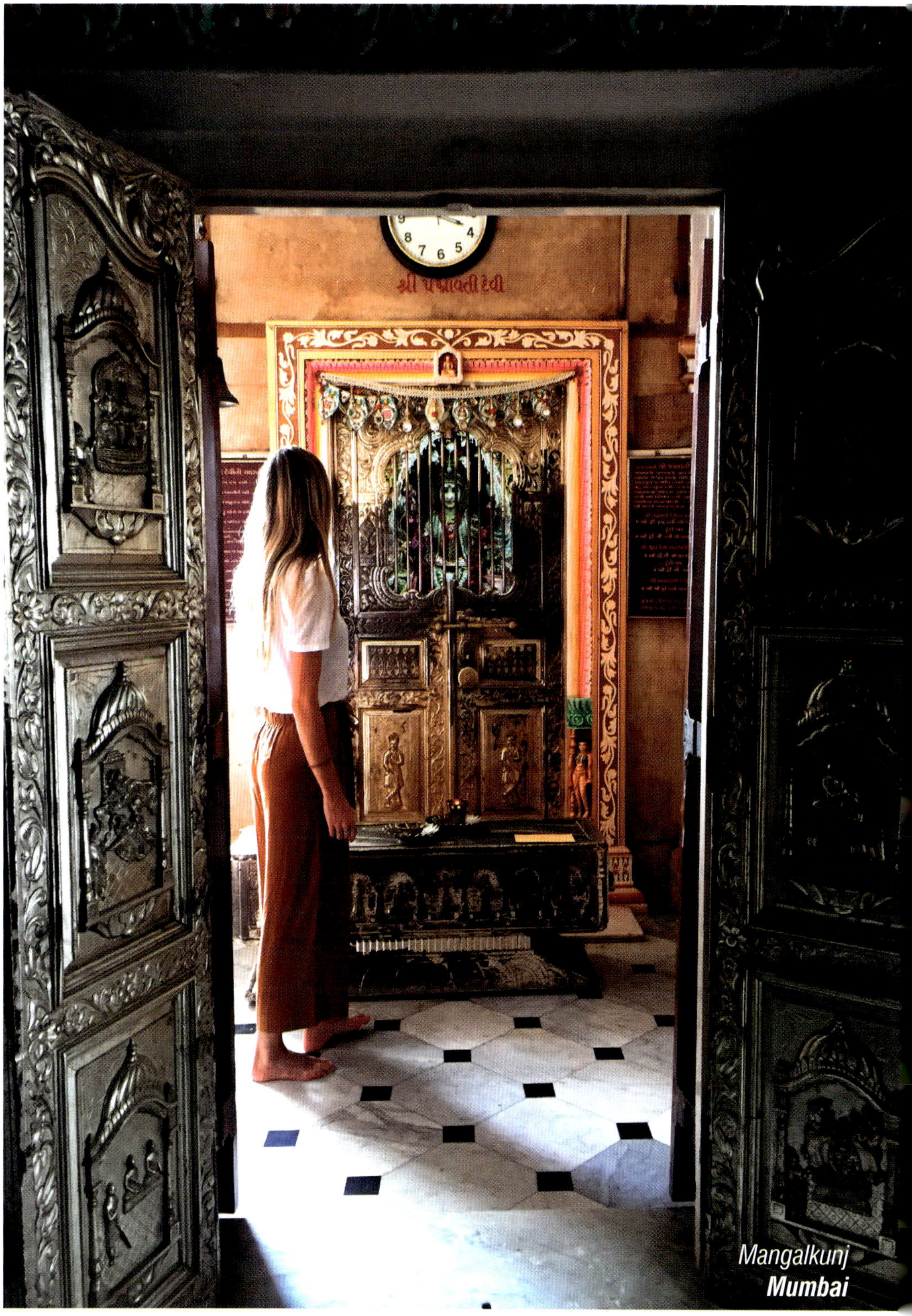

*Mangalkunj*
***Mumbai***

Nossa próxima parada foi Rishikesh, um dos lugares mais sagrados de peregrinação rumo aos Himalaias, uma cidade às margens do rio Ganges, repleta de histórias sobre renúncias, meditação, penitência e salvação, em que os hindus acreditam que, ao se banharem nas águas do sagrado Ganges, serão absolvidos dos seus pecados. Além disso, a cidade desenvolveu-se como um dos centros mais conhecidos para escolas de yoga e meditação.

Participamos de um lindo ritual hindu de amor e devoção, o "Ganga Aarti". A cerimônia acontece diariamente ao pôr do sol, e a luz é oferecida às águas do Ganges, para mãe Ganga, nome pelo qual é chamado o rio Ganges, que eles consideram uma divindade (a Deusa Ganga). Durante o ritual fica circulando entre a galera uma lamparina, ao som de cantorias e mantras.

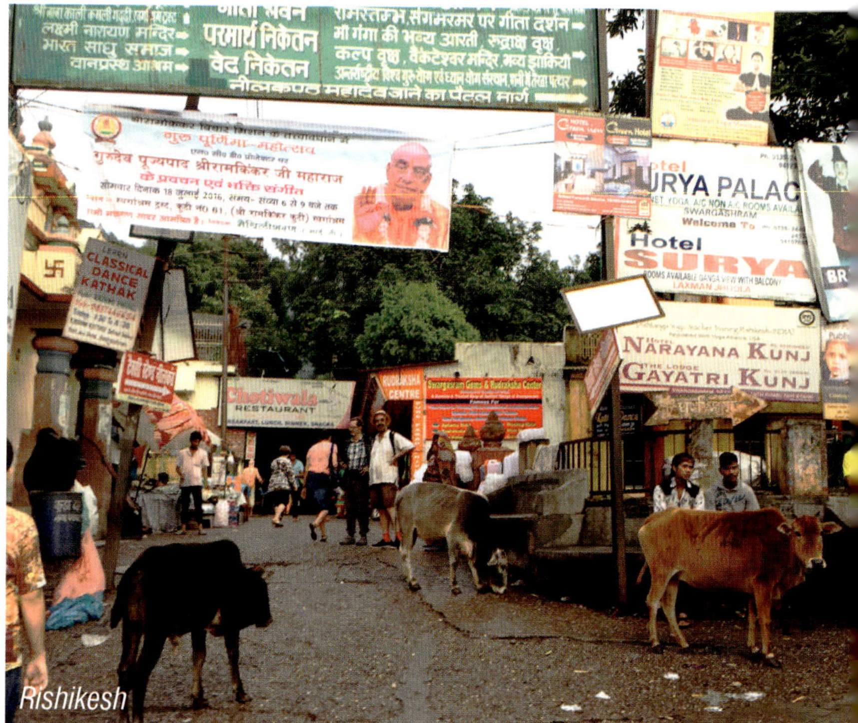

Rishikesh

*Our next stop was Rishikesh, one of the most sacred pilgrimage places to the Himalayas. A city on the banks of the Ganges River, full of tales of renunciation, meditation, penance and salvation, where Hindus believe that by bathing in the waters of the holy Ganges their sins will be forgiven. In addition, the city has developed as one of the best-known centres for yoga and meditation schools.*

*We participated in a beautiful Hindu ritual of love and devotion, the "Ganga Aarti". The ceremony takes place daily at sundown, and the light is offered to the waters of the Ganges, to mother Ganga, a name by which the river Ganges is called, which they consider to be a divinity (Ganga Goddess). During the ritual, a lamp is circulating among the crowd to the sound of singing and mantras.*

Rishikesh

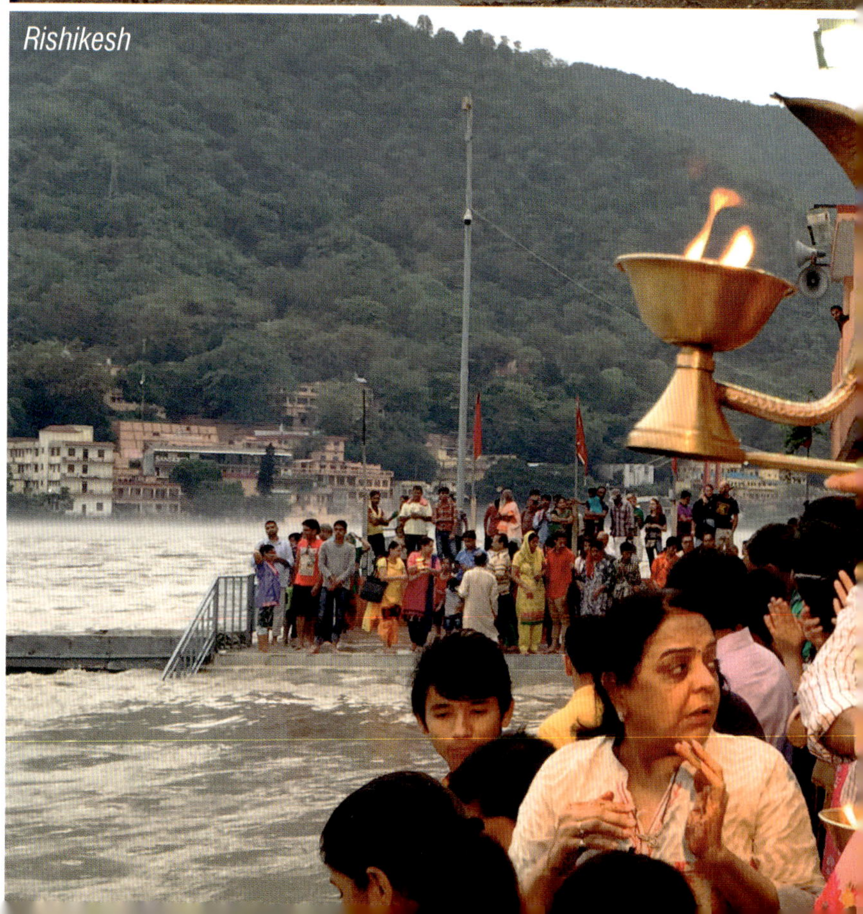

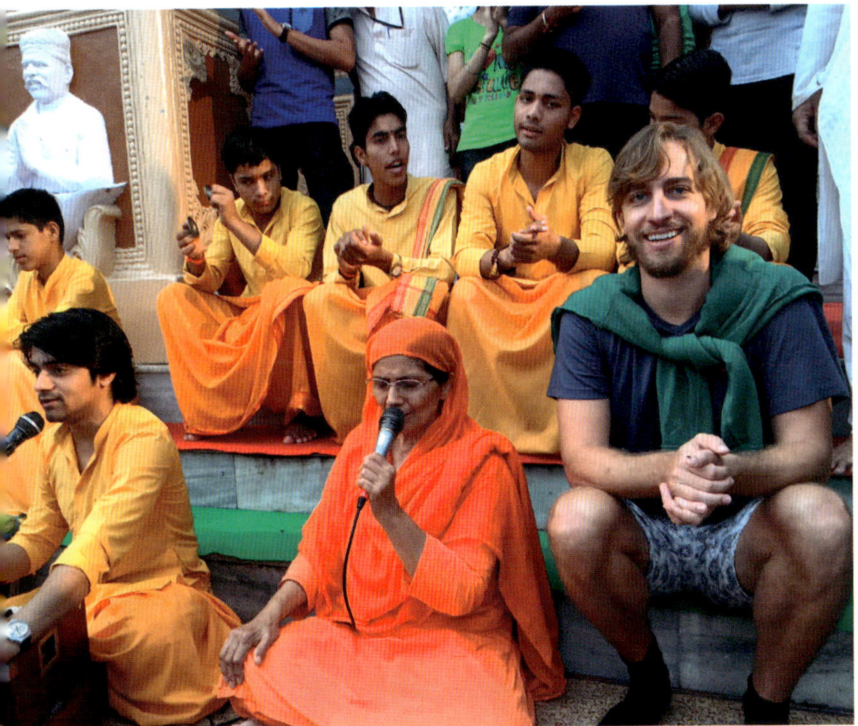

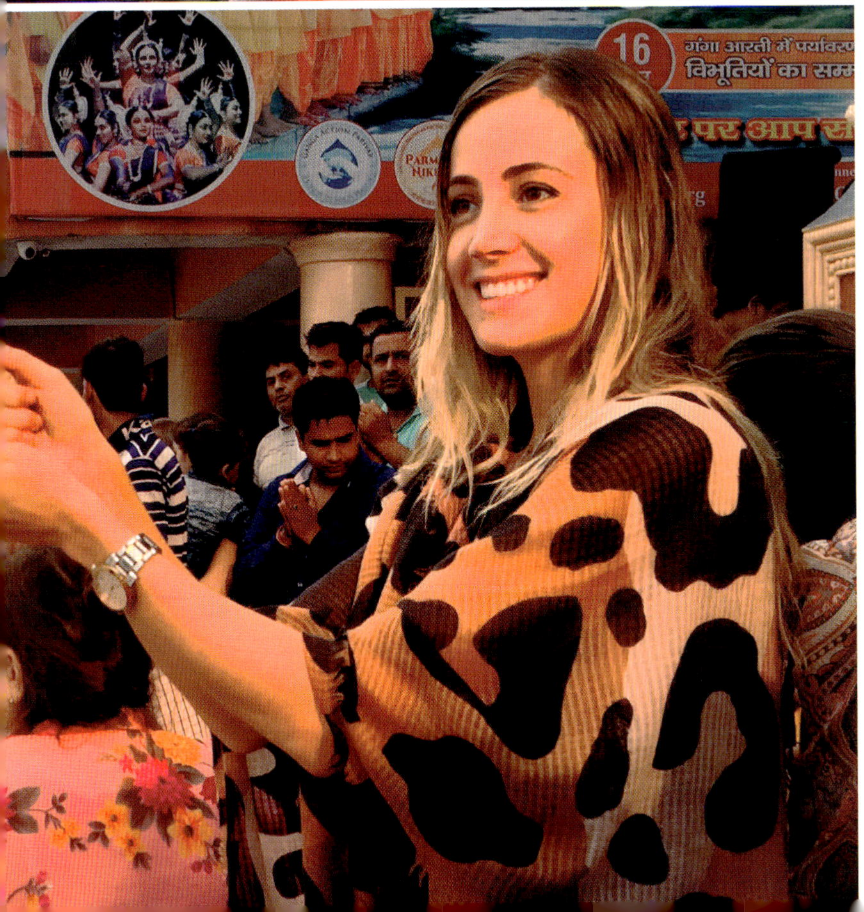

O gesto de passar a lamparina entre as pessoas significa adquirir o poder da divindade. Cada um deve colocar as mãos sobre as chamas e depois colocar as palmas na testa, para poder receber a bênção e a energia divina.

O significado e a essência da cerimônia é que Deus oferece a todos diariamente sua "Luz Divina", e o Aarti é um forma de o hindu agradecer por essa luz recebida, que ilumina e purifica o pensamento, o corpo e o espírito.

*The gesture of passing the lamp among people means to acquire the power of the divinity. Each one should place the hands over the flames and then put the palms on the forehead, to be able to receive the blessing and divine energy.*

*The meaning and the essence of the ceremony is that God offers everyone his "Divine Light" daily, and Aarti is a way for the Hindu to thank for this light received, which illuminates and purifies thought, body and spirit.*

Depois de quatro dias em Rishikesh, partimos para Leh Ladakh, uma pequena cidade ao norte da Índia, incrustada no meio do Himalaia, a mais de 3.000 metros de altitude, que no inverno chega a fazer 40 graus Celsius negativos. Leh é conhecida como "o pequeno Tibete", pela proximidade geográfica, cultural e histórica com o Tibete chinês, cheia de monastérios e bandeiras de orações budistas decorando as ruas e os altos das montanhas.

Todos os habitantes da cidade prezam uma vida em conexão com a própria essência, sendo a natureza parte dessa filosofia. As lindas paisagens, a compreensão da essência budista no cotidiano do povo e o amor que eles têm pelas suas vidas nos geraram um sentimento de muita paz em Leh.

*After four days in Rishikesh, we left for Leh Ladakh, a small town in northern India, encrusted in the middle of the Himalayas, at an altitude of more than 3,000 meters, which in the winter amounts to minus 40 degrees Celsius. Leh is known as "Little Tibet," for its geographical, cultural and historical proximity to Chinese Tibet, full of monasteries and Buddhist prayer flags decorating the streets and mountain tops.*

*All the city's inhabitants cherish a life in connection with their own essences, nature being part of this philosophy. The beautiful landscapes, the understanding of the Buddhist essence in people's day-by-day and the love that they have for their lives have given us a sense of peace in Leh.*

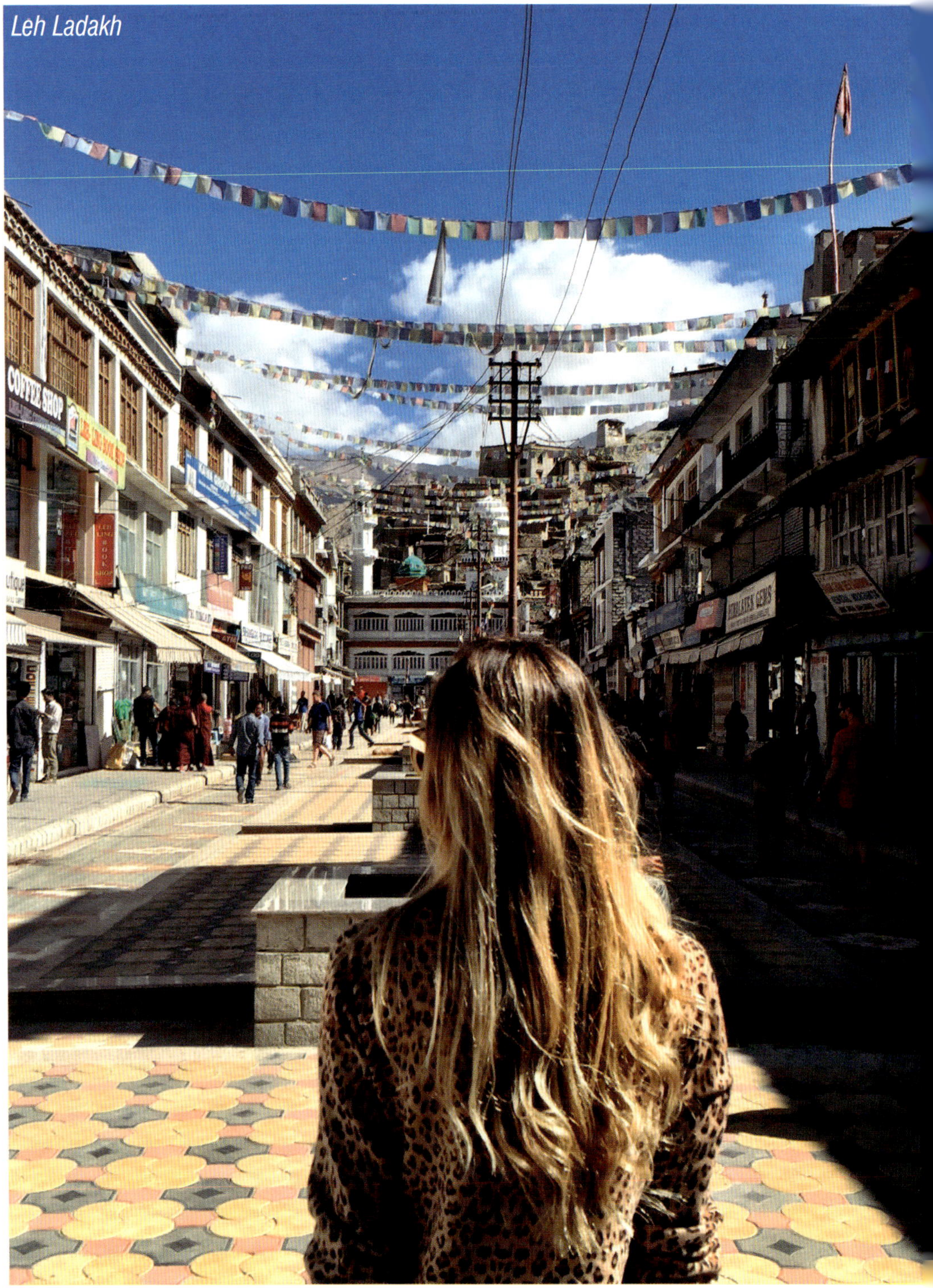

*Leh Ladakh*

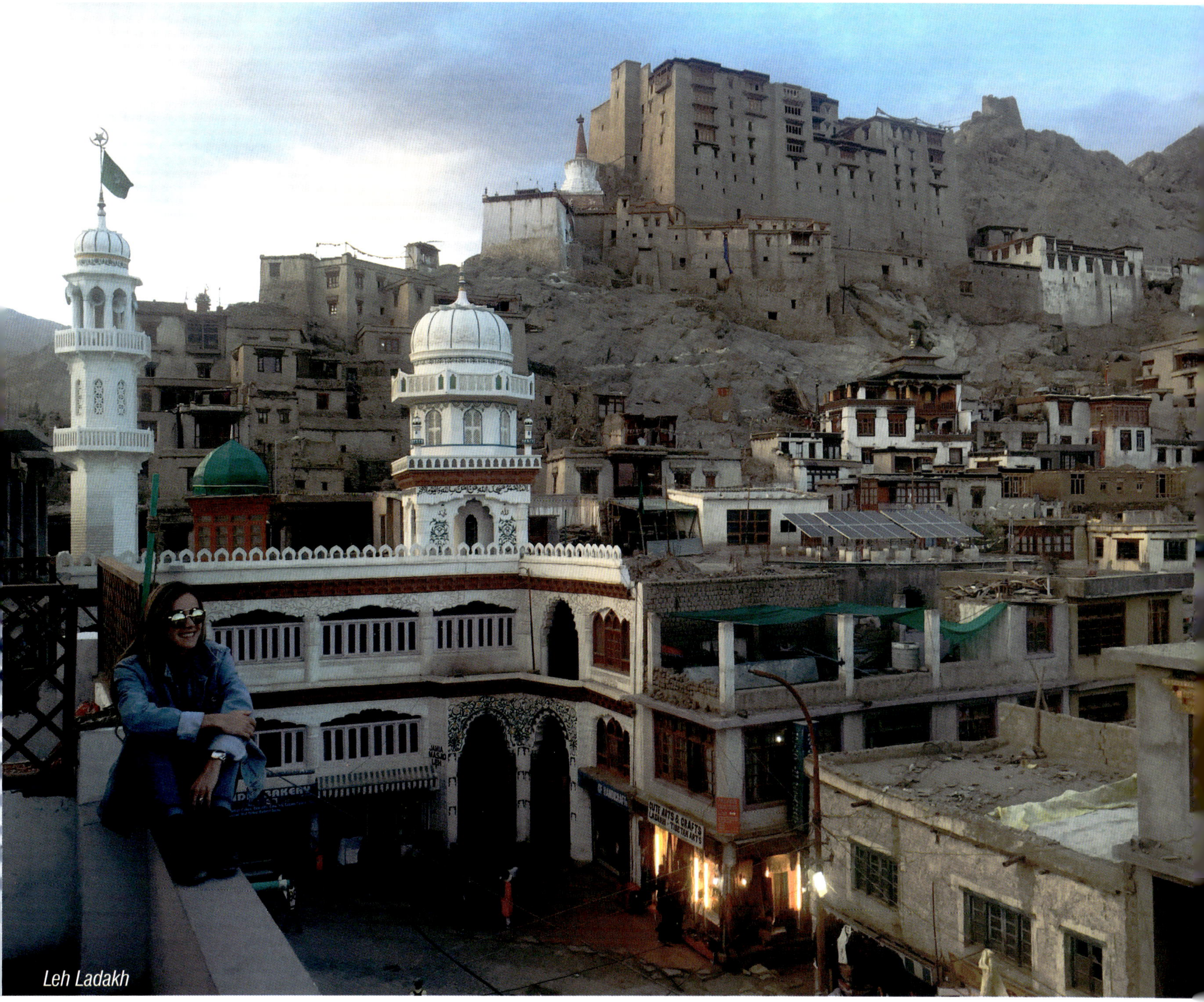

Leh Ladakh

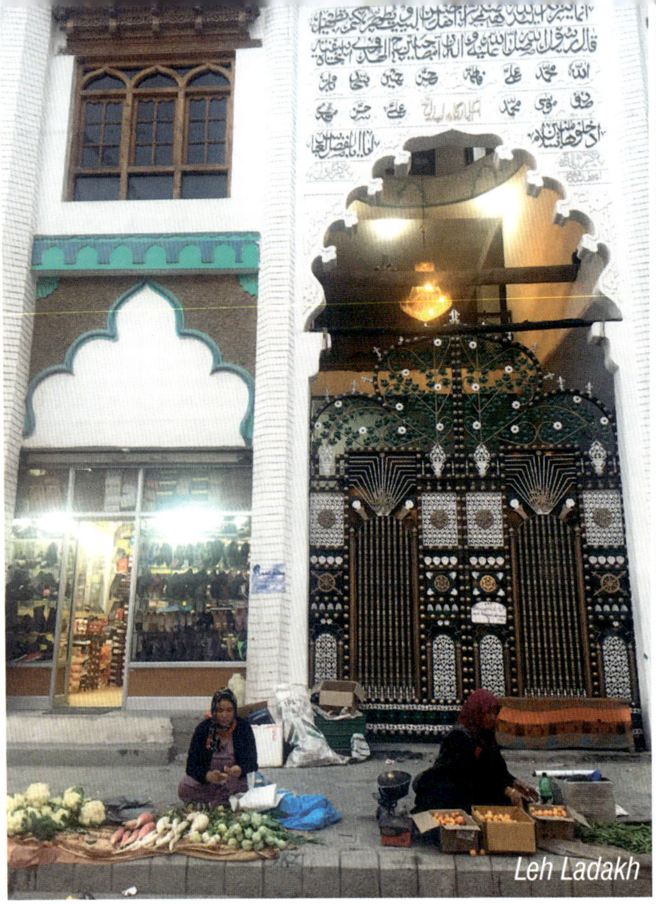

Leh Ladakh

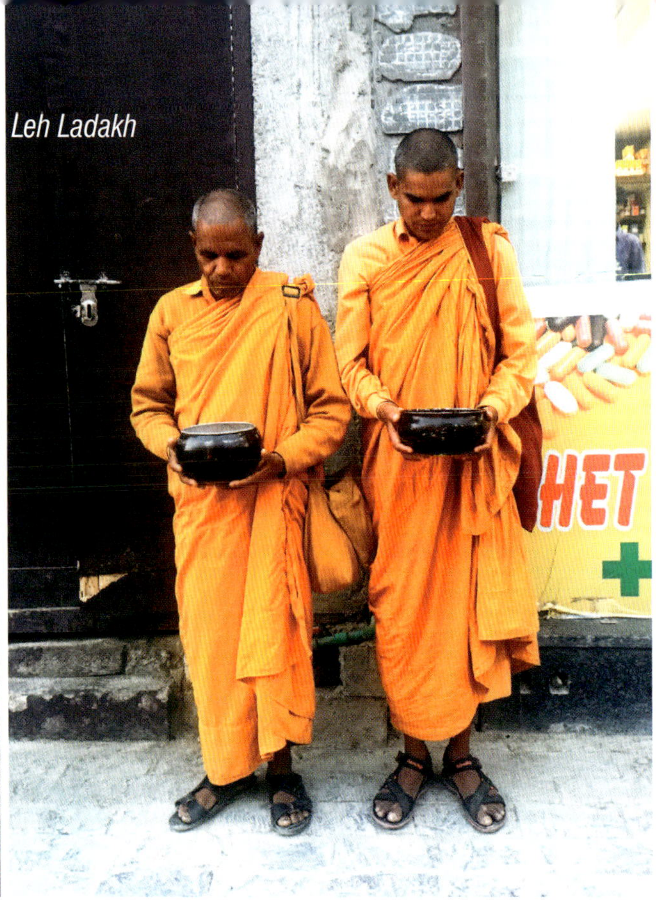

Leh Ladakh

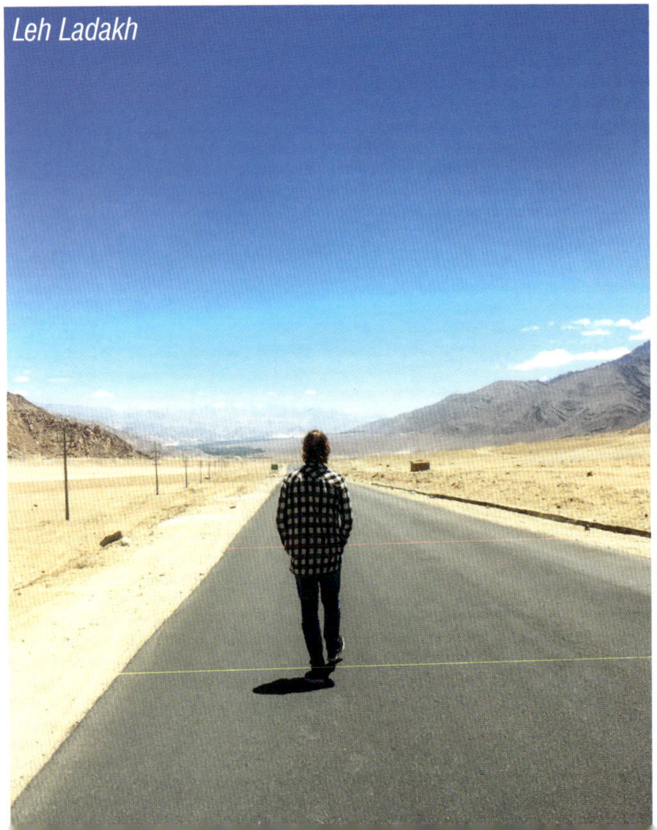

Leh Ladakh

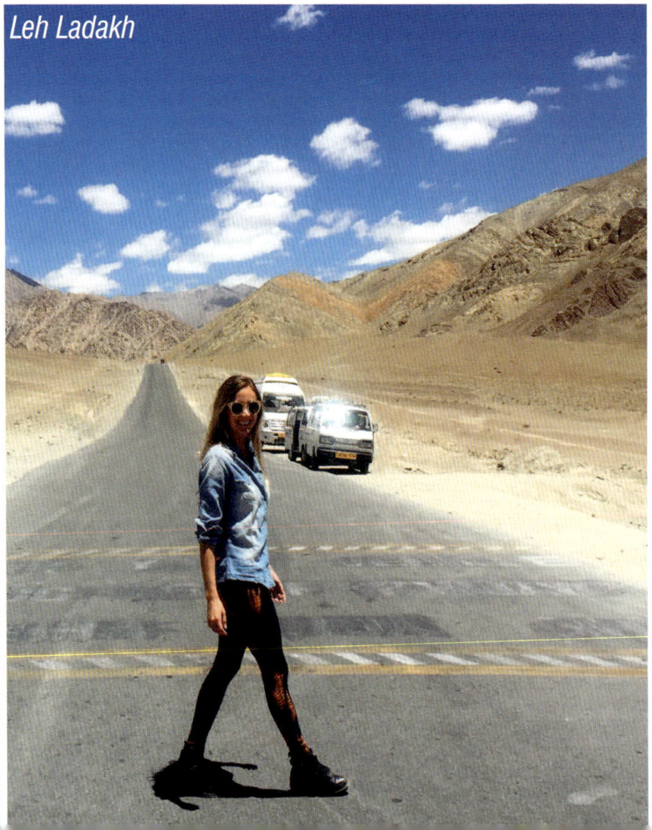

Leh Ladakh

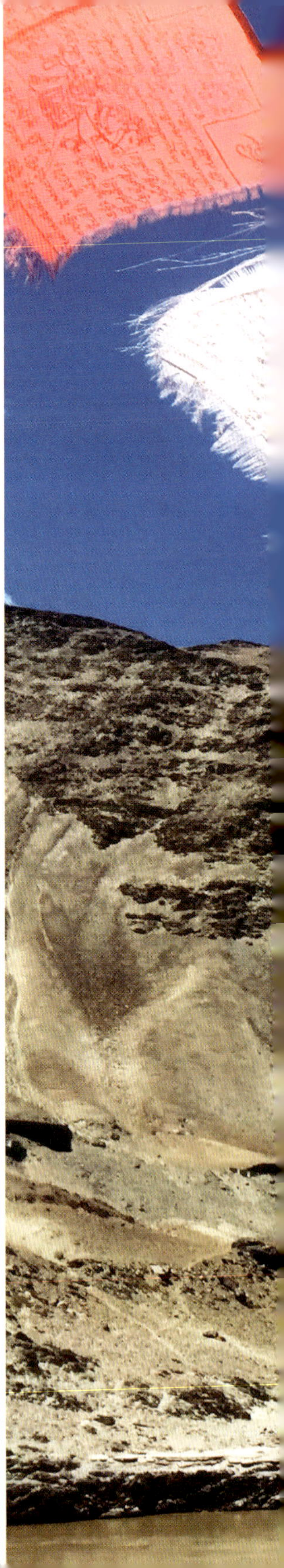

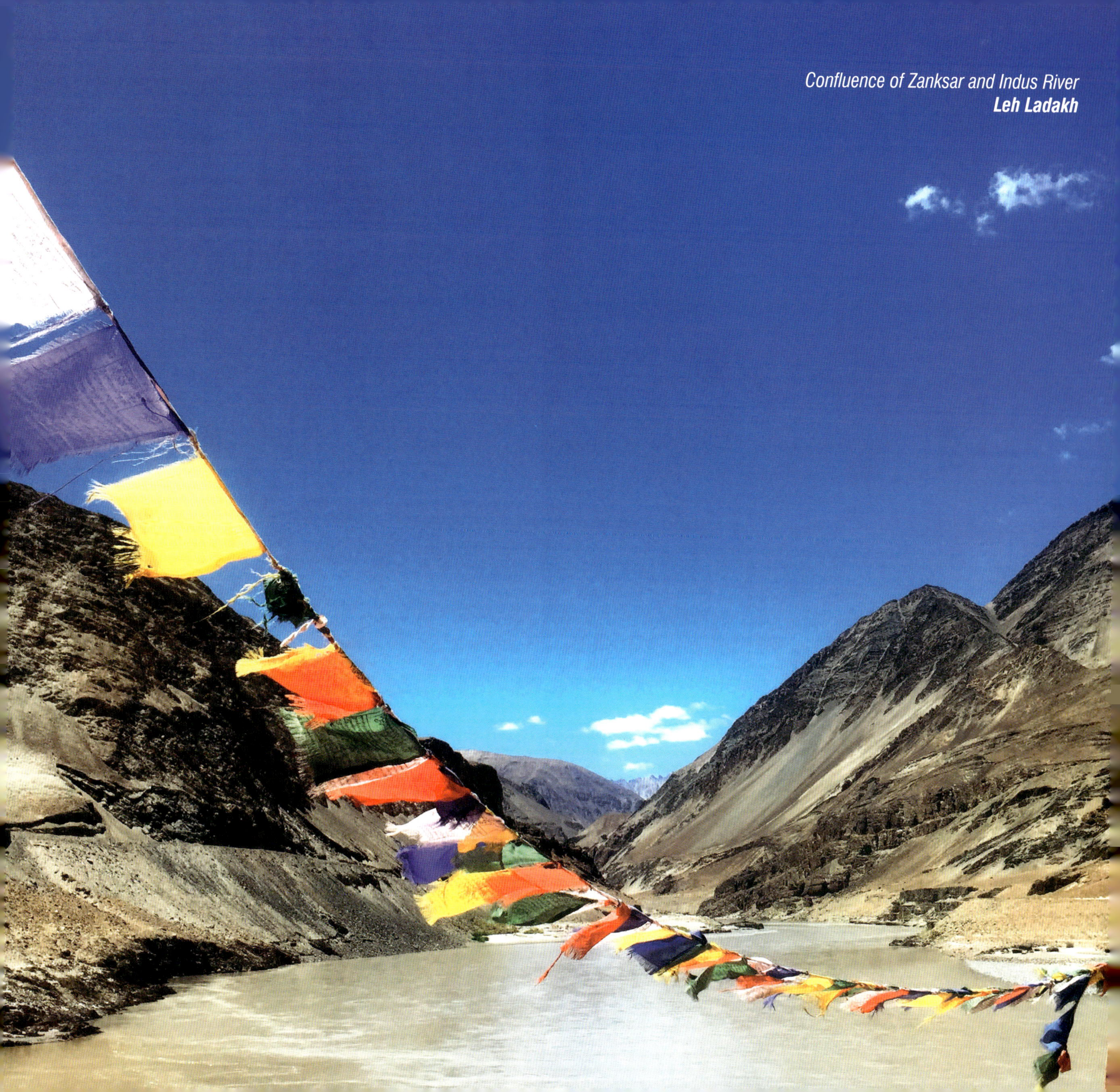

*Confluence of Zanksar and Indus River*
***Leh Ladakh***

# HONG KONG

## A NOVA IORQUE DA ÁSIA!

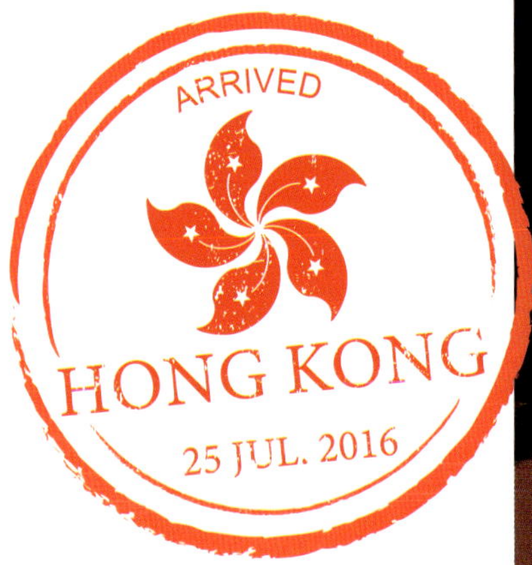


Hong Kong é uma cidade e um país ao mesmo tempo, e nos surpreendeu muito por ser vibrante, lotada de pessoas. Considerada a cidade mais segura do mundo, Hong Kong é muito desenvolvida, além de ser também a cidade mais vertical do planeta, com a maior densidade populacional por metro quadrado. Ficamos encantados e admirando por horas o belo *skyline* da cidade, espremida entre mar e montanhas. Prédios gigantescos, muita gente, muita luz, algo muito diferente.

Tudo extremamente organizado, escadas rolantes gigantes ligando os bairros, como é o caso da Mid Levels Escalator: considerada a maior escada rolante a céu aberto do mundo, somando um total de 800 metros de extensão.

Além disso, a cidade é cheia de passarelas equipadas com ar condicionado, que se ligam com as estações de metrô. Conseguimos perceber o planejamento da cidade, que se preocupa em facilitar a locomoção das pessoas, incentivando inclusive o hábito de andar a pé sem precisar de muito esforço.

*THE ASIAN NEW YORK!*

*Hong Kong is both a city and a country. It surprised us very much for being vibrant and full of people. Considered to be the safest city in the world, Hong Kong is well developed, in addition to being the most vertical city in the world, with the highest population density per square meter. We were delighted and, for hours, we admired the beautiful skyline of this vertical city, squeezed between the sea and the mountains. Gigantic buildings, lots of people, lots of light, something very different.*

*Everything is extremely organized, giant escalators linking the neighbourhoods, as is the case with Mid-Levels Escalator: it is considered the world's largest open-air escalator, totalling 800 metres in length.*

*In addition, the city is full of air-conditioned walkways that connect with the subway stations. We could see the planning of the city, which is concerned with facilitating the locomotion of people, even encouraging the habit of walking without much effort.*

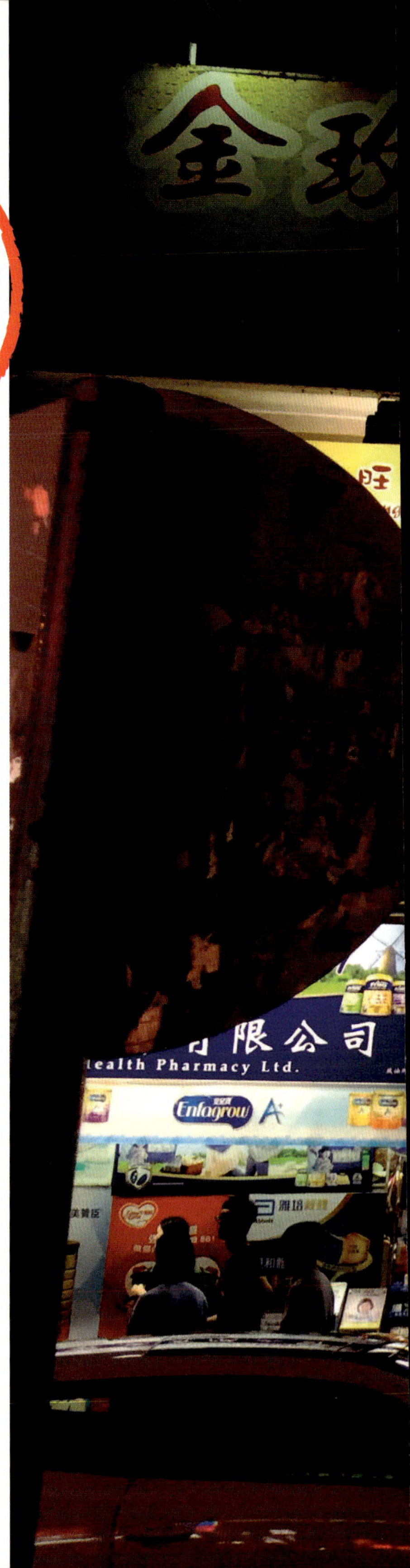

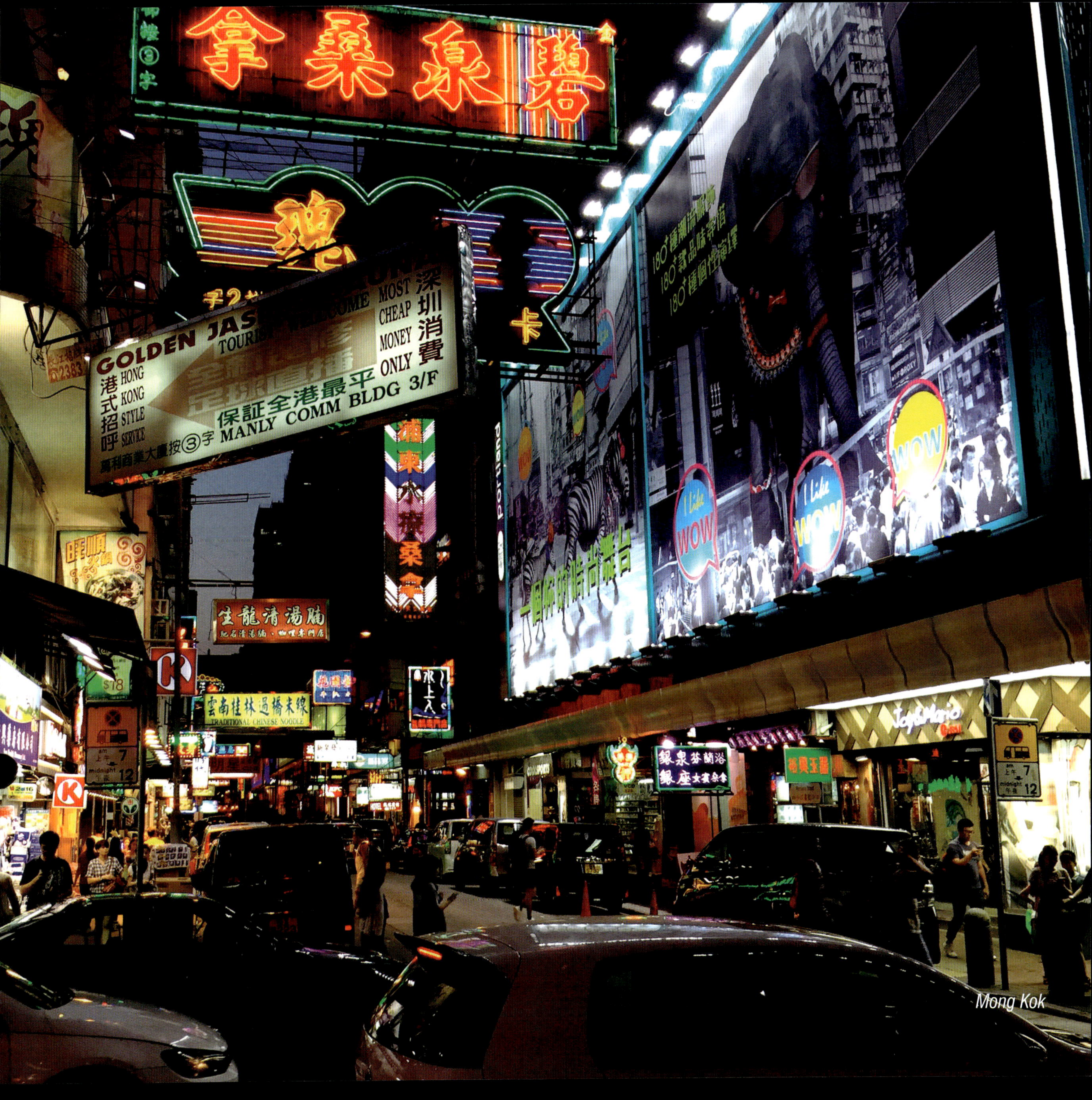
碧泉桑拿
MOST CHEAP MONEY ONLY
深圳消費
港式招呼
HONG KONG STYLE SERVICE
保証全港最平
MANLY COMM BLDG 3/F
萬利商業大廈按③字
生龍清湯腩
雲南桂林過橋米線
TRADITIONAL CHINESE NOODLE
銀泉芬蘭浴
Mong Kok

Mais dc 90% da população em Hong Kong utiliza o transporte público, tornando-se a cidade com maior nível dessa utilização do mundo. Os metrôs estão sempre cheios, e ainda assim organizados. Adoramos o corre-corre e a muvuca das ruas de Mong Kok, um bairro característico da cidade, com suas infinitas lojas e camelôs. Foi demais sair andando pelas ruas sem rumo e ver de perto um cenário bem característico da região central de Hong Kong: ladeiras com prédios altíssimos, dos mais variados tipos, desde os de arquitetura impecável até os mais precários, com roupas penduradas em varais improvisados, e no meio dos prédios algumas fiações embaraçadas e encanamentos expostos.

Visitamos o Soho, um bairro encantador de Hong Kong, cheio de restaurantes, galerias de arte, antiquários, camelódromos, cafés e bares badalados à noite.

*Over 90% of the population in Hong Kong uses public transportation, making it the city with the highest level of its use in the world. The subways are always full and yet organised. We love the hustle and bustle of the streets of Mong Kok, a very characteristic area of Hong Kong, with its endless shops and street vendors. It was amazing to wander about the streets, aimlessly, and to see up close a very characteristic scenery of central Hong Kong: slopes with towering buildings, from the most varied types, from impeccable architecture to the most precarious, with clothes hanging in improvised varnishes, and in the middle of the buildings there were some twisted wiring and exposed plumbing.*

*We visited the Soho, which is a charming neighbourhood of Hong Kong, full of restaurants, art galleries, antique shops, street vendors, cafés and trendy night bars.*

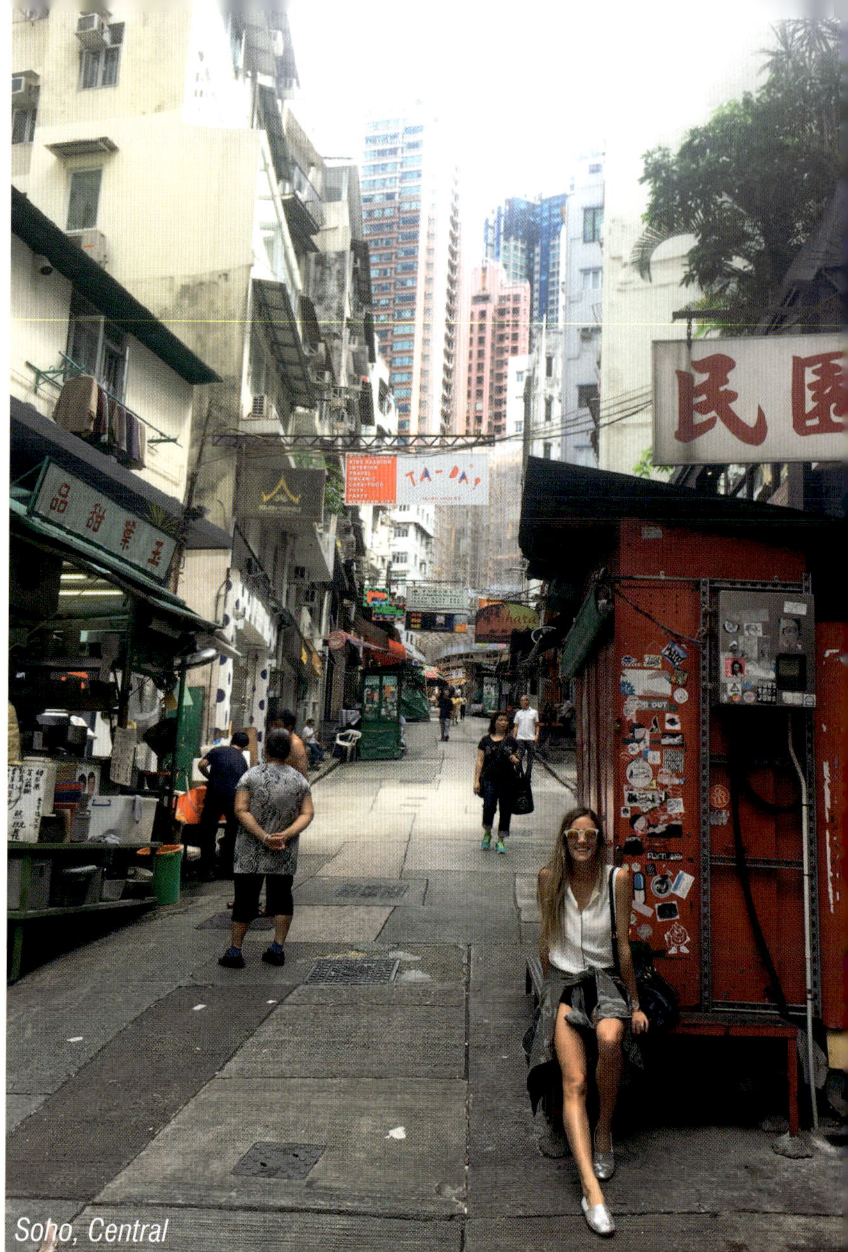

Soho, Central

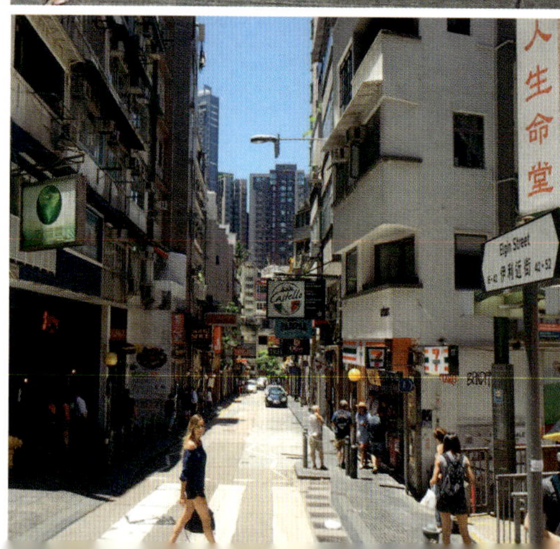

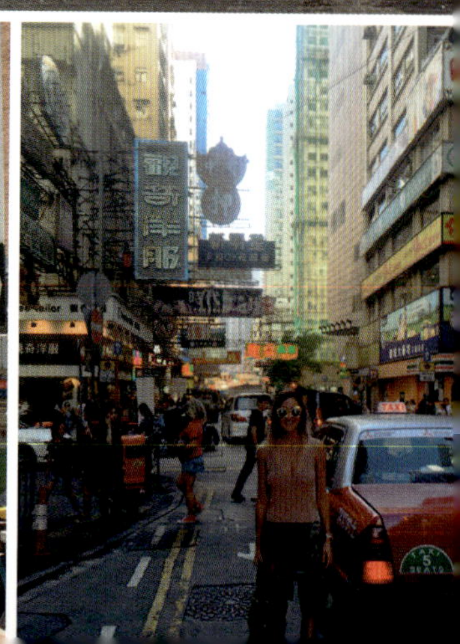

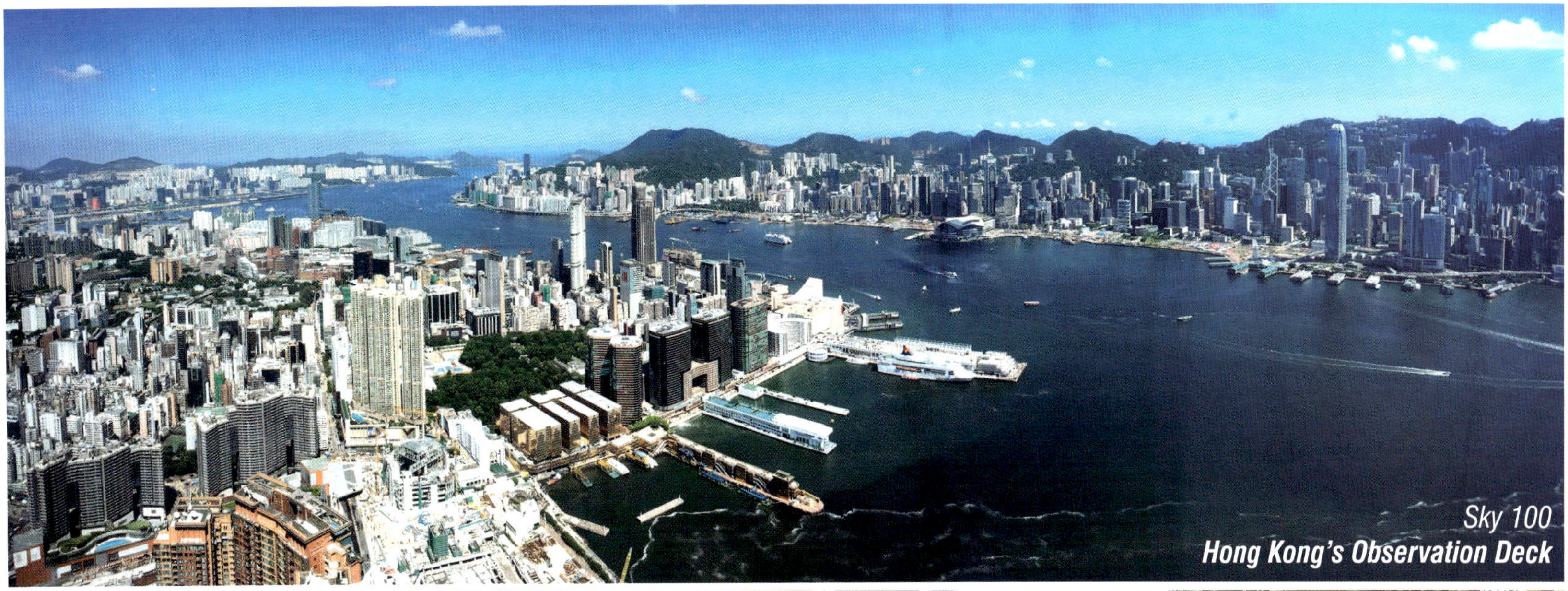

Sky 100
**Hong Kong's Observation Deck**

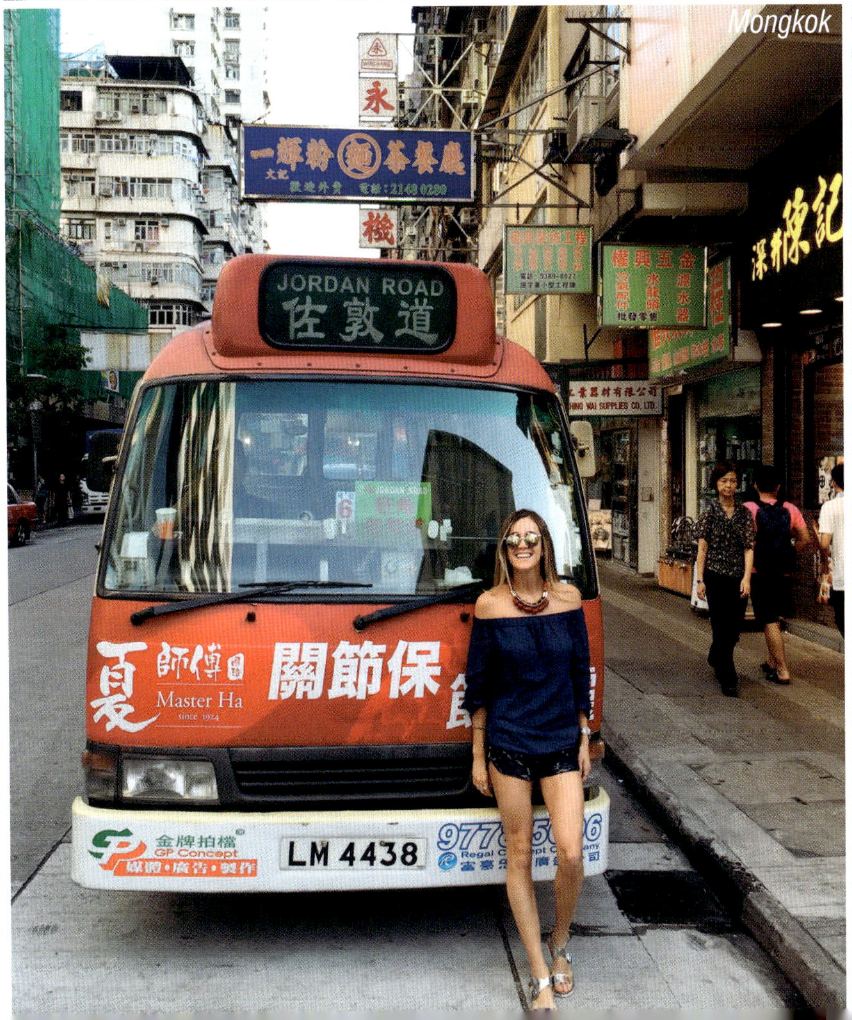


Mongkok

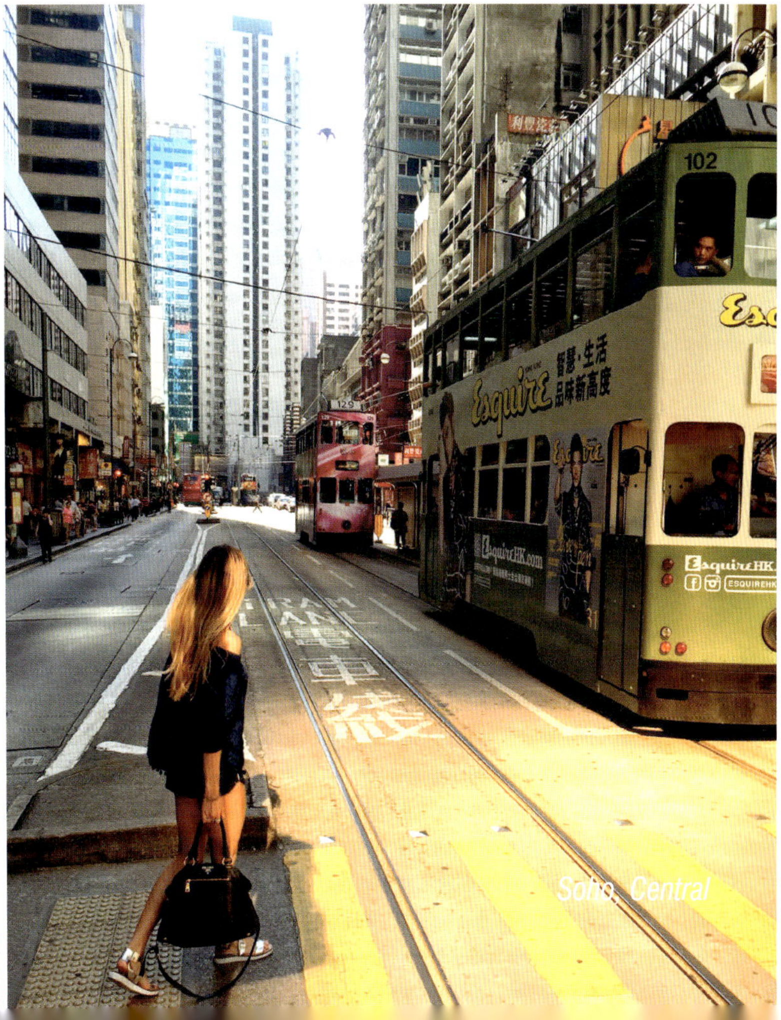


Soho, Central

# COREIA DO SUL

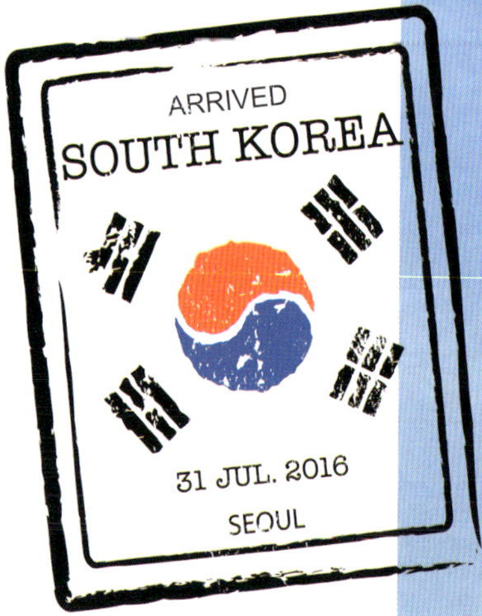


## A COMIDA MAIS APIMENTADA DA VIAGEM!

Foi em Seul que conhecemos o que é comida apimentada de verdade. Estávamos indo almoçar num restaurante mas acabamos nos perdendo, e quando o achamos já tinham encerrado o almoço. Mortos de fome e de cansaço, avistamos um (único) outro que era bem local, do outro lado da rua. Não pensamos duas vezes e rapidamente entramos. Ao entrarmos, alguns funcionários já estavam almoçando, mas para nossa sorte (ou azar) havia ainda duas mesas com clientes. Uma das atendentes levantou-se da sua mesa e nos entregou os cardápios em coreano. Tentamos comunicação em inglês, mas nenhum atendente que estava ali falava. Foi quando uma coreana que falava inglês, que estava em outra mesa, viu a nossa aflição e veio nos socorrer. Quando chegou a comida, percebemos que, em vez de usarem o tomate para fazer os molhos, eles usam a pimenta, sem moderação nenhuma. Comemos, pois a fome era grande, mas, a cada garfada, um copo d'água e uma pausa para respirar. Assim foram cinco longas e sofridas garfadas, e deixamos praticamente a comida toda na mesa. Foi por causa dessa experiência que a Coreia do Sul ganhou o prêmio de comida mais apimentada da viagem.

*THE SPICIEST FOOD OF OUR TRIP!*

*It was in Seoul that we understood what spicy food really means. We were going to have lunch in a restaurant but ended up getting lost, and when we found it, lunchtime was already over. Starving and tired, we spotted a (single) other one that was very local, just across the street. We didn't think twice and quickly entered it. As we entered, some staff were already having lunch, but luckily (or not) there were still two tables with customers. One of the attendants stood up from her table and handed us menus in Korean. We tried to communicate in English, but none of the attendants there spoke English. It was when a Korean who spoke English, who was at another table, saw our distress and came to help us. When the food arrived, we realised that instead of using tomatoes to make the sauces, they use chilli peppers, without any restraint. We ate, because the hunger was too much, but with each forkful of food, a glass of water and a pause to breathe. So after five long and suffered bites, we practically left the whole dish on the table. It was because of this experience that South Korea has won the award for most spicy food of the trip.*

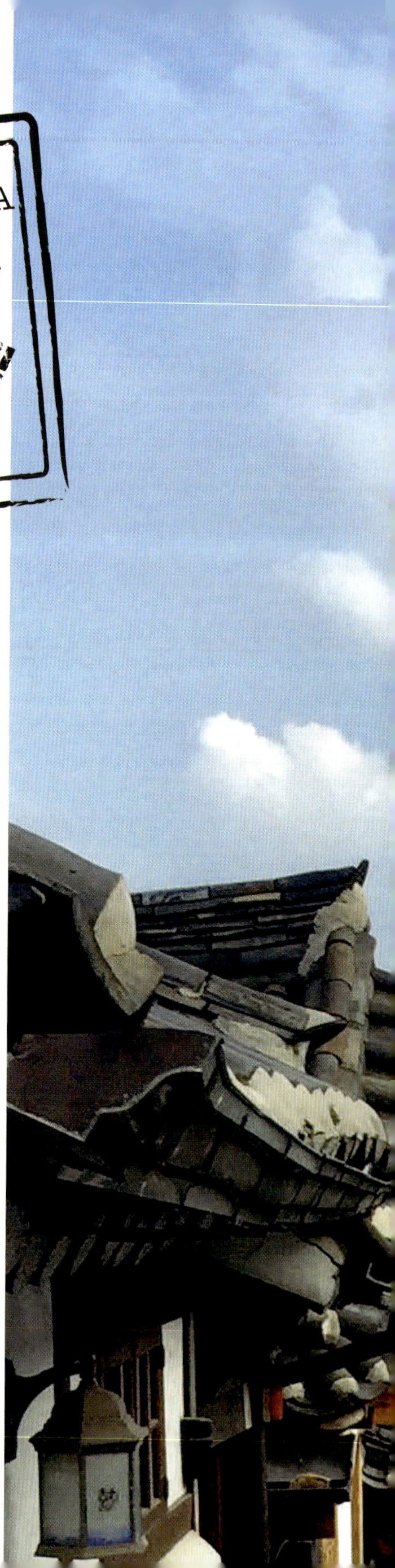

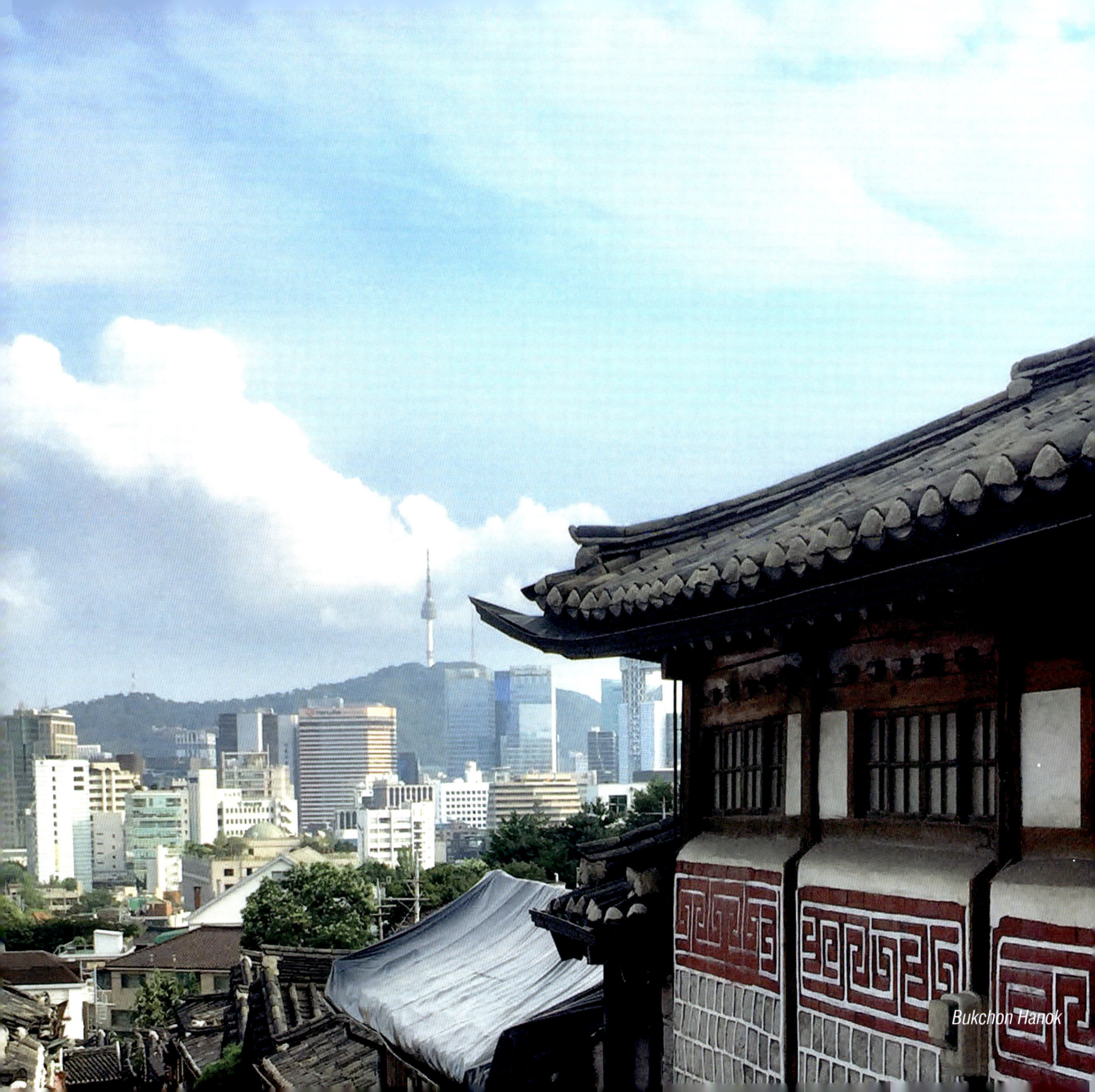
Bukchon Hanok

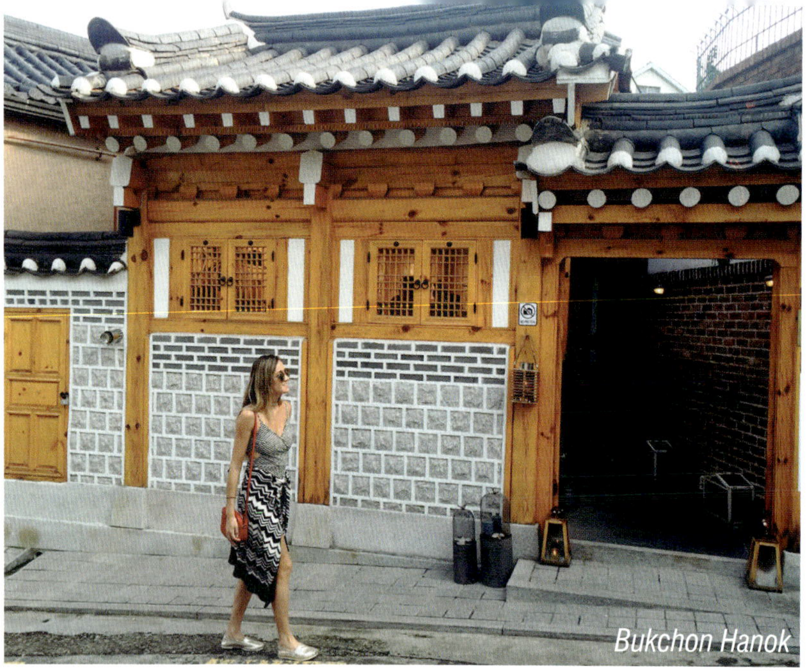

Bukchon Hanok

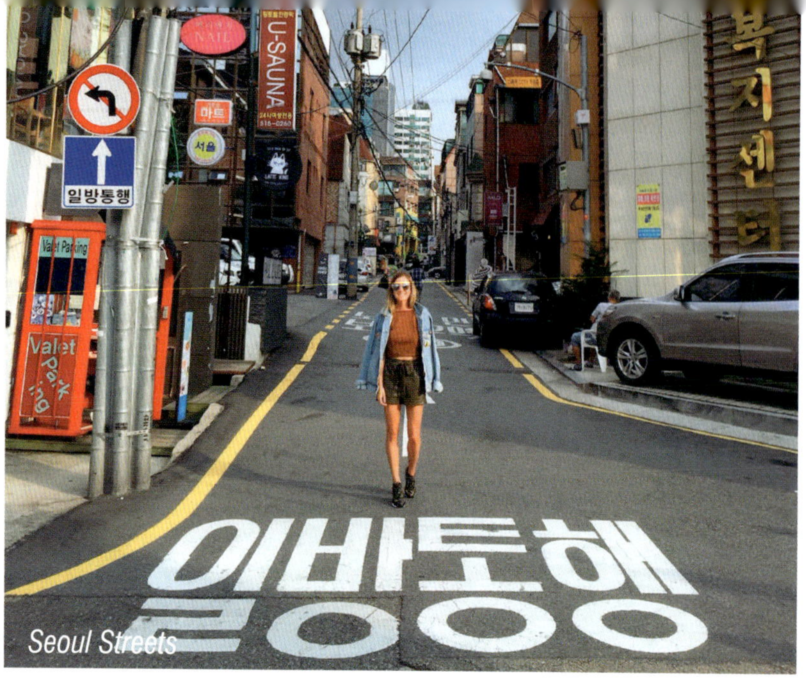


Seoul Streets

Foram seis dias na capital, Seul, uma cidade encantadora, considerada também uma das mais seguras do mundo, com um povo muito querido e educado, que nos recebeu incrivelmente bem. Estavam sempre dispostos a ajudar, nem que fosse fazendo mímica, pois muitos não falavam inglês. A expectativa de conhecer Seul já vinha desde quando ouvimos que, durante a Copa do Mundo no Brasil, eles limpavam o chão e as cadeiras em que haviam sentado nos estádios. Acreditávamos que a educação e a cultura seriam o diferencial do lugar, e assim foi!

Uma cultura diferente e fascinante. Ao andar pelas ruazinhas do vilarejo Bukchon Hanok, pudemos ver um pouco do cotidiano dos moradores, e as tradicionais casinhas Hanok, que é o nome que se dá ao estilo tradicional de construção de casas coreanas. Muito charmosas, essas casinhas têm entre 300 e 600 anos, e são todas superconservadas. Alguns abrem as portas das suas casas e vendem chás e cafés para o público que passeia por ali. Ao subir as ladeiras da vila, dá para ver lá do alto o contraste das tradicionais casas coreanas com mais de 300 anos com os mais modernos arranha-céus ao fundo.

*We spent six days in the capital, Seoul, a lovely city, considered also one of the safest in the world, with such a lovely and polite people who received us incredibly well. They were always willing to help, even if it is necessary to mimic, as many do not speak English. The expectation of getting to know Seoul started from the time of the World Cup in Brazil, when Korean people would clean their seats and the floor of stadiums they were at. We believed that education and culture would be the differential of the place, and we were right.*

*A different and fascinating culture. While walking through the streets of Bukchon Hanok Village, we could see a little bit of the daily life of the residents and the traditional Hanok houses, which is the name given to this traditional style of building Korean houses. Very charming, these little houses are about 300 to 600 years old, and they are all super well maintained. Some residents open the doors of their homes and sell tea and coffee to the public strolling around. When climbing the slopes of the village, from above one can see the contrast of traditional Korean houses with over 300 years with the most modern skyscrapers in the background.*

**Look Coreia:** Hanbok significa literalmente "roupa coreana", e é caracterizado por cores vibrantes e linhas simples. Há quatro décadas as pessoas usavam no dia a dia, mas hoje é utilizado apenas em ocasiões especiais. Esse conjunto de blusa, ou casaco, com a "chima", que é essa saia comprida, é chamado de Choma Jeogori.

***Korea Look:** Hanbok literally means "Korean clothing", and is characterised by vibrant colours and simple lines. Four decades ago people used in the day-to-day, but today it is used only on special occasions. This set of blouse, or jacket, with the "chima", which is this long skirt, is called Choma Jeogori.*

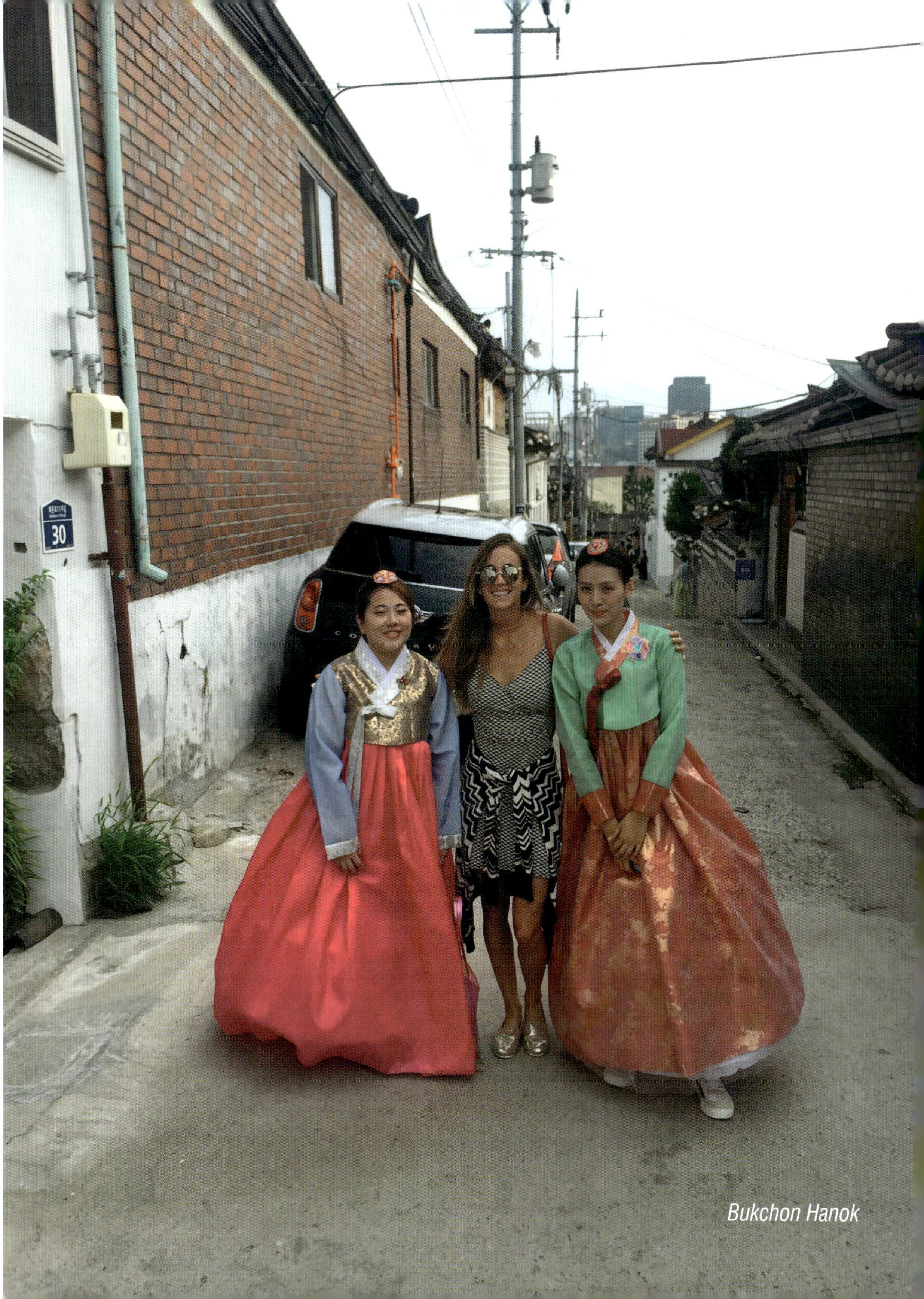


*Bukchon Hanok*

Um passeio que proporcionou um grande aprendizado foi a Zona DMZ (área desmilitarizada), de aproximadamente um quilômetro, que separa as Coreias do Norte e do Sul. Elas estão separadas ao longo de 280 quilômetros de cerca de arame farpado de 4 metros de altura, e nesse local pudemos entender um pouco mais a história de cada uma delas. Estávamos tensos para ir visitar, mas valeu muito a pena vivenciar um pouco desse contexto. Em uma parte da cerca, há milhares de fitinhas de prece e pedidos de paz dos sul-coreanos, característico da região deles. Já no lado da Coreia do Norte, que é uma região tensa até hoje, conseguimos visualizar o cenário com binóculos, num contraste bem interessante.

Aprendemos que, logo após a Segunda Guerra Mundial, quando o Japão perdeu o poder sobre a Coreia, foi feita a demarcação por um acordo entre os governos de Moscou e Washington, que dividiu o povo em dois sistemas políticos opostos: ao norte, o comunismo, apoiado pela União Soviética, e ao sul, o capitalismo, apoiado pelos Estados Unidos. A situação se transformou em guerra quando as forças norte-coreanas invadiram a Coreia do Sul em 1950, e as batalhas só terminaram em 1953, com a assinatura de um armistício, acordo que suspende temporariamente as hostilidades entre os lados envolvidos numa guerra, que perdura até hoje, sem que os dois países tenham assinado um acordo de paz. Na verdade, a guerra está em andamento há 63 anos, sem perspectiva de terminar.

A Coreia do Norte produzia todas as armas para o Japão após a Segunda Guerra Mundial, portanto, era muito rica, por deter essa indústria. Já a Coreia do Sul era extremamente pobre, com índices de pobreza inferior a muitos países da África. Mas o que aconteceu de mais interessante é que eles viraram esse jogo. A Coreia do Sul tornou-se uma potência baseada em educação e trabalho, com um povo extremamente dedicado. E a Coreia do Norte ficou focada no seu regime autoritário, pensando somente na construção de novas armas, o que a tornou muito pobre.

*A tour that provided us with a great learning experience was the DMZ Zone (the Korean Demilitarized Zone), of about 1 km, that separates North and South Korea. The two Koreas are separated by 280 km of barbed wire, 4 m high, and here we could understand a little more about the history of each one. We were tense to visit it, but it was absolutely worth it to experience a little bit of this context. In one part of the fence, there are thousands of ribbons with prayers and requests of peace of the South Korean, characteristic of their region. As for the North Korean side, that is a tense region to this day, we could see the scenario with binoculars, a very interesting contrast.*

*We learned that, shortly after World War II, when Japan lost power over Korea, a demarcation was made by an agreement between the governments of Moscow and Washington. This agreement divided the people into two opposing political systems: to the north, communism supported by the Soviet Union, and to the south, capitalism supported by the United States. The situation turned into a war when North Korean forces invaded South Korea in 1950 and the battles only ended in 1953, with the signing of an armistice — an agreement that temporarily suspends hostilities between the sides involved in a war — that lasts until today, without the two countries having signed a peace agreement. In fact, the war is ongoing for 63 years, with no prospect to end.*

*North Korea produced all of the weapons to Japan after the World War II, so it was very rich by owning this war industry. Whereas South Korea was extremely poor, with poverty rates similar to those of African countries. But what happened is that they turned this game. South Korea became a power based on education and work, with an extremely dedicated people. And North Korea remained focused on its authoritarian regime, thinking only in the construction of new weapons, which made it very poor.*

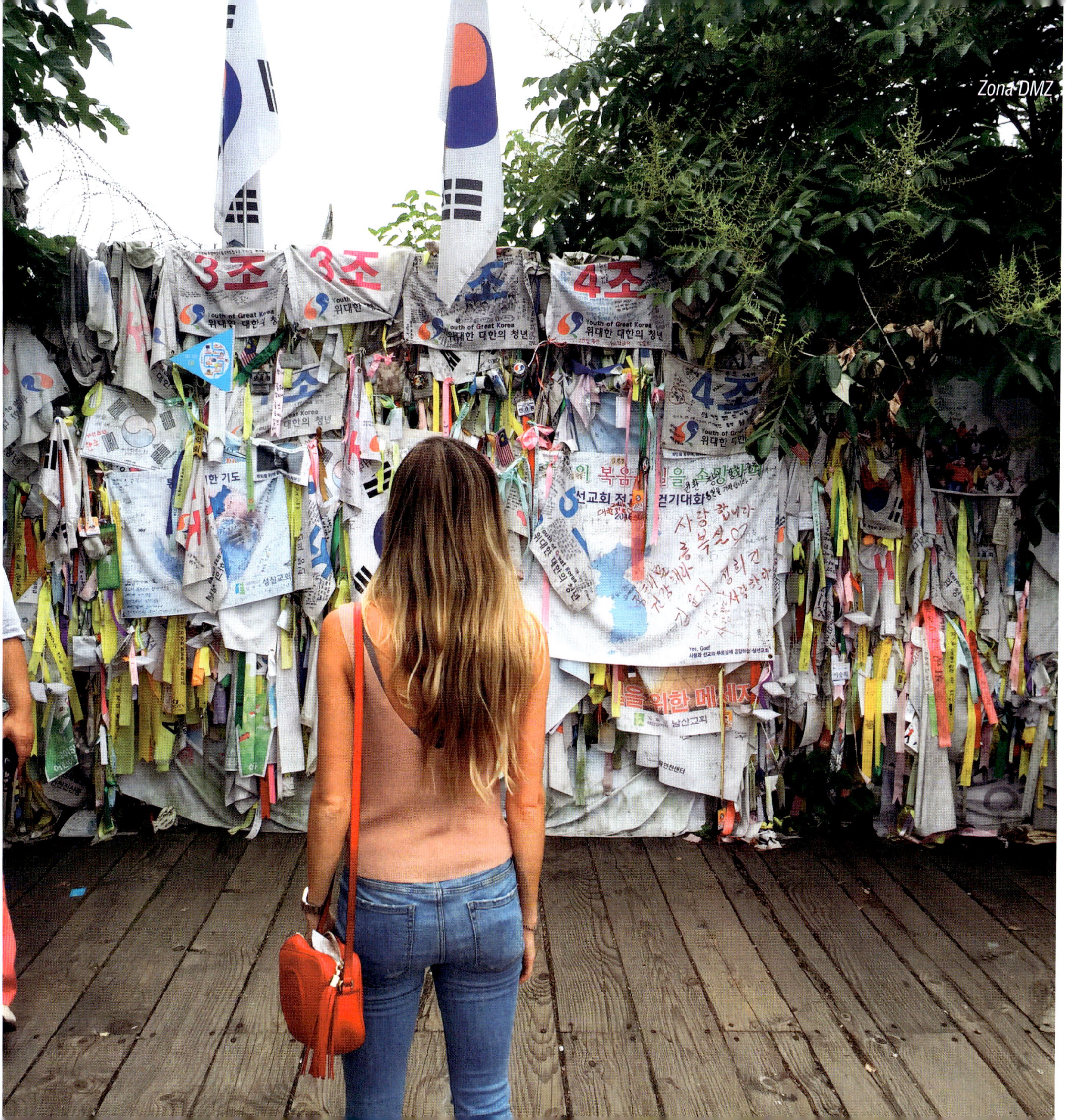


Zona DMZ

# CHINA

## O NOSSO ÚLTIMO PAÍS ASIÁTICO!

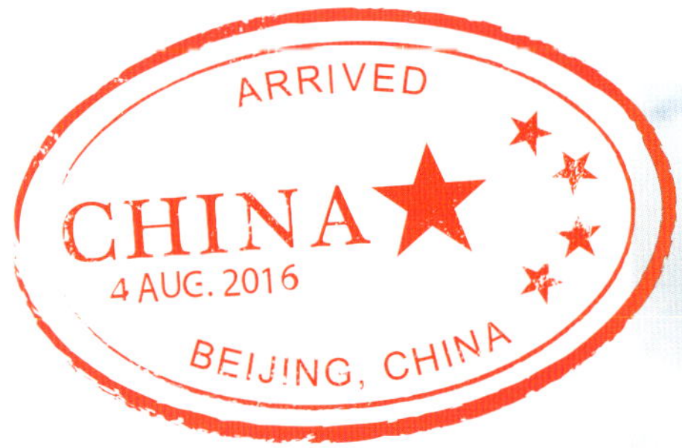


Dizem que o mais importante na vida são as expectativas. As nossas, em relação à China, eram muito baixas. Na verdade, estávamos um pouco cansados e "de bode" com tantos chineses que andavam colados em nós, muitas vezes nos empurrando e nos acertando com seus "paus de selfie" gigantes, pois sempre estavam em grande quantidade lotando os lugares turísticos que havíamos visitado até então. No entanto, para nossa surpresa, tivemos uma boa visão dos chineses, bem diferente do que tínhamos visto nos capítulos anteriores.

A percepção ao chegar a Pequim foi a de um país absolutamente desenvolvido, com tudo muito organizado, limpo e novo. Ficamos surpresos e mais uma vez nos demos conta do terrível preconceito que criamos por avaliar sem conhecer de verdade os países.

Quando entramos em um shopping center e vimos no teto a maior tela de LED do mundo, com mais de 200 metros de compirmento, começamos a entender o quão desenvolvido era aquele país. Os arranha-céus com painéis gigantescos e muita tecnologia são algo surpreendente.

Nós não esperávamos que uma das paisagens mais deslumbrantes da viagem seria na China, no Parque Nacional Huanglong, e também no Vale Jiuzhaigou, ambos na província de Sichuan.

*OUR LAST COUNTRY IN ASIA!*

*They say that the most important thing in life are expectations. Our expectations, as to China, were very low. In fact, we were a little tired and fed up with so many Chinese who were stuck in us, often pushing us and hitting us with their giant "selfie sticks", since they were always in great quantity, crowding the tourist places that we had visited until then. However, to our surprise, we had a good impression of the Chinese, quite different from what we had seen in the previous chapters.*

*The perception when coming to Beijing was that of an absolutely developed country with everything very organised, clean, and new. We were surprised and once more we became aware of the terrible prejudice that we create by judging without really getting to know countries.*

*When we entered a mall and saw the largest LED screen in the world, with more than 200 metres in length, we began to understand how developed the country was. The skyscrapers with gigantic panels and a lot of technology are something very surprising.*

*We did not expect that one of the most breath-taking scenery of the trip would be in China, in Huanglong National Park, and also in the Jiuzhaigou Valley, both in Sichuan Province.*

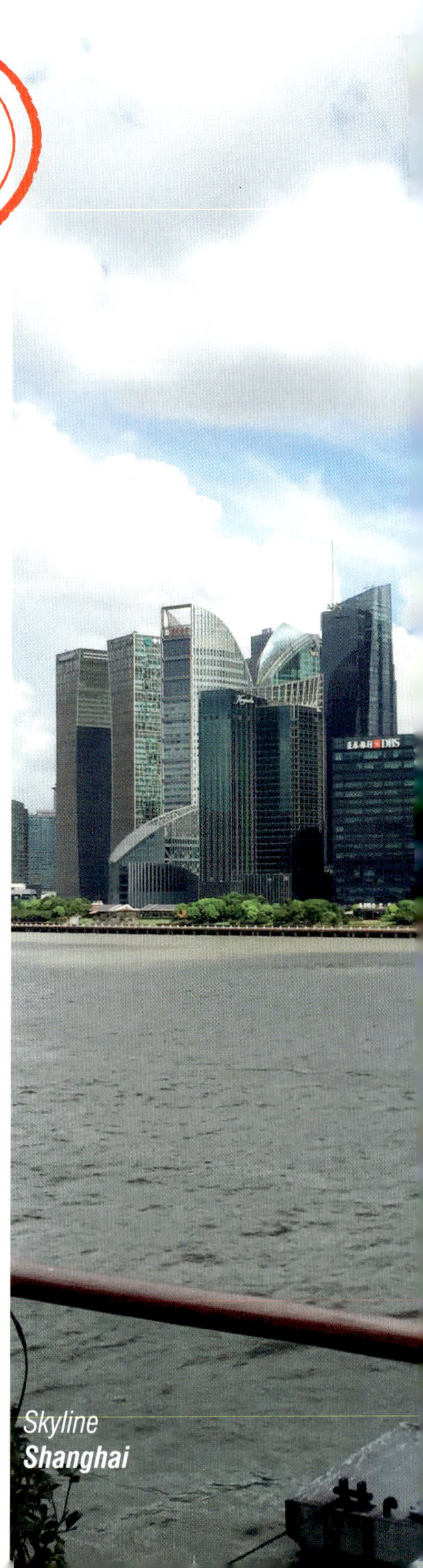

*Skyline*
***Shanghai***

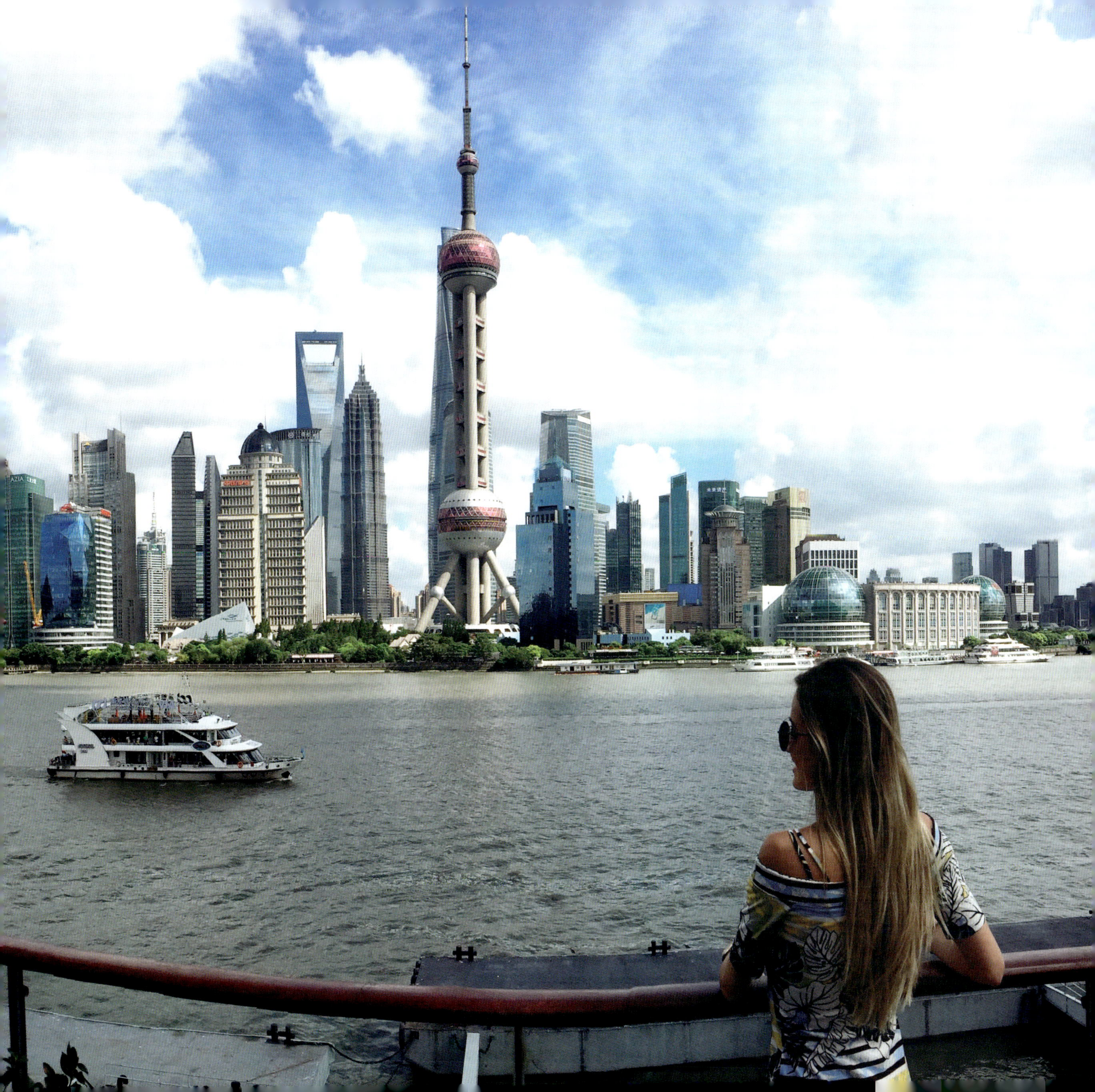

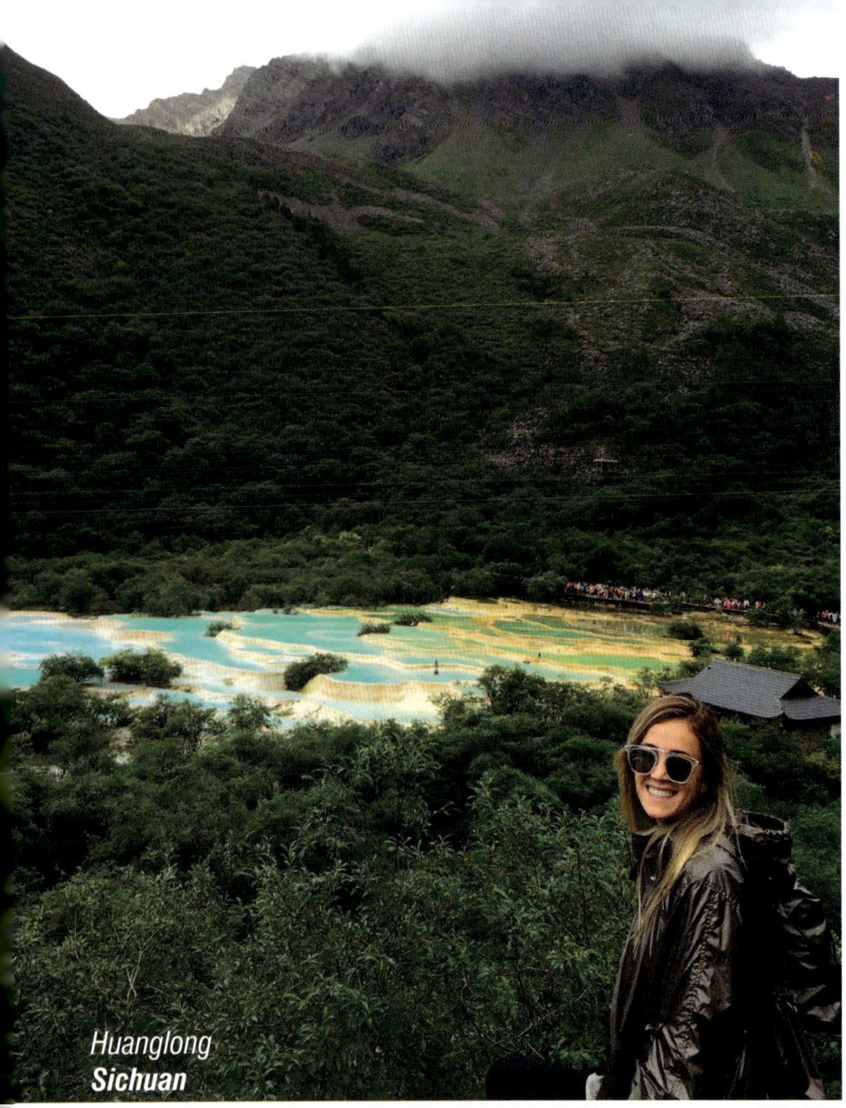
Huanglong
**Sichuan**

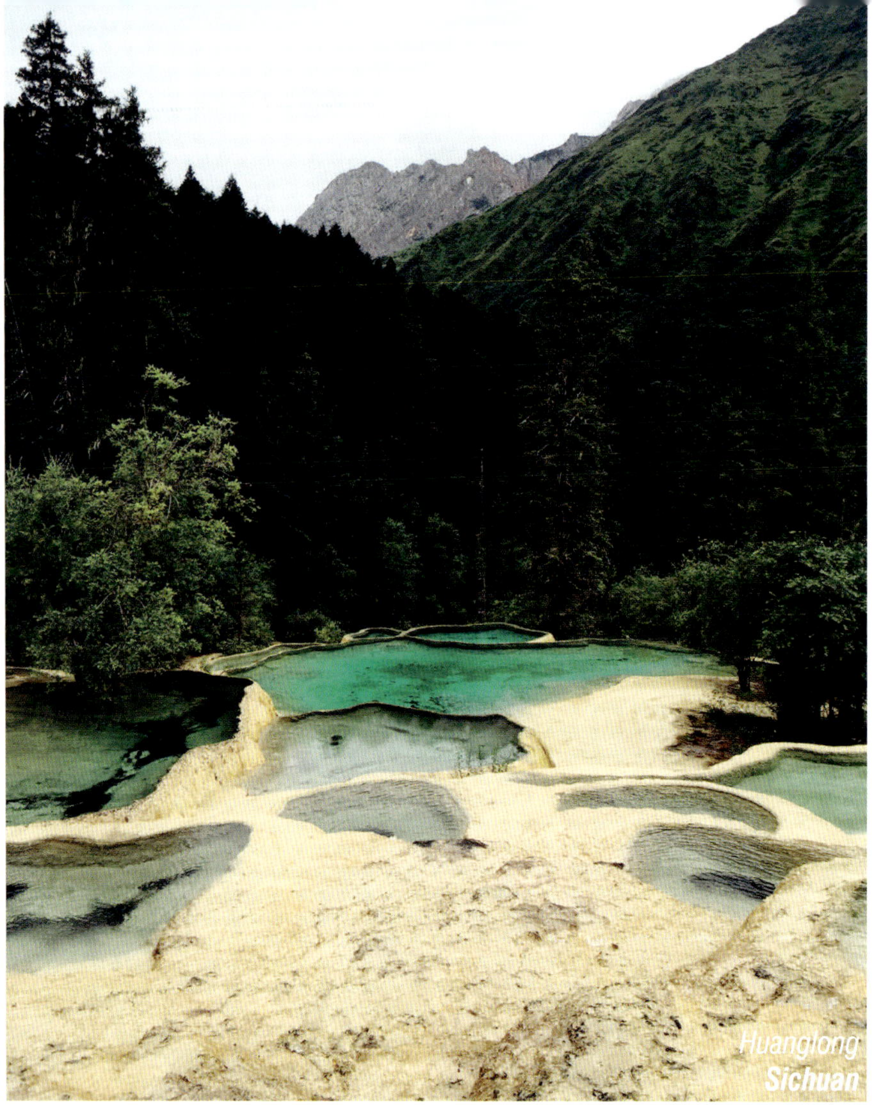
Huanglong
**Sichuan**

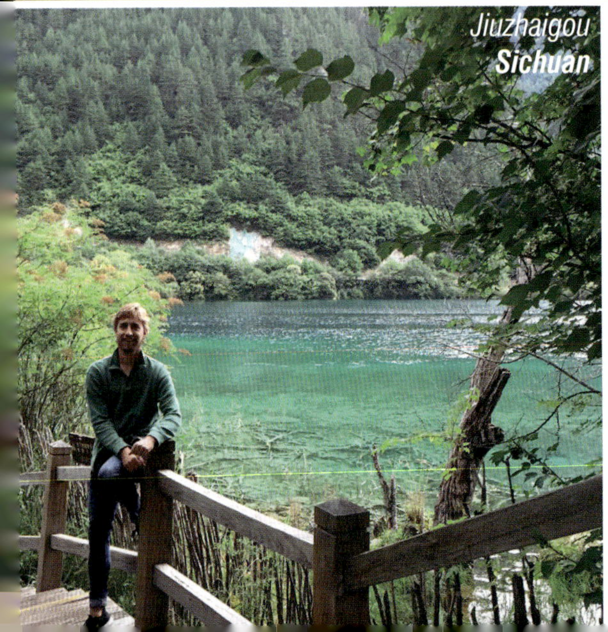
Jiuzhaigou
**Sichuan**

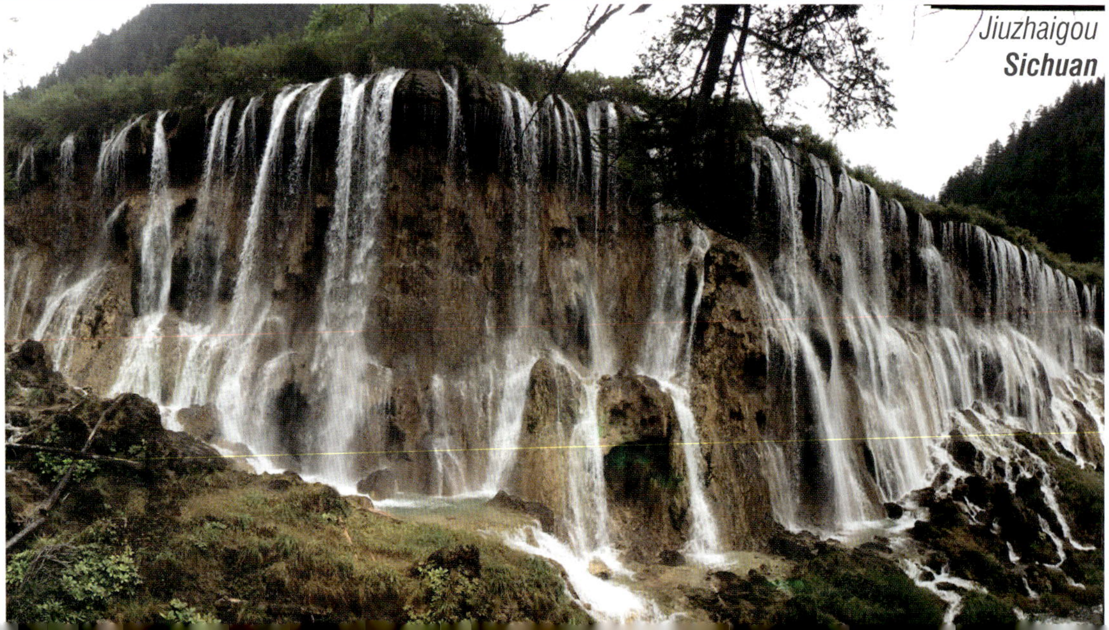
Jiuzhaigou
**Sichuan**

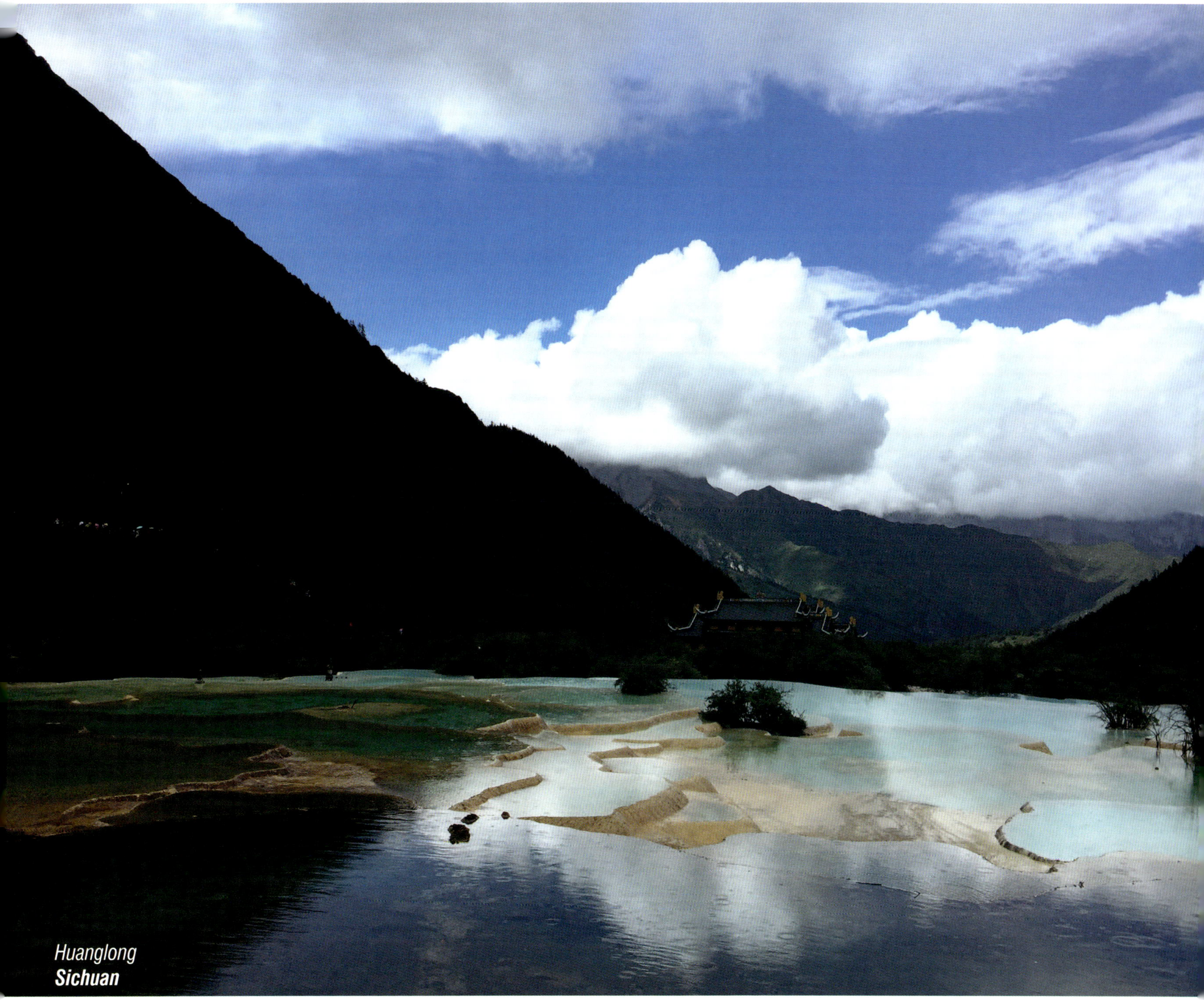

Huanglong
**Sichuan**

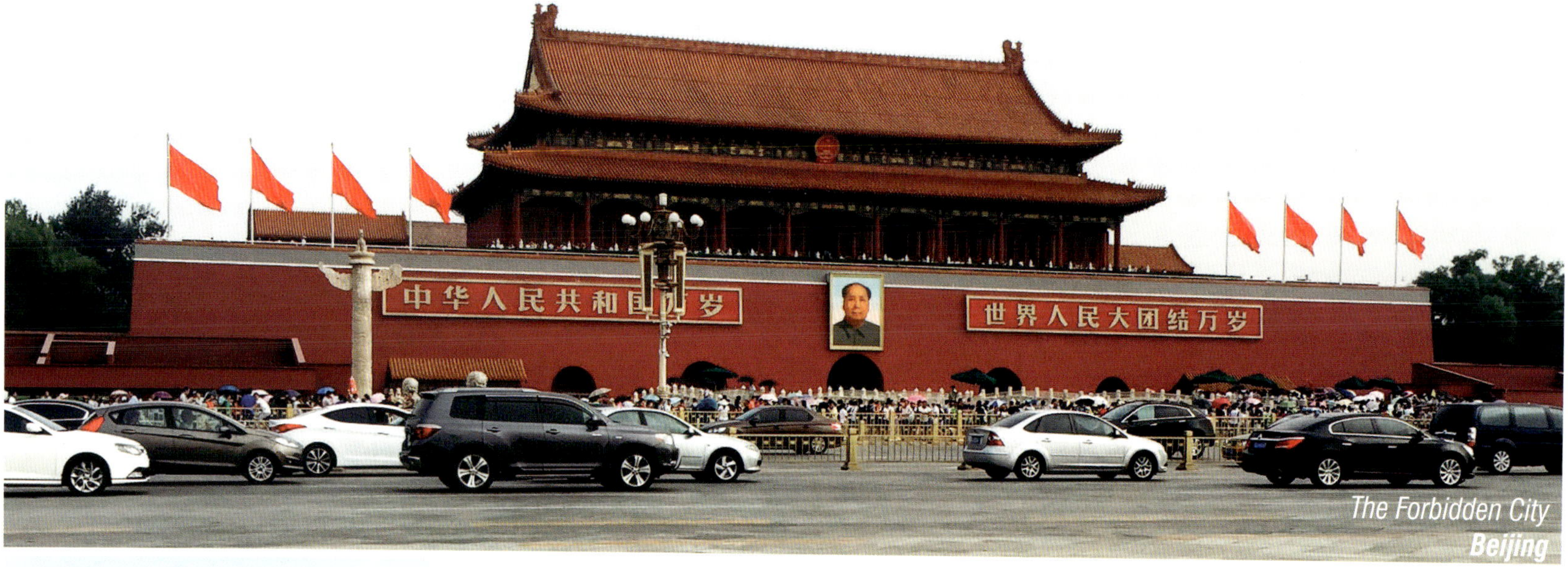


*The Forbidden City*
***Beijing***

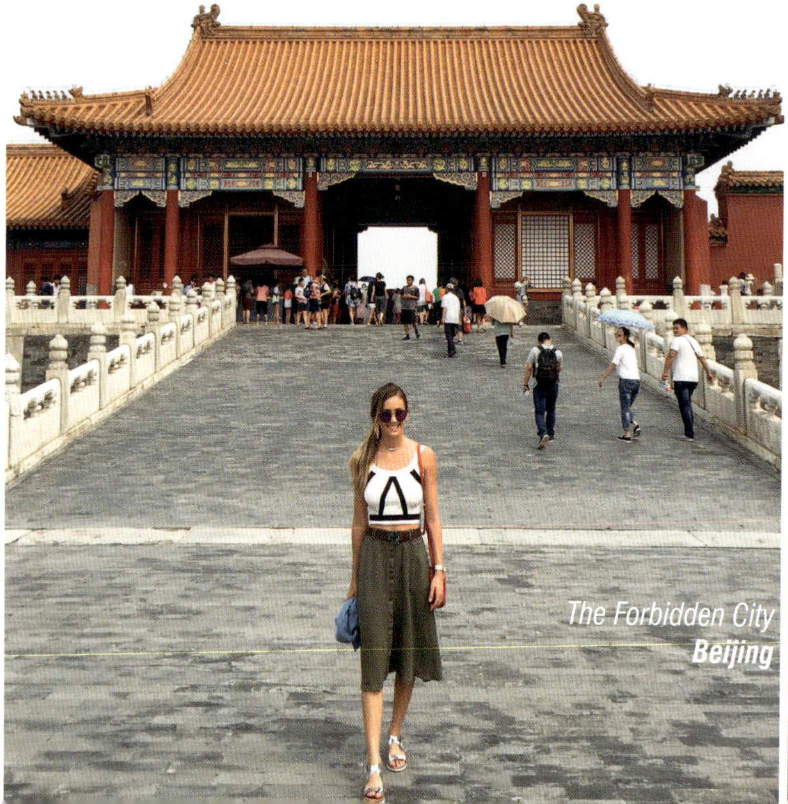

*The Forbidden City*
***Beijing***

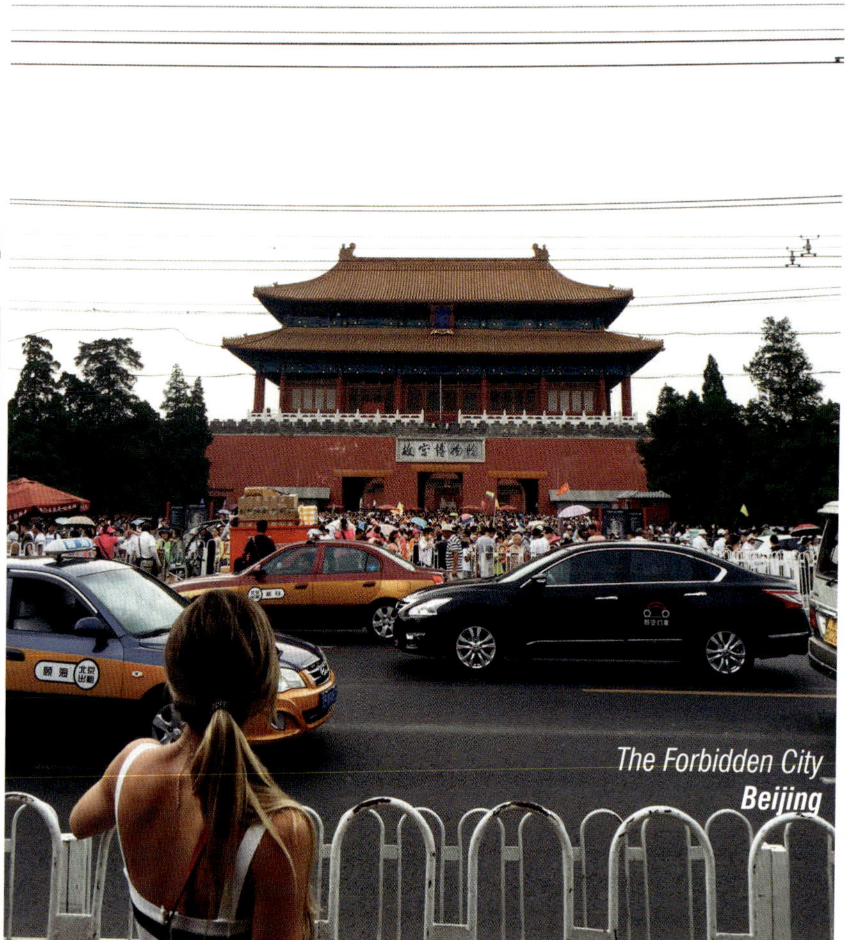

*The Forbidden City*
***Beijing***

*The Forbidden City*
***Beijing***

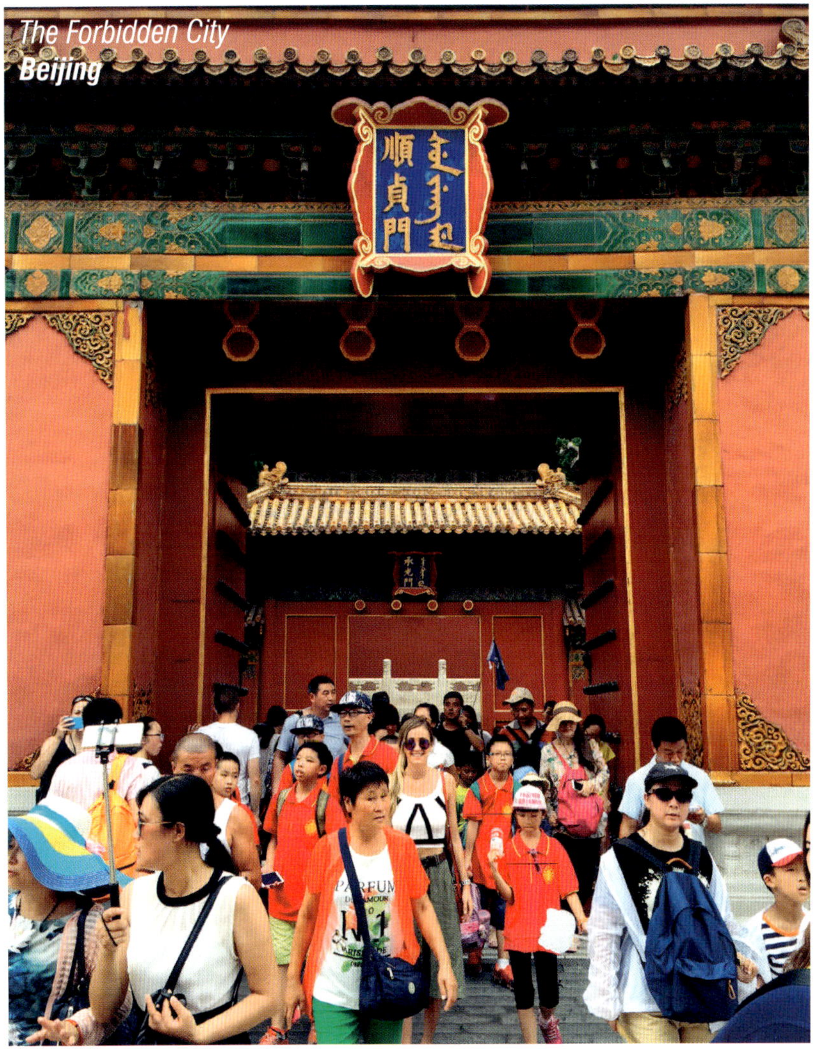


Turistar é tentar tirar uma foto sem figurantes em volta e desistir quando se vê no meio de uma "chinarada" sem fim.

*"Touristing" is: to try to take a photo without supporting actors in the back and to give up when you see yourself in the middle of an endless sea of Chinese people.*

*Temple of Heaven*
***Beijing***

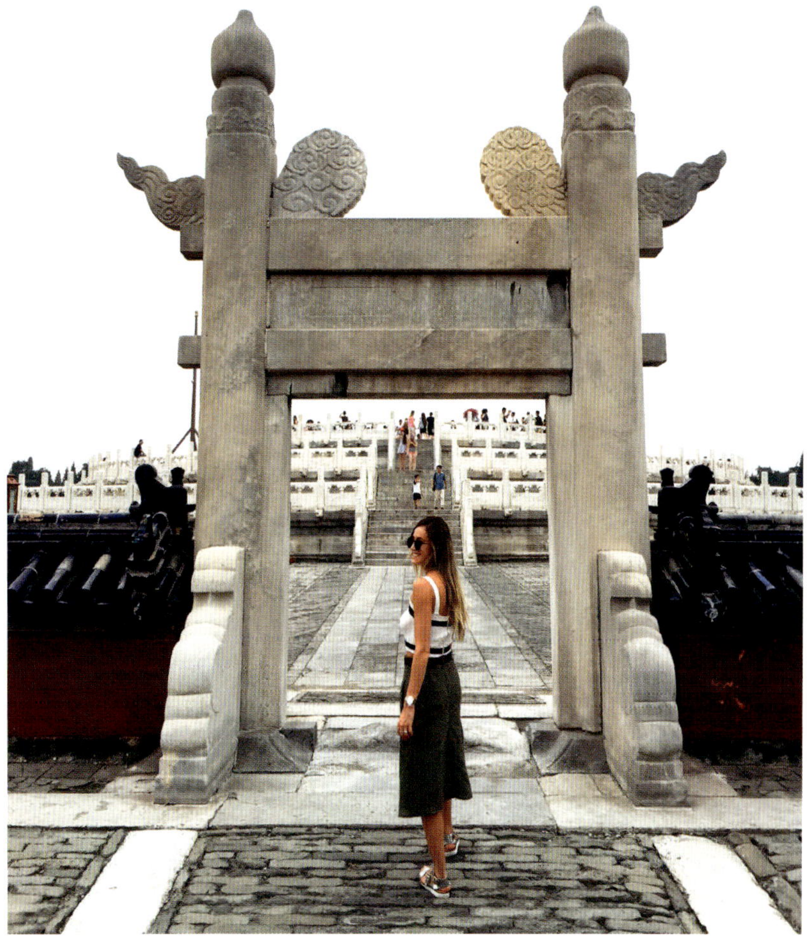

Turistar é aparecer com a mesma roupa em mil lugares diferentes.

*"Touristing" is: appearing with the same clothes in a thousand different places.*

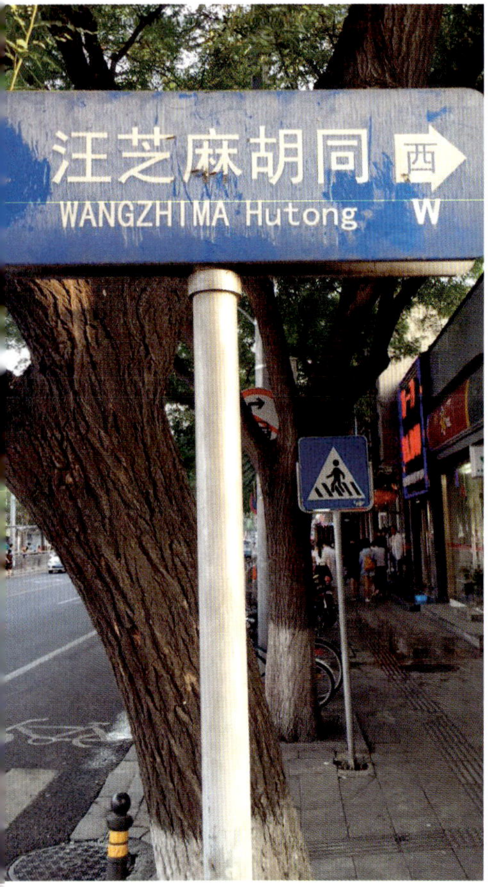
汪芝麻胡同 西
WANGZHIMA Hutong W

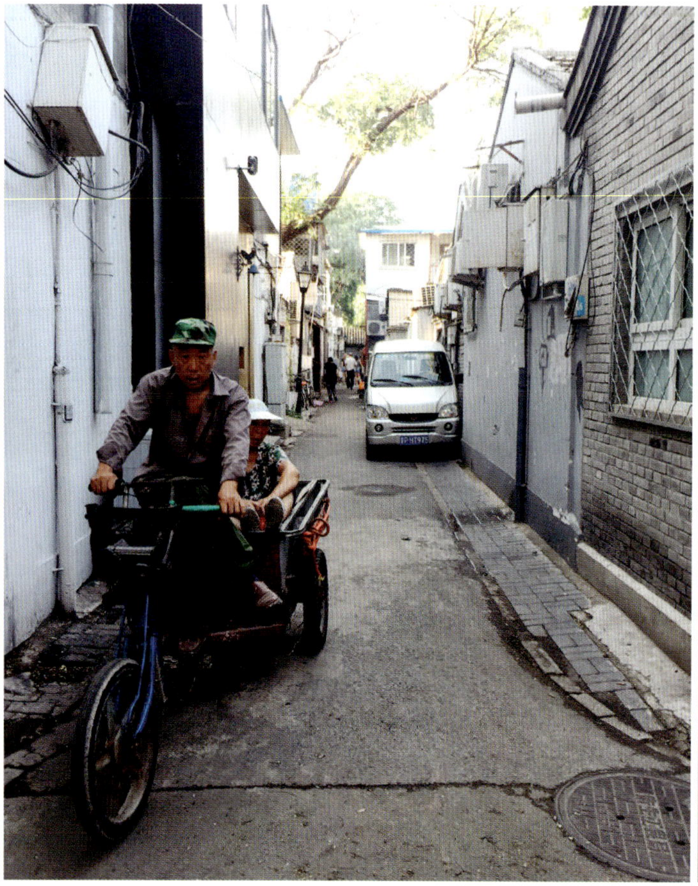

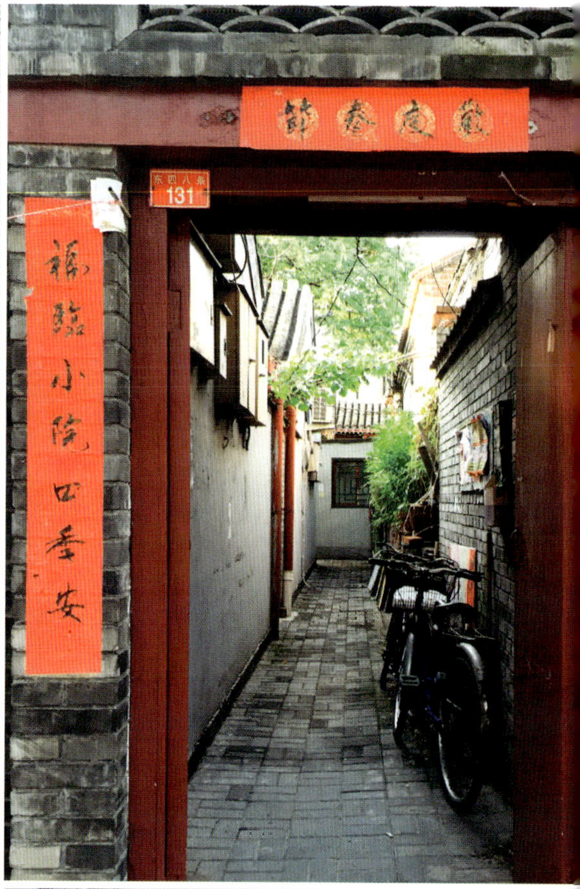
131

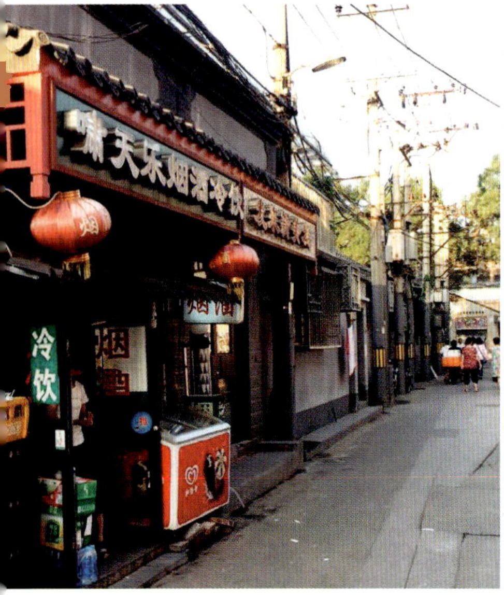
冷饮

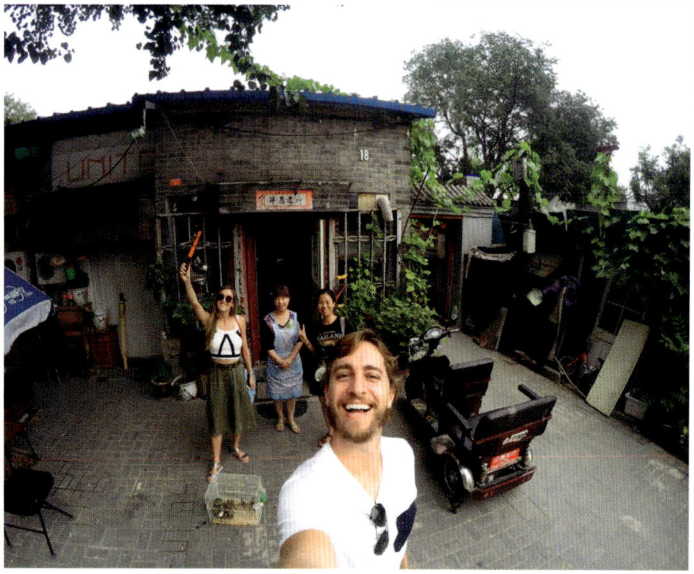

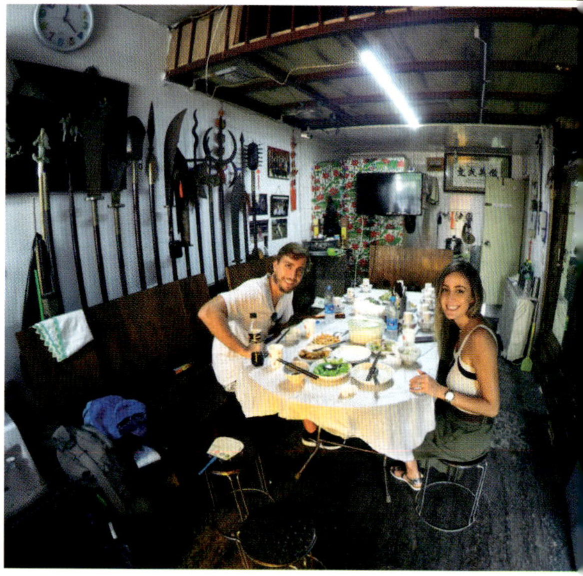

Uma experiência inesquecível foi almoçar um dia numa casa local, dentro de um Hutong (bairros antigos de Pequim), com a nossa guia e a dona da casa. Elas tomam água, refrigerante e suco quente e dizem que bebida gelada não faz bem pra saúde. Para comer, elas colocam tudo o que está servido na mesa dentro de um potinho, arroz, massa, batata, carne, vegetais e tudo o mais que houver, e então comem a mistura toda com os palitinhos. Foi uma experiência única provar a comida tradicional chinesa feita em casa e ao mesmo tempo ver de perto o simples e autêntico cotidiano do pequinês.

*An unforgettable experience was having lunch one day in a local house, inside a Hutong (the old neighbourhoods of Beijing), with our guide and the owner of the house. They drink warm water, soda and juice, saying that cold drinks are not good for one's health. To eat they put everything that is served on the table inside a pot: rice, pasta, potatoes, meat, vegetables and everything else. Then, they eat the whole mix with the chopsticks. It was a unique experience to taste the traditional homemade Chinese food, and, at the same time, to see up close the simple and authentic everyday of Pekingese.*

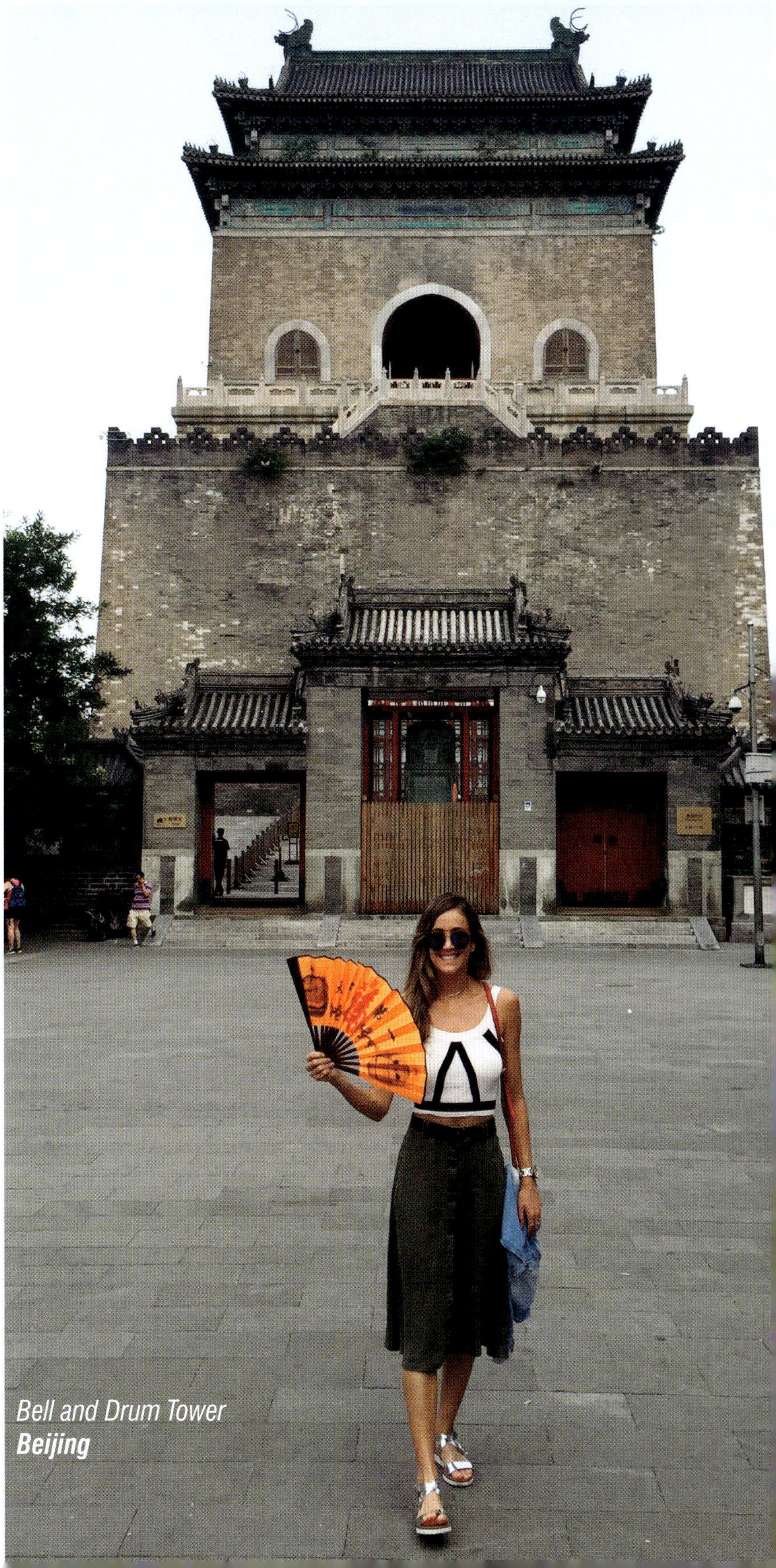

*Bell and Drum Tower*
***Beijing***

Em Xangai, vimos uma das coisas mais curiosas da viagem: uma espécie de "feira de casamentos". Ela ocorre na Praça do Povo todos os sábados e domingos à tarde. São centenas de mães e pais que estão aflitos pela demora de seus filhos em se casar, o que é algo cada vez mais comum na China. Então eles fazem anúncios e propagandas de seus filhos, normalmente em folhas de papel preenchidas à mão e apoiadas num guarda-chuva. Os anúncios trazem idade e altura dos filhos e filhas, e também uma descrição das suas principais habilidades. Eles estão ali para negociar um casamento com outros pais. Vimos diversos pais conversando e fazendo uma apresentação de seus pupilos.

Em Xangai, ficamos ainda mais chocados com a pujança da cidade, com arranha-céus por todos os lados, cada um disputando pelo prêmio de prédio mais bonito e colorido, luzes por todos os lados, cada um com seu formato e design. Tivemos o privilégio de conhecer a cidade com um casal de amigos que moram lá. Foi especial, vivemos um pouco do cotidiano e aprendemos mais uma vez que a percepção que tínhamos da China era absolutamente errada.

*In Shanghai we have seen one of the more curious things of the trip: a sort of "Marriage Market". It occurs in People's Park every Saturday and Sunday afternoons. There are hundreds of mothers and fathers who are afflicted by the delay of their children getting married, which is something increasingly common in China. So they make announcements and advertisements of their children, usually on sheets of paper filled in by hand and supported on an umbrella. The ads include the age and height of the sons and daughters, and also a description of their main skills. They are there to negotiate a marriage with other parents. We saw several parents talking and making a presentation of their pupils.*

*In Shanghai, we were even more shocked by the city's strength, with skyscrapers everywhere, each one fighting for the title of the most beautiful and colourful building, lights all around, each with its shape and design. We had the privilege of getting to know the city with a couple of friends who live there. It was special, we lived a bit of everyday life and learned once again that our perception of China was absolutely wrong.*

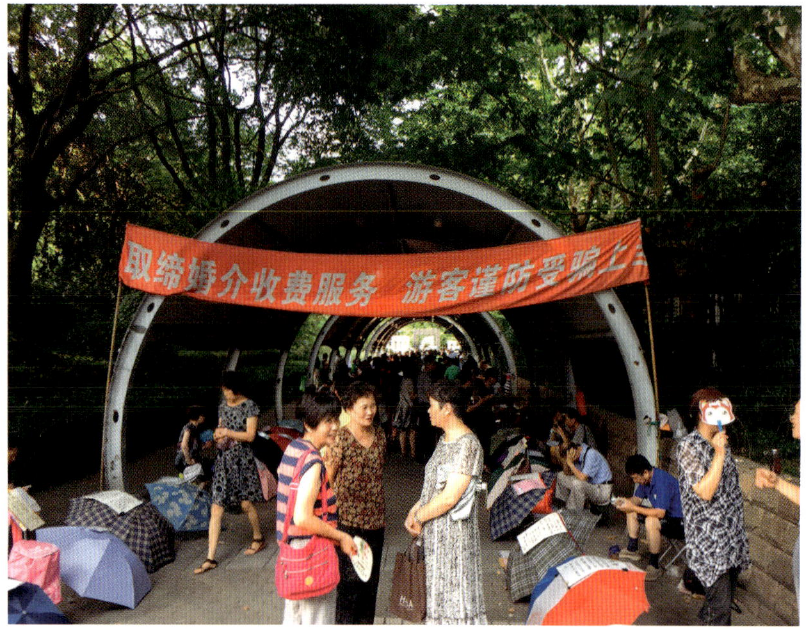

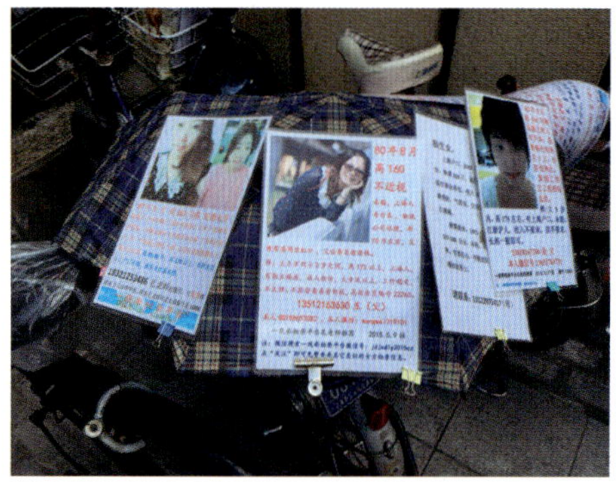
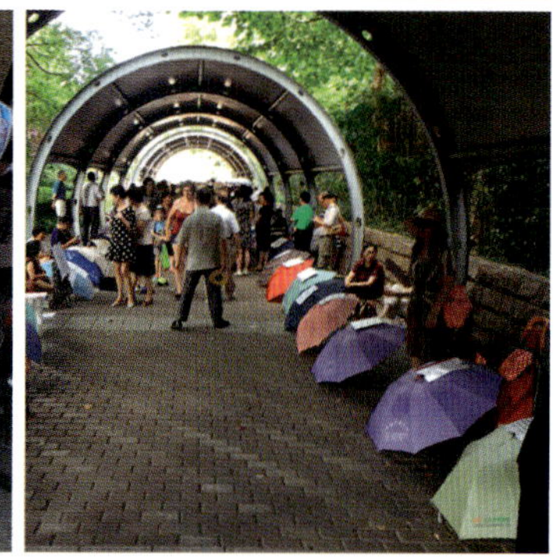
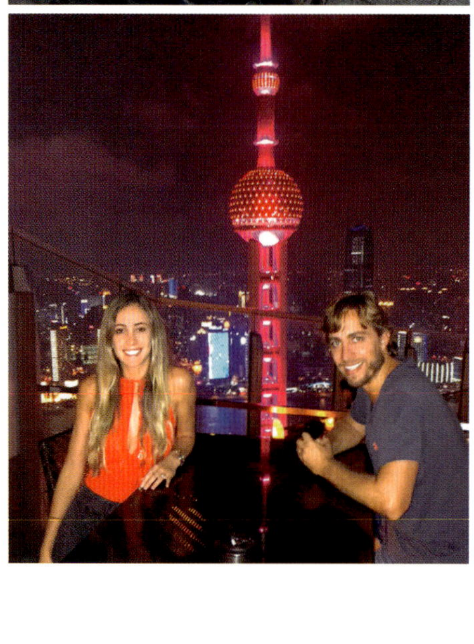
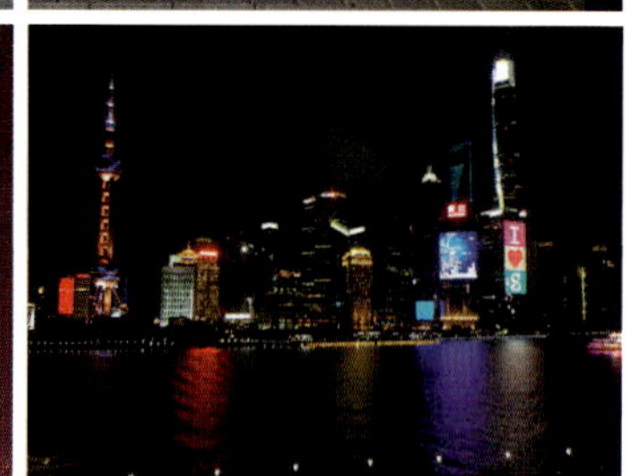
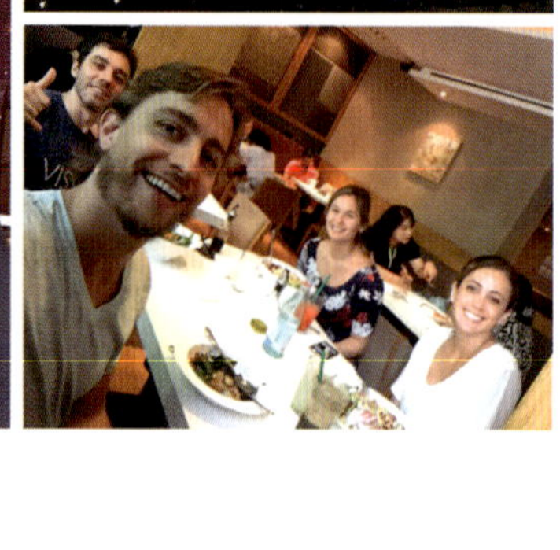

Conhecer a Muralha da China foi uma experiência única. Subir e descer centenas de escadas e, a cada parada para descansar, observar a muralha de ângulos diferentes, com um lindo cenário de montanhas ao fundo, foi incrível. Entender a história da construção da Muralha faz valorizarmos ainda mais a visita. Ela demorou mais de 200 anos para ser construída.

*Getting to know the Wall of China was a unique experience. Going up and down hundreds of stairs and, at each stop to rest, looking at the wall from different angles, with a beautiful backdrop of mountains, it was all incredible. To understand the history of the construction of the Wall makes you appreciate the visit even more. It took over 200 years to be built.*

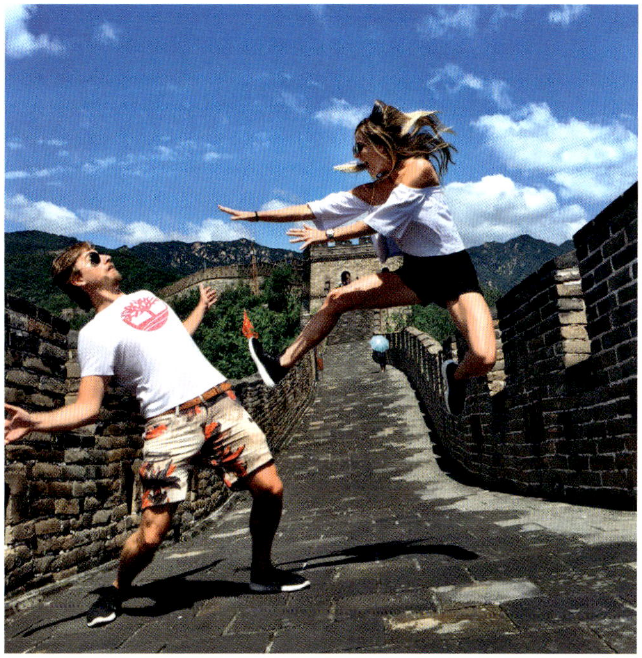

Minha reação quando eu não estou nos meus melhores dias e ele ainda pergunta se eu estou na TPM.

*My reaction when I'm not in my best days and he still asks if I'm on my PMS.*

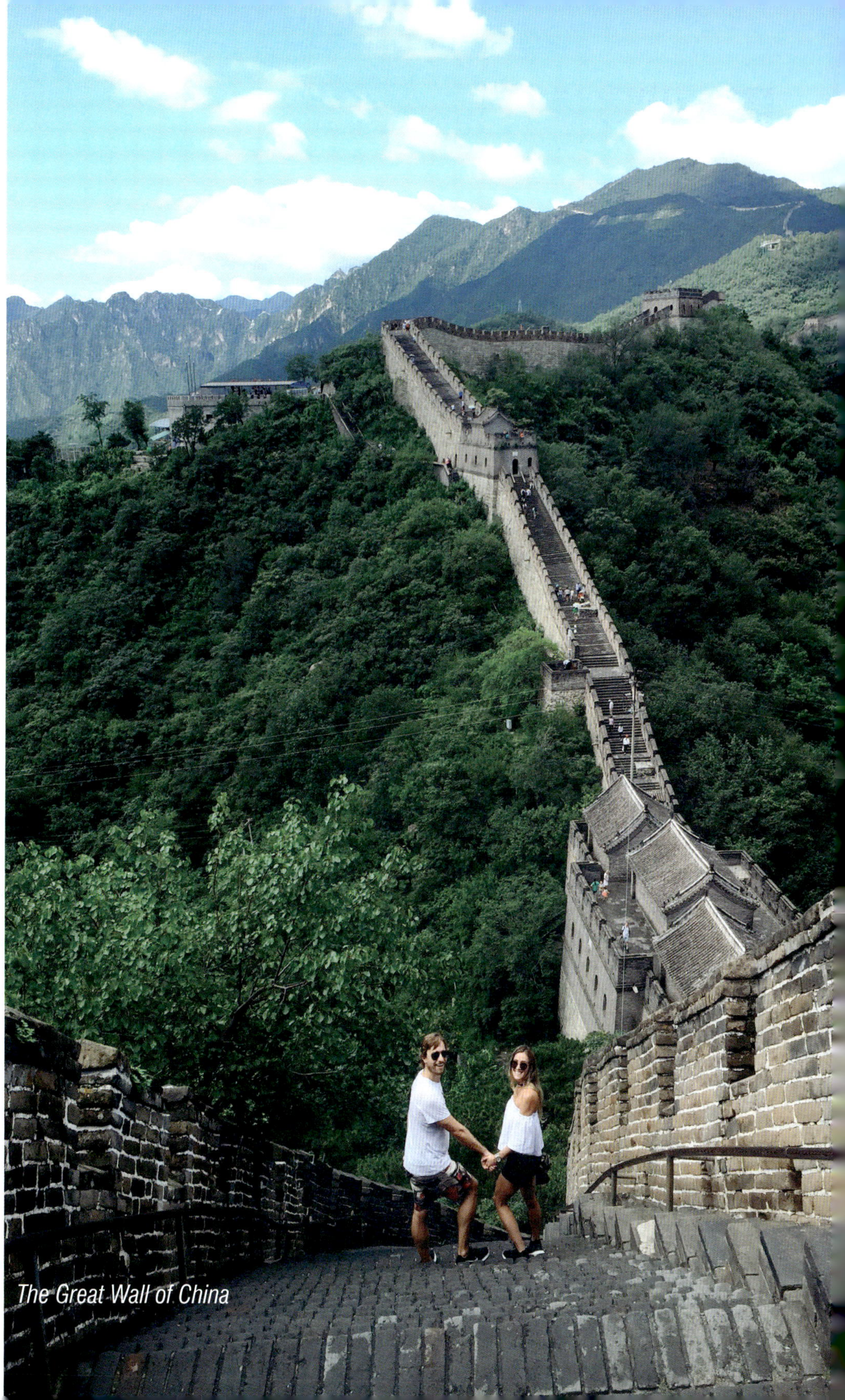

*The Great Wall of China*

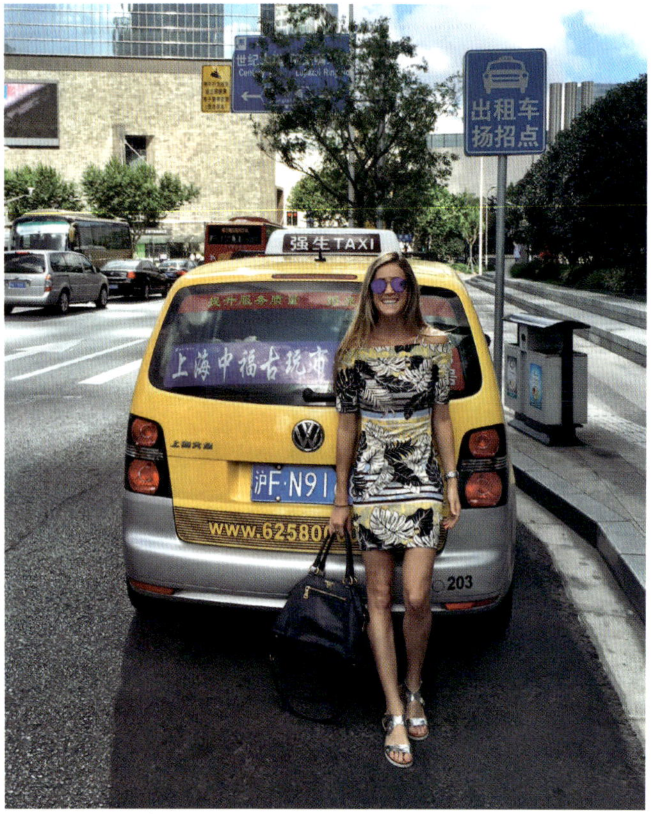


Pegar táxi na China? Só com o endereço em chinês! É quase impossível encontrar um taxista que fale um mínimo de inglês. Muitas vezes eles nem param para estrangeiros, já prevendo a dificuldade que terão na comunicação. Pois não adianta nem mostrar o endereço em inglês. Tem de entrar no carro com o endereço em chinês ou então tentar mostrar no mapa para o motorista. Para nossa sorte, o Uber tinha alguns endereços em inglês e nos ajudou muito.

*Taking a taxi in China? Only with the address in Chinese! It is almost impossible to find a taxi driver who speaks at least minimum English. Many times they don't stop for strangers, in anticipation of the difficulty they will have in communicating, because it is no use even showing the address in English. You have to get in the car with the Chinese address or try to show it on the map. To our luck, Uber had some addresses in English and it helped us a lot.*

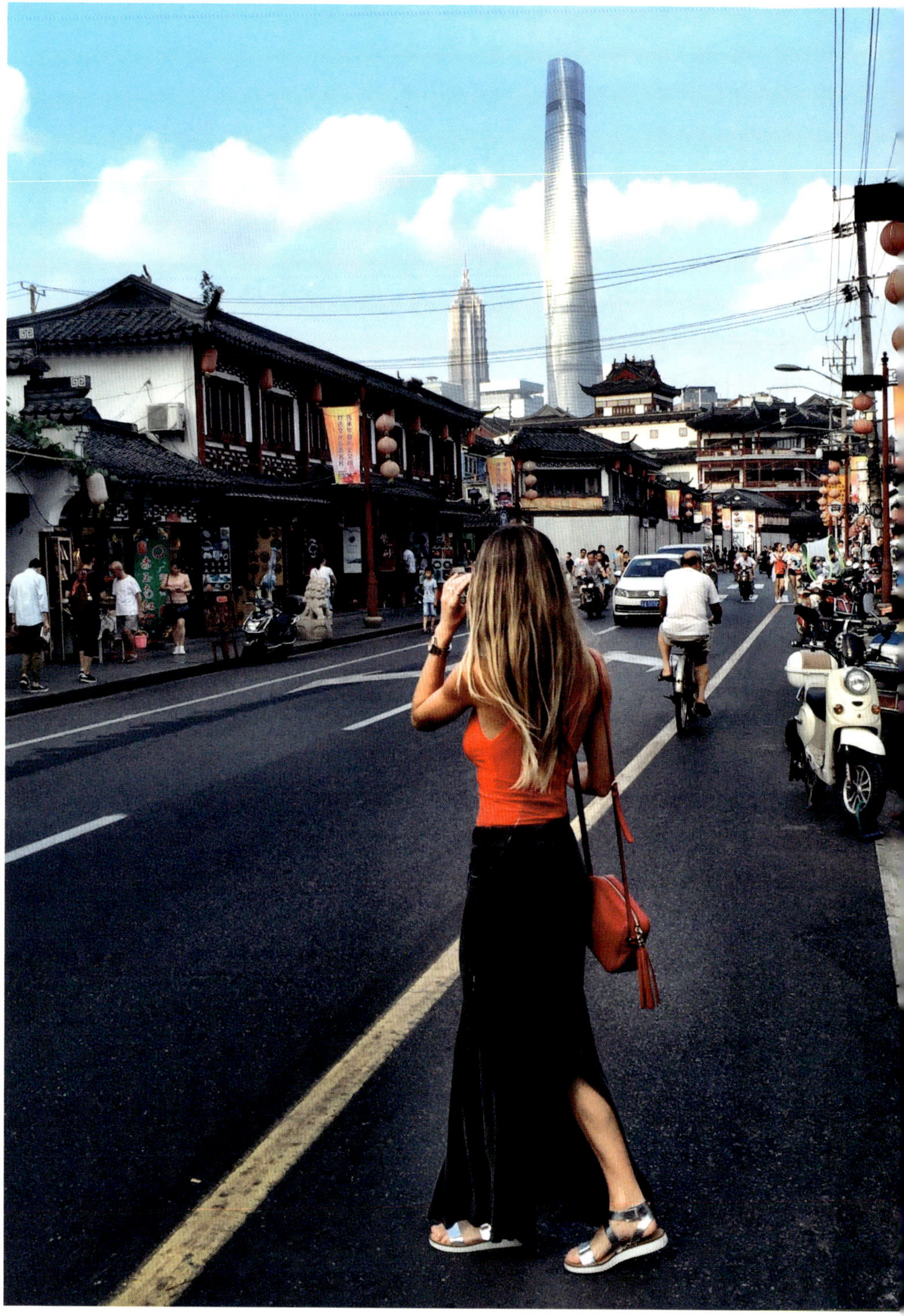

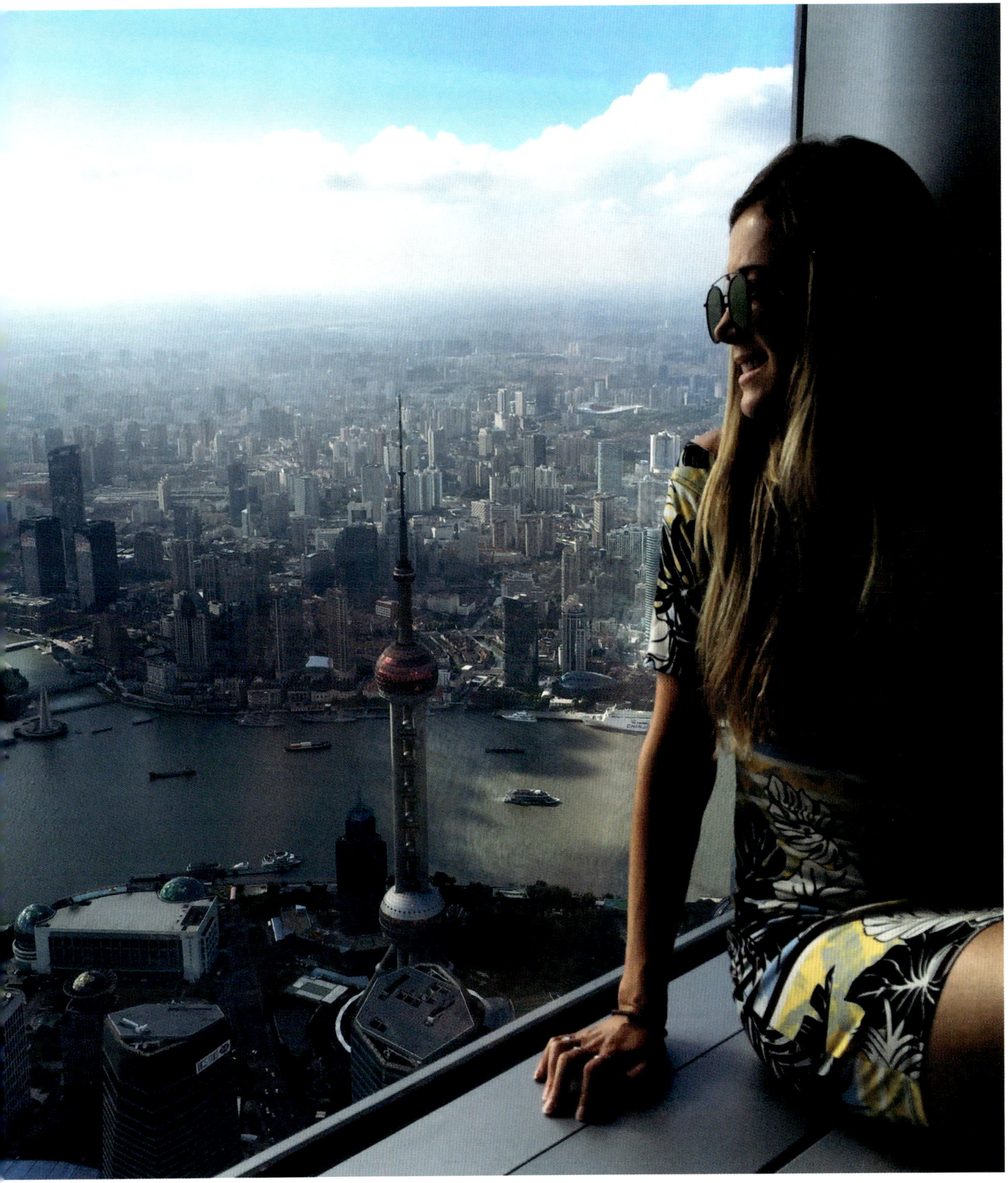

Foram 160 dias entre Oceania e Ásia, uma experiência sem precedentes, um nível de aprendizado e autoconhecimento que jamais imaginaríamos ser possível. A essa altura da viagem, já estávamos acostumados com a nossa rotina de não ter casa, e não sentíamos nenhuma falta das nossas coisas no Brasil. Apesar de cansativo, o fato de a cada três dias, em média, termos de fazer as malas e viajar para outra cidade, era muito gratificante, por tudo o que recebíamos em troca.

*It was 160 days between Oceania and Asia, an unprecedented experience, a level of learning and self-knowledge that we could never have imagined to be possible. At this point in the trip, we were already accustomed to our routine of having no home, and we didn't actually miss our things in Brazil. Although tiresome, the fact that every three days, on average, we had to pack and travel to another city, was very gratifying for all we got in return.*

# GRÉCIA

## EUROPA, CHEGAMOS!

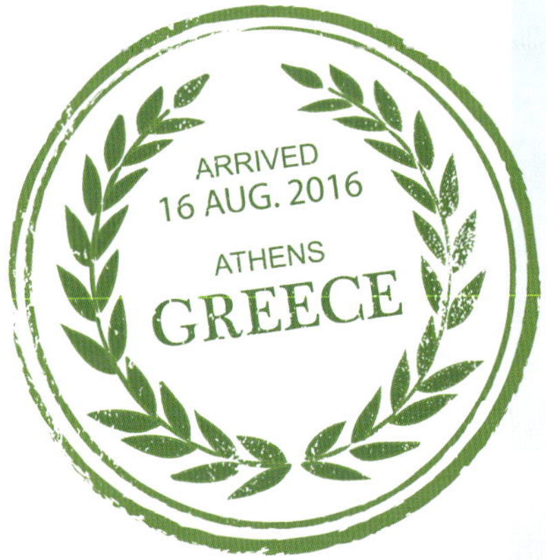


Voar da China para a Grécia foi um grande momento de virada na viagem, o fim de um ciclo para o início de outro. Chegar à Europa gerou uma sensação de estar em casa, com pessoas e hábitos parecidos com os nossos. Algo mais leve e uma sensação de férias.

Fomos direto para Mykonos, encontrar umas amigas e conhecer as belas praias da região. Aquela imagem que tínhamos da Grécia, de águas cristalinas, muito sol e bons *beach clubs*, era verdade. Além de uma paisagem muita característica, uma mistura do árido, quase desértico, com o azul-turquesa do mar. Muita diversão e acompanhados de amigas queridas, foi incrível!

Também fizemos questão de conhecer a ilha de Santorini, muito menos badalada, mas muito charmosa. Praias de difícil acesso e menos belas, mas com aquela paisagem característica e linda, as casinhas brancas contrastando com o mar azul.

*EUROPE, HERE WE ARE!*

*Flying from China to Greece was a great turning point in the journey, the end of one cycle to the beginning of another. Arriving in Europe has raised a feeling of being home, with people, and habits similar to our own. Something lighter and a holiday feeling.*

*We went straight to Mykonos, to find some friends and get to know the beautiful beaches of the region. That image that we have of Greece, with crystal clear waters, lots of sun and good beach clubs was true. In addition to a very particular landscape, a mixture of arid, almost desert-like, with the blue-turquoise of the sea. Lots of fun and accompanied by dear friends. It was amazing!*

*Also, we made a point of getting to know the island of Santorini, much less trendy, but very charming. Harder to access and less beautiful beaches, but with that characteristic and pretty landscape, the little white houses in contrast with the blue sea.*

*Óia*
***Santorini***

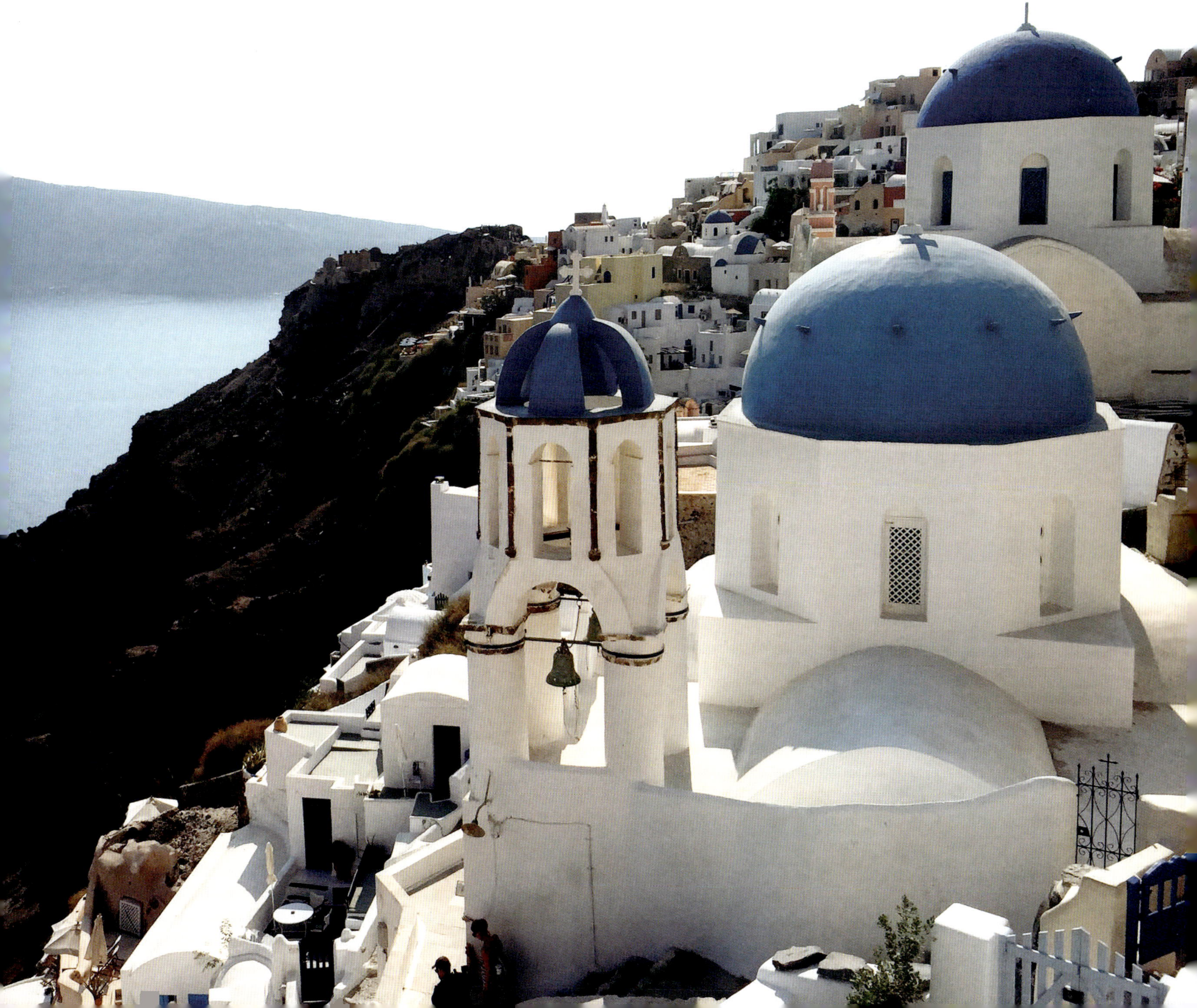

Antes de partir para o próximo país, fizemos questão de conhecer Atenas, uma cidade histórica e muito turística. Gostamos da cidade, com bares e restaurantes atraentes, apesar de estar sofrendo muito com a crise econômica, algo que é visível pelas ruas. Foi também a primeira vez na viagem que sofremos algum tipo de golpe: um taxista nos deu notas falsas de troco.

*Before leaving for the next country, we also made a point of getting to know Athens, a historic and very touristy city. We liked the city, with attractive bars and restaurants, although it is suffering a lot due to the economic crisis, something that is visible in the streets. It was also the first time on the trip that we suffered some type of scam: a taxi driver gave us the change with counterfeit notes.*

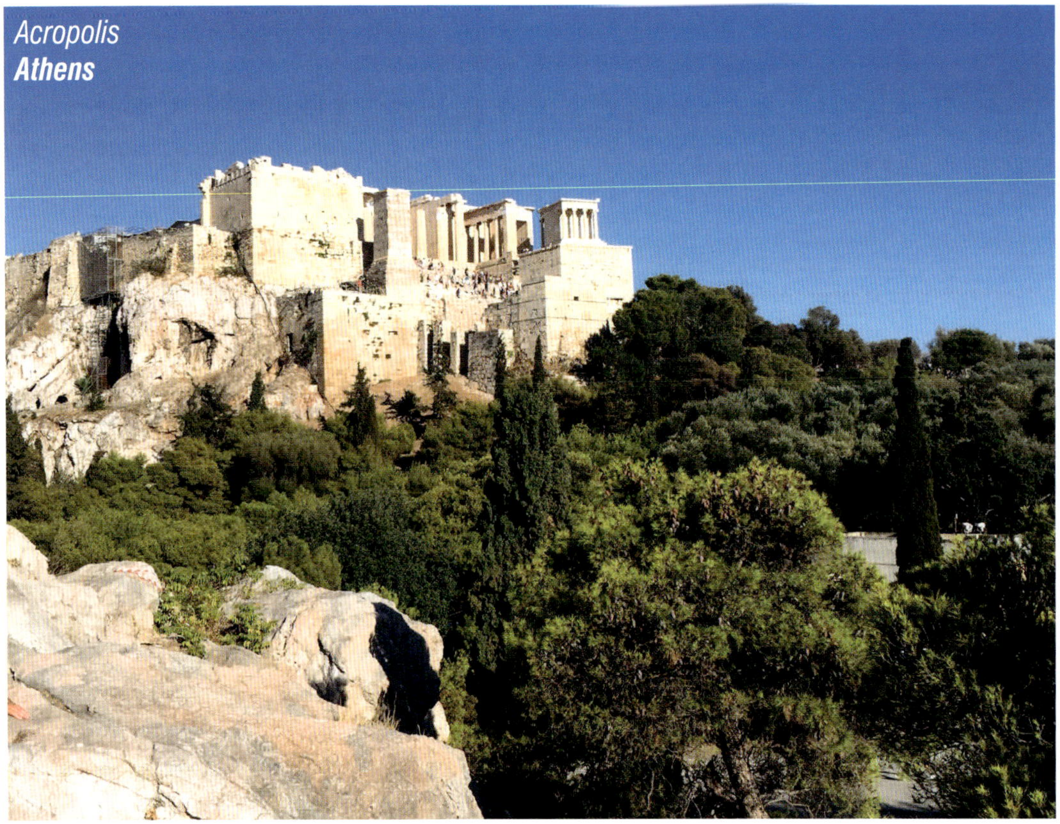

*Acropolis*
***Athens***

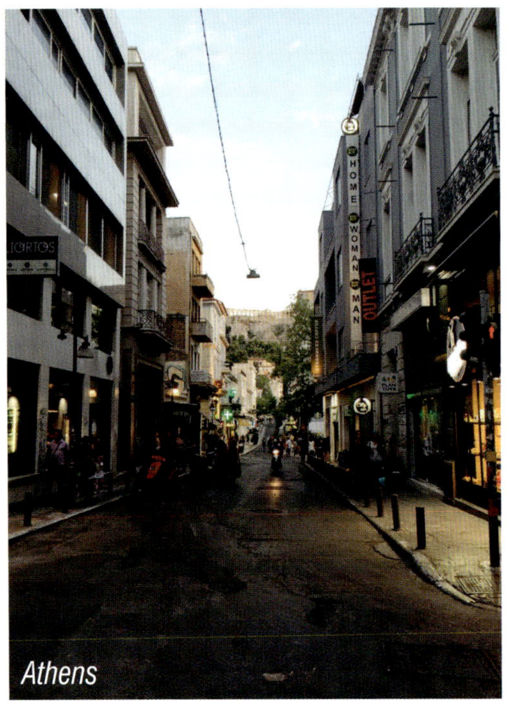

*Athens*

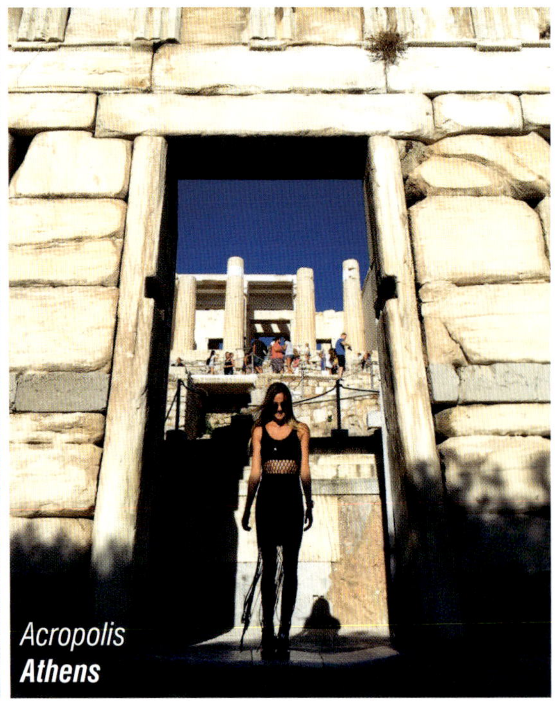

*Acropolis*
***Athens***

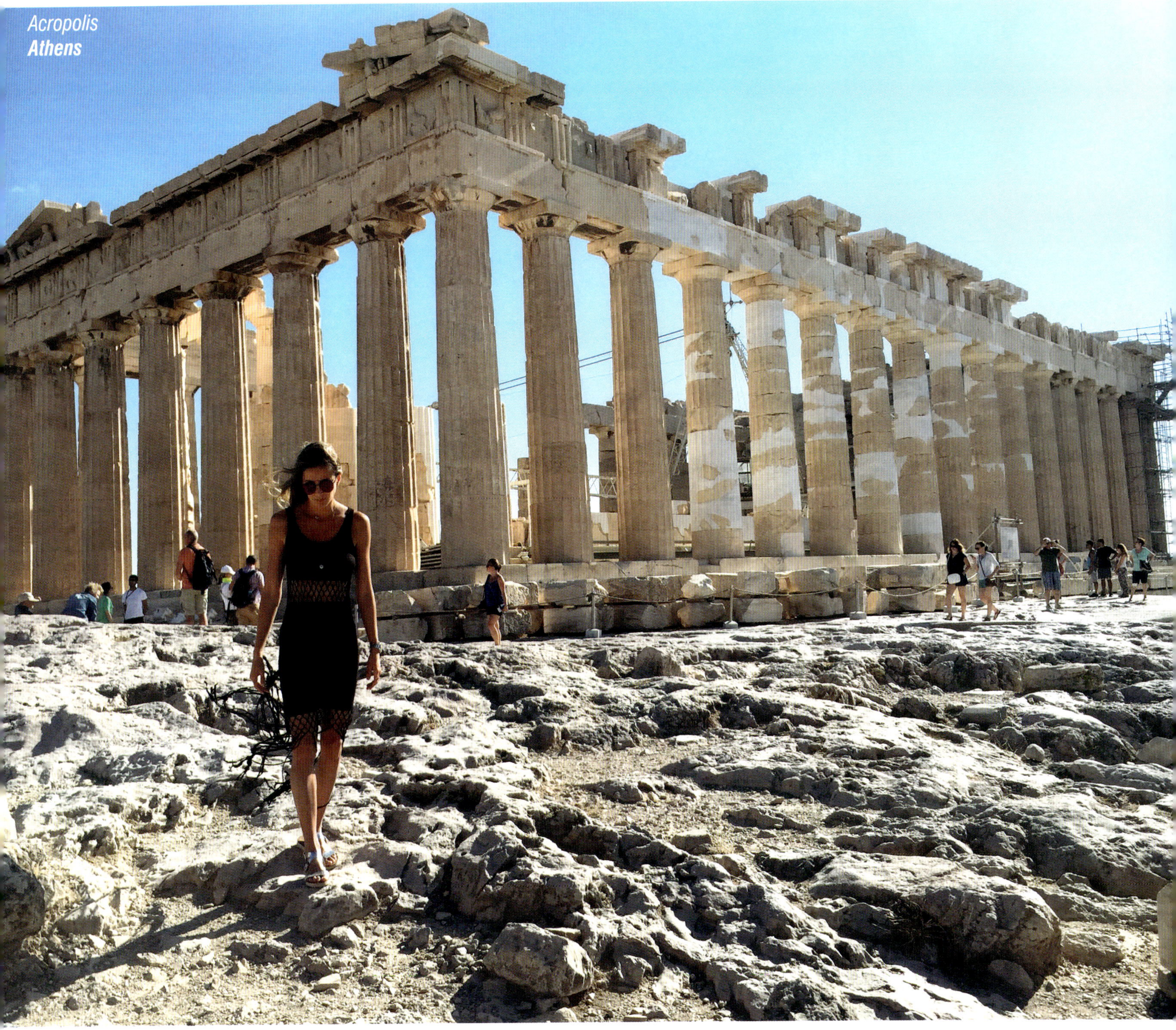
Acropolis
Athens

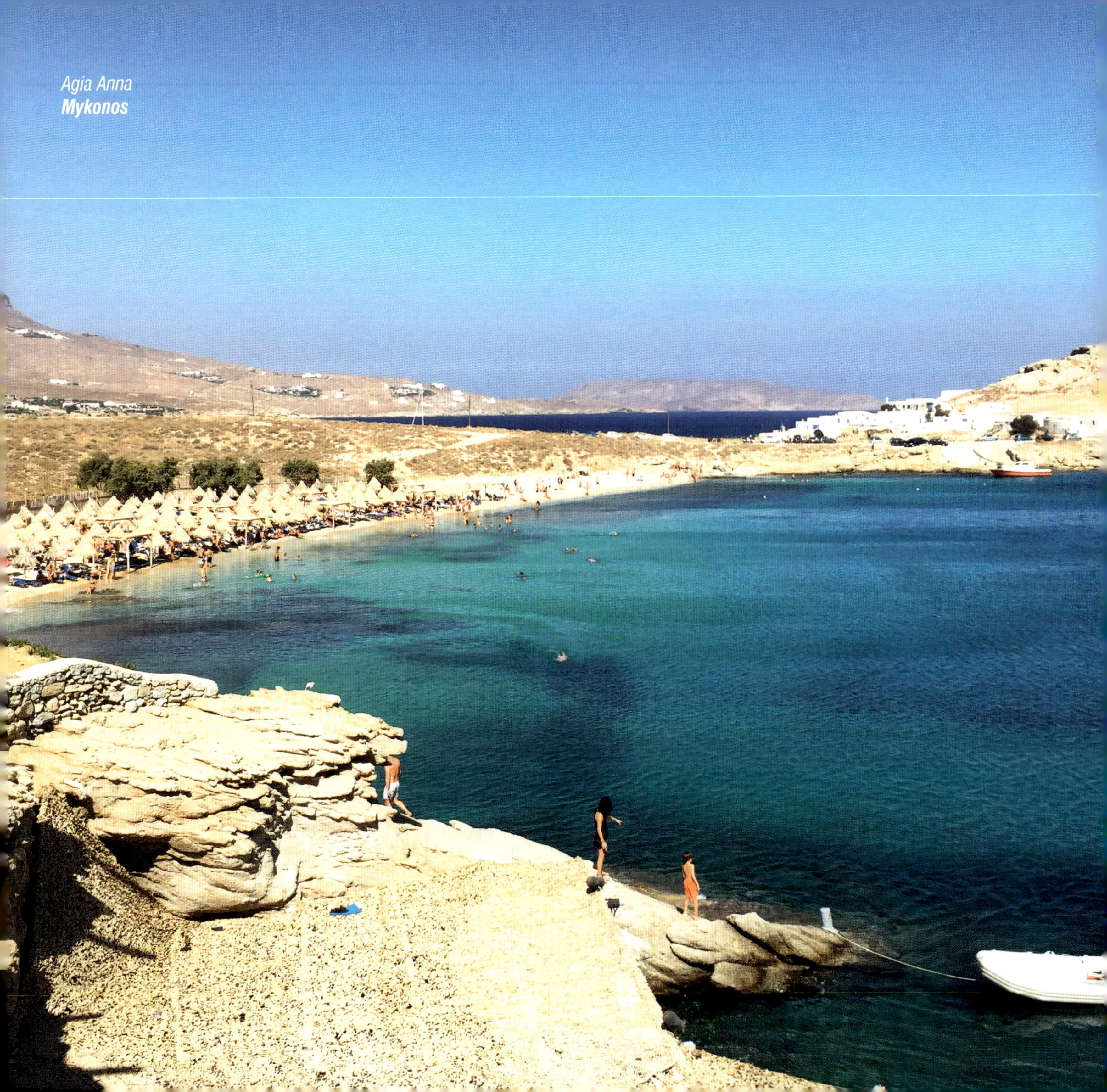

*Agia Anna*
***Mykonos***

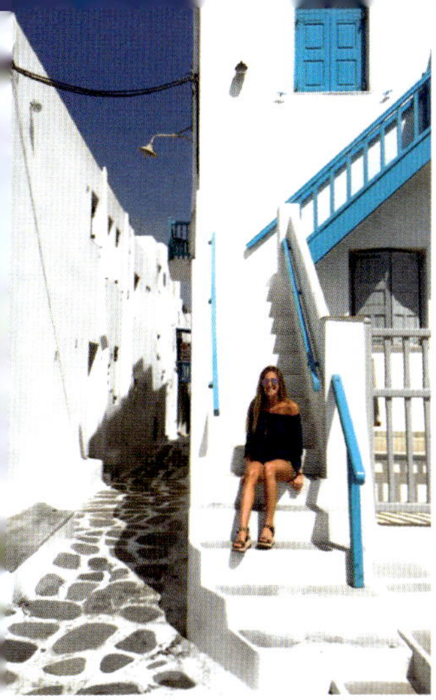

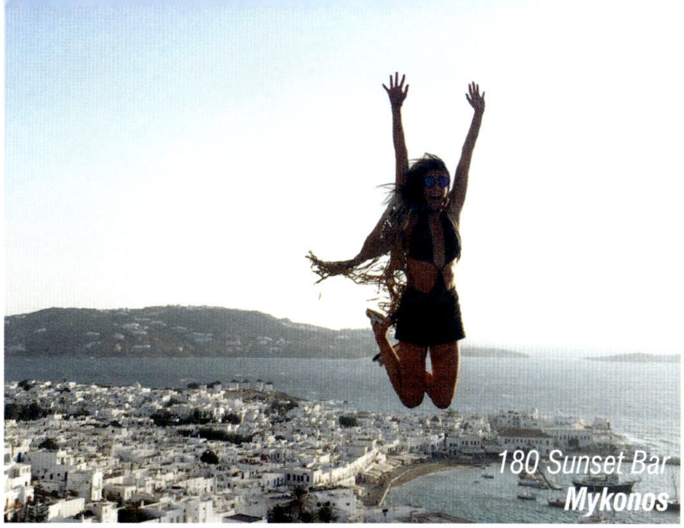
180 Sunset Bar
**Mykonos**

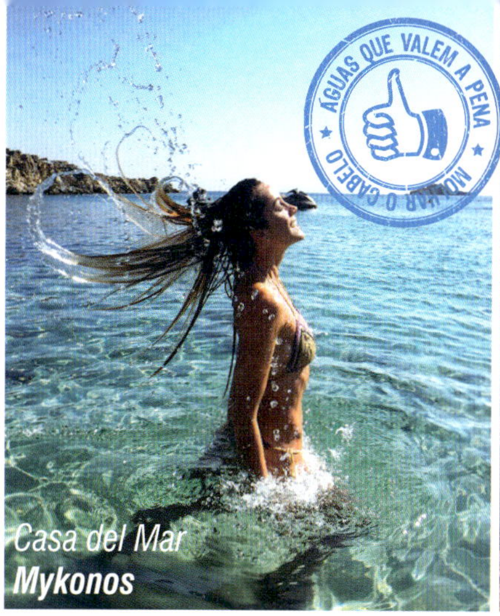

Casa del Mar
**Mykonos**

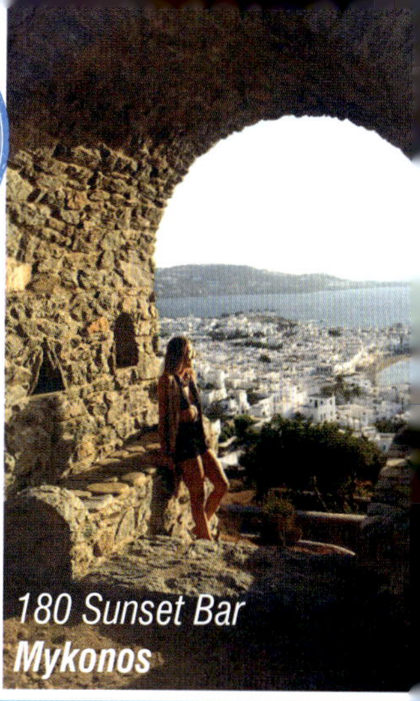
180 Sunset Bar
**Mykonos**

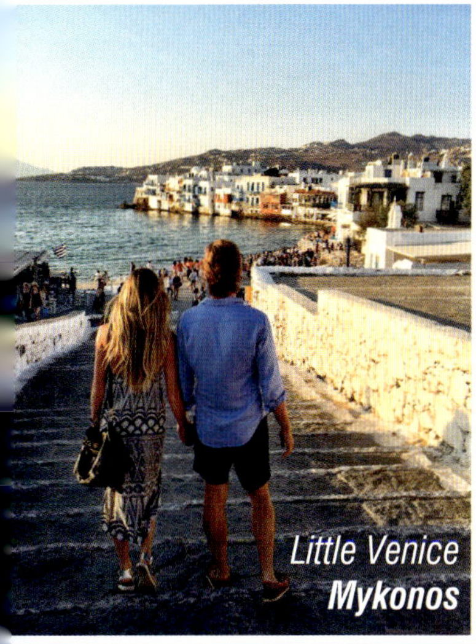
Little Venice
**Mykonos**

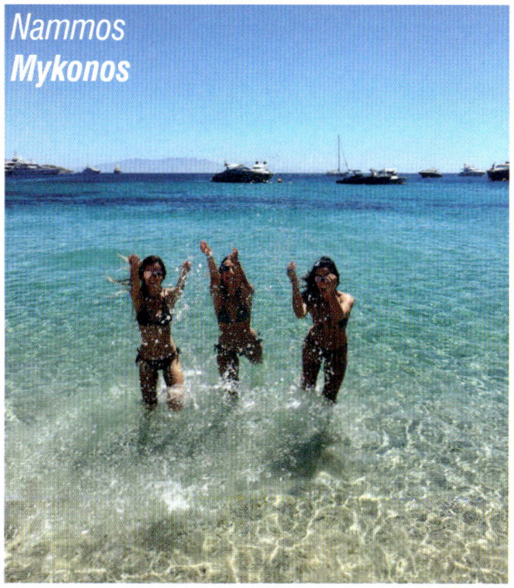
Nammos
**Mykonos**

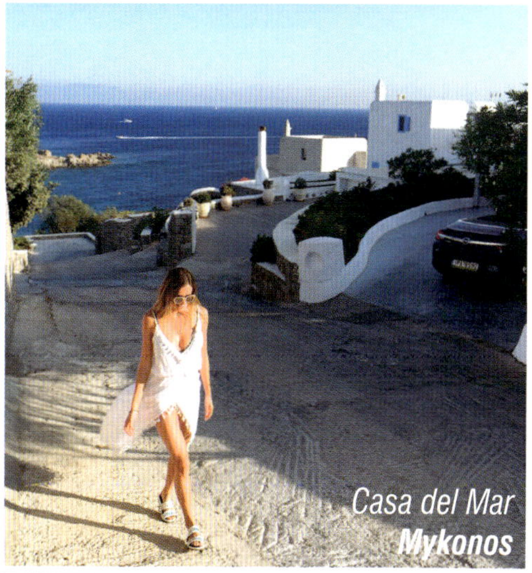
Casa del Mar
**Mykonos**

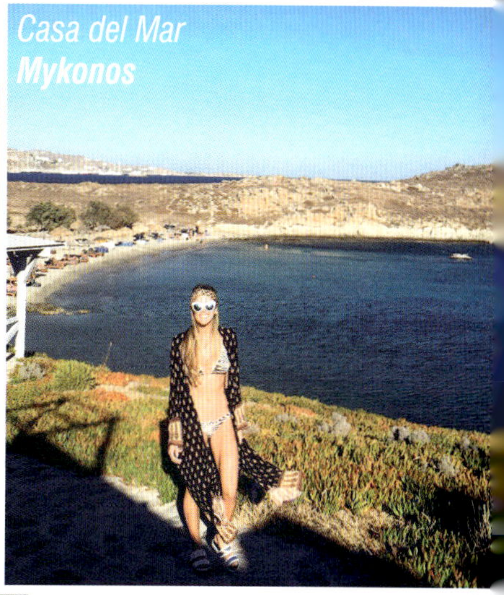
Casa del Mar
**Mykonos**

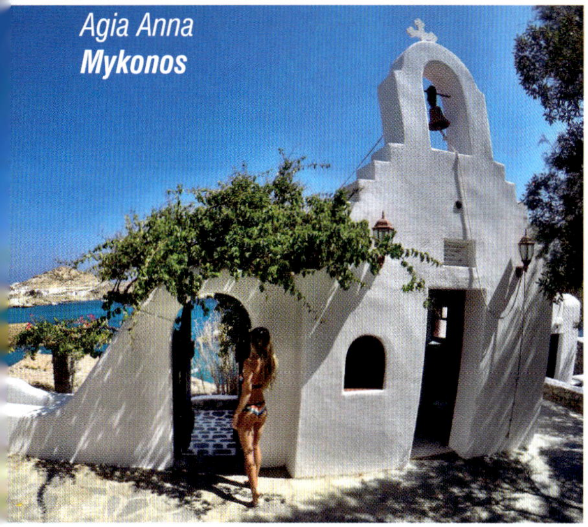
Agia Anna
**Mykonos**

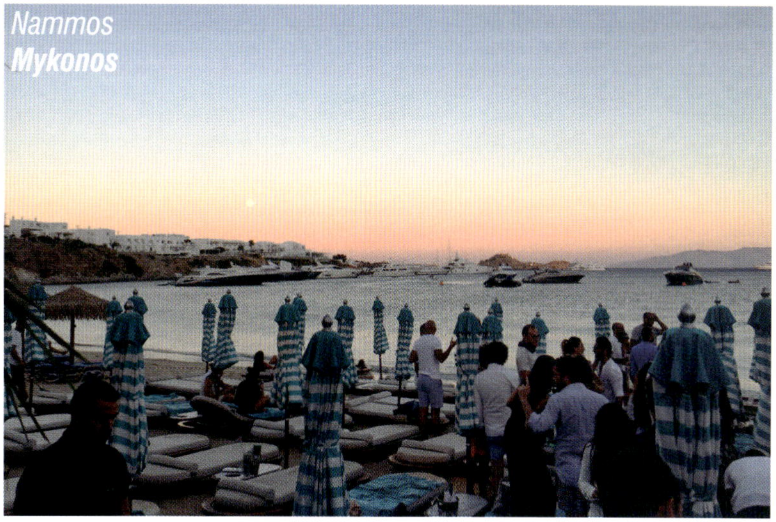
Nammos
**Mykonos**

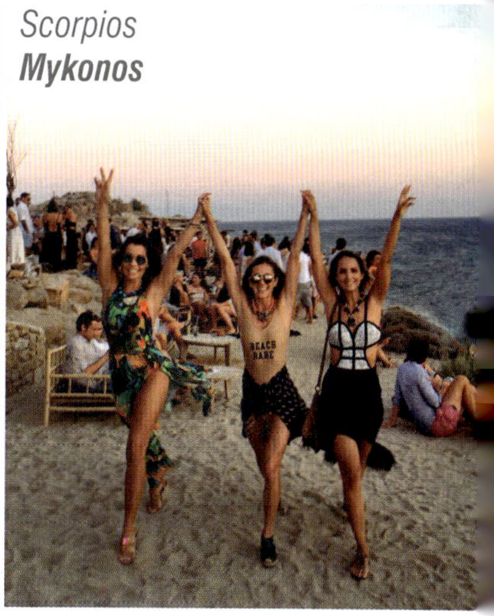
Scorpios
**Mykonos**

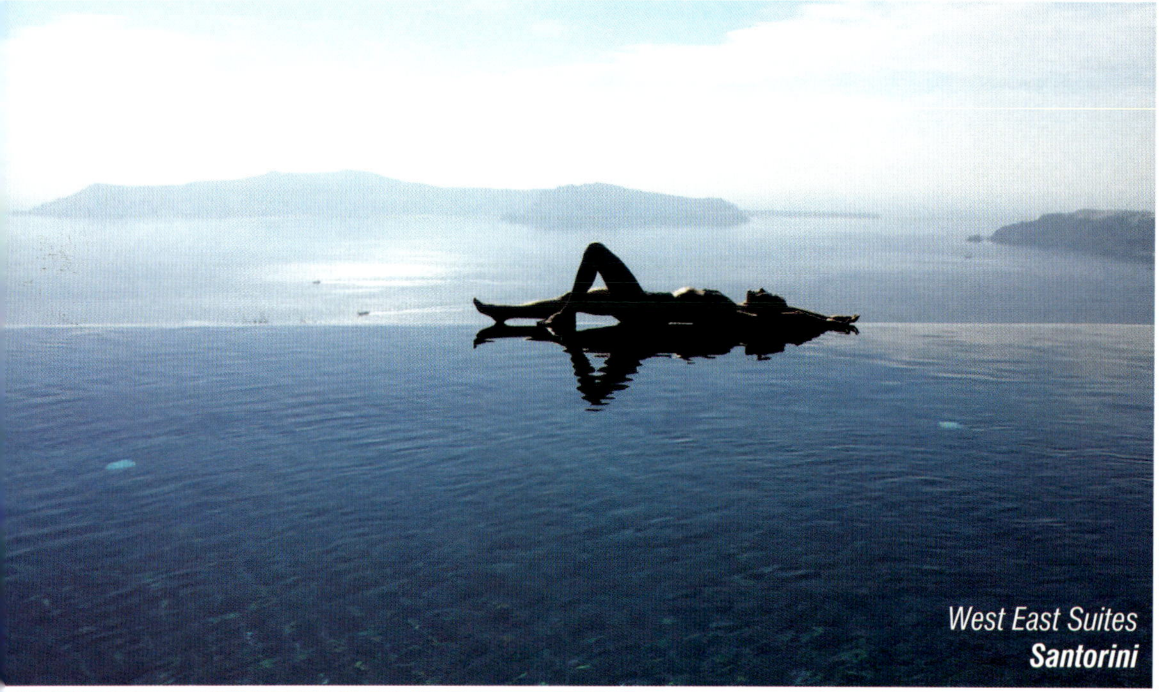

West East Suites
**Santorini**

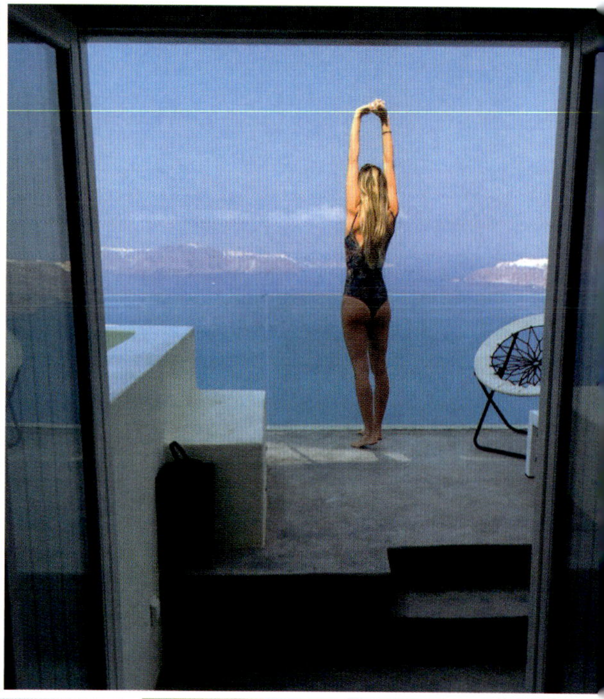

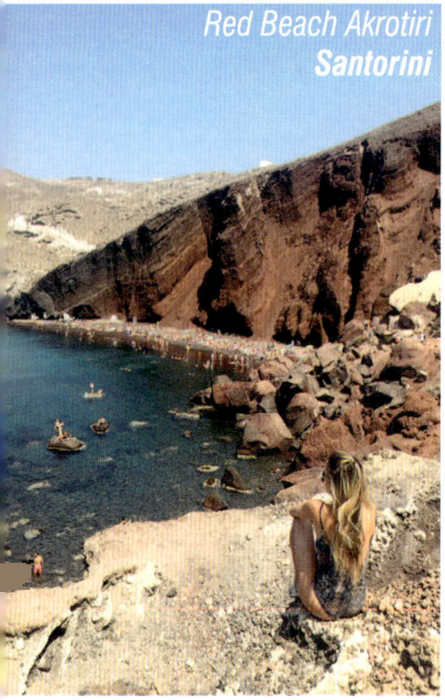

Red Beach Akrotiri
**Santorini**

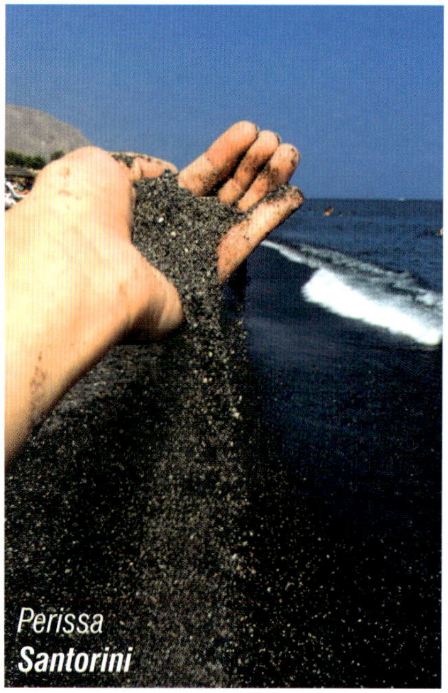

Perissa
**Santorini**

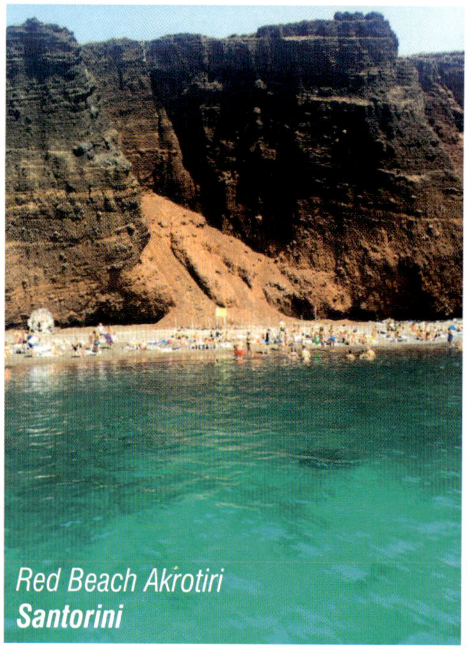

Red Beach Akrotiri
**Santorini**

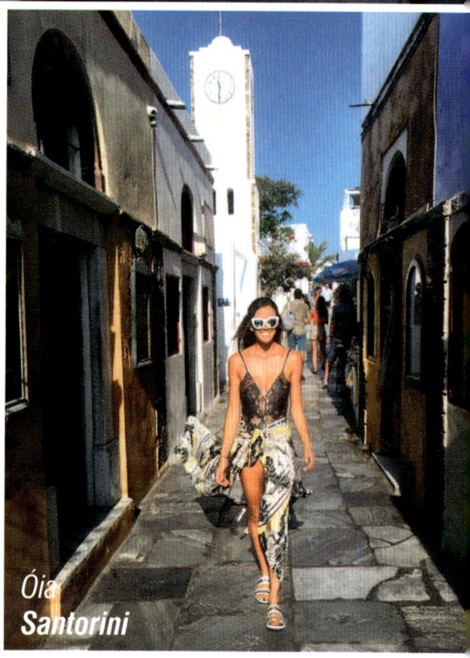

Óia
**Santorini**

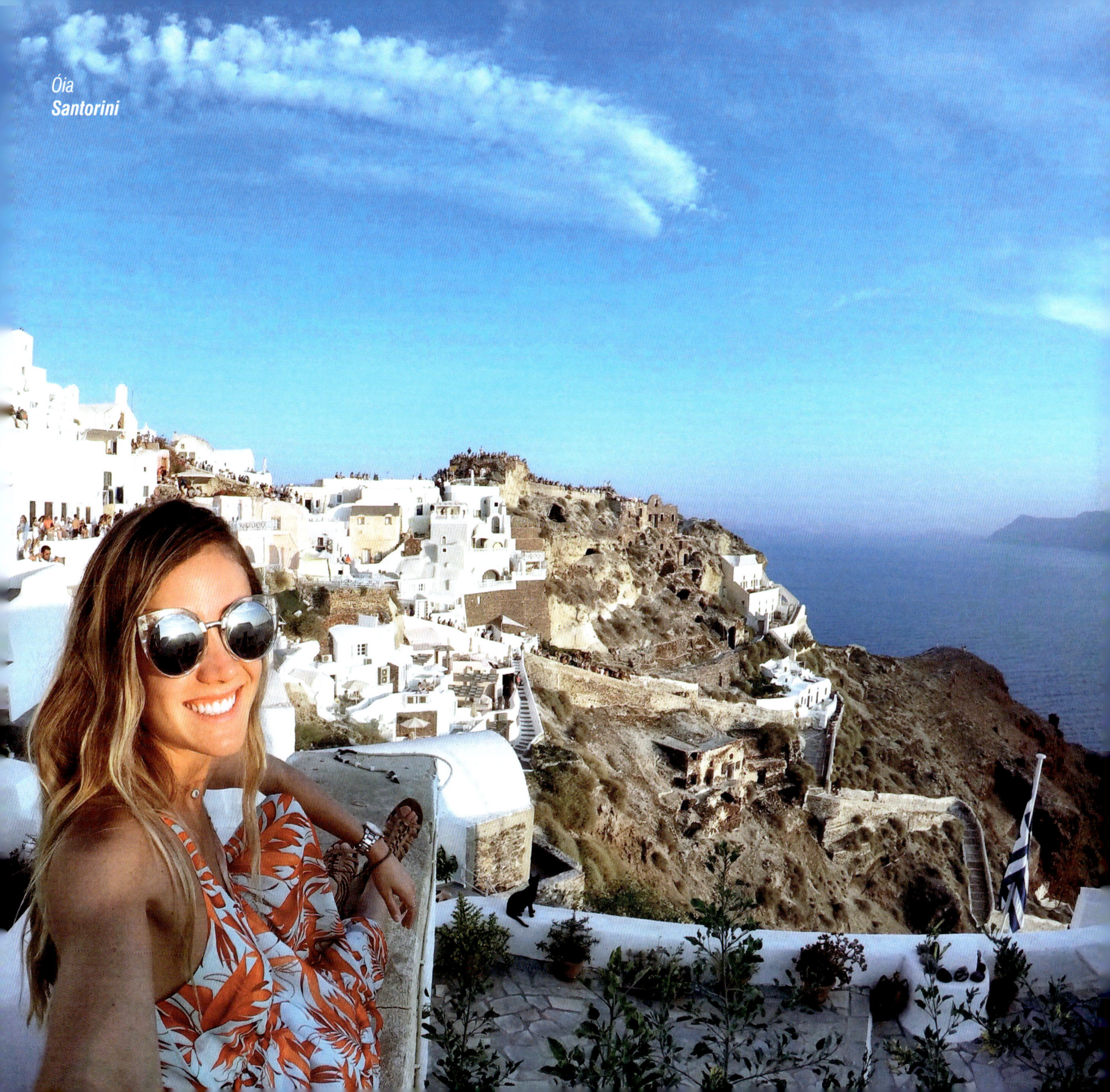

Óia
**Santorini**

# ESPANHA

## MAIS UMA DA SÉRIE: VIDA LOUCA EM IBIZA!

Aterrissamos em Ibiza pela terceira vez na vida, e ficamos hospedados no Hotel Ushuaia. No ano anterior havíamos conhecido o hotel e ficamos com muita vontade de nos hospedar lá. É nesse hotel que ocorrem os shows dos DJs mais famosos do mundo, e ver tudo direto do quarto é uma experiência incrível. Para completar, tínhamos amigos e familiares queridos nos esperando.

Ao contrário do que muitos pensam, Ibiza não é só badalação e vida louca. Tem muitas opções de praias lindas e também muita família. Restaurantes, bares e *beach clubs* dos mais badalados aos mais sossegados, dependendo do que cada um está buscando — essa é a beleza de Ibiza. Nossas praias preferidas são Sa Caleta e Cala Bassa.

Uma das paisagens mais bonitas de Ibiza é vista ao subir a montanha para avistar a ilha de Es Vedrà. A lenda diz que a ilha possui uma atração magnética que não existe em nenhum outro lugar da terra, uma energia diferente. O visual é lindo e vale a pena o passeio para contemplar.

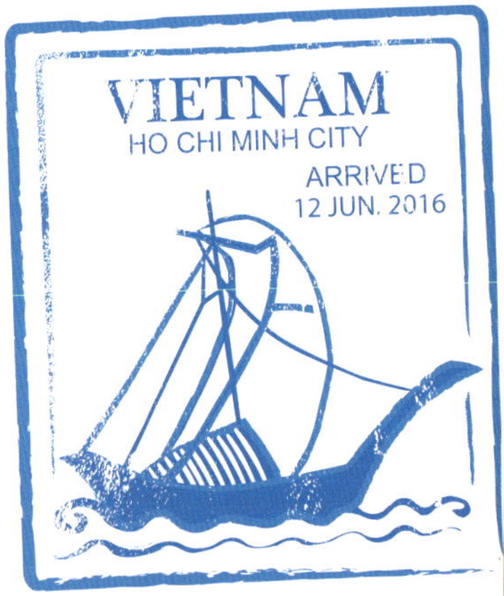


*ANOTHER ONE FROM THE SERIES: CRAZY LIFE IN IBIZA!*

*We landed in Ibiza for the third time in my life, and we stayed at the Hotel Ushuaia. In the previous year, we had known the hotel and we really wanted to stay there. It is in this hotel that the shows of the most famous DJs in the world take place, and being able to watch them all straight from the room is an amazing experience. To top it all off, we had beloved friends and family members waiting for us.*

*Contrary to what many people think, Ibiza is not only about the hype and going crazy. There are many options of beautiful beaches and also many families. Restaurants, bars and beach clubs of the hippest to the most quiet ones, depending on what each one is looking — that's the beauty of Ibiza. Our favourite beaches are Sa Caleta and Cala Bassa.*

*One of the most beautiful sights of Ibiza can be seen when climbing the mountain to see the Es Vedrà Island. The legend says that the island has a magnetic attraction that doesn't exist in any other place on earth, a different energy. The sight is beautiful and the tour to contemplate it is definitely worth it.*

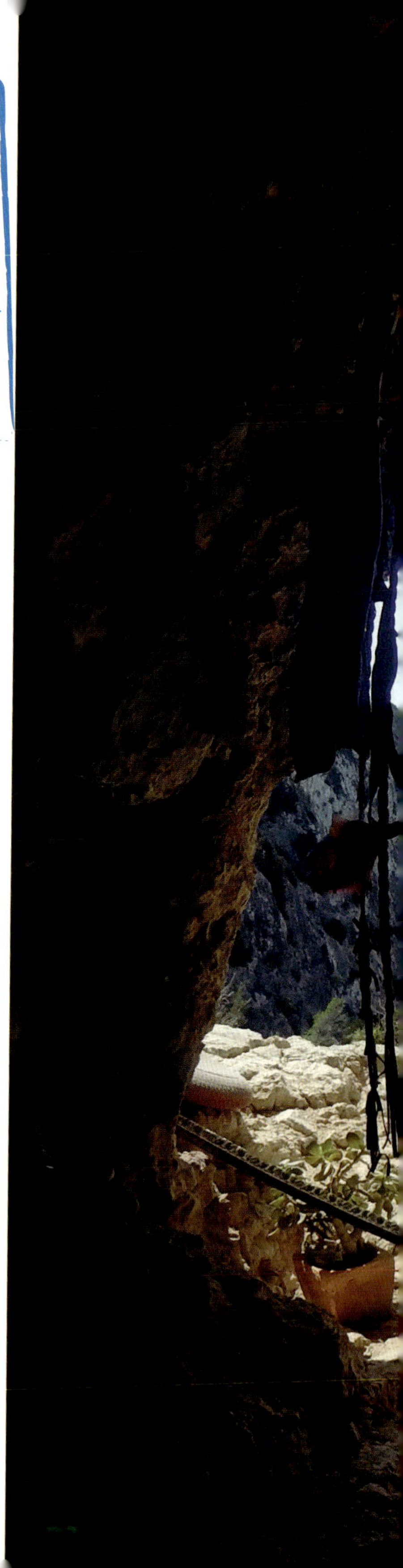

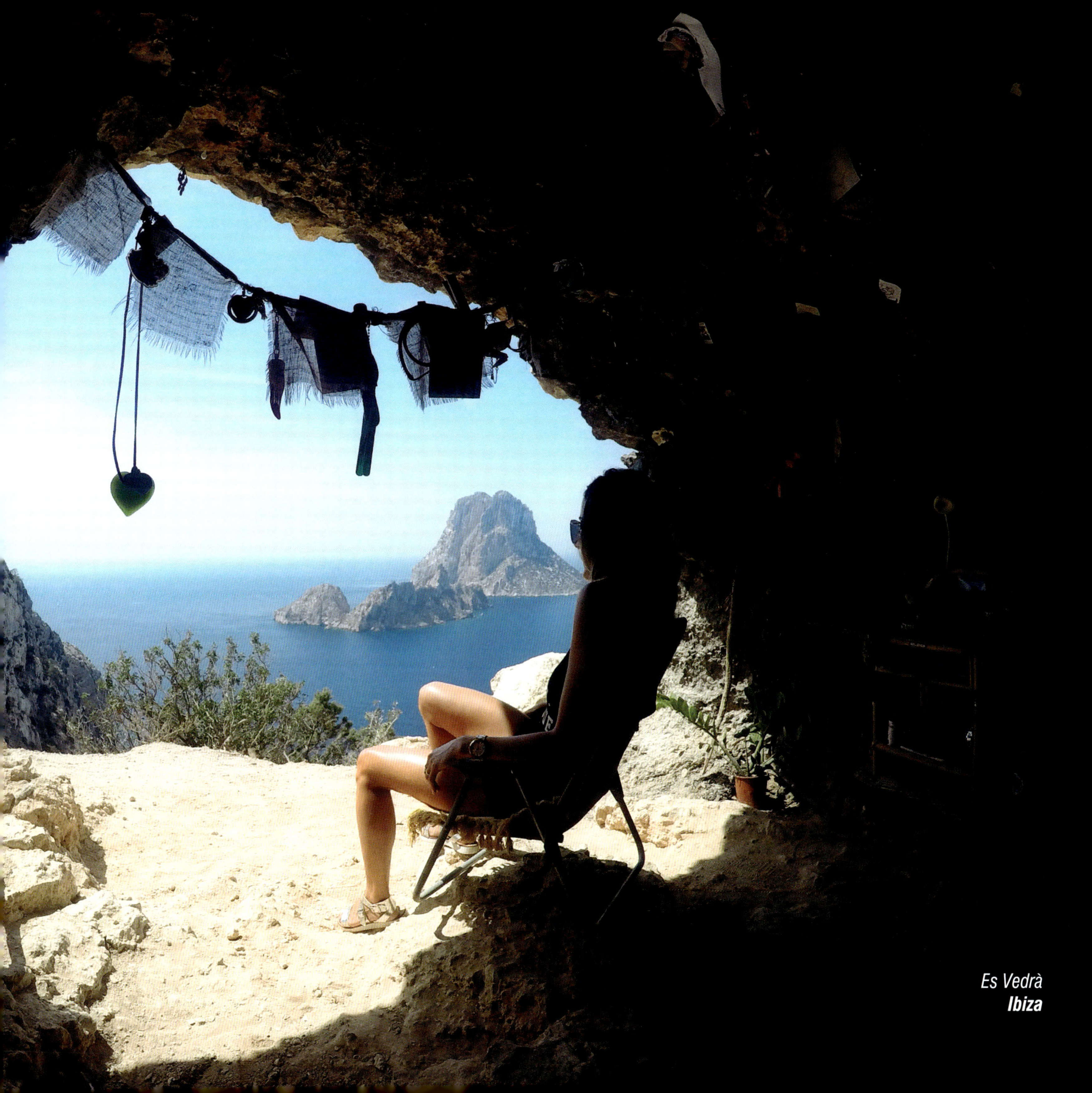

*Es Vedrà*
***Ibiza***

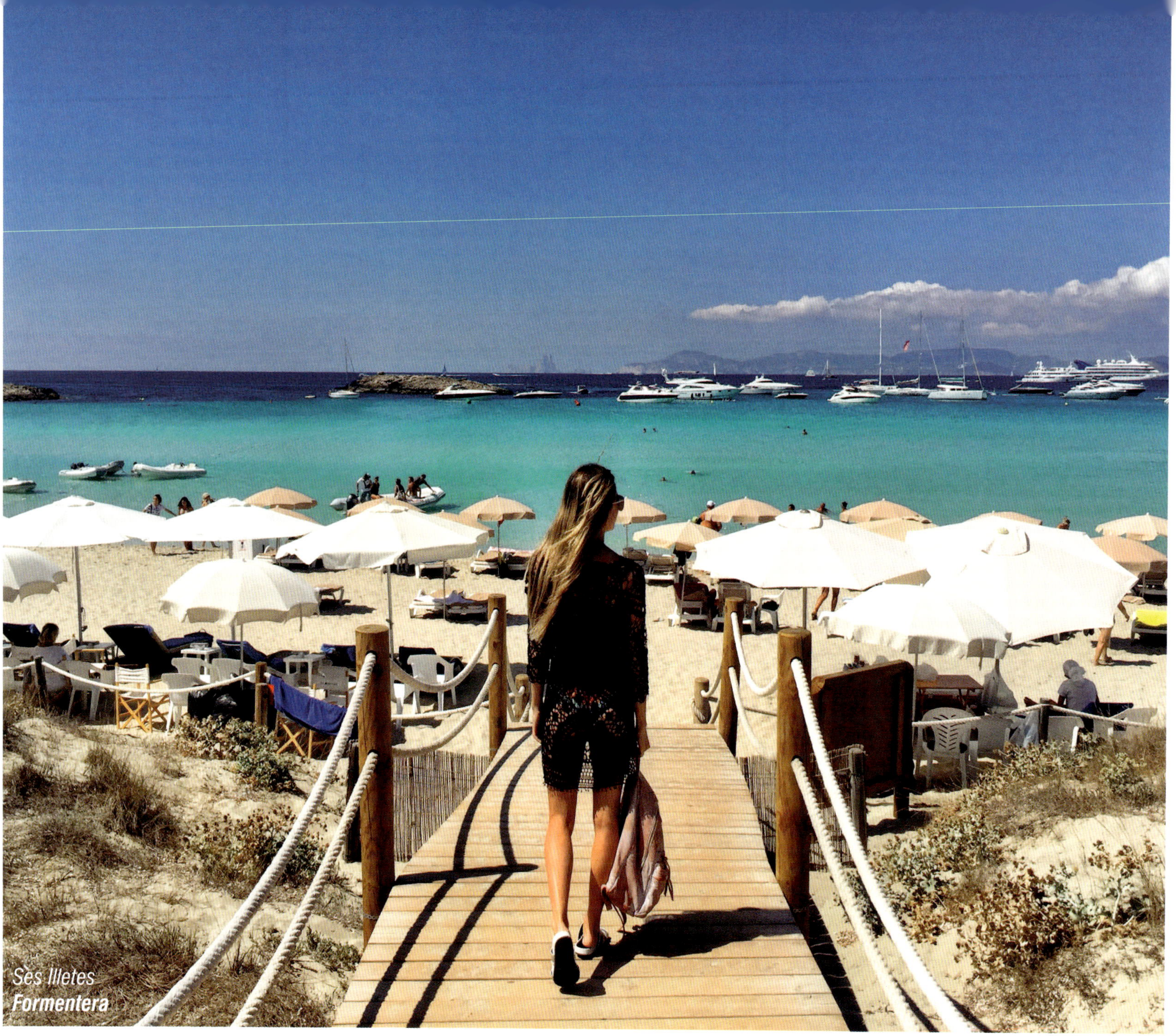


Destaque para a ilha de Formentera. Depois de 30 minutos de barco, saindo de Ibiza, você chega a este paraíso de água cristalina e um clima inesquecível. A praia de Ses Illetes é o ponto alto, e já foi eleita algumas vezes a praia mais bonita da Espanha.

*Special attention to the island of Formentera. After a 30 minute boat ride from Ibiza, you arrive at this paradise of crystal clear water and an unforgettable climate. The beach of Ses Illetes is the highlight. It has been voted the most beautiful beach in Spain a few times.*

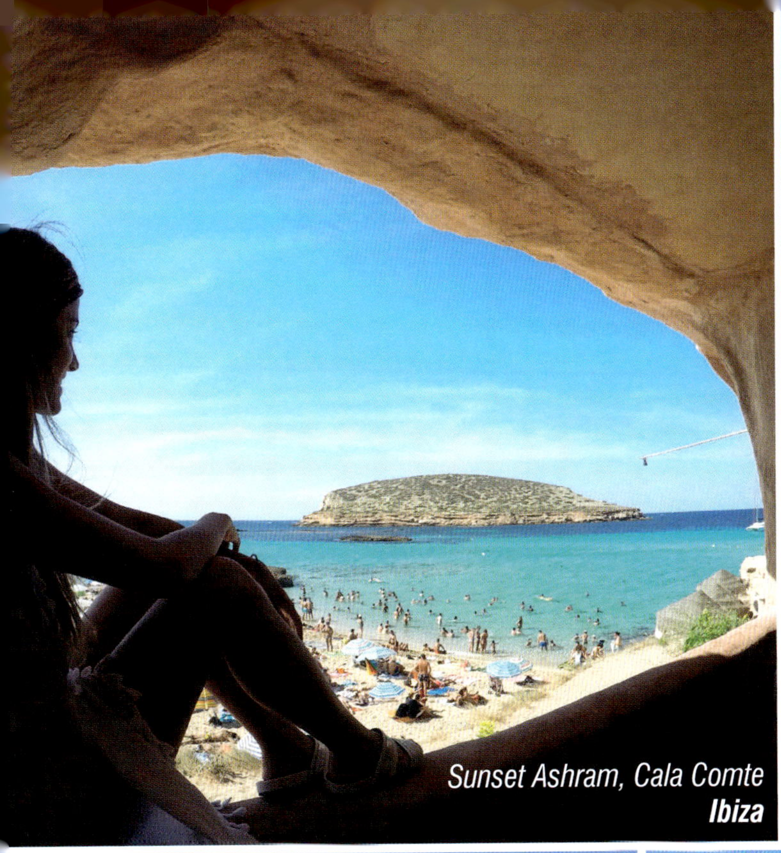

Sunset Ashram, Cala Comte
**Ibiza**

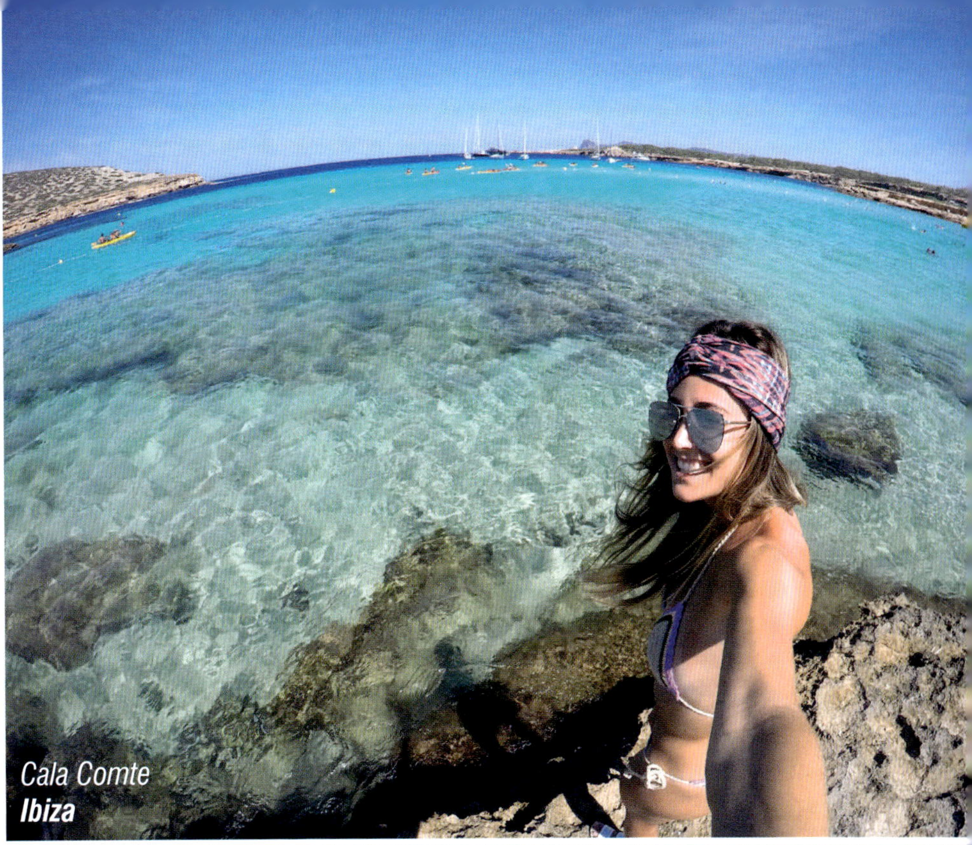

Cala Comte
**Ibiza**

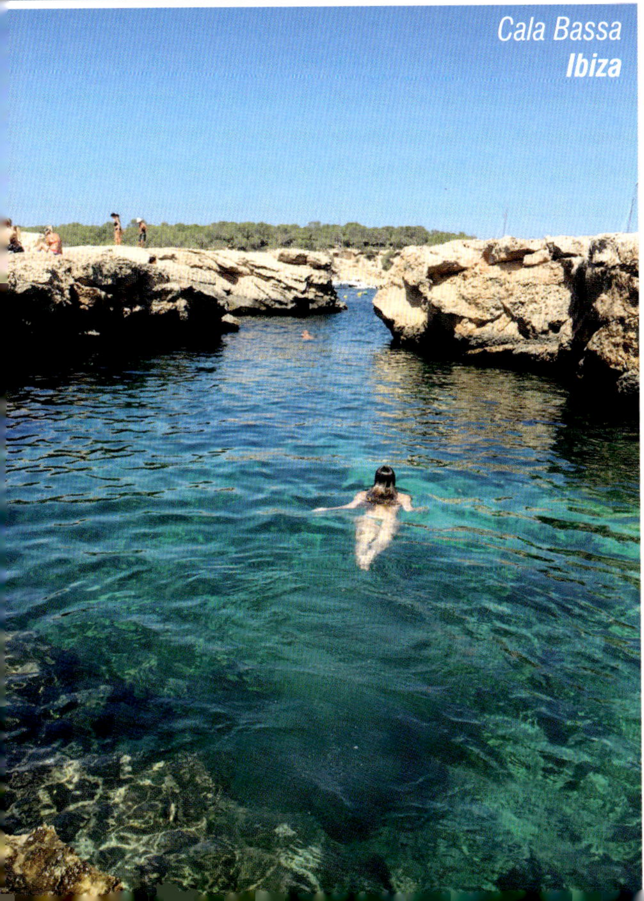

Cala Bassa
**Ibiza**

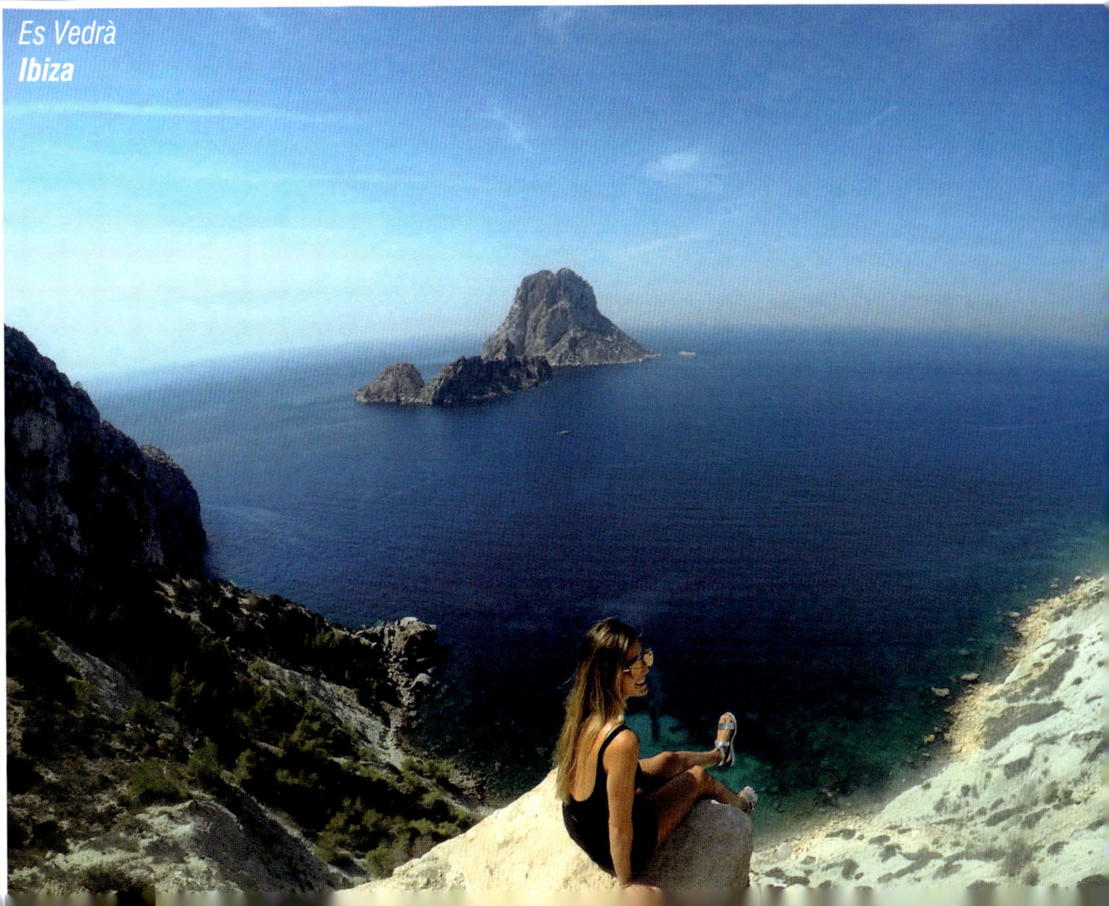

Es Vedrà
**Ibiza**

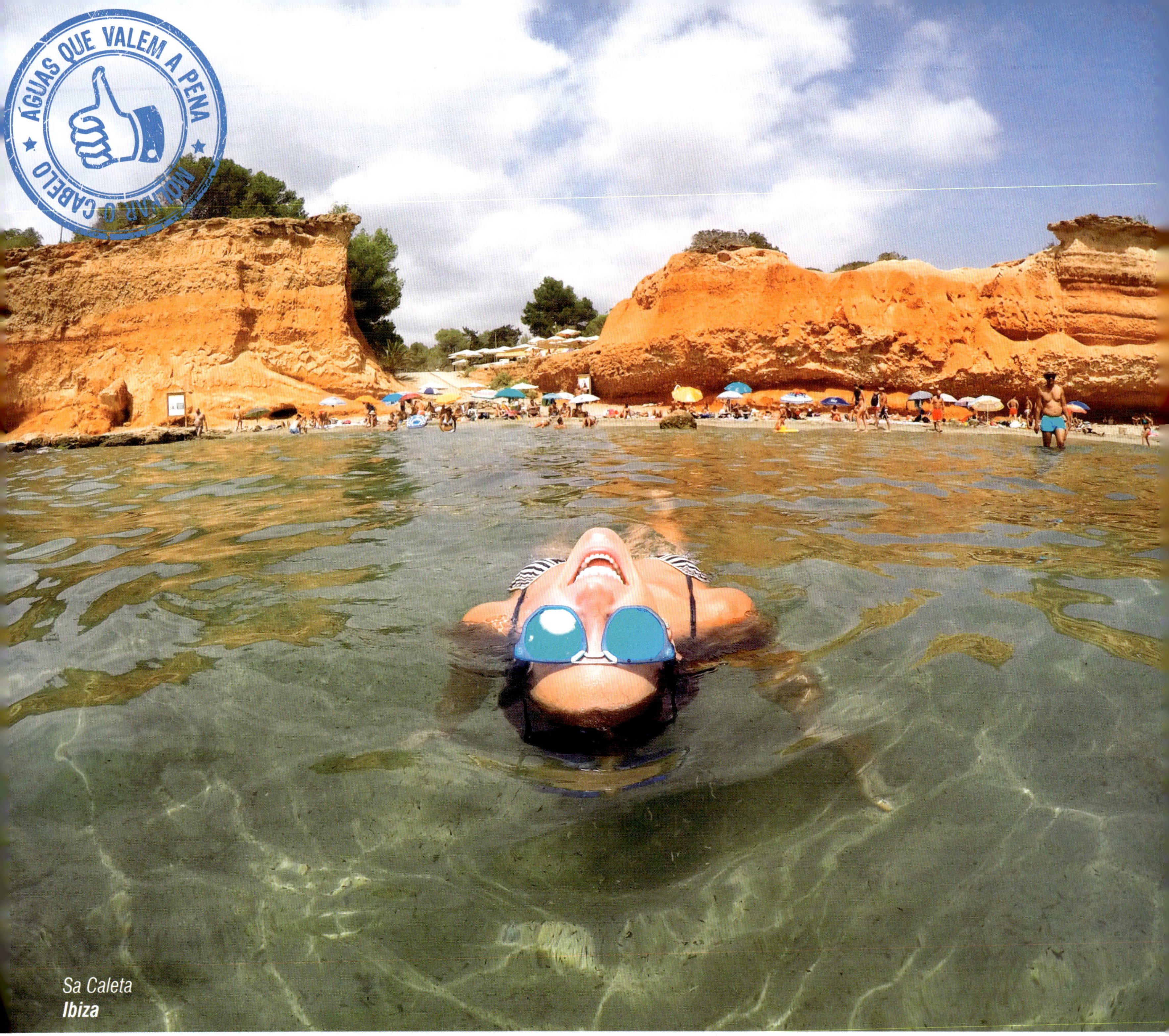


*Sa Caleta*
***Ibiza***

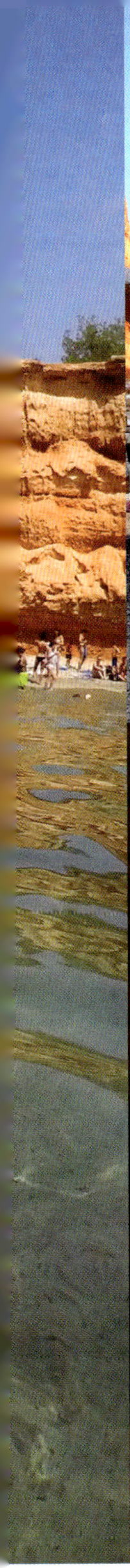

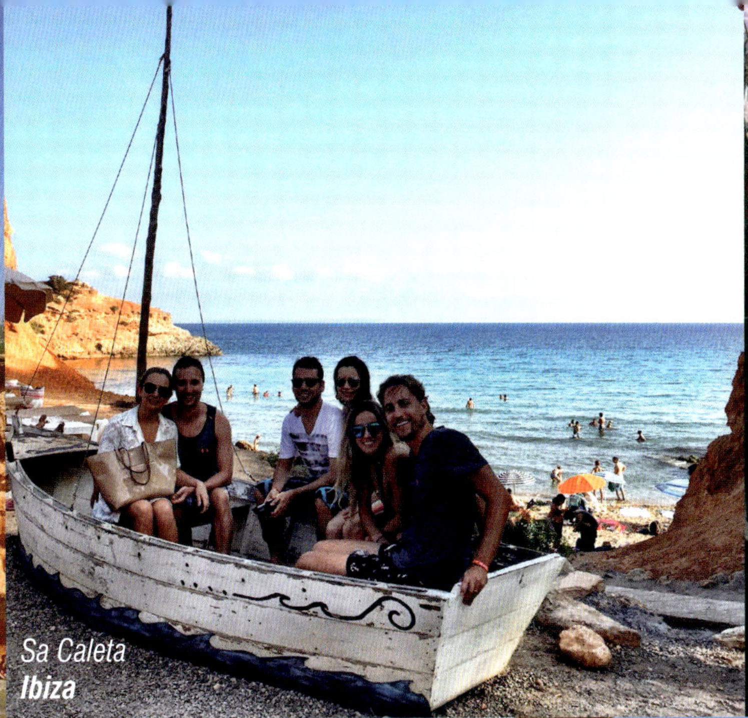

Sa Caleta
**Ibiza**

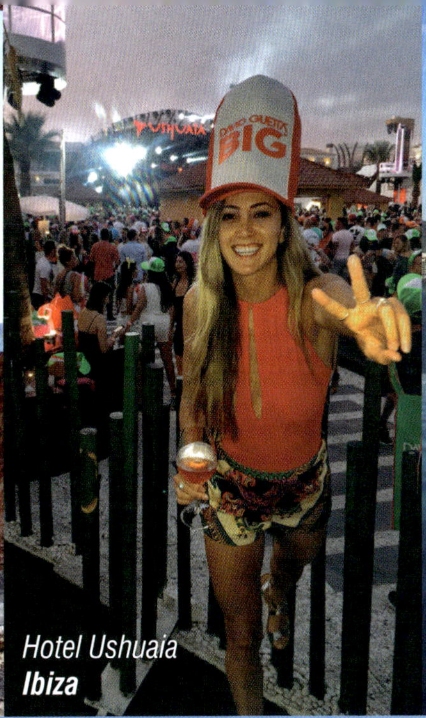


Hotel Ushuaia
**Ibiza**

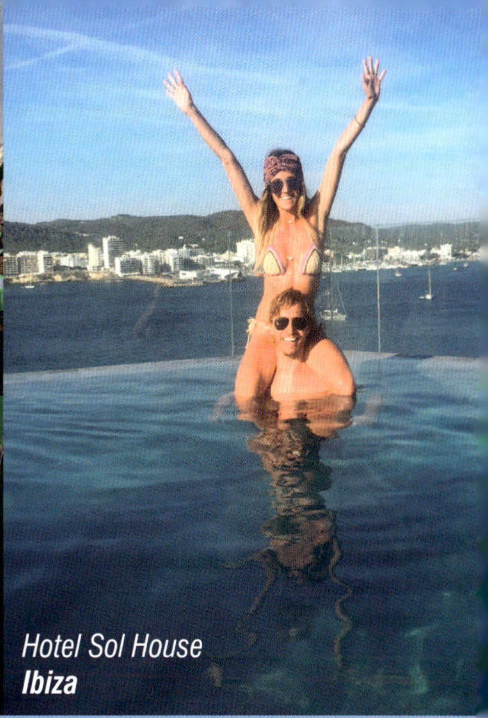

Hotel Sol House
**Ibiza**

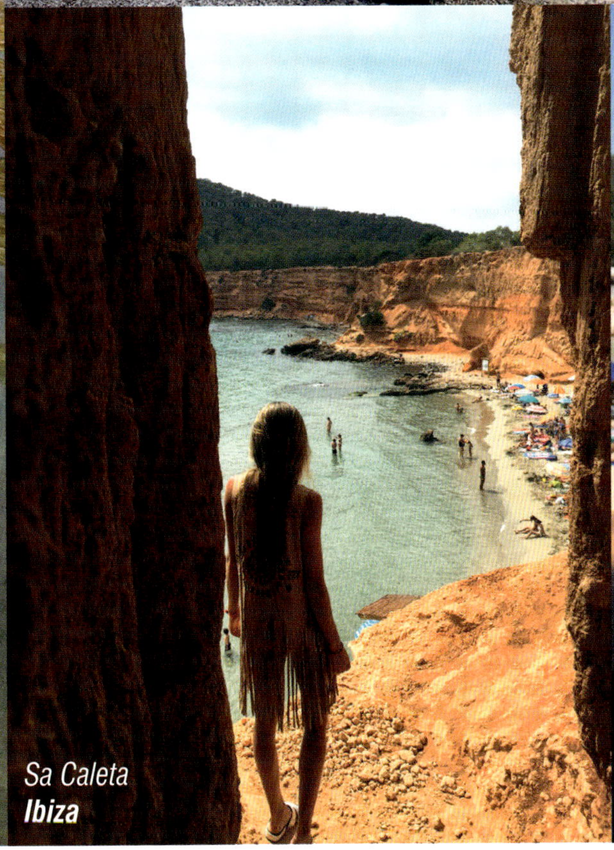

Sa Caleta
**Ibiza**

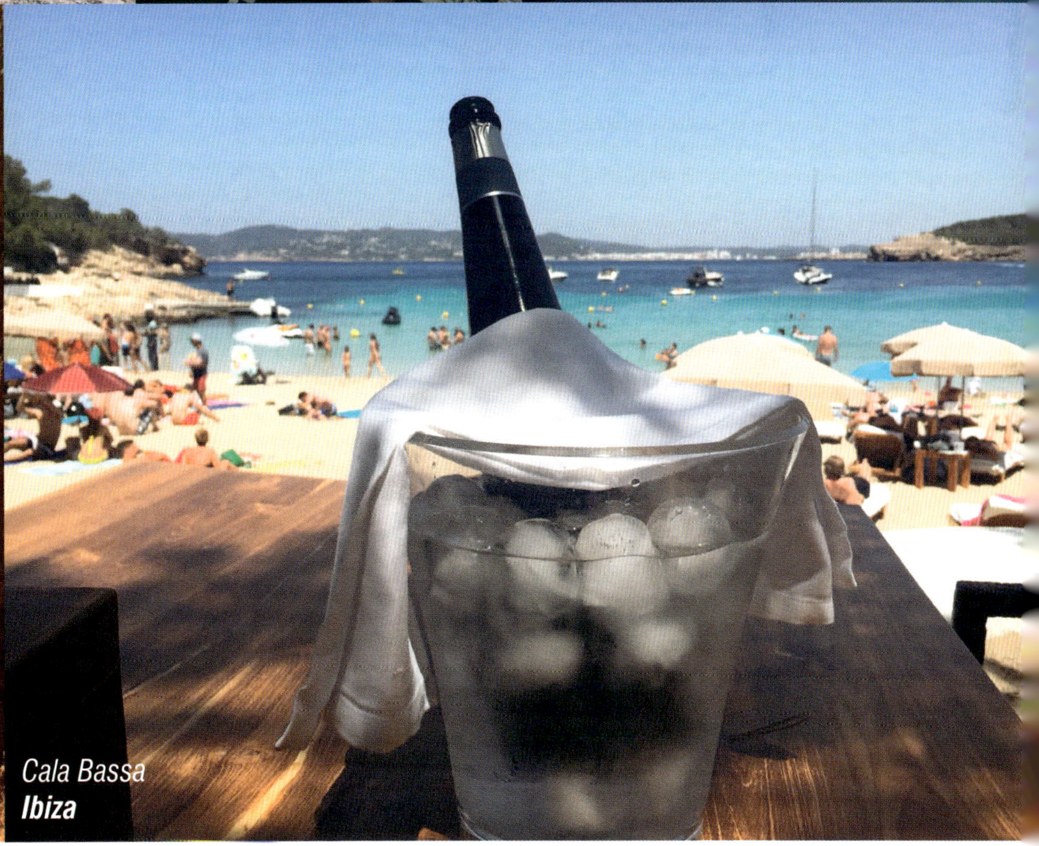

Cala Bassa
**Ibiza**

# CROÁCIA

## UM ENCANTO DE PAÍS!

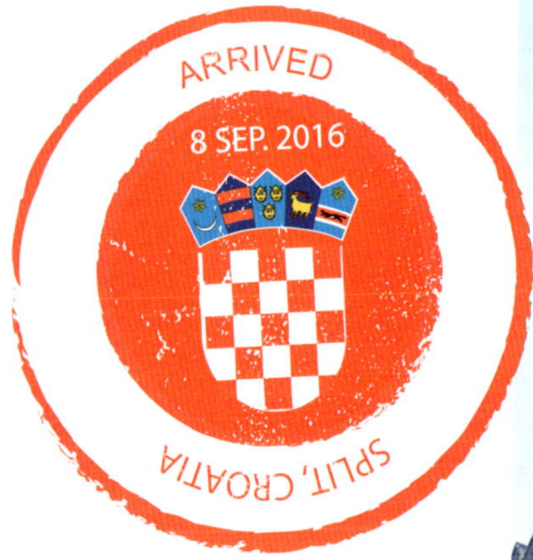


Por algum motivo, imaginávamos chegar à Croácia e ver praias paradisíacas, água transparente e areia branca. As praias são bonitas, mas não surpreenderam. Já a cultura, as ruelas e as cidades antigas encantaram.

Começamos nosso roteiro no país por Split. Ao chegarmos à cidade, tivemos o primeiro e único incidente relevante da viagem. A mala de mão da Thainá teve de ser despachada quando saímos de Ibiza, por falta de espaço na aeronave, e infelizmente ela não chegou em Split, e nunca mais apareceu. Uma perda material grande, mas que buscamos superar rápido.

O legal de Split é a cidade antiga, pequenos restaurantes e Wine Bars em cada portinha, um ambiente descontraído e muito peculiar. De lá, partimos para a ilha de Hvar, que é muito charmosa. À noite ela é linda, com dezenas de iates estacionados em frente aos restaurantes que ficam bem próximos do mar. Foi lá que conhecemos um casal de brasileiros muito queridos que foram nossos parceiros para diversas programações.

Nosso último destino na Croácia foi Dubrovnik, uma cidade especial. Hospedamo-nos dentro da cidade antiga, que é toda murada e linda. Além de ser localizada na beira do mar, dá a sensação de viver há centenas de anos. Muito bem conservada e organizada, na nossa opinião, é o melhor destino na Croácia.

*A CHARMING COUNTRY!*

*For some reason, we imagined getting to Croatia and seeing paradisiac beaches, clear water and white sand. The beaches are beautiful, but did not surprise us. As for the culture, the alleys and the ancient cities were enchanting.*

*Our itinerary in the country began in Split. When we got to the city, we had the first and only relevant incident of the trip. Thainá's handbag had to be dispatched when we left Ibiza due to lack of space on the aircraft. And, unfortunately, it did not arrive in Split, and it never appeared again. A great material loss, but we tried to overcome it fast.*

*What is cool about Split is the ancient city, the small restaurants and Wine Bars in each door, a relaxed and very peculiar atmosphere. From there, we headed to the island of Hvar, which is very charming. At night, it is beautiful, with dozens of yachts parked in front of restaurants that are very close to the sea. There we met a couple of lovely Brazilians that have been our partners for various schedules.*

*Our last destination in Croatia was Dubrovnik, a special city. We stayed inside the old town, which is a fully walled and beautiful place. In addition to being located by the sea, it gives the feeling of being transported to hundreds of years ago. Very well maintained and organized, in our opinion, it is the best destination in Croatia.*

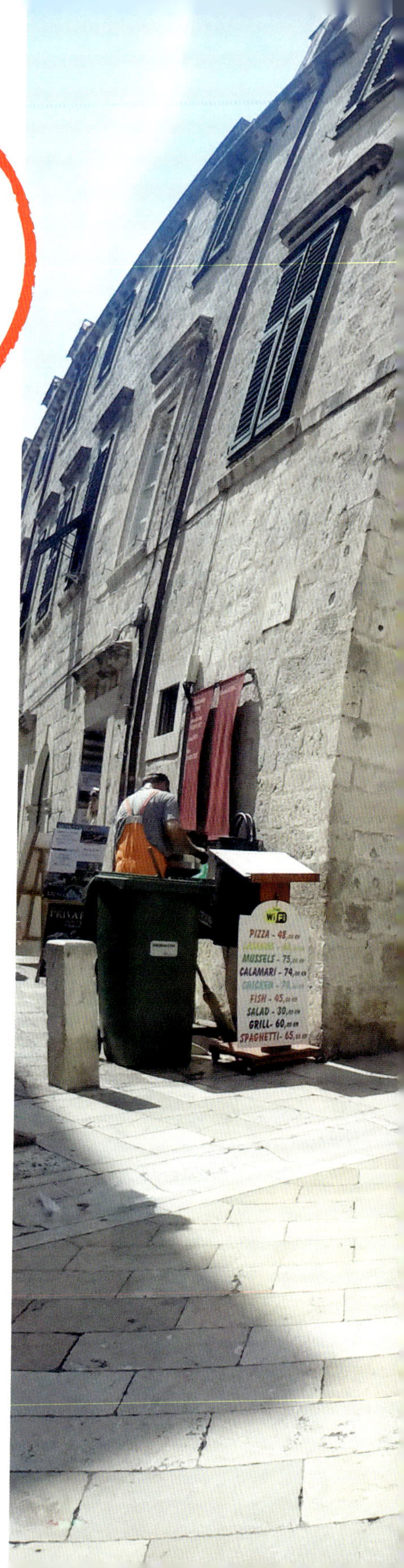

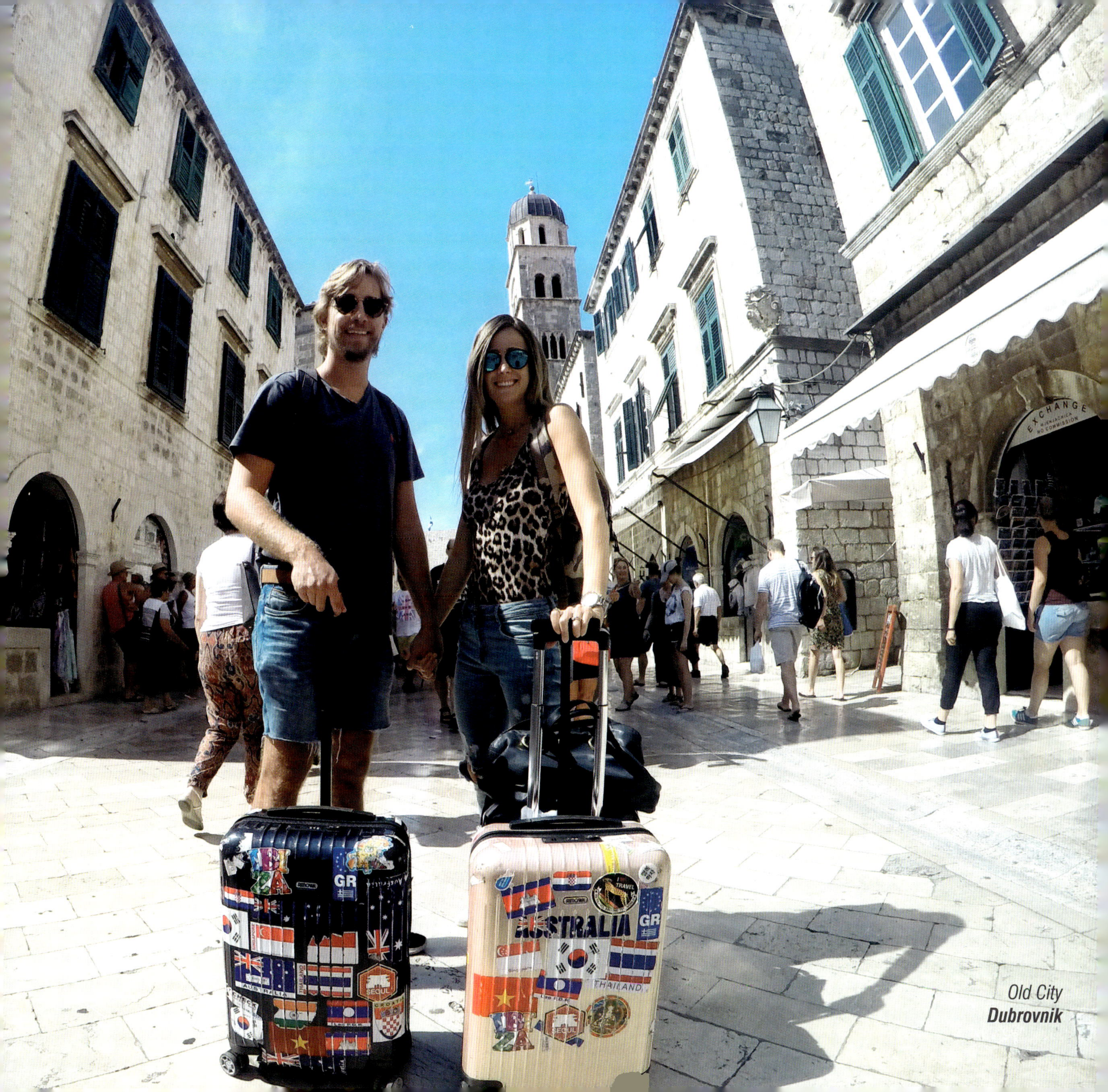


*Old City*
***Dubrovnik***

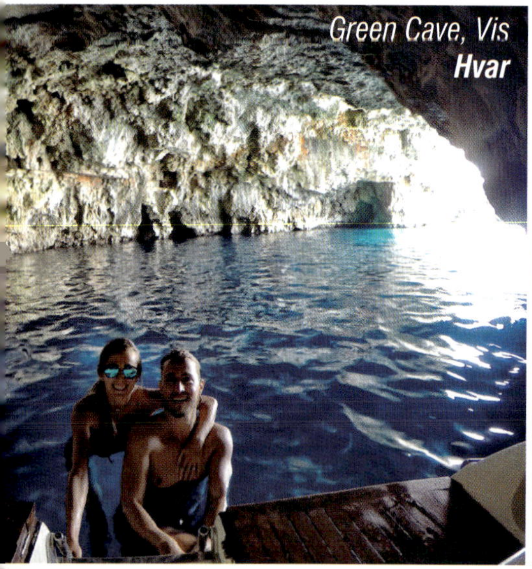

Green Cave, Vis
**Hvar**

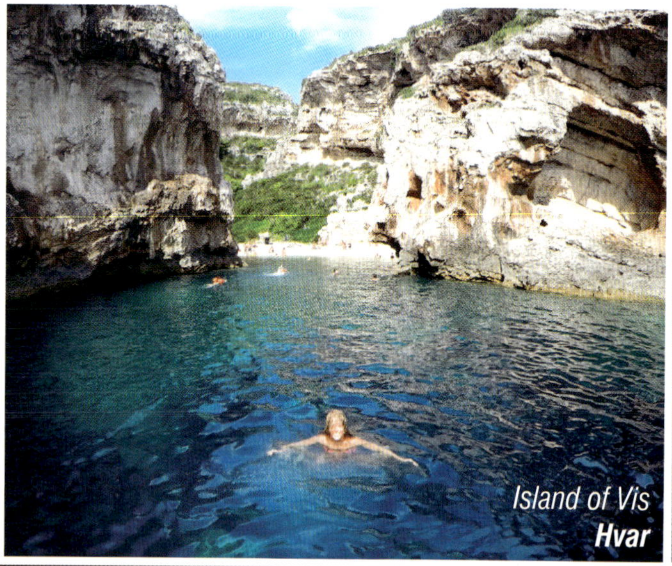

Island of Vis
**Hvar**

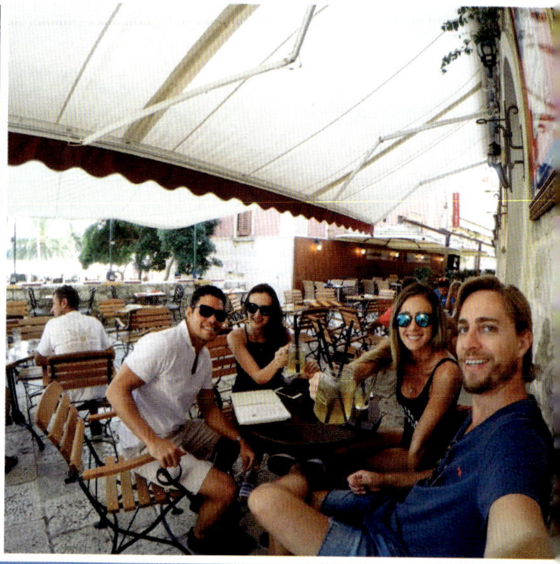

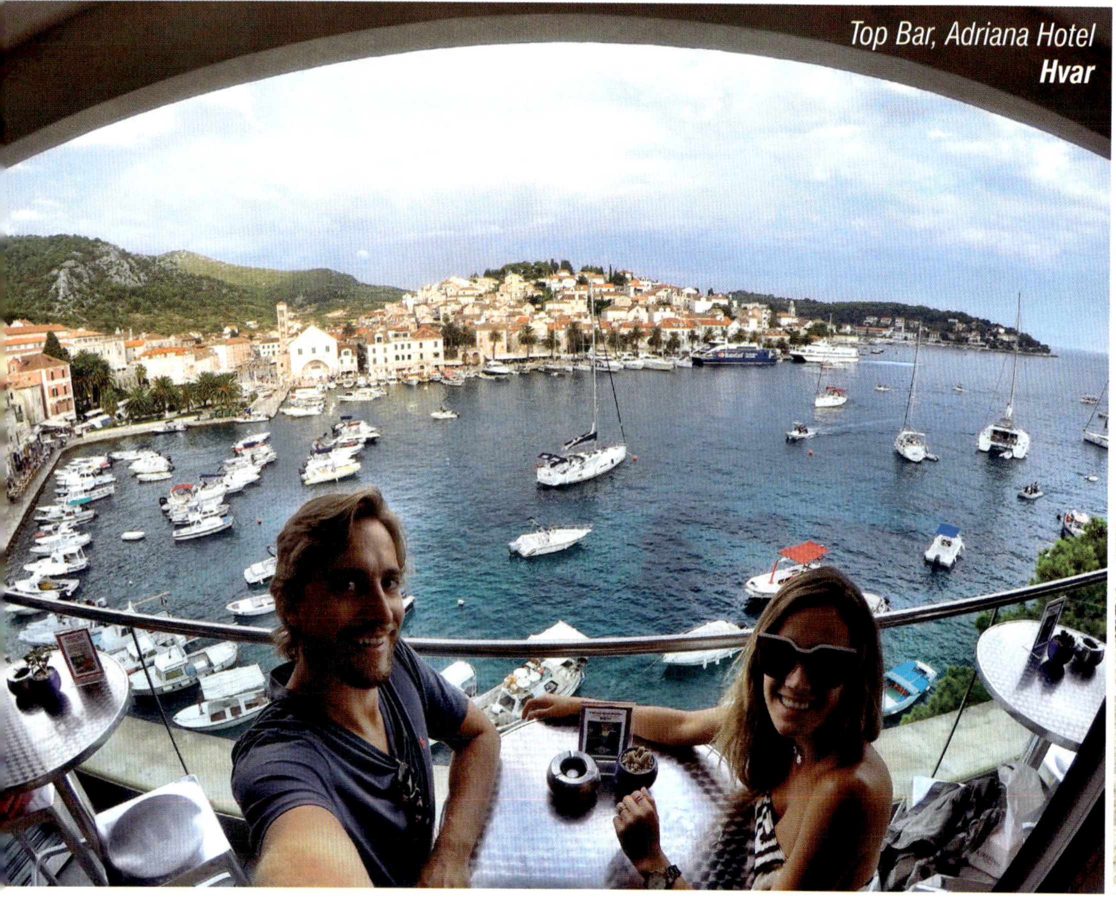

Top Bar, Adriana Hotel
**Hvar**

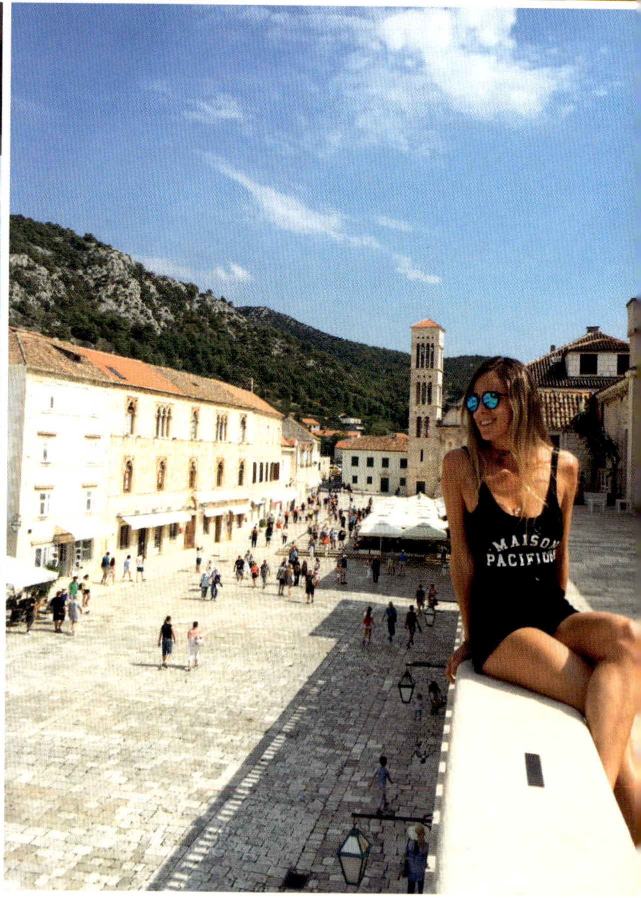

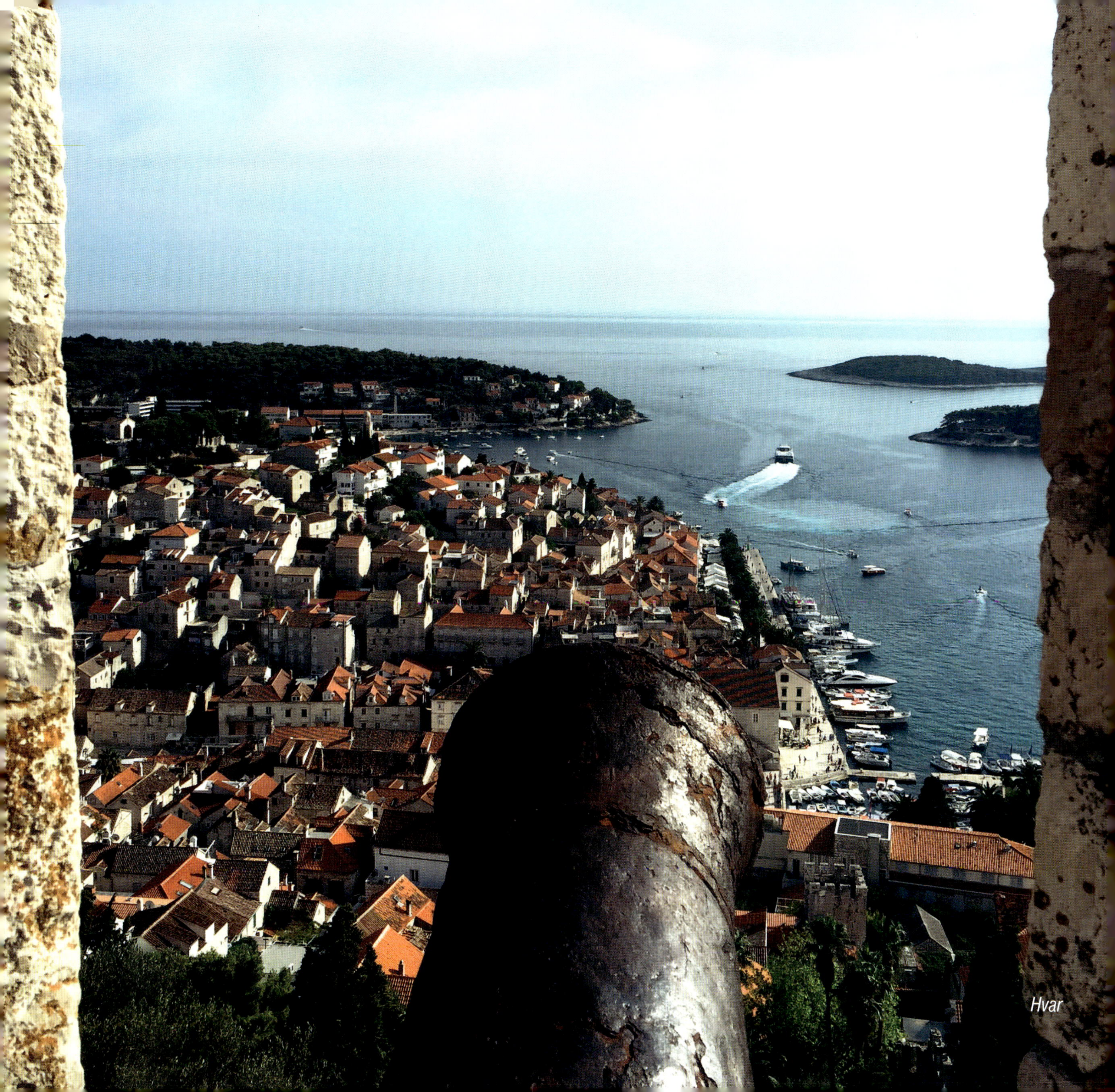

Hvar

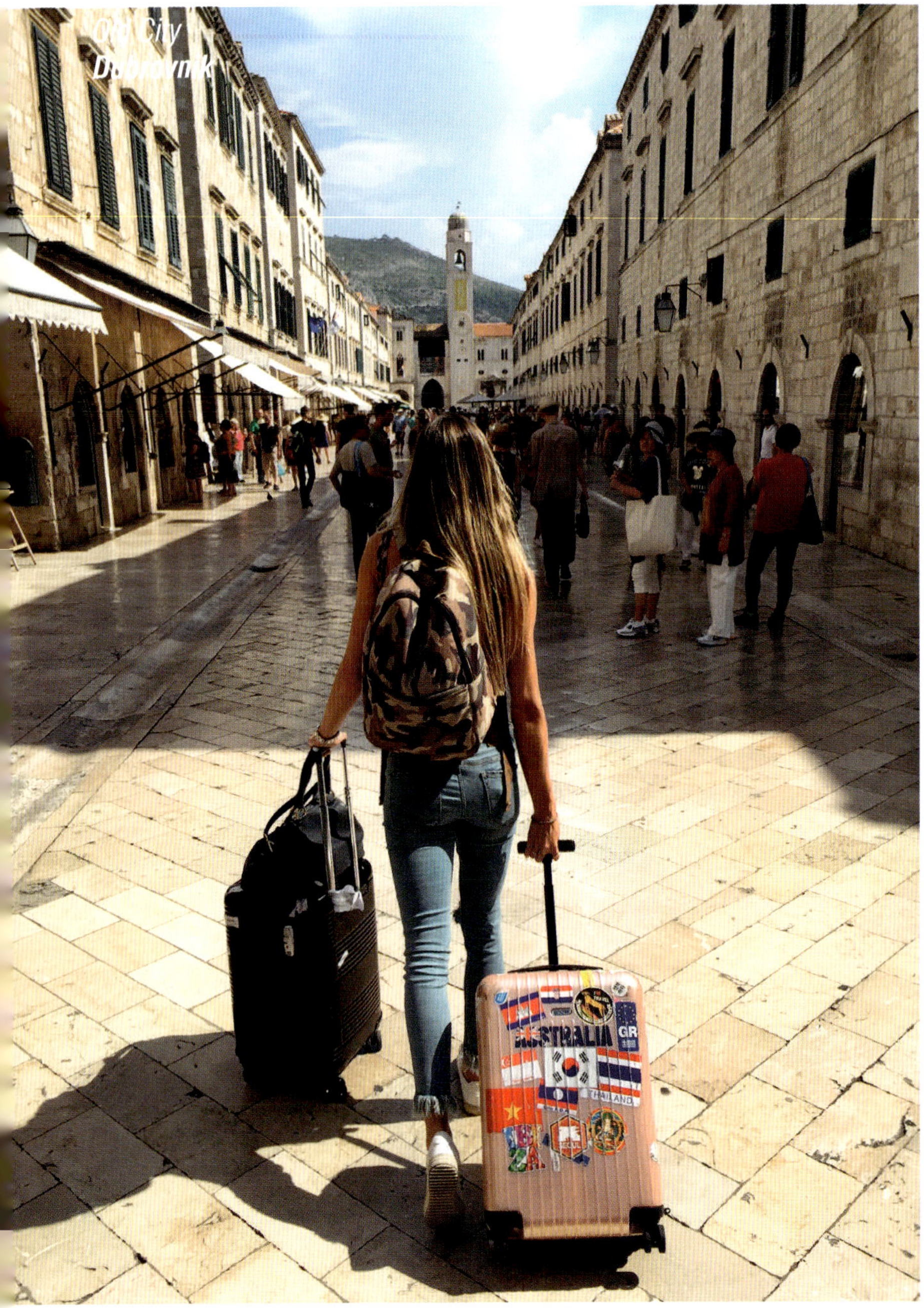


Old City
**Dubrovnik**

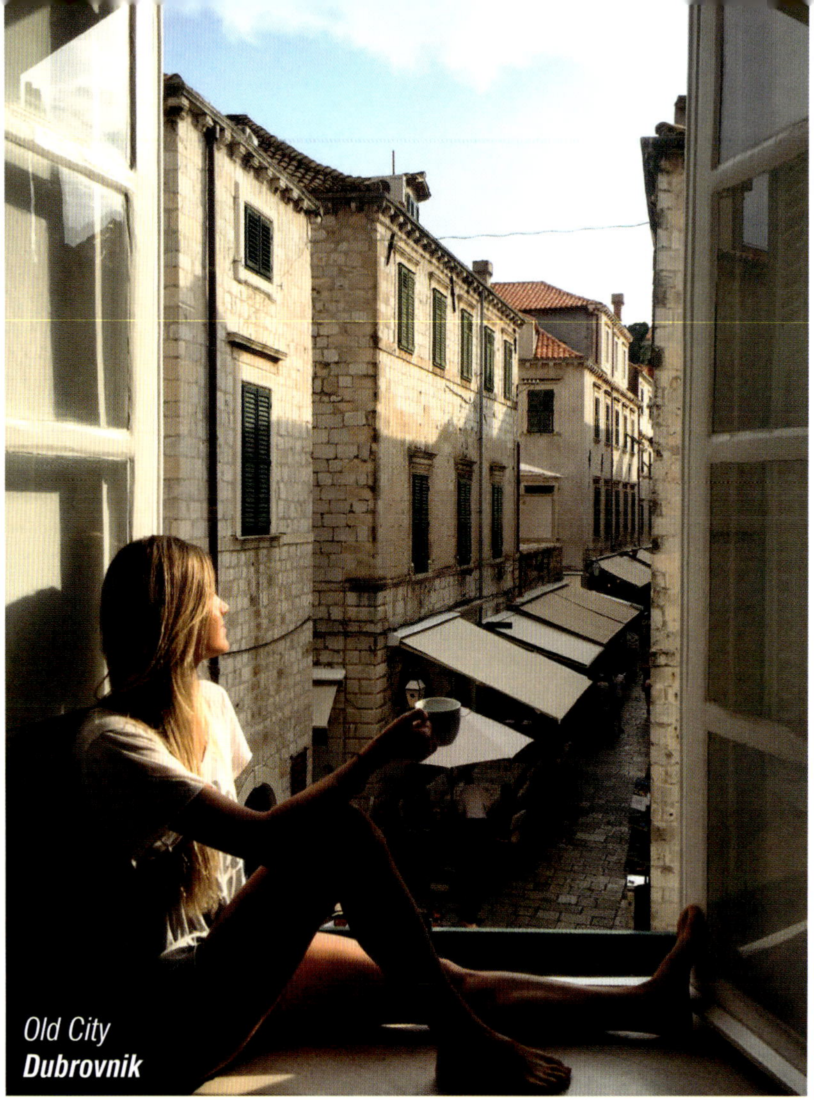

Old City
**Dubrovnik**

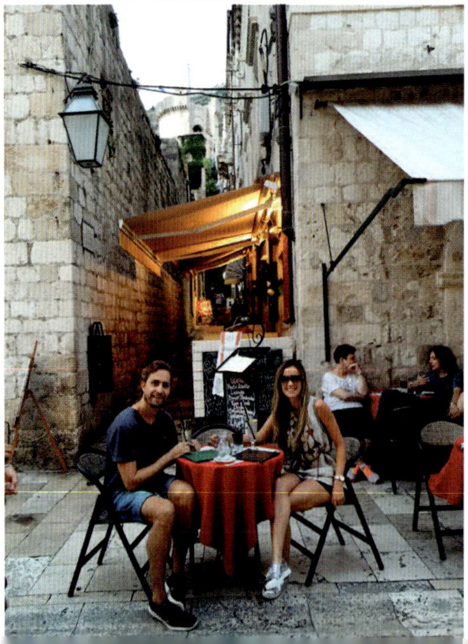

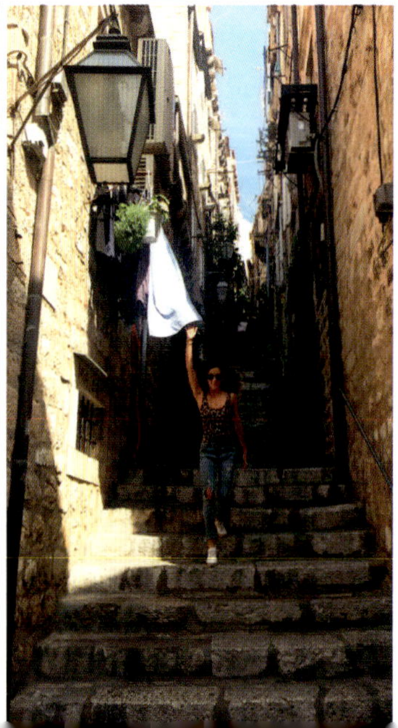

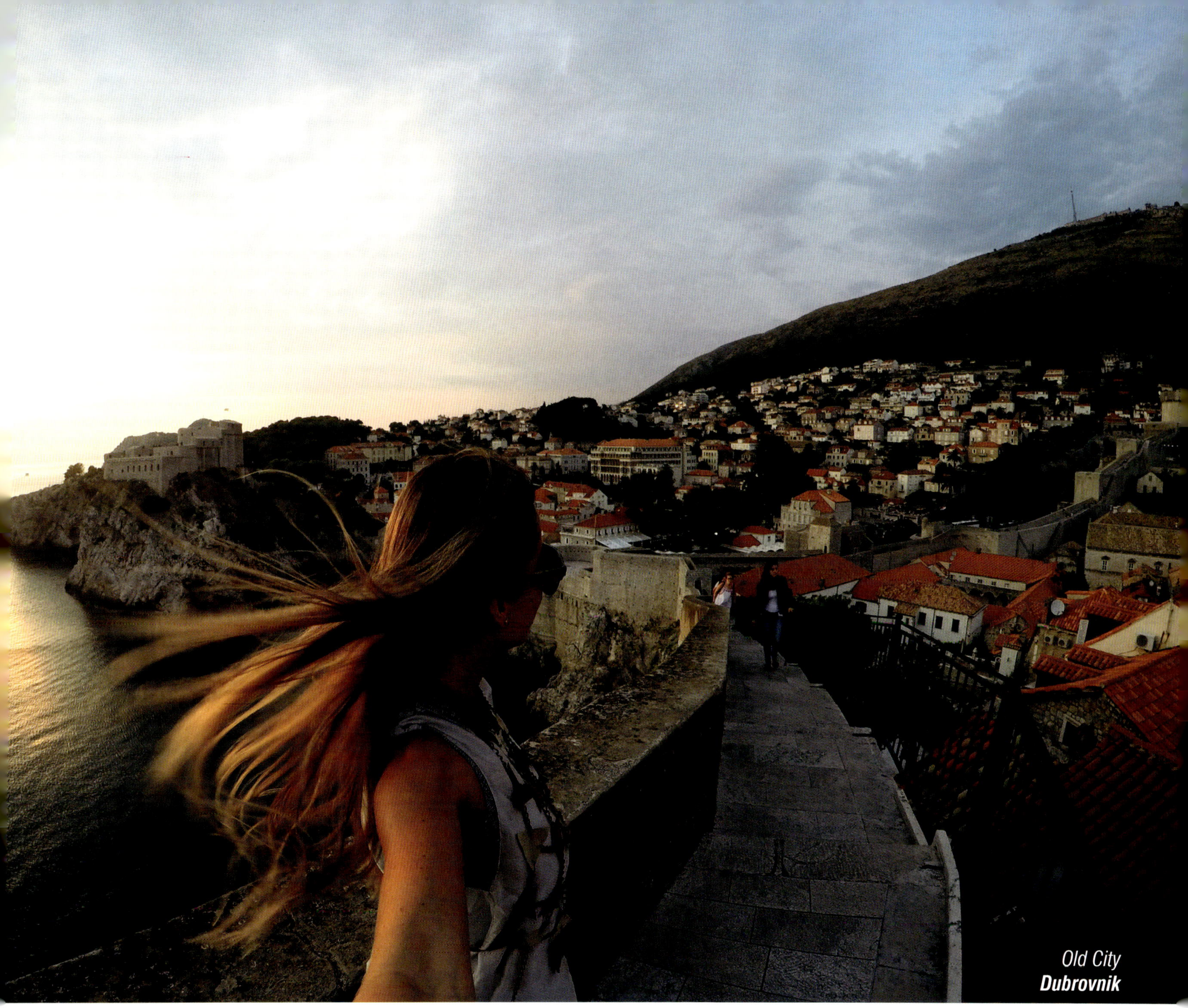
Old City
Dubrovnik

# ISLÂNDIA

## AS MAIS BELAS PAISAGENS NATURAIS!

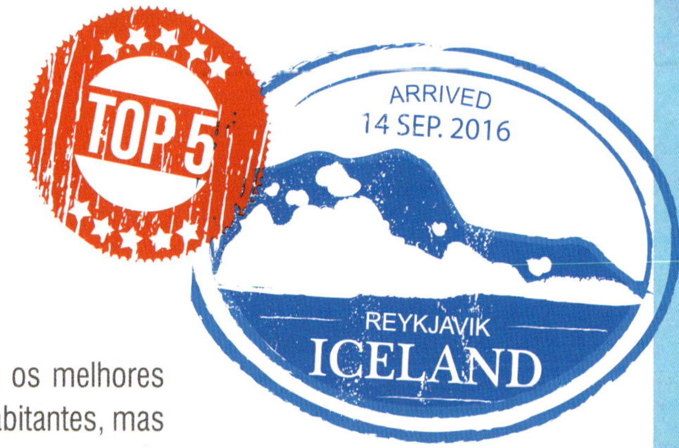


Quando falamos de beleza natural, a Islândia está entre os melhores destinos. Um país muito pequeno, com apenas 300 mil habitantes, mas incrivelmente bonito e organizado. Exploramos a ilha de carro, tendo como base a capital, Reykjavik.

Cachoeiras, montanhas, praias, geleiras e águas termais formam um conjunto deslumbrante para admirar. A grande maioria dos locais são vazios ou pouco habitados, o que reforça ainda mais a sensação de contato com a natureza. Foi lá que vimos nossa primeira praia de areias pretas, numa pequena cidade ao sul, chamada Vik.

A Islândia é um país frio o ano todo. No verão, as temperaturas não chegam a ser altas, o que torna o país um dos lugares com a temperatura média mais baixa do mundo. Um prato cheio para as águas termais: é lá que se encontra o Blue Lagoon, um lago de água muito azul, naturalmente muito quente. Foi uma experiência única e inesquecível nos banhar nesse local, que inclusive ganhou o prêmio de pior água para molhar os cabelos, por ser extremamente salgada. Nossos cabelos nunca mais foram os mesmos depois daquele dia.

*THE MOST BEAUTIFUL NATURAL LANDSCAPES!*

*When we talk about natural beauty, Iceland is among the best destinations. A very small country with only 300 thousand inhabitants, but it is incredibly beautiful and organized. We explored the island by car, taking Reykjavik, the capital city, as basis.*

*Waterfalls, mountains, beaches, glaciers and thermal waters form a stunning set to be admired. The vast majority of the places are empty or sparsely populated, which reinforces even more the feeling of contact with nature. It was there that we saw our first black sand beach, in a small town called Vik.*

*Iceland is a cold country all year round. During summer, temperatures are not high, making it one of the places with the lowest average temperature in the world. A field day when it comes to thermal waters: Blue Lagoon, a lake of very blue and naturally very hot water is found there. Bathing in this place was a unique and unforgettable experience, which also won the award for worst water to wet the hair, for it is extremely salty. Our hair has never been the same after that day.*

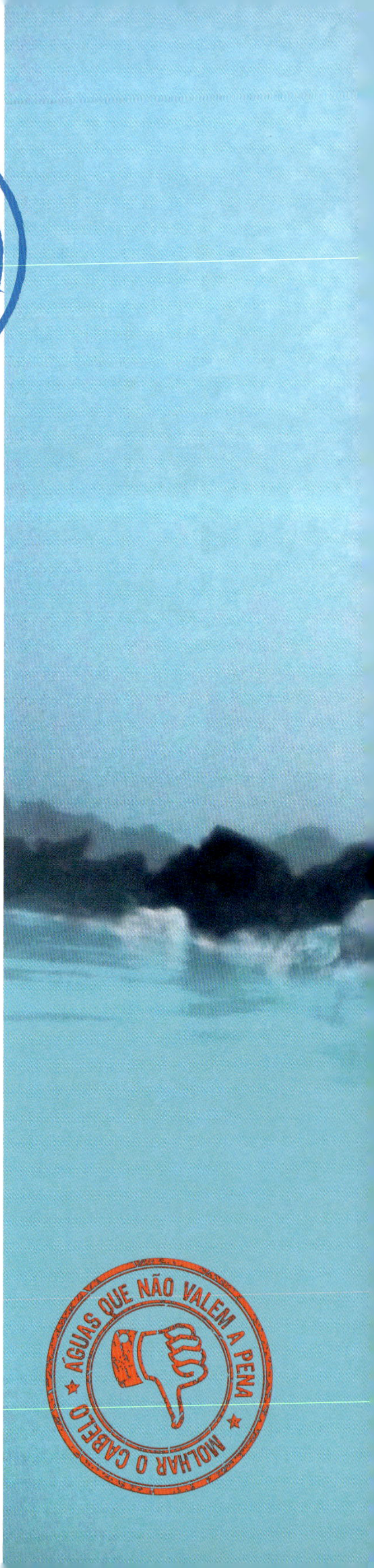

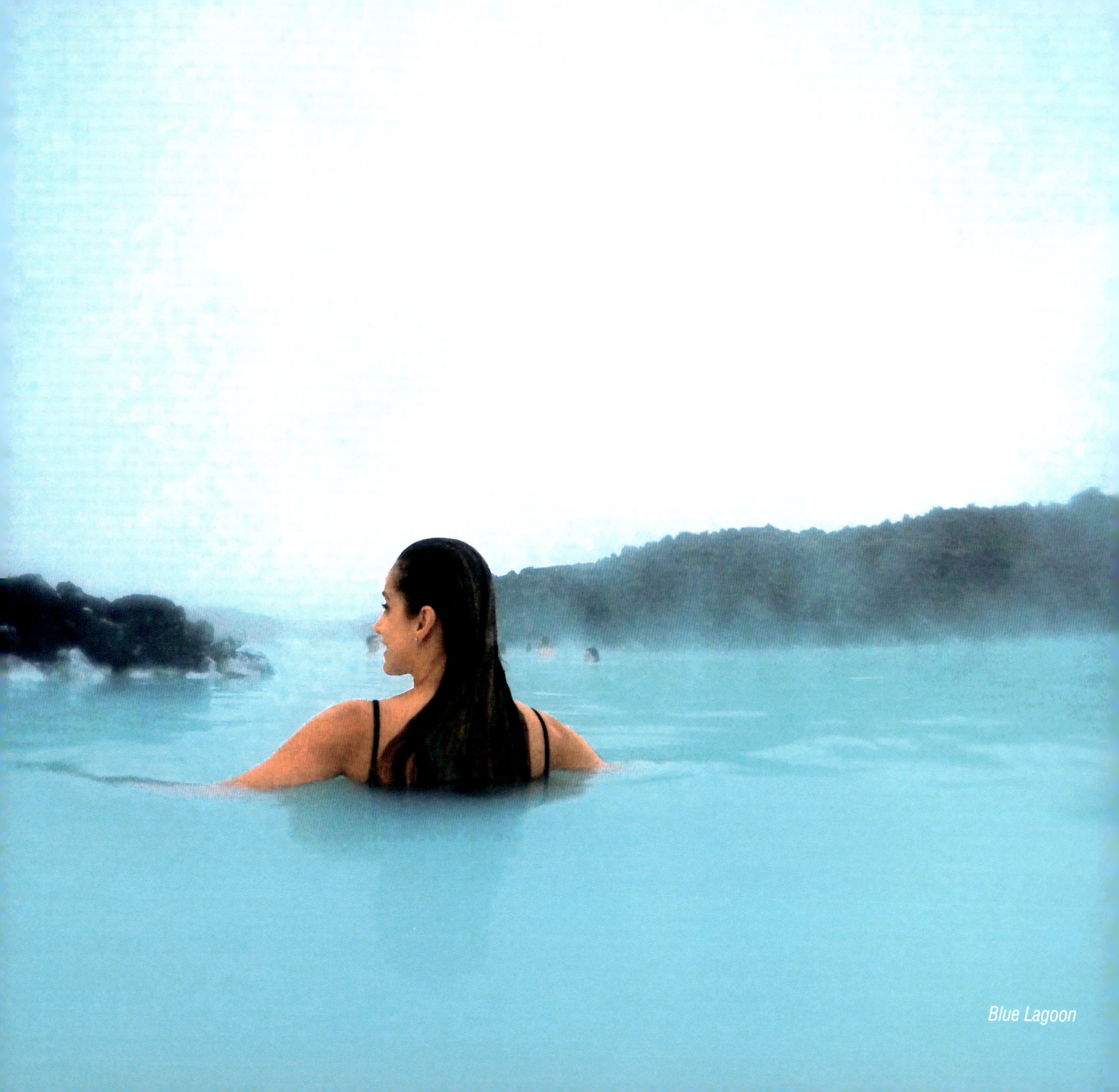

*Blue Lagoon*

*Gullfoss*
***Golden Circle***

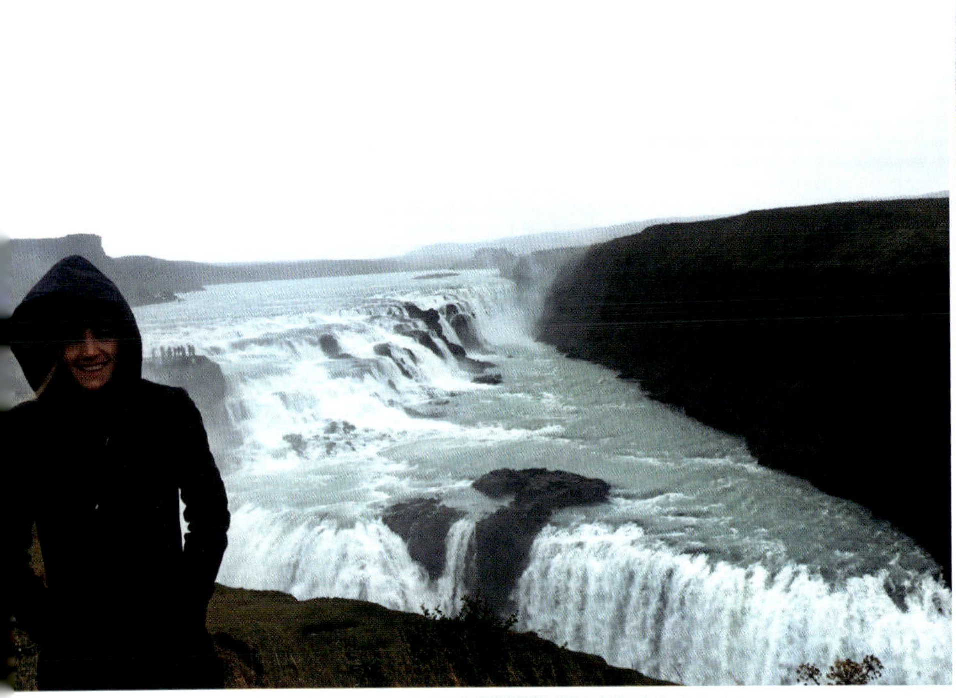

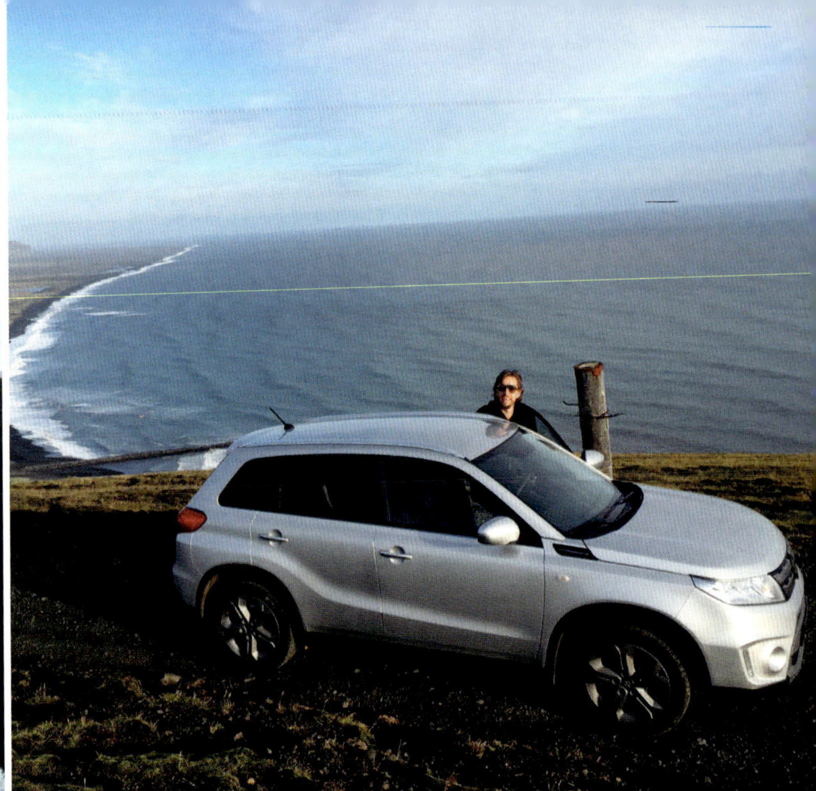

*Black Sand Beach*
***Vik***

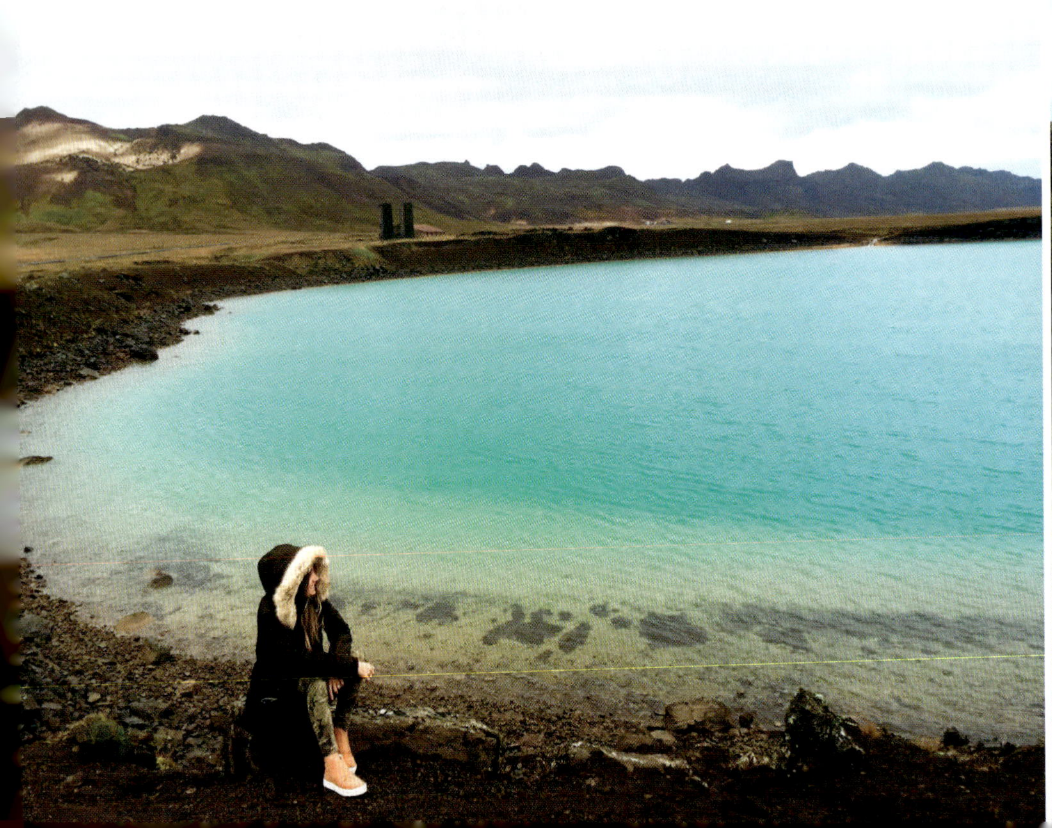

*Skógafoss*
***Skógar***

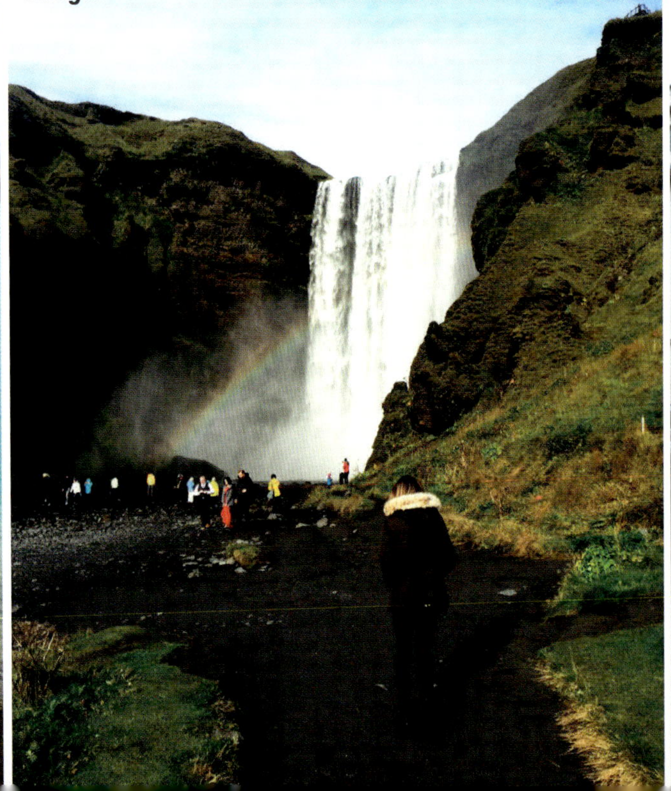

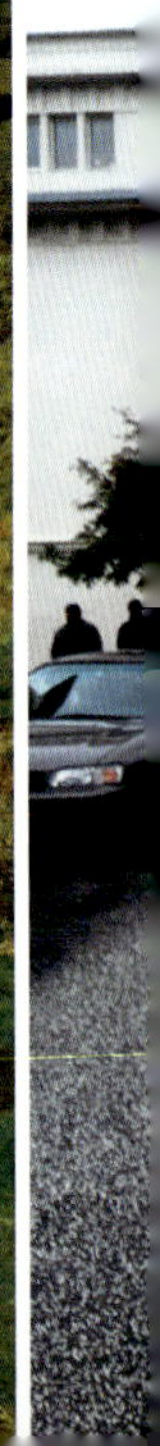

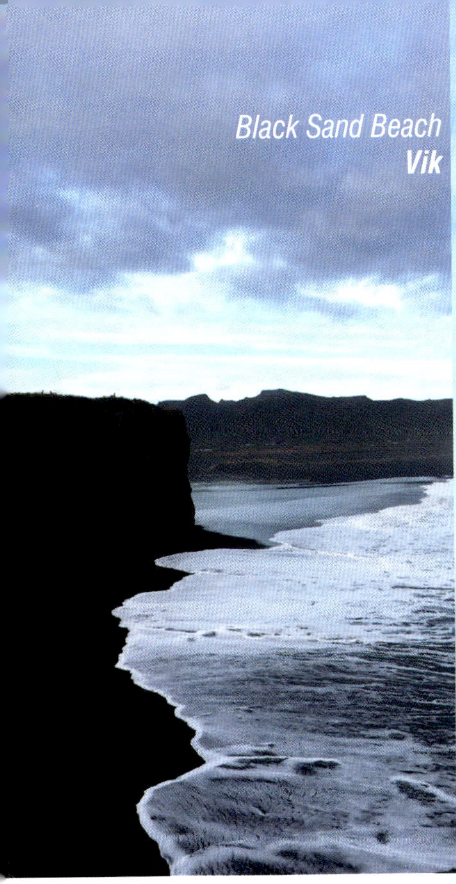
Black Sand Beach
**Vik**

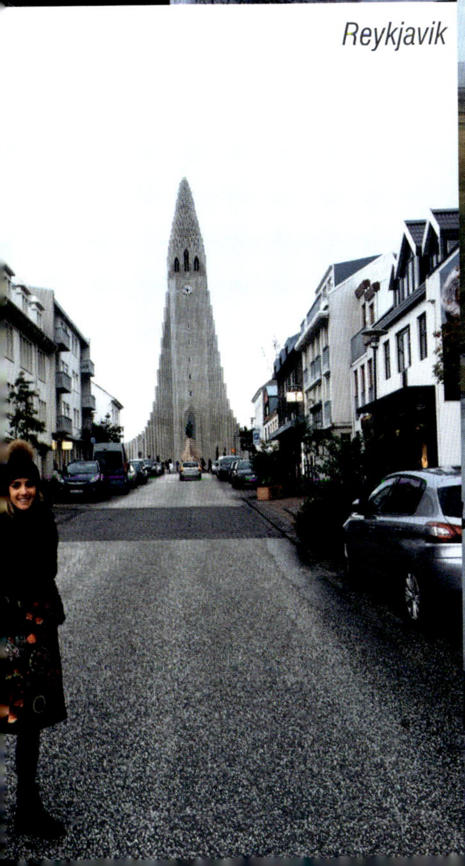
Reykjavik

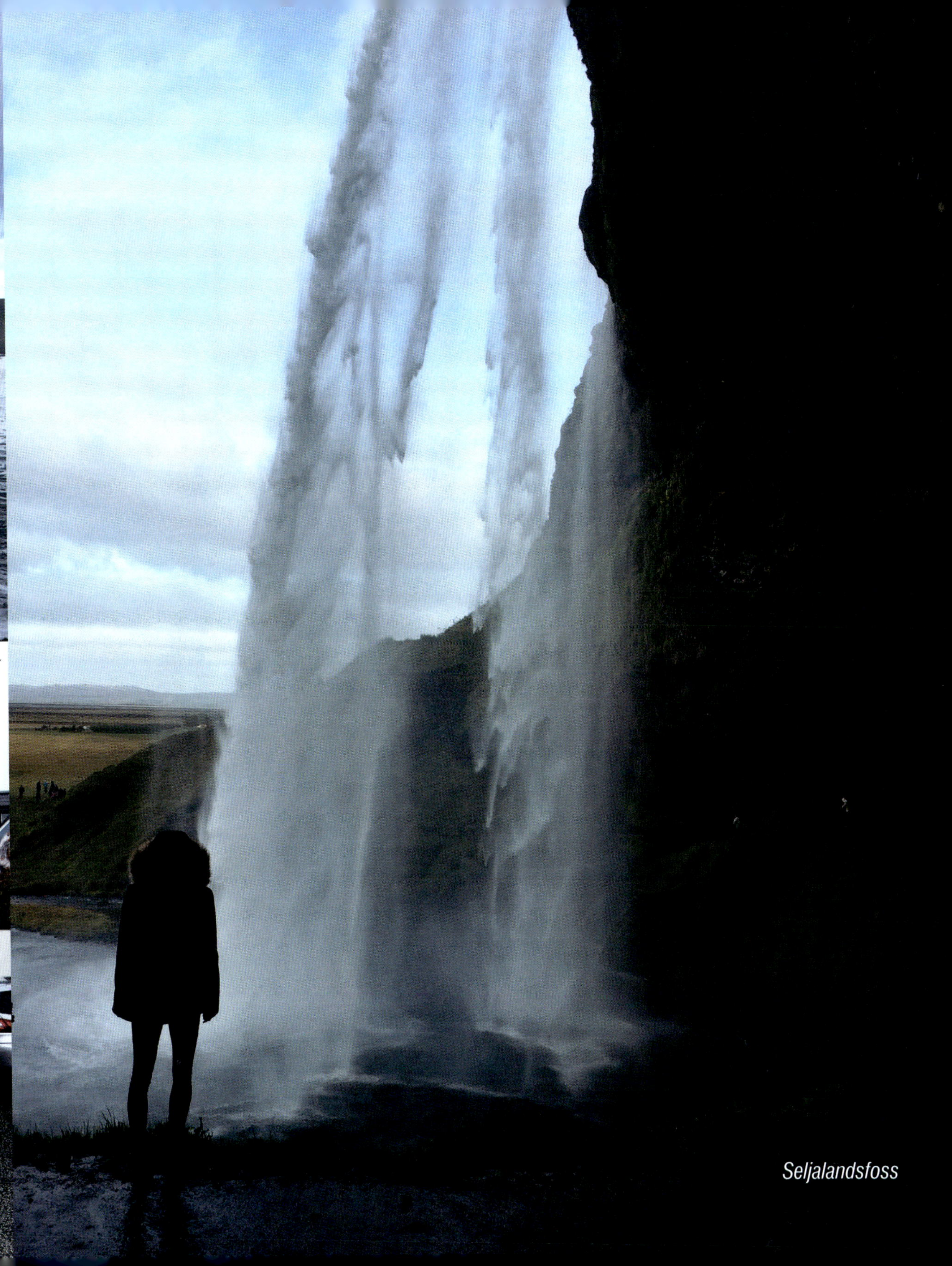
Seljalandsfoss

Depois da Islândia, o Eduardo seguiu sozinho para uma viagem de carro com amigos pela Europa e eu, Thainá, blogueirinha que sou, fui para a Itália encontrar uma amiga na semana de moda em Milão, para explorar um universo que adoro e vivenciar a Fashion Week mais famosa do mundo. Contratamos uma assessoria especializada para que pudéssemos conhecer mais sobre as principais marcas de roupas e sapatos, as novas tendências. Foi uma imersão no mundo da moda. Também tínhamos à disposição um fotógrafo profissional, para que pudéssemos mostrar o *street style* dessa experiência muito cansativa, mas bastante enriquecedora para nós, que somos amantes da moda e suas peculiaridades.

*After Iceland, Eduardo followed alone for a car trip with friends through Europe; whereas, I, Thainá, such a blogger girl that I am, I went to Italy to find a friend in Milan fashion week, to explore a universe that I love to experience: the most famous Fashion Week in the world. We hired a specialized consultancy so that we could know more about the main brands of shoes and clothes, the new trends. It was an immersion in the world of fashion. We also had a professional photographer available, so that we could show the street style of this very tiring but very enriching experience, given we are lovers of fashion and its peculiarities.*

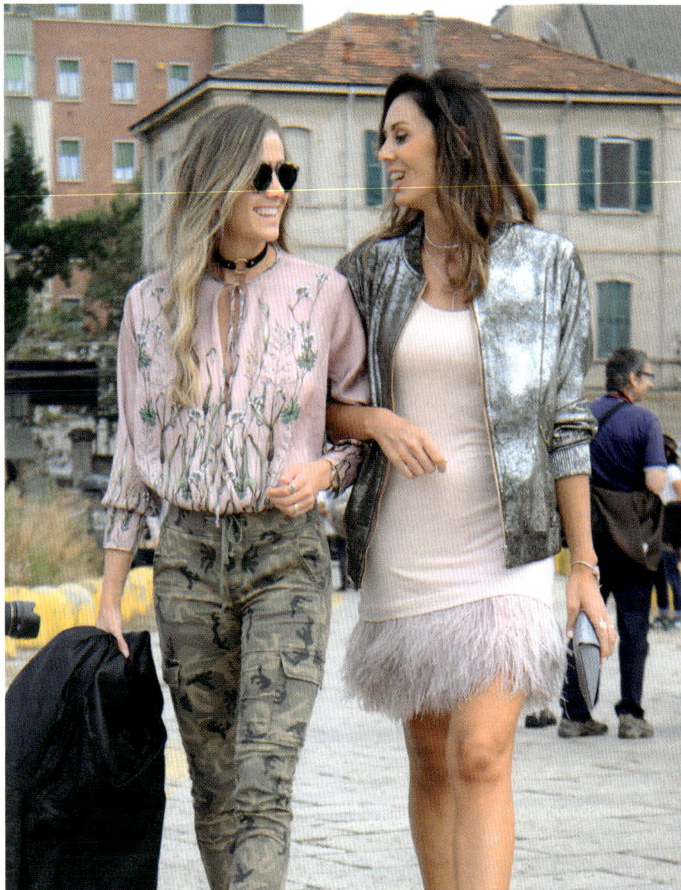

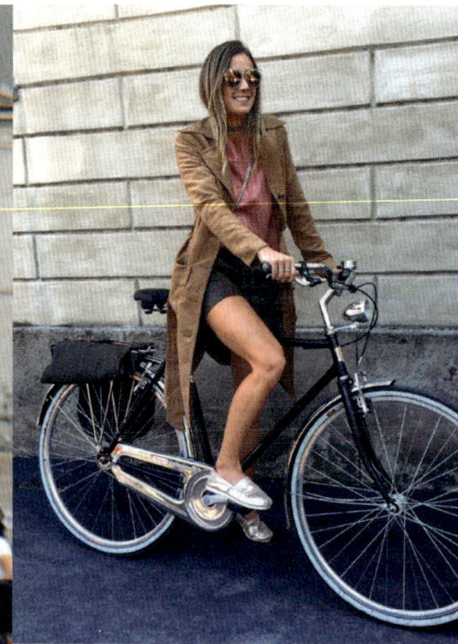

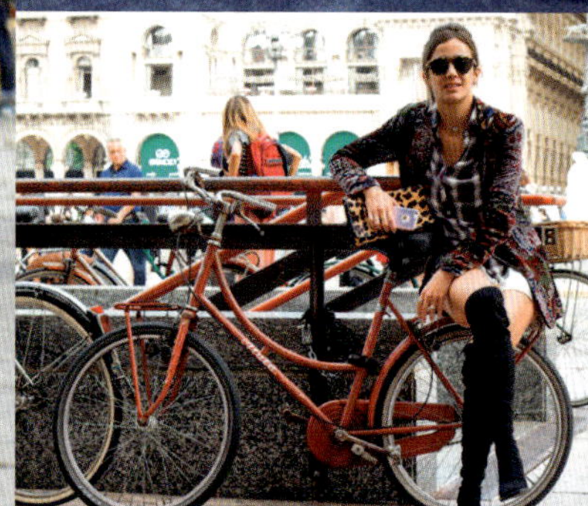

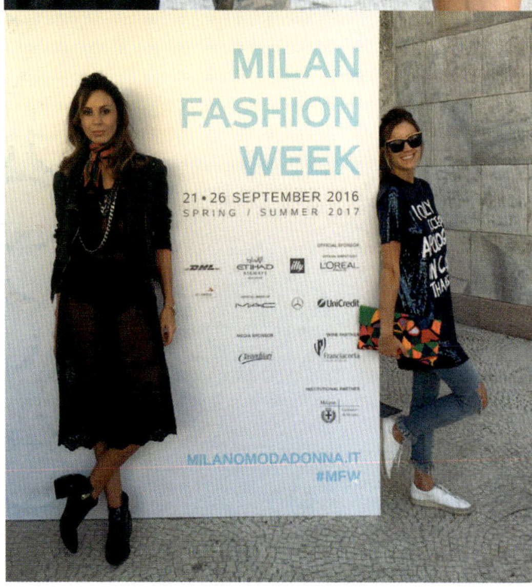


Aquela amiga que sempre faz "carão" nas fotos.

*That friend who is always "strike a pose" in the photos.*

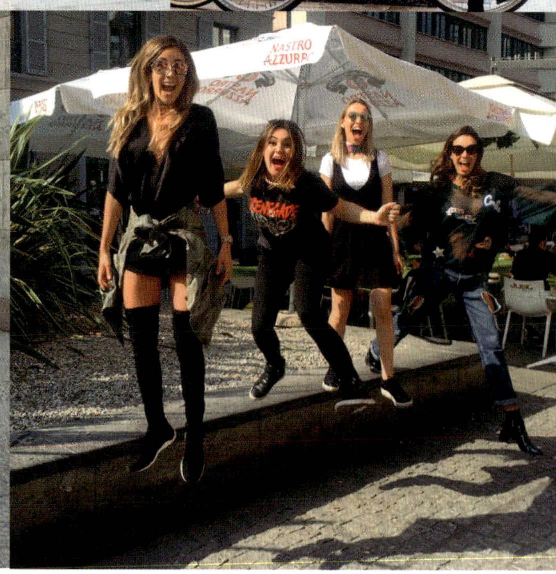


Quando a gente conhece gente igual à gente.

*When we meet people like us.*

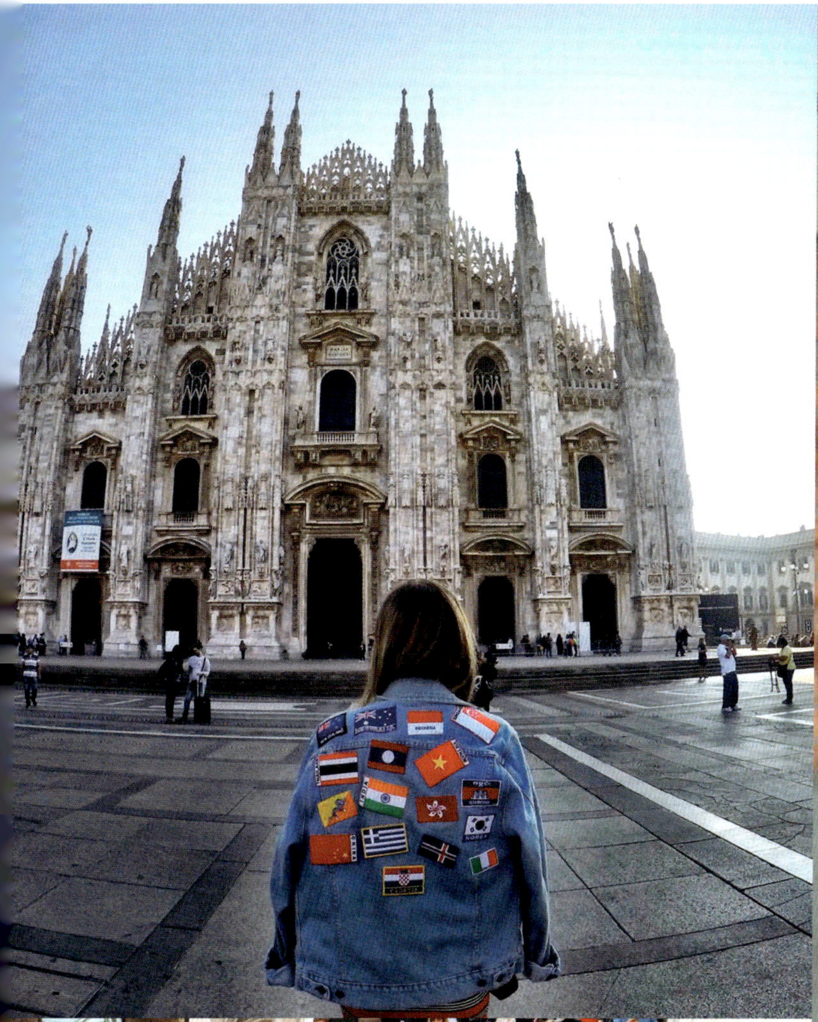

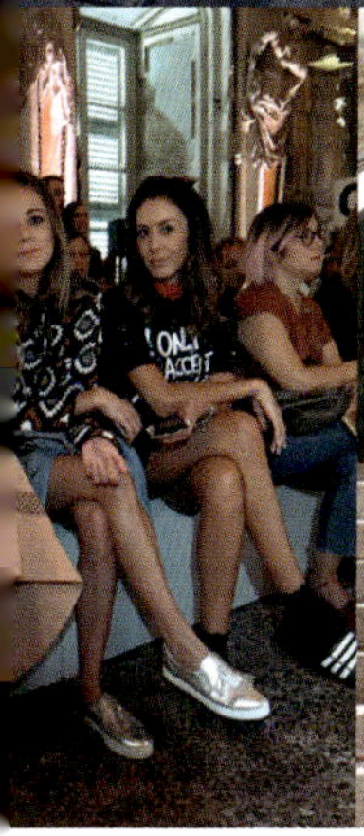

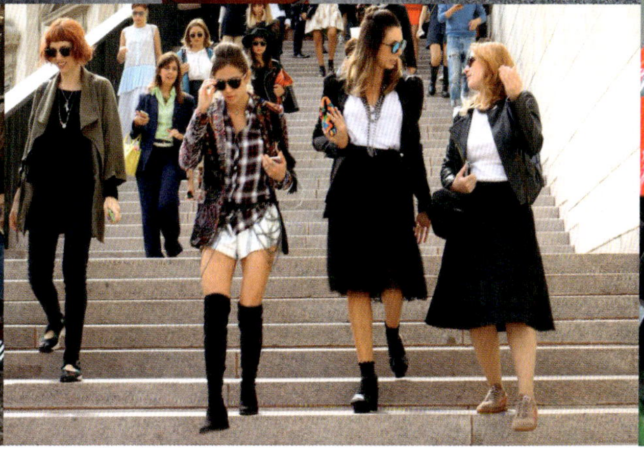

Toda trabalhada na concentração para não cair na escadaria.
*100% focused and concentrated not to fall on the staircase.*

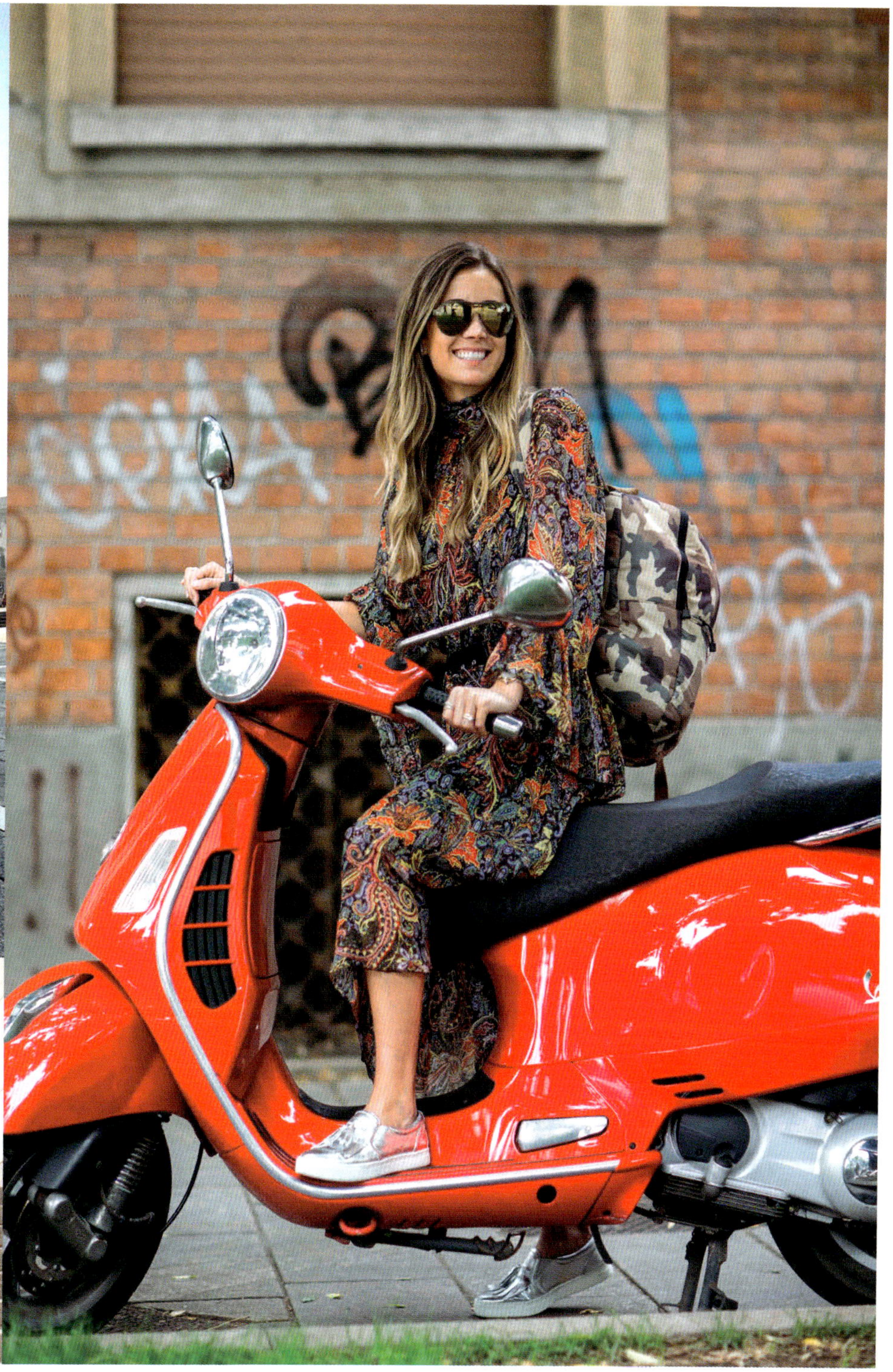

Para iniciar o roteiro automobilístico, eu, Eduardo, voei para Oslo, para encontrar alguns amigos e seguir viagem pela Europa. Visitamos os Fiordes, que são enormes vales rochosos inundados pelo mar. O país é relativamente grande, mas pouco habitado, então, parar em pequenas cidades ou vilarejos, alguns com não mais de 50 habitantes, mas com um visual incrível, foi uma experiência muito gratificante.

Rodamos em direção ao sul, até Copenhage, na Dinamarca, e nos hospedamos em um castelo incrível chamado Kokkedal. De lá fomos para a Suécia. Paramos numa pequena cidade chamada Ängelholm para conhecer a Koenigsegg Automotive, uma montadora fundada por Christian von Koenigsegg em 1994, que produz um dos carros mais rápidos do planeta.

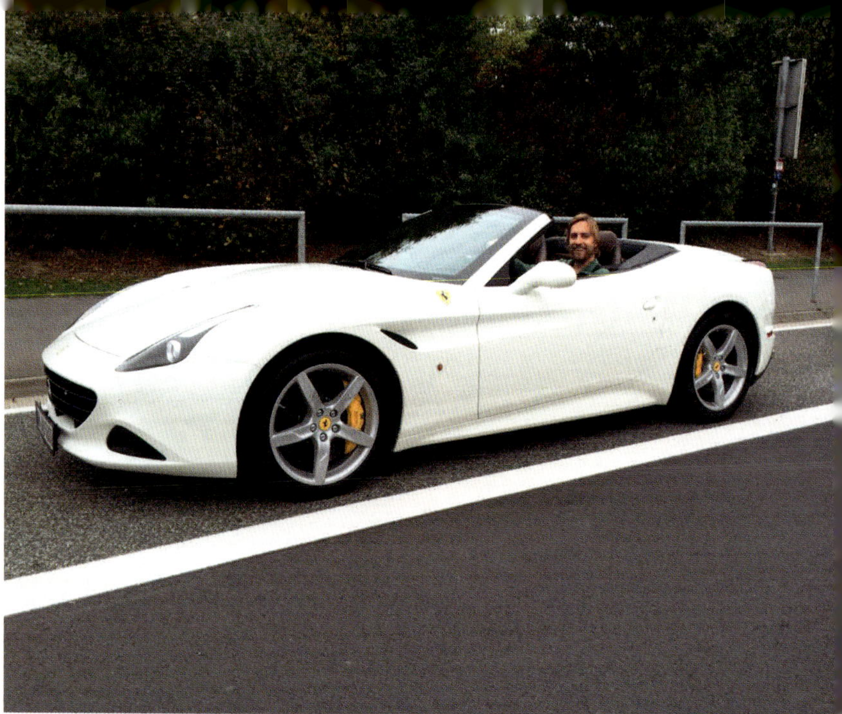

*To start the automobile programming, I, Eduardo, flew to Oslo, to meet some friends and to travel through Europe. We visited the Fjords, which are huge rocky valleys flooded by the sea. The country is relatively large, but sparsely populated, so, stopping in small towns and villages — some with no more than 50 inhabitants, but with an incredible visual — was a very rewarding experience.*

*We drove south to Copenhagen in Denmark and stayed in an incredible castle called Kokkedal. From there, we went to Sweden. We stopped in a small town called Ängelholm to visit the Koenigsegg Automotive, a car company founded by Christian von Koenigsegg in 1994, which produces one of the fastest cars on the planet.*

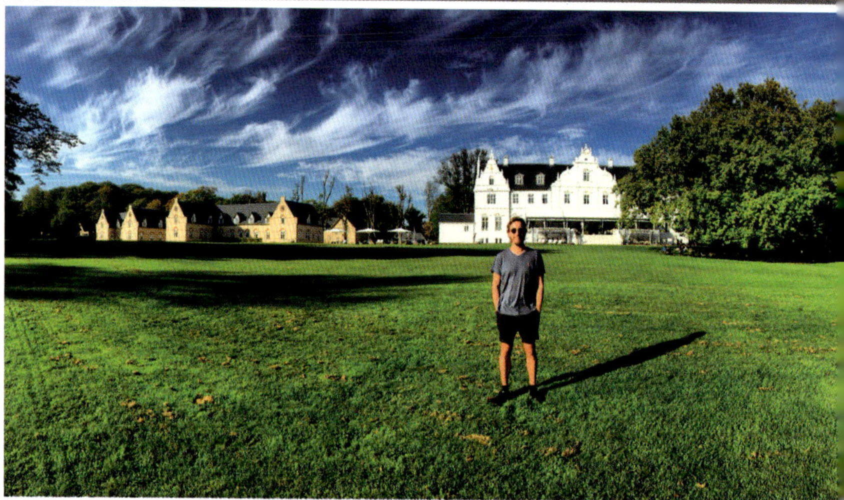

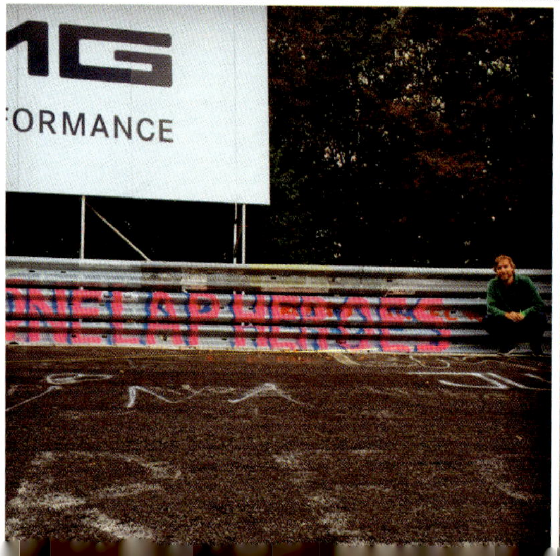

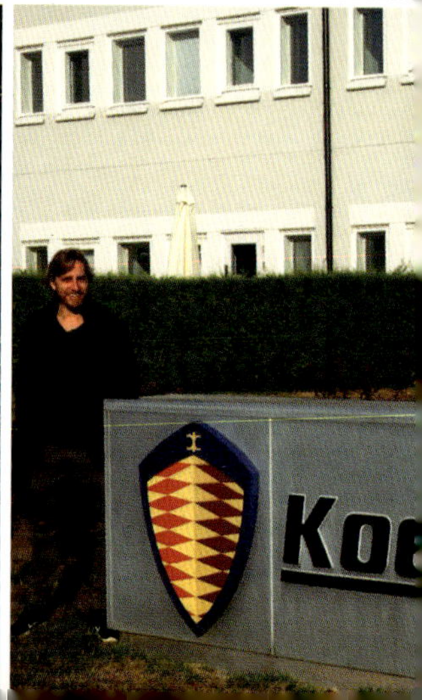

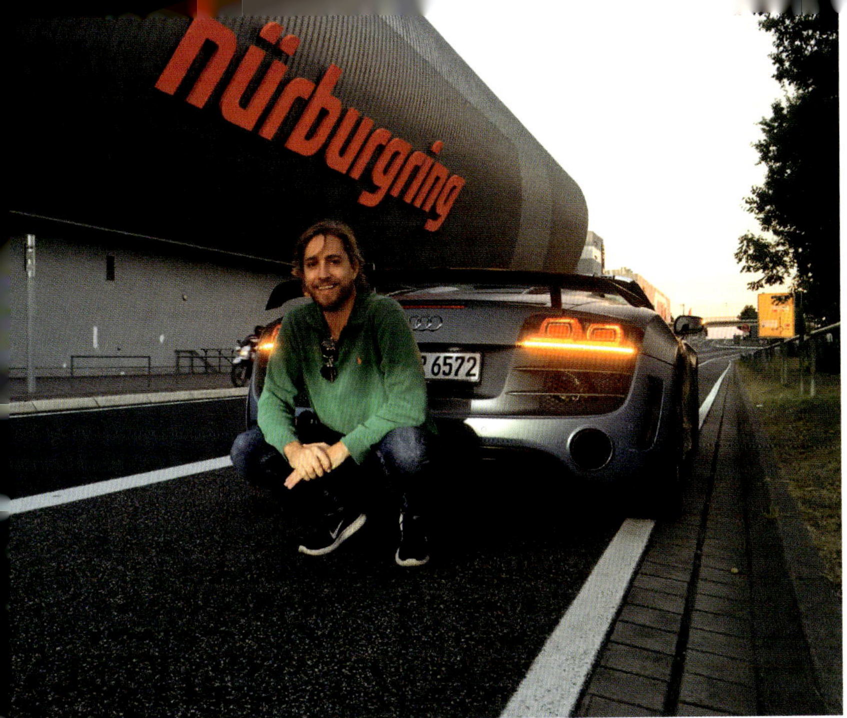


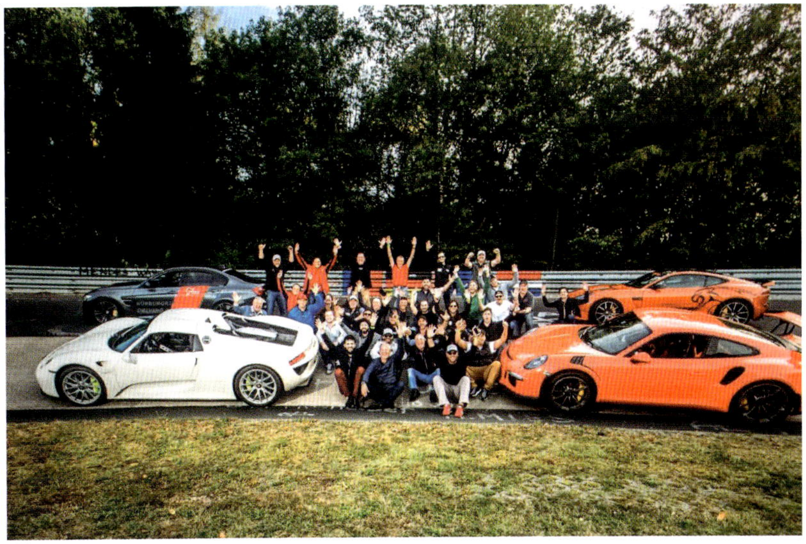

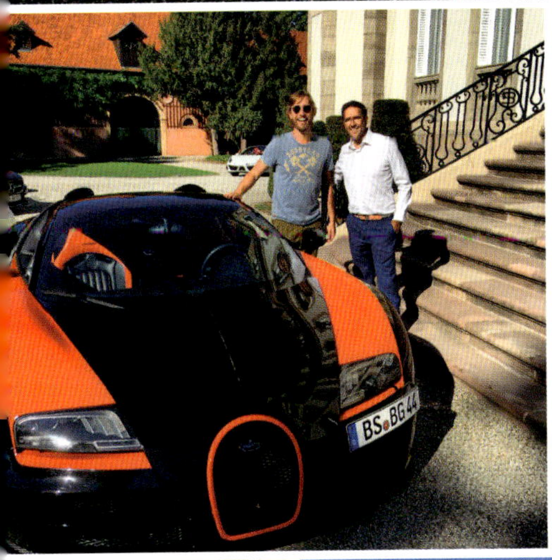

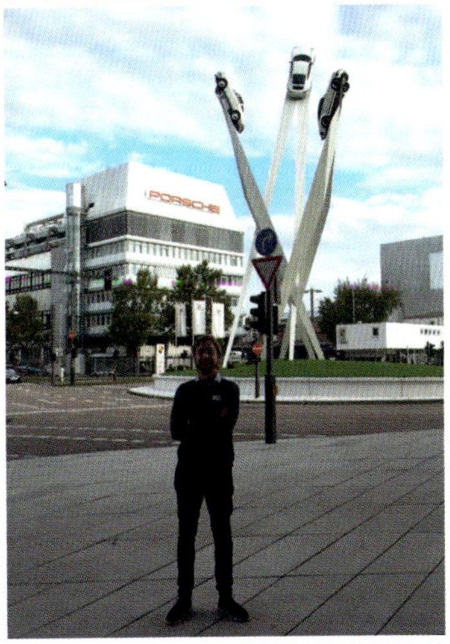

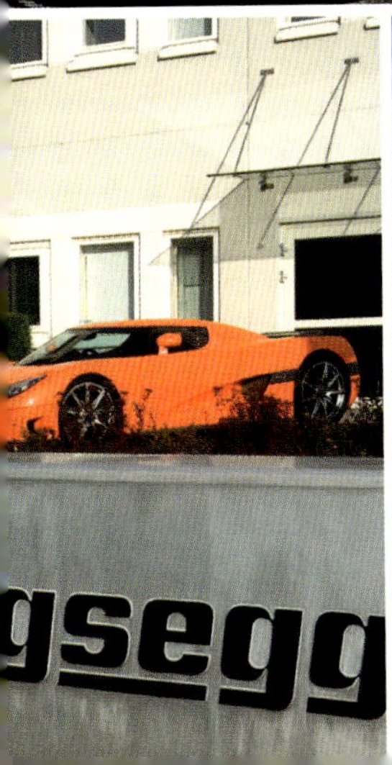

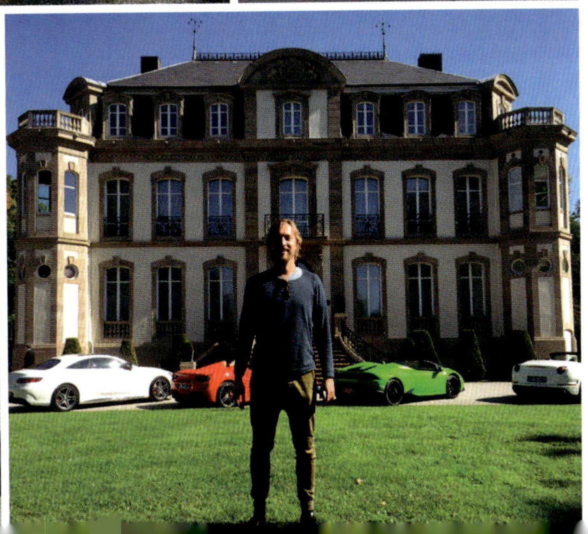

O próximo destino foi a cidade de Nürburg, na Alemanha, para pilotar no famoso circuito de Nurburgring, uma experiência única para qualquer fã do automobilismo.

A viagem ainda contemplou uma visita à sede da Bugatti, em Molsheim, na França, num castelo de tirar o fôlego. Depois fomos a Stuttgart, na Alemanha, para conhecer a fábrica da Porsche e também da AMG, a divisão esportiva da Mercedes-Benz.

*The next destination was the town of Nürburg, Germany, to drive on the famous Nurburgring circuit, a unique experience for any fan of autoracing.*

*The trip also included a visit to the headquarters of Bugatti in Molsheim, France, in a breathtaking castle. After that, we went to Stuttgart, in Germany, to get to know the factory of Porsche and also of AMG, the sports division of Mercedes-Benz.*

# REP. TCHECA

## OI, FRIO! OI, ROUPAS NOVAS!

Praga foi o nosso destino na República Tcheca, e o nosso reencontro. Uma cidade bem ao estilo europeu, com arquitetura antiga, museus e igrejas, e o famoso Castelo de Praga, que, apesar de não gostarmos muito desse tipo de programação, fomos até lá para conferir. Ao chegarmos em frente ao castelo, tinha uma fila imensa para entrar, afinal de contas, faz parte do pacote "turistar". Nesse momento, pensei que não somos obrigados a nada, e resolvemos parar num café bem em frente e apreciar a linda vista da cidade de Praga.

Era início de outubro e o frio chegou na nossa jornada. Hora de começar a trocar as roupas da mala por novas, de inverno, o que não foi difícil, pois nas grandes cidades sempre havia as abençoadas lojas de departamentos, com roupas bacanas e preços acessíveis.

Encontramos bons restaurantes na cidade. Destaque para aqueles com varandas que permitiam vislumbrar toda a cidade antiga das alturas.

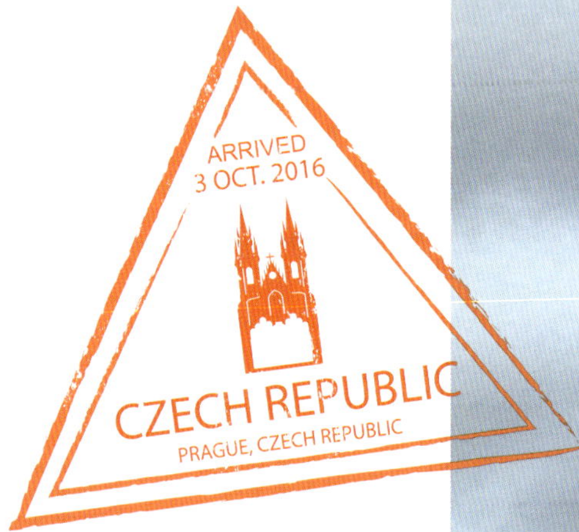


*HI, COLD! HELLO, NEW CLOTHES!*

*Prague was our destination in the Czech Republic, and our reunion. A European-style city with ancient architecture, museums and churches, and the famous Prague Castle. Although we are not really into this kind of programming, we went there to check it out. When we arrived in front of the castle, there was a long queue to enter, after all, it's part of the "touristing-is" kit. At that moment, I thought we were not obliged to do anything, and we decided to stop at a café that was right across the street and enjoy the beautiful view of Prague.*

*It was early October and the cold has arrived in our journey. It was time to start changing clothes for winter clothes, which was not difficult, because in the big cities there were always the (May God bless them) department stores, with nice clothes and affordable prices.*

*We found good restaurants in the city. Especially those with balconies that allowed us to take a glimpse of the whole old city from the heights.*

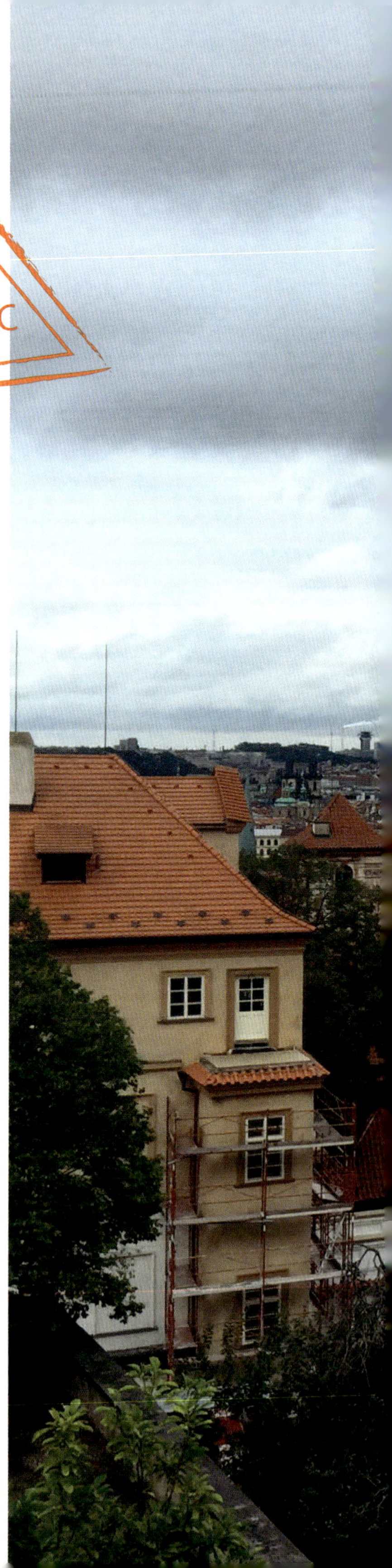

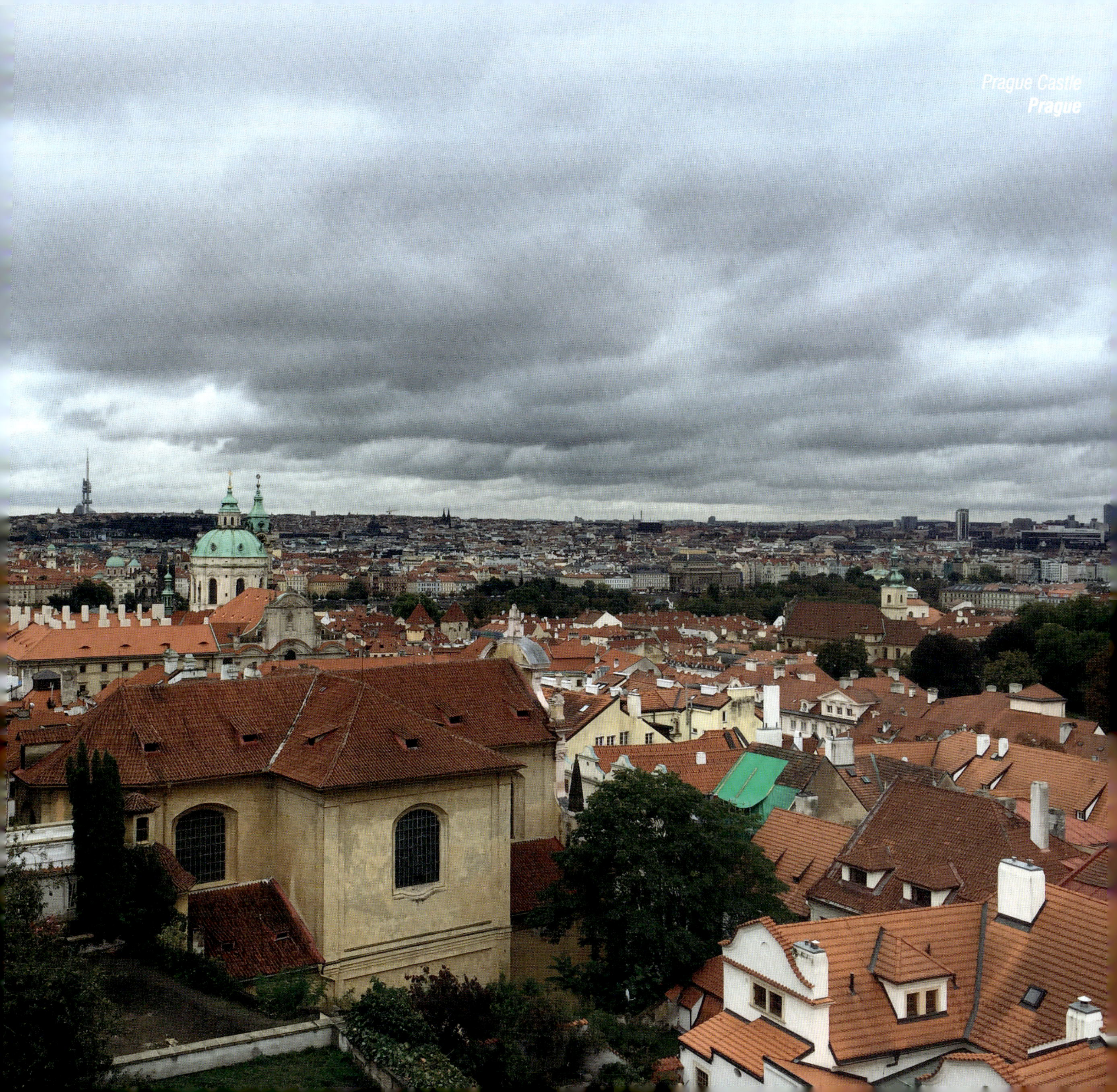

Prague Castle
**Prague**

*Charles Bridge*
***Prague***

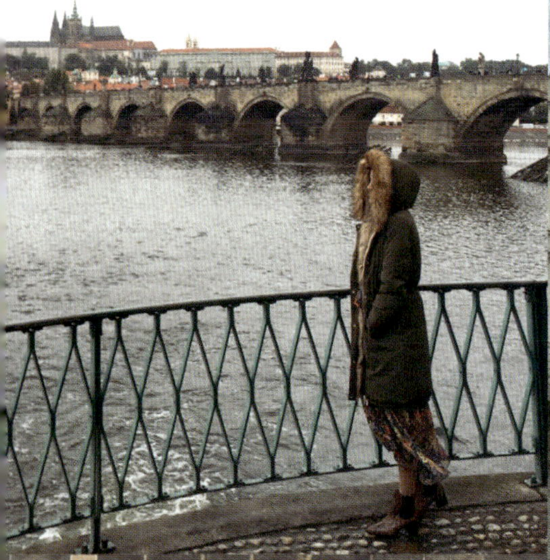

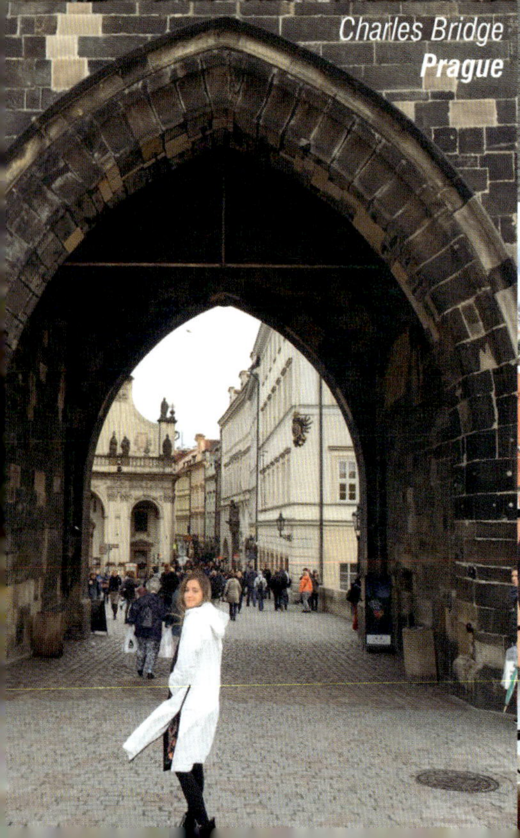

*Charles Bridge*
***Prague***

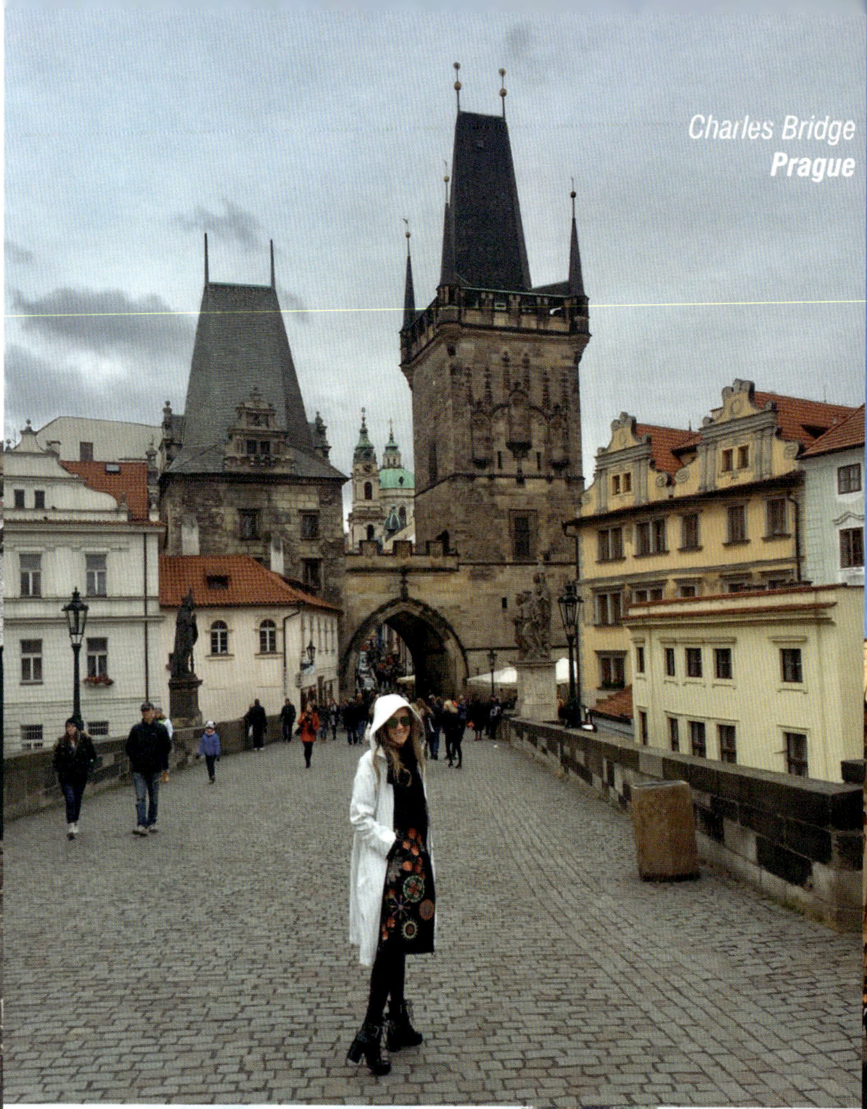

*Charles Bridge*
***Prague***

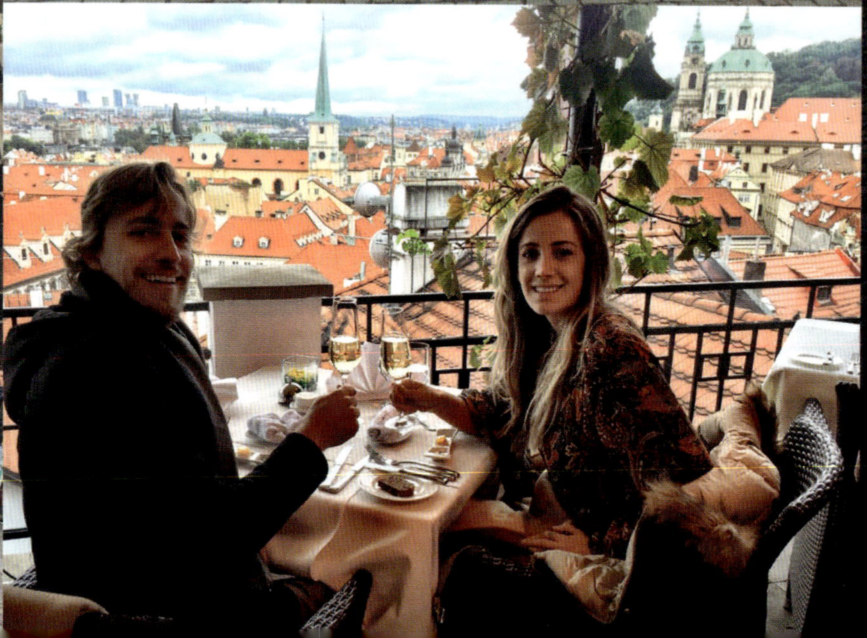

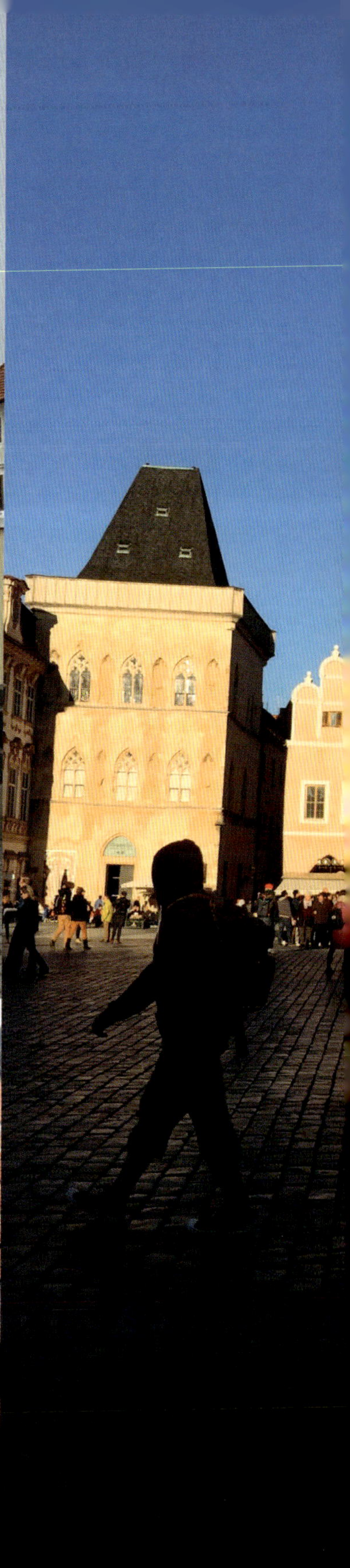

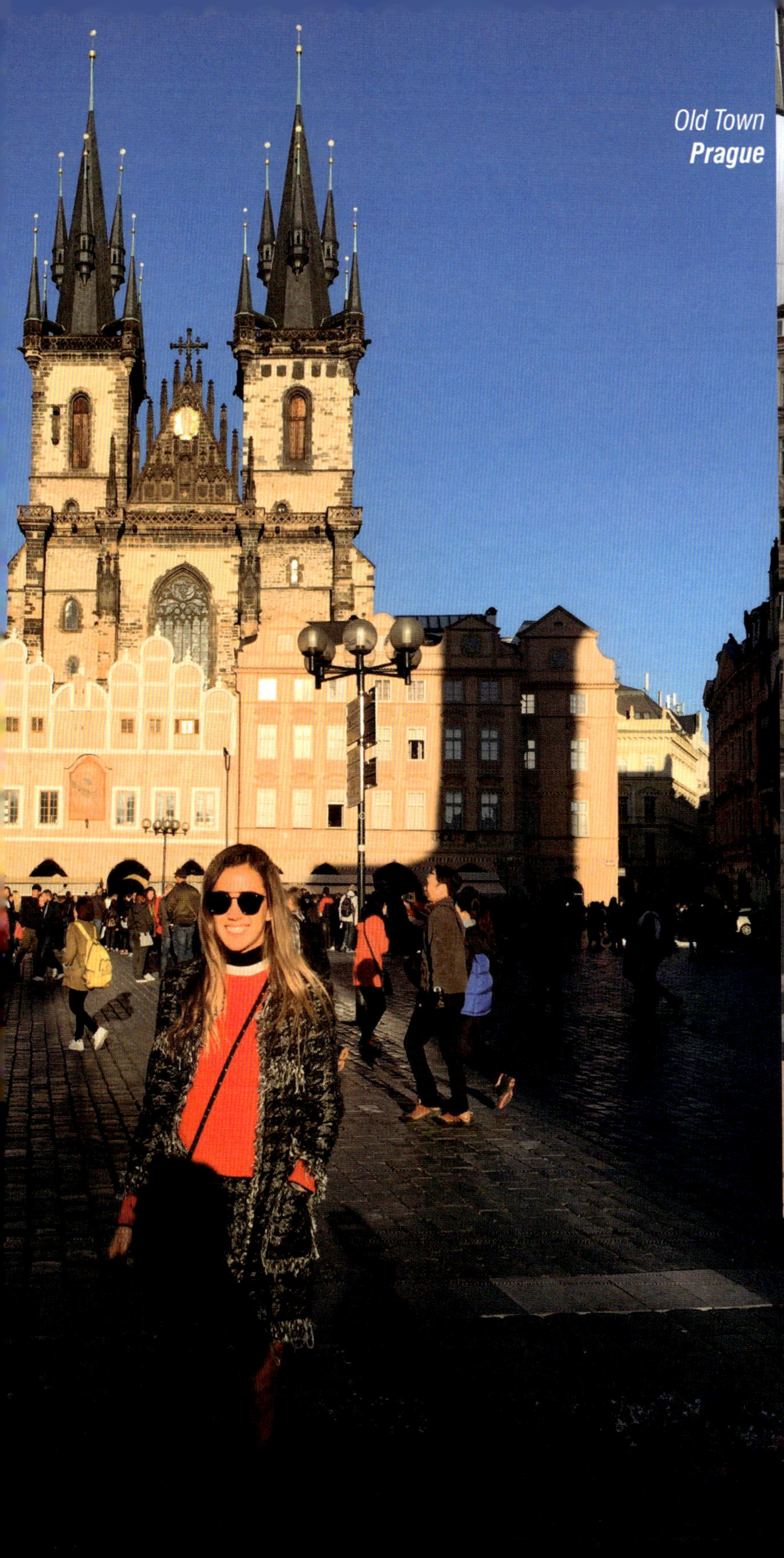

*Old Town*
***Prague***

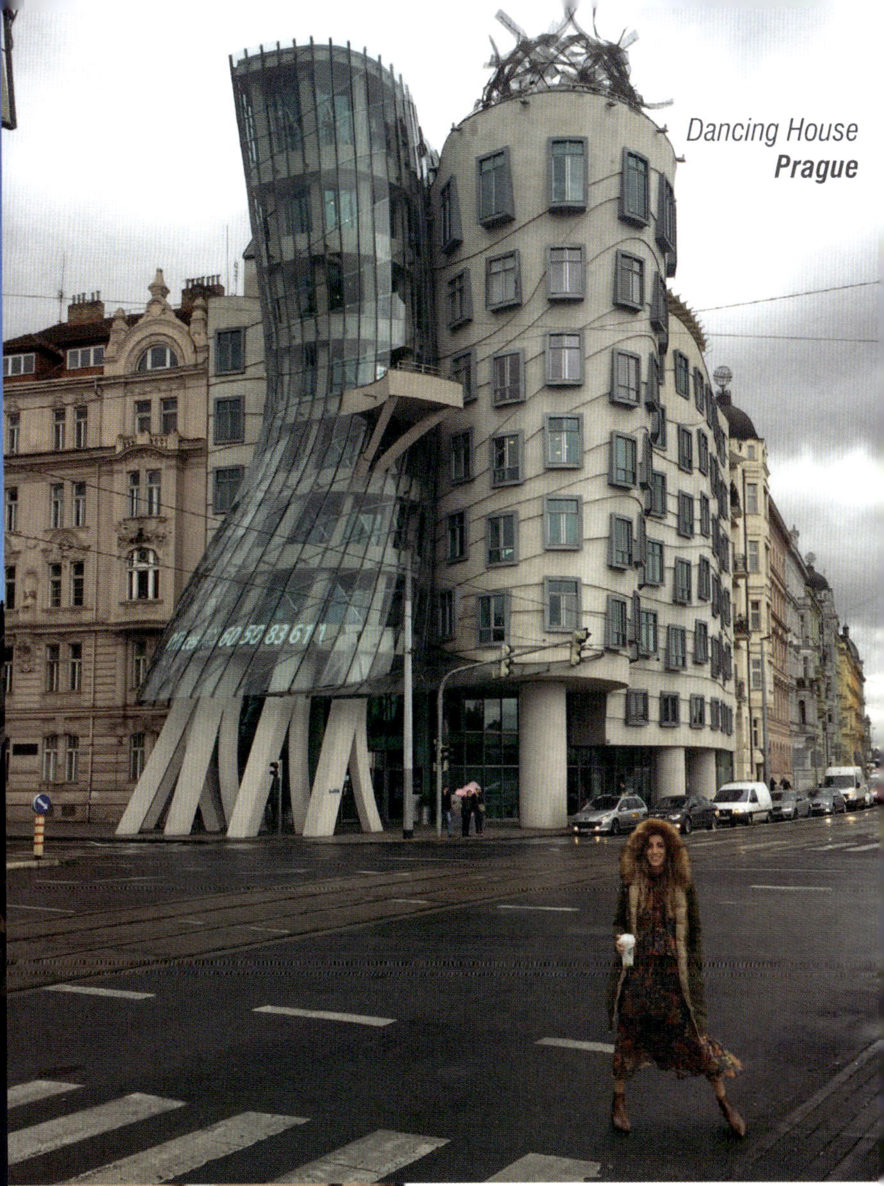

*Dancing House*
***Prague***

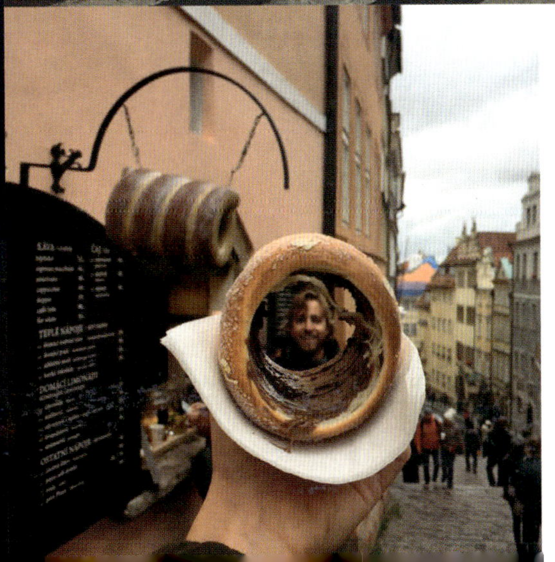

# HUNGRIA

## BUDAPESTE RESUMIDA EM UMA FRASE: UM LADO É BUDA E O OUTRO É PESTE

A capital da Hungria, Budapeste, foi o nosso destino. A cidade é dividida pelo rio Danúbio em dois lados: Buda e Peste. A primeira, mais antiga, com seu imponente castelo, e Peste, mais moderna e populosa.

Fomos conhecer uma das mais tradicionais casas de banhos termais para vivenciar um pouco dessa tradição que se arraigou há mais de 500 anos, durante a ocupação turca. As casas de banho atuais são o ponto central da vida social de Budapeste. É lá que os moradores de todas as idades se reúnem para relaxar, fazer massagens e trocar ideias.

A culinária húngara tem um prato famoso, o Goulash e Spatzle, e ele era tradicional na casa da vó do Eduardo, o que trouxe lembranças deliciosas na cidade.

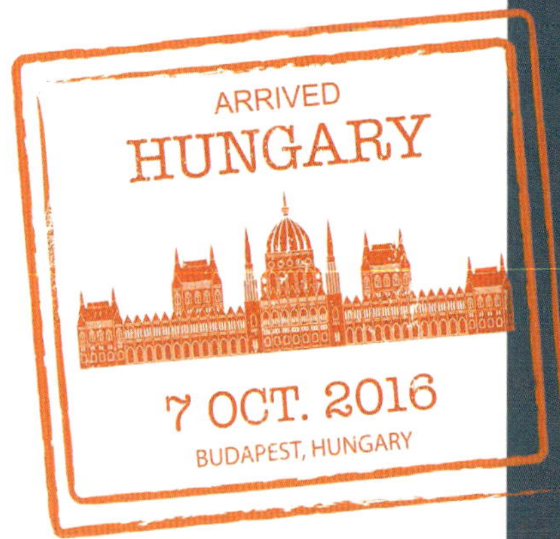


*BUDAPEST IN ONE SENTENCE: ONE SIDE IS BUDA AND THE OTHER, PEST*

*The capital of Hungary, Budapest, was our destination. The city is divided by the Danube river into two sides: Buda and Pest. The first, more ancient, with its imposing castle, and Pest, more modern and populous.*

*We got to know one of the most traditional thermal baths houses to experience a little bit of this tradition that is rooted for more than 500 years, during the Turkish occupation. Today, the thermal bathhouses are the central point of the social life of Budapest. There, locals of all ages gather to relax, have massages and exchange ideas.*

*The Hungarian cuisine has a famous dish, the Goulash with Spatzle. It was very traditional in the house of Eduardo's grandmother, which brought delicious memories in the city.*

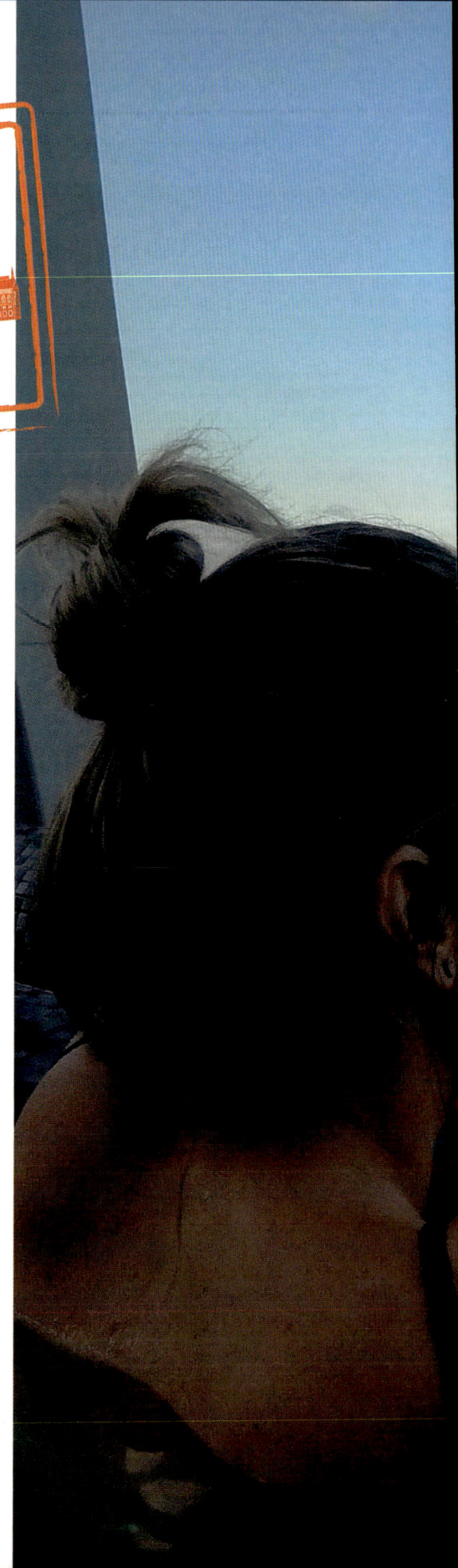

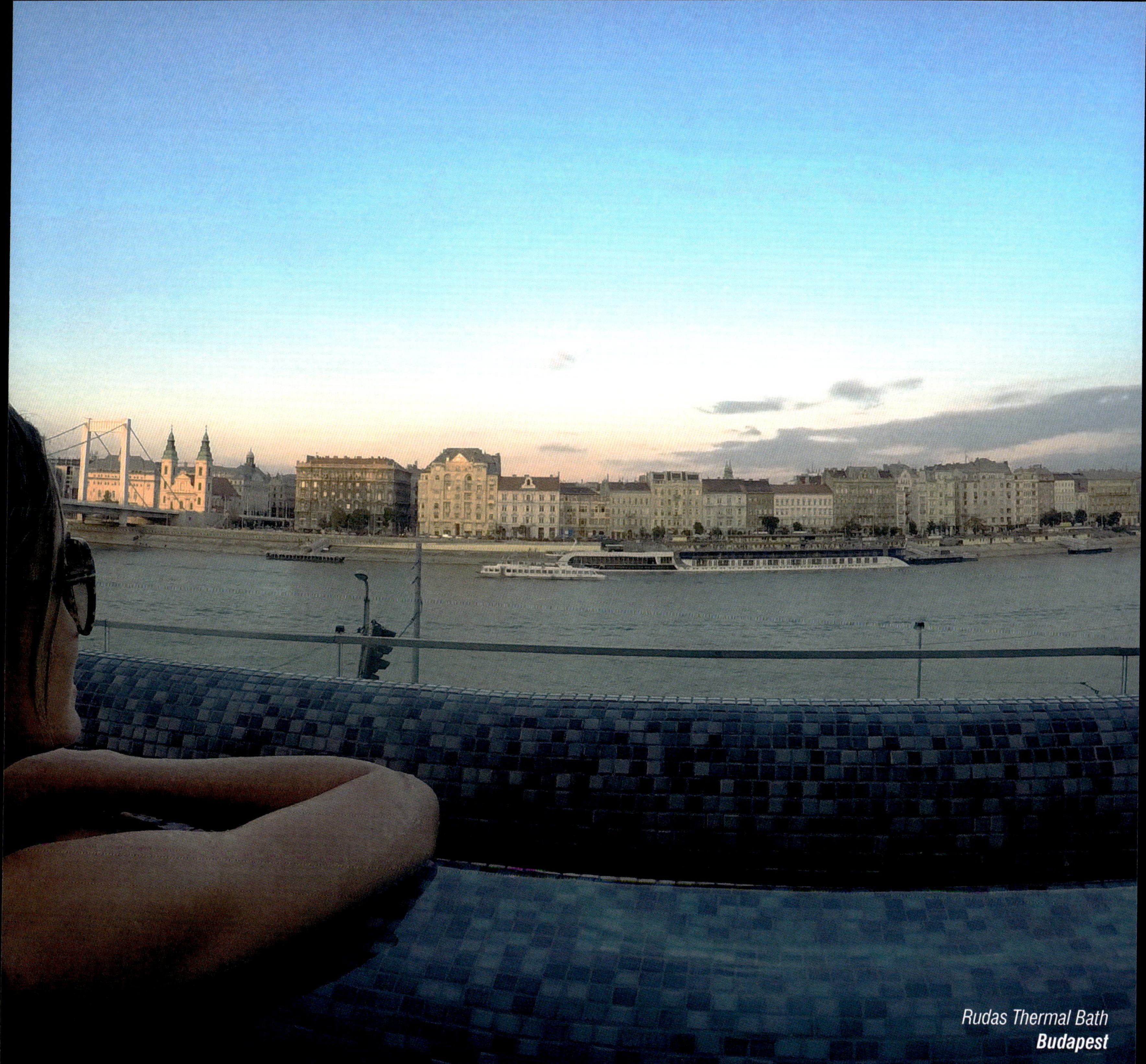

Rudas Thermal Bath
**Budapest**

# INGLATERRA

## DEZ DIAS EM LONDRES!

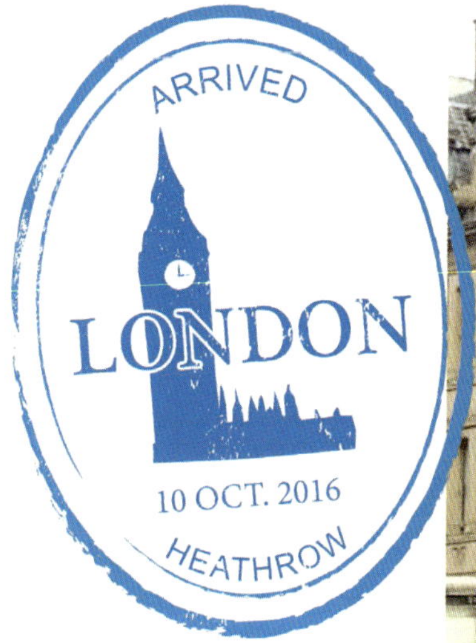


Londres foi especial, diferente. Ficamos num apartamento em frente ao Hyde Park que nos dava a sensação de estar em casa. Para completar, parte da nossa família veio nos visitar, então, foi um momento marcante. Londres é uma cidade com muita vida, mistura do antigo com o novo. Gostamos tanto que ficamos lá por dez dias. Conhecemos uma brasileira muito divertida que estava morando lá, fizemos diversas programações juntas e viramos melhores amigas de infância. Contar com a família e amigos em etapas da viagem foi fundamental para dar um fôlego e matar a saudade das pessoas, que era a verdadeira e única saudade que sentíamos.

Fizemos Londres com a família e depois voltamos para dar entrada no visto canadense, e aí tivemos que ficar mais uns dias de bobeira por lá para esperar o visto ficar pronto. Nesses dias que estávamos sem muitas programações, bateu em mim (Thainá) uma vontade grande de voltar para o Brasil. Vendo isso, o Eduardo saiu de casa e voltou com um presente para mim, um óculos de sol, que é o bem material pelo qual eu mais tenho fissura na vida. Foi o que me deu forças para seguir em frente e continuar a nossa volta ao mundo.

*TEN DAYS IN LONDON!*

*London was special, different. We stayed in an apartment just across Hyde Park, which gave us the feeling of being home. To top it off, a part of our family came to visit us, so it was a memorable moment. London is a city full of life, mixing the old with the new. We liked it so much that we stayed there for ten days. We met a very funny Brazilian girl that was living there. We did lots of things together and we became childhood BFFs. Counting with family and friends in certain stages of the trip was fundamental to take a breath and relieve homesickness, which was the true and only longing that we really felt.*

*We strolled around London with the family and then came back for the Canadian visa. So we had to spend a few more days there to wait for the visa to be ready. During those days we stood without many plans, so homesickness hit me (Thainá) hard. Seeing this, Eduardo left the house and came back with a present for me, a pair of sunglasses, which is the material good I'm most into. It gave me the strength to move forward and continue our travel around the world.*

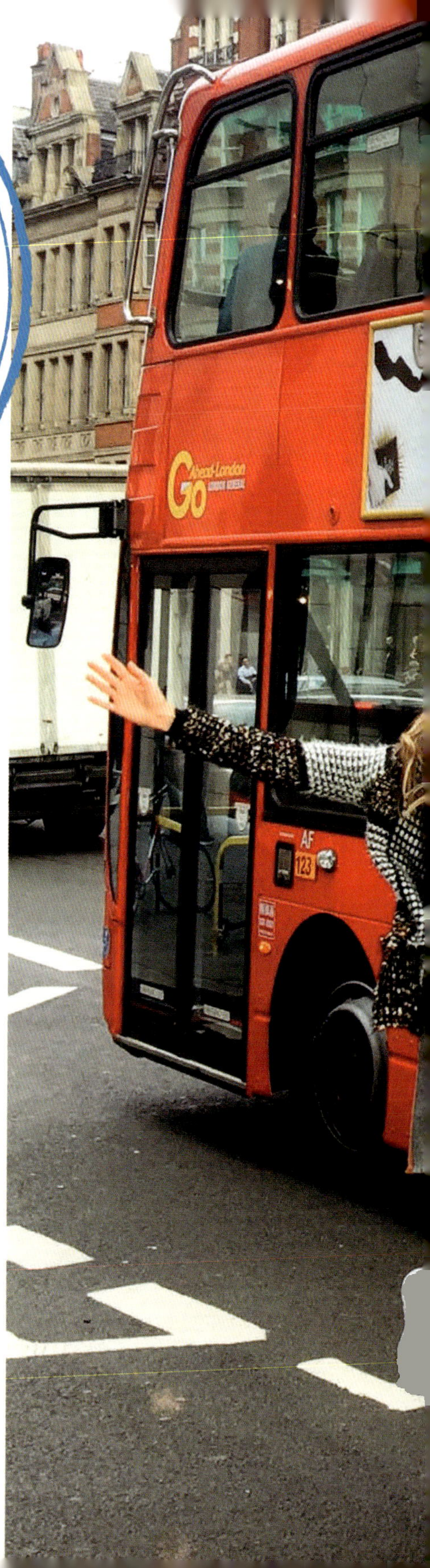

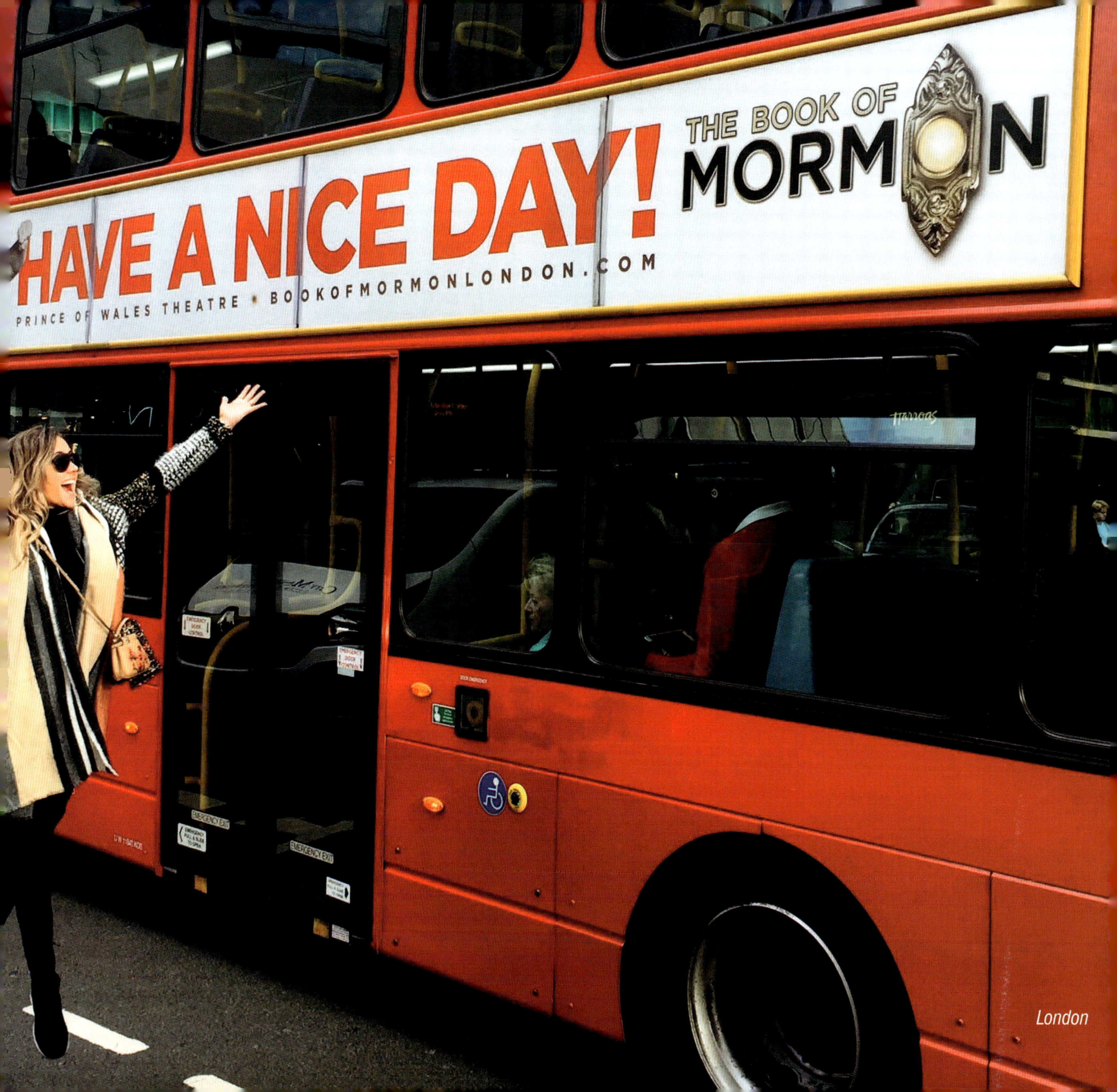
HAVE A NICE DAY!
THE BOOK OF
MORMON
PRINCE OF WALES THEATRE • BOOKOFMORMONLONDON.COM
EMERGENCY EXIT
EMERGENCY EXIT

London

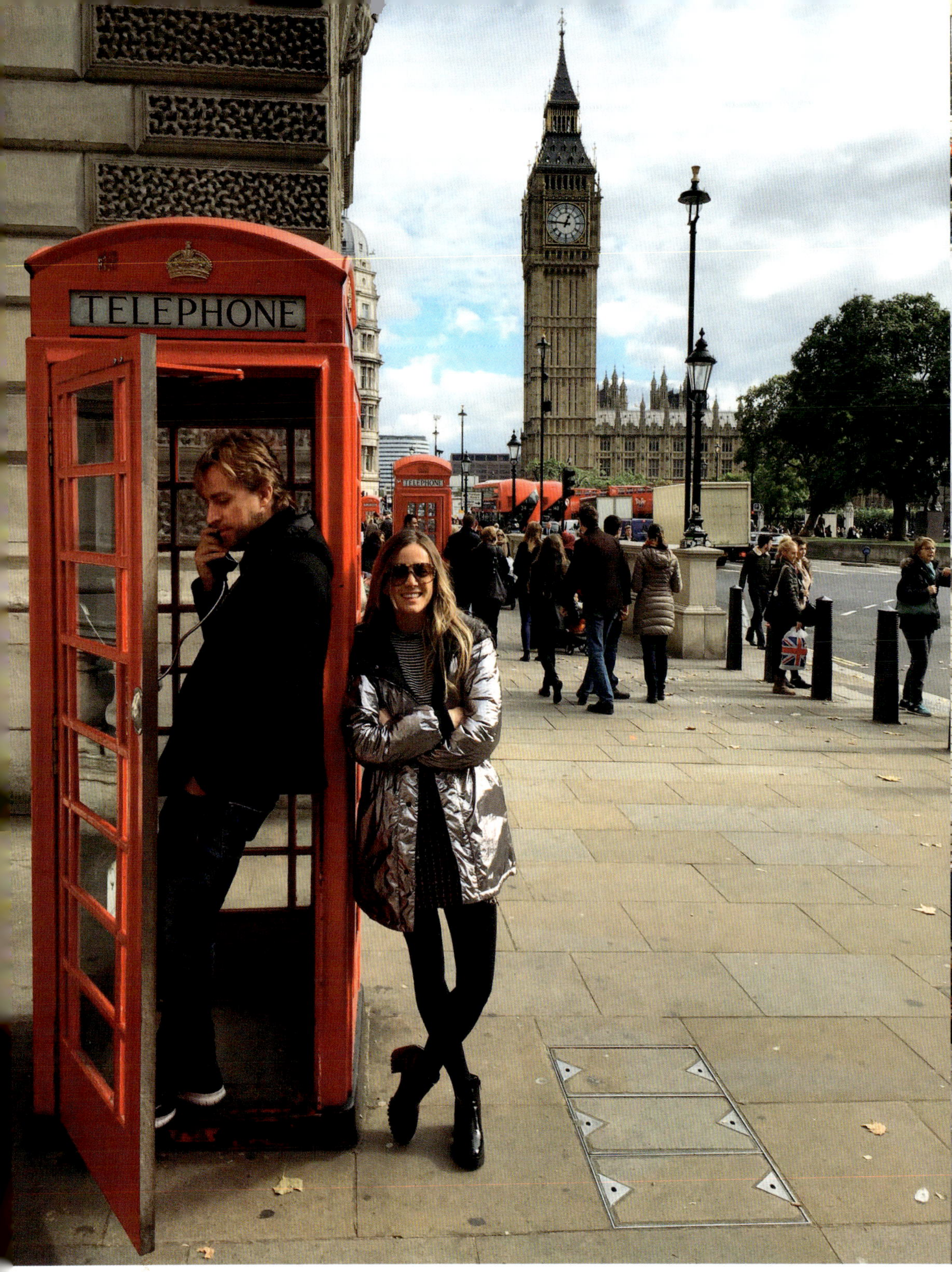
TELEPHONE

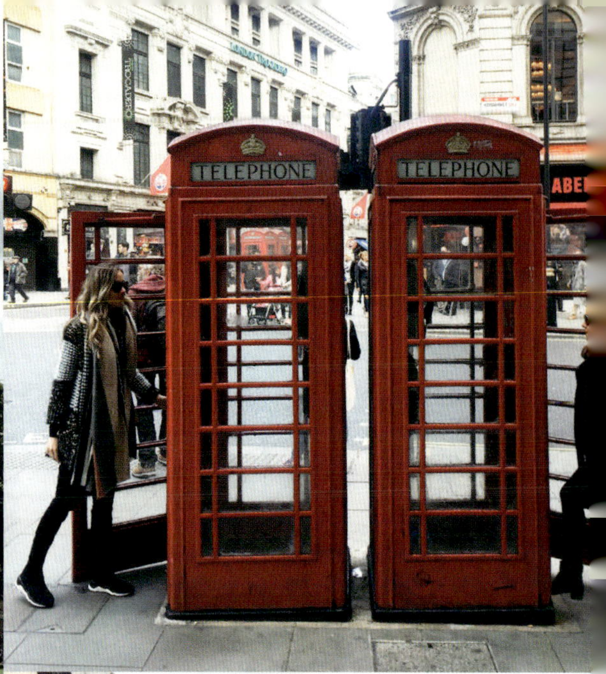
TELEPHONE
TELEPHONE

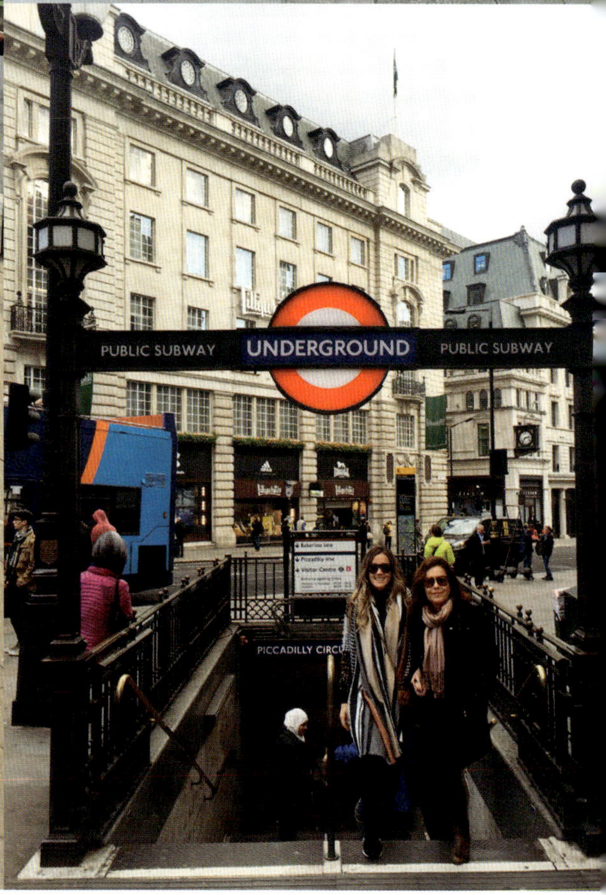
PUBLIC SUBWAY
UNDERGROUND
PUBLIC SUBWAY

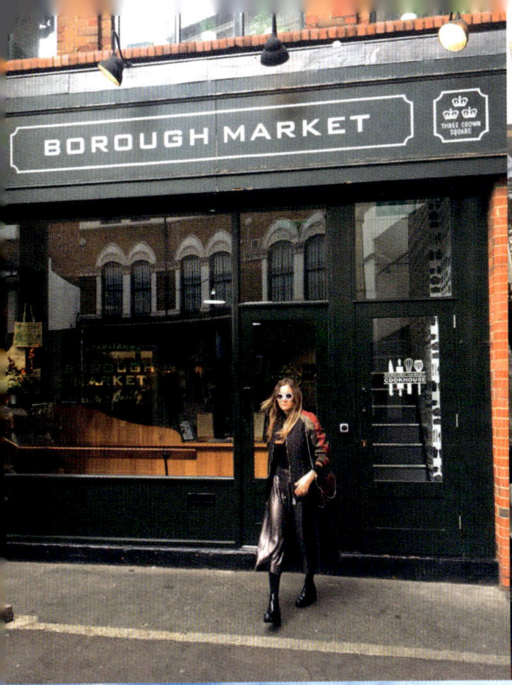

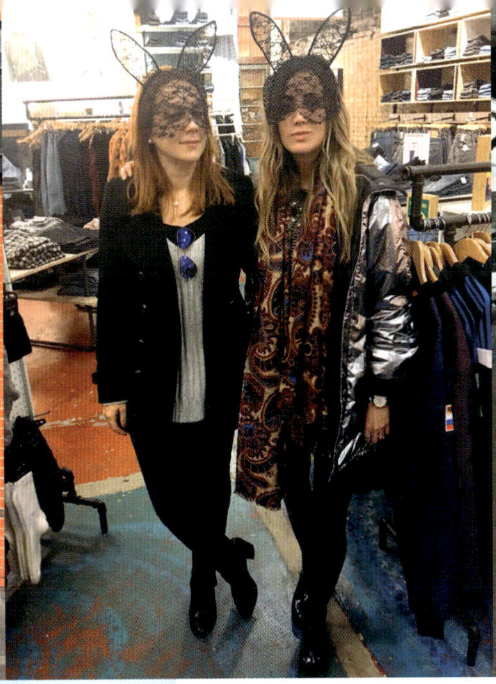
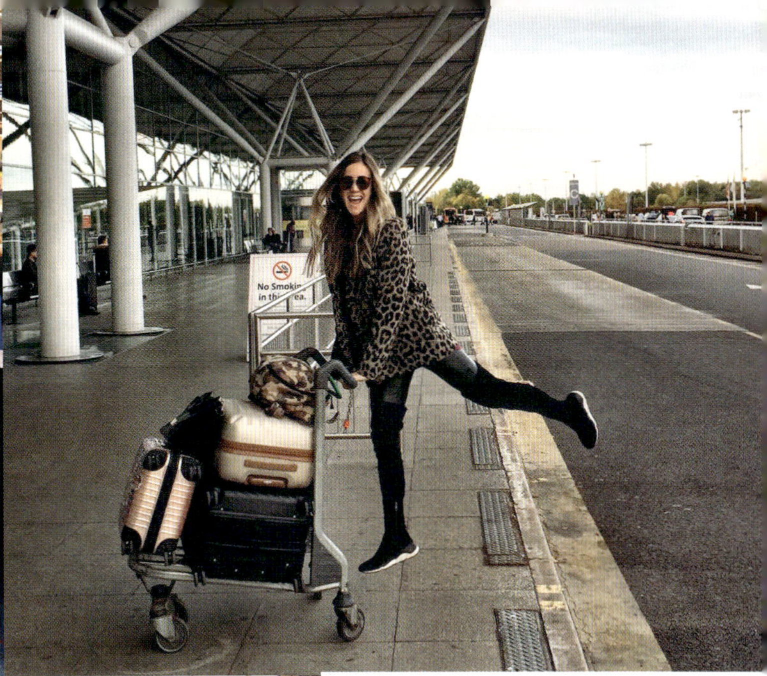
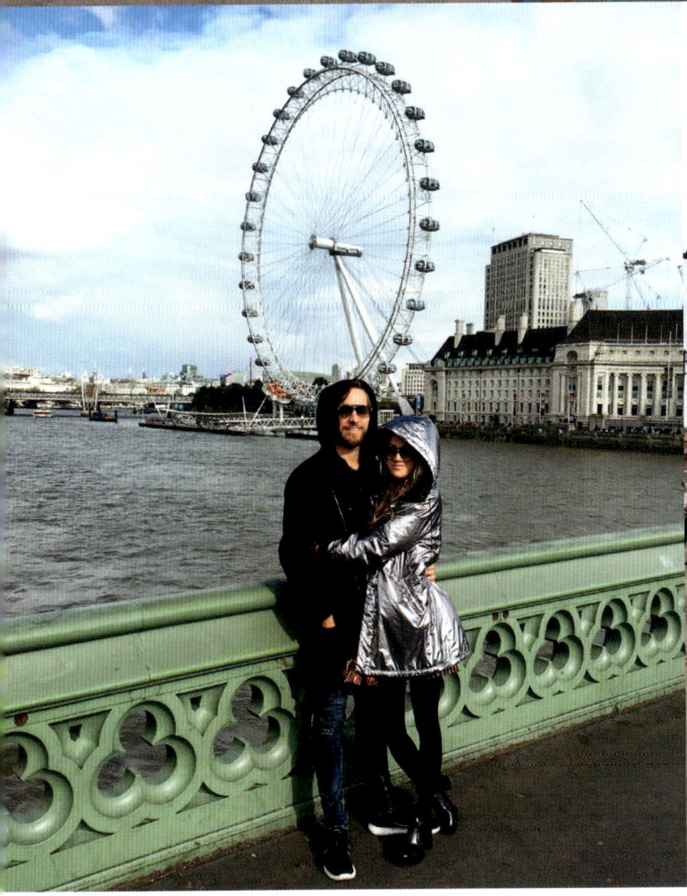
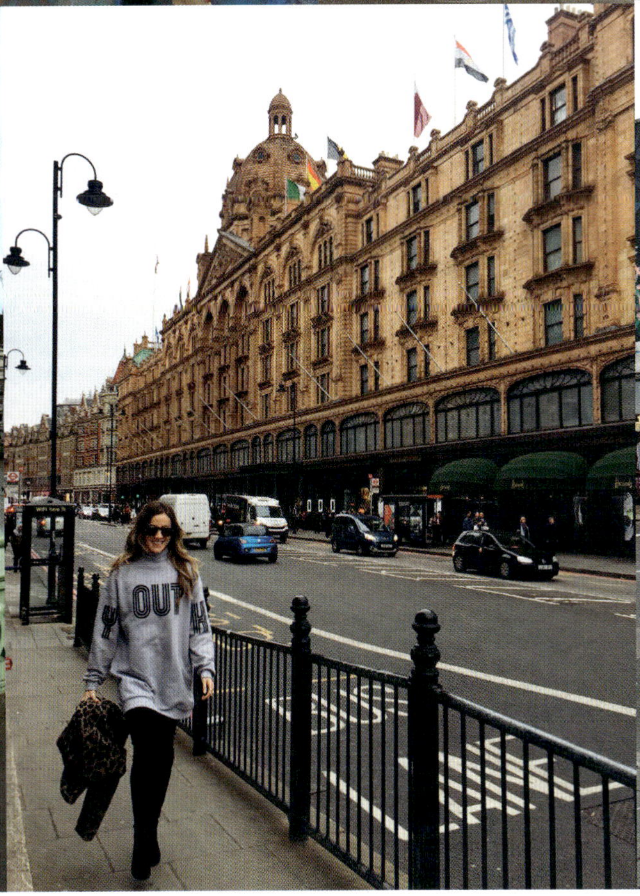
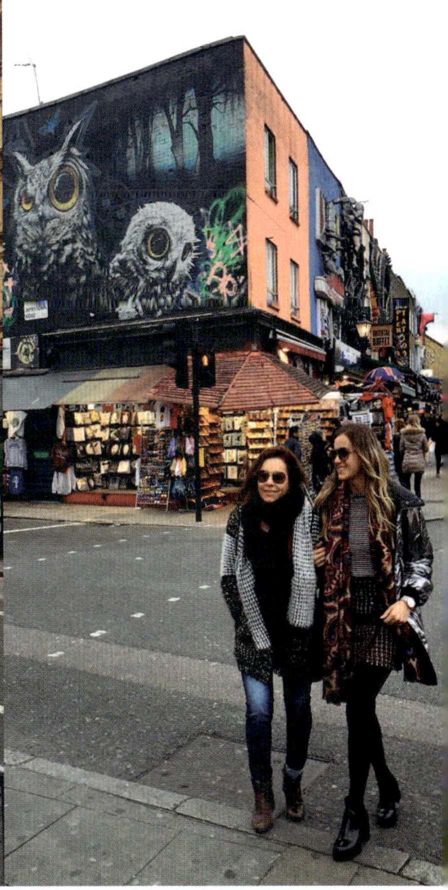

Look do dia: embrulhada no papel-alumínio.

*Look of the day: wrapped in aluminium foil.*

# ESCÓCIA

## MUITO MAIS DO QUE O PAÍS DO WHISKY!

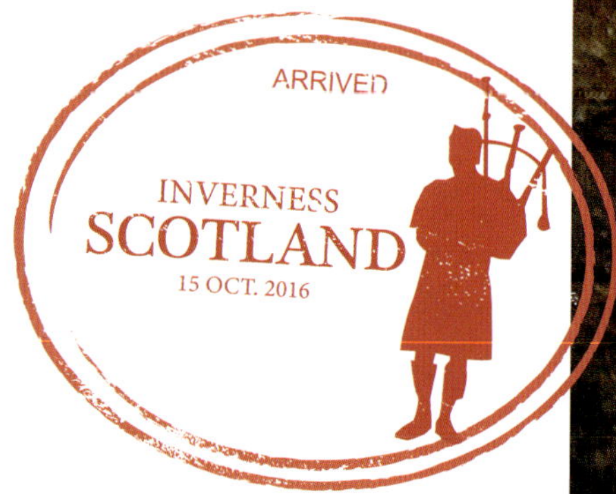


Nosso primeiro destino no país foi a pequena cidade de Inverness, ao norte, ponto inicial para a rota do whisky. Ficamos hospedados em uma Guest House que parecia cena de filme. Uma casa bem ao estilo escocês, de dois andares, e o estacionamento dos carros lotado de folhas amarelas no chão.

Acordamos para tomar café da manhã, e eu (Thainá) vi um porta-retrato em cima da mesa com um homem numa pose muito esquisita. Rapidamente mostrei para a minha mãe, que, por sua vez, começou a rir muito. Nisso peguei o meu celular e comecei a gravar um vídeo. Nós pensávamos estar sozinhas na sala e que a dona da casa estava ocupada atendendo os demais hóspedes. Para o nosso azar, a dona da casa estava atrás de nós, quando ouvimos dela: "É o meu marido"! Nesse momento eu só pensei: pare o mundo que eu quero descer! Passado isso, visitamos algumas das principais fábricas de whisky do mundo e descemos de carro até Edimburgo, capital da Escócia.

*MUCH MORE THAN THE LAND OF WHISKY!*

*Our first destination in Scotland was the small town of Inverness, to the north, the starting point for the whisky tour. We stayed in a Guest House that looked like a movie scene. A very Scottish two floor house, with a parking lot covered in yellow leaves on the ground.*

*We woke up to have breakfast, and I (Thainá) saw a picture frame on the table with a man in a very weird pose. Quickly, I showed it to my mother, who, in turn, began to laugh hard. It picked up my phone and started recording a video. We thought we were alone in the room and that the host was busy serving the other guests. To our bad luck, the host was behind us, and we heard: "This is my husband"! At that point I just thought: stop the world, I want to get off! After this episode, we visited some of the main whisky factories in the world and we went up to Edinburgh by car, the capital of Scotland.*

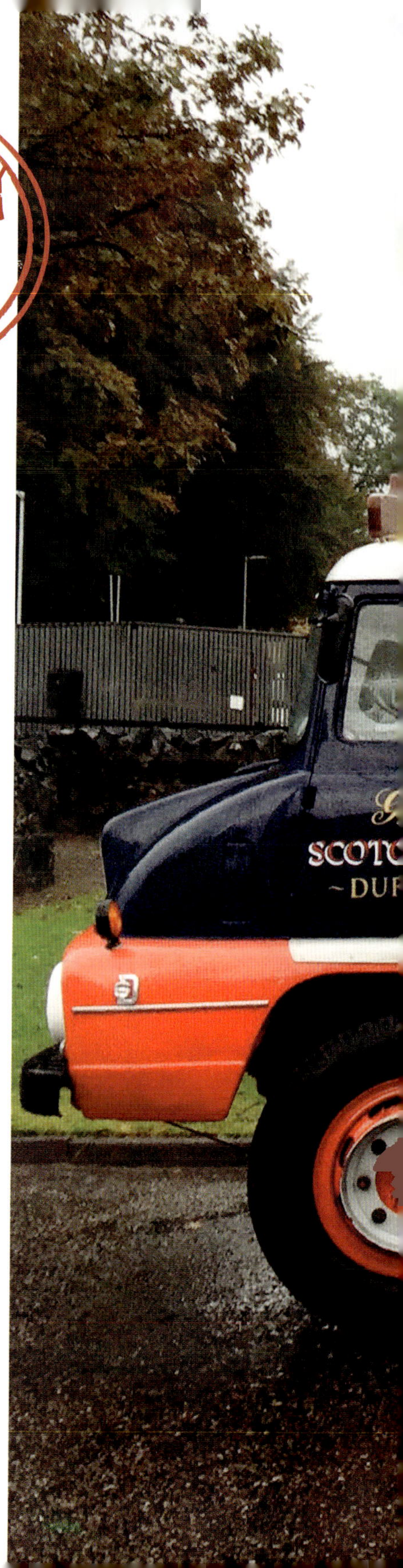

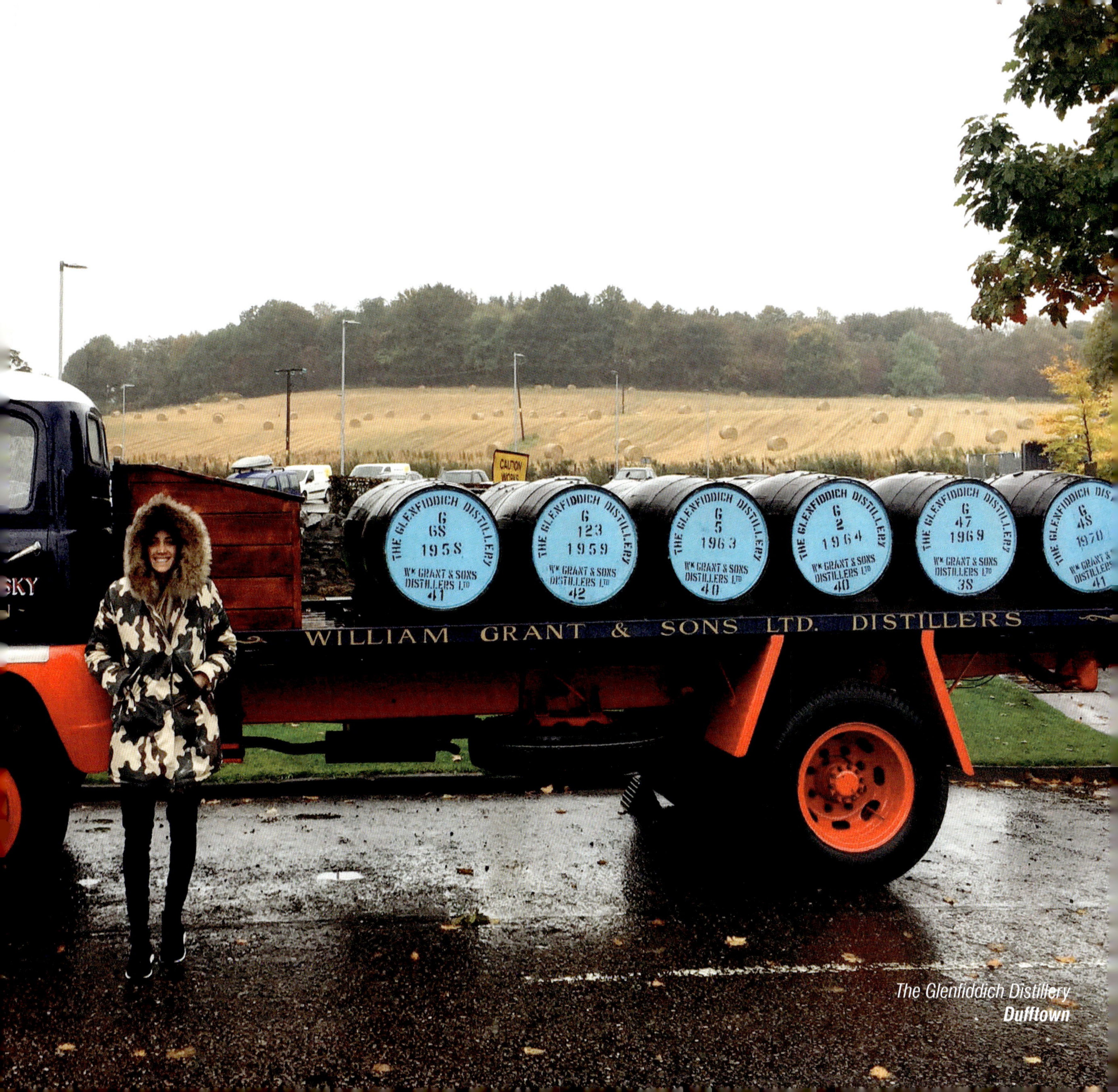


*The Glenfiddich Distillery*
***Dufftown***

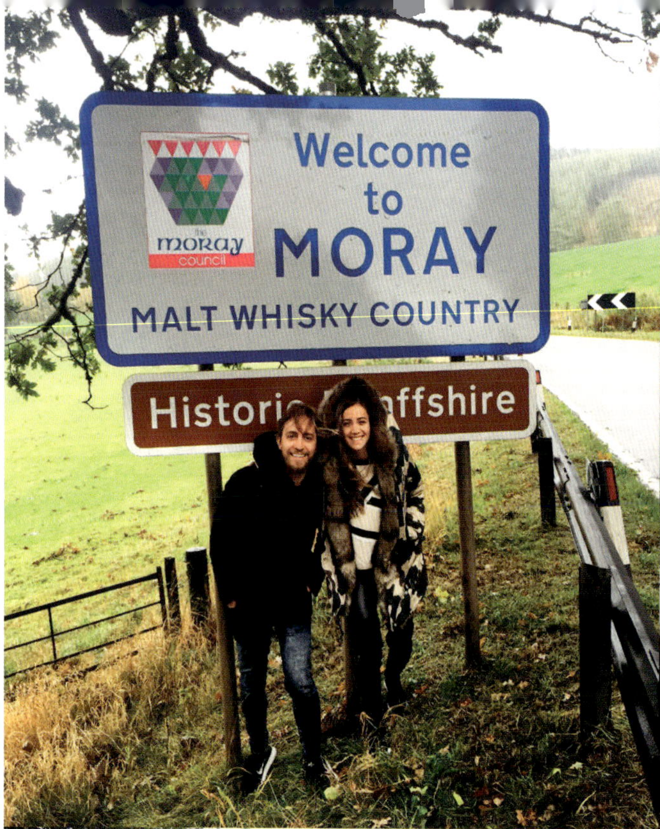


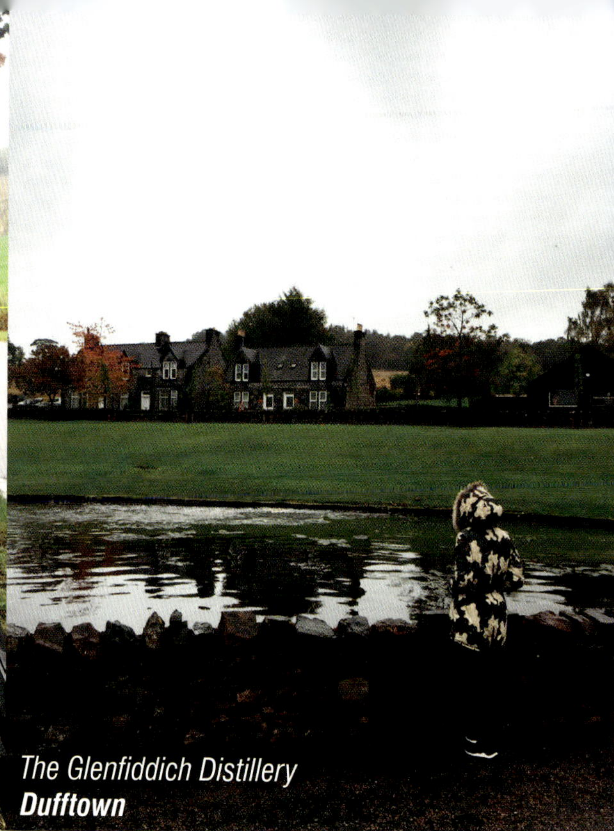
The Glenfiddich Distillery
**Dufftown**

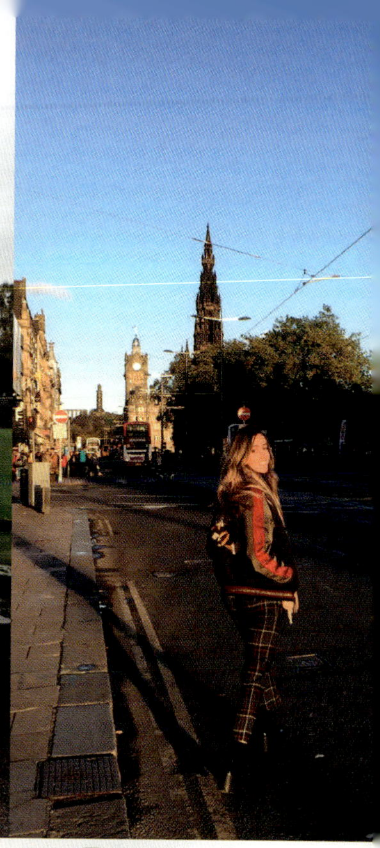

Inverness
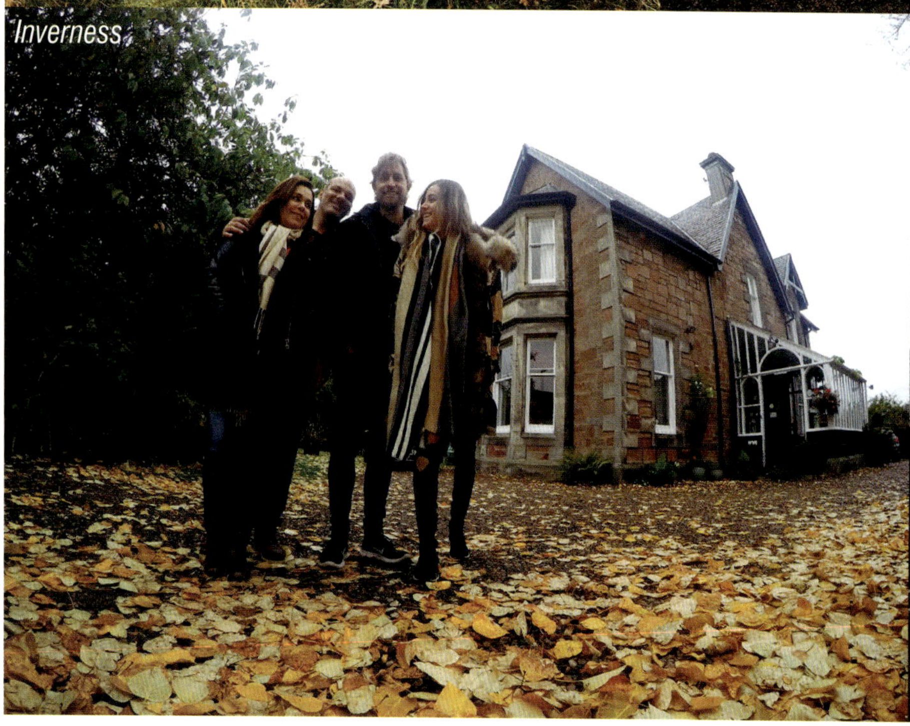

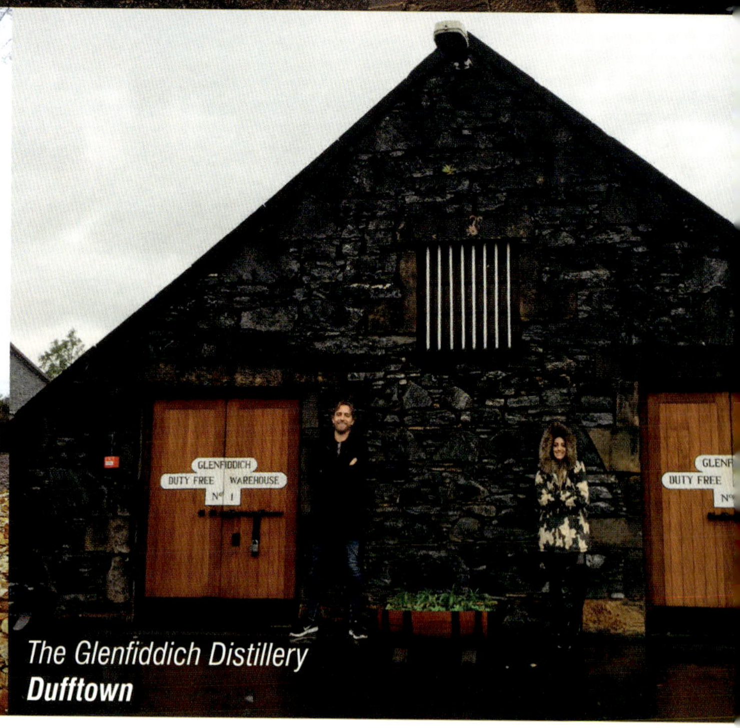

The Glenfiddich Distillery
**Dufftown**

Minutos após o episódio “Esse é o meu marido”.

*Minutes after the “This is my husband” episode.*

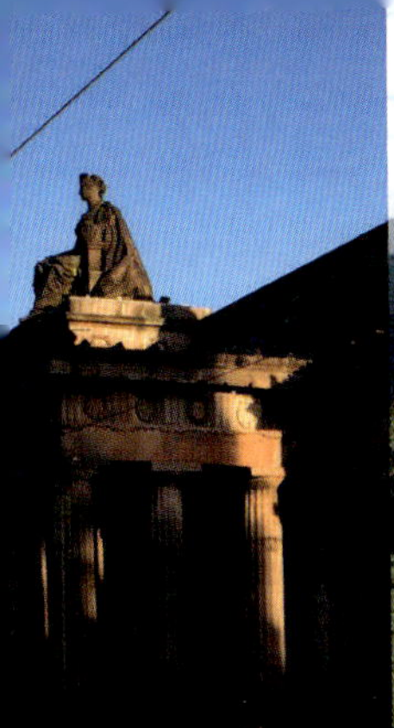

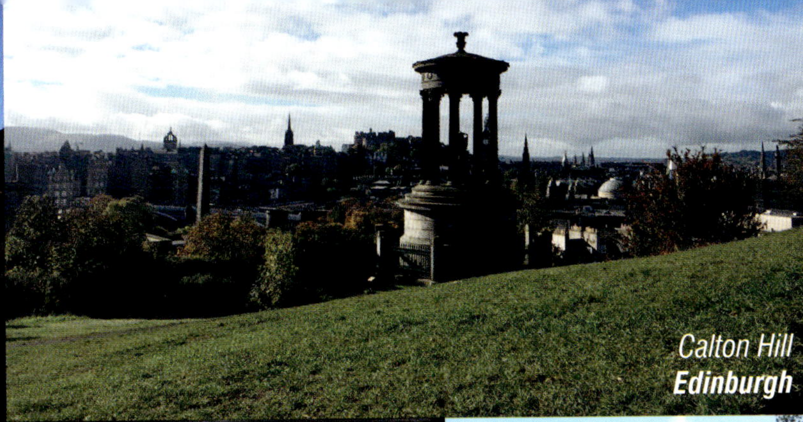

Calton Hill
**Edinburgh**

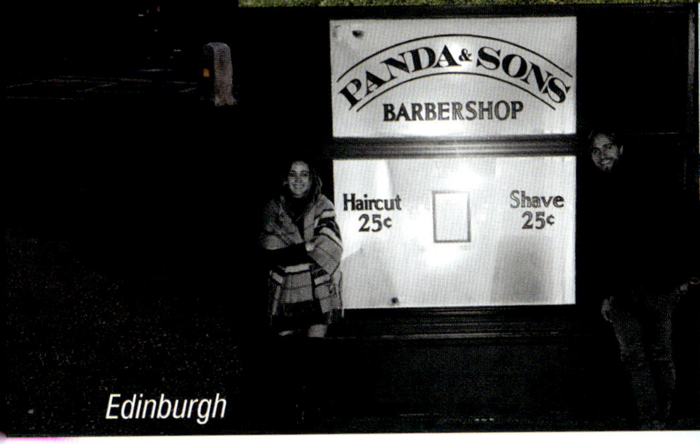


Edinburgh

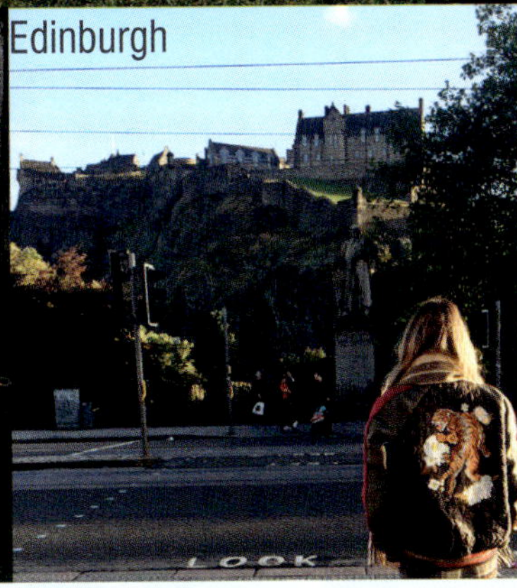

Edinburgh

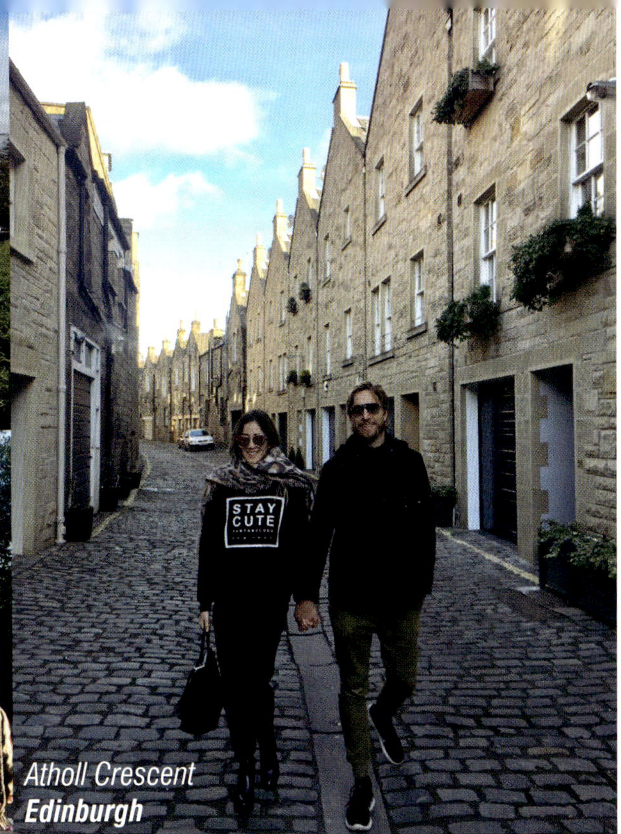


Atholl Crescent
**Edinburgh**

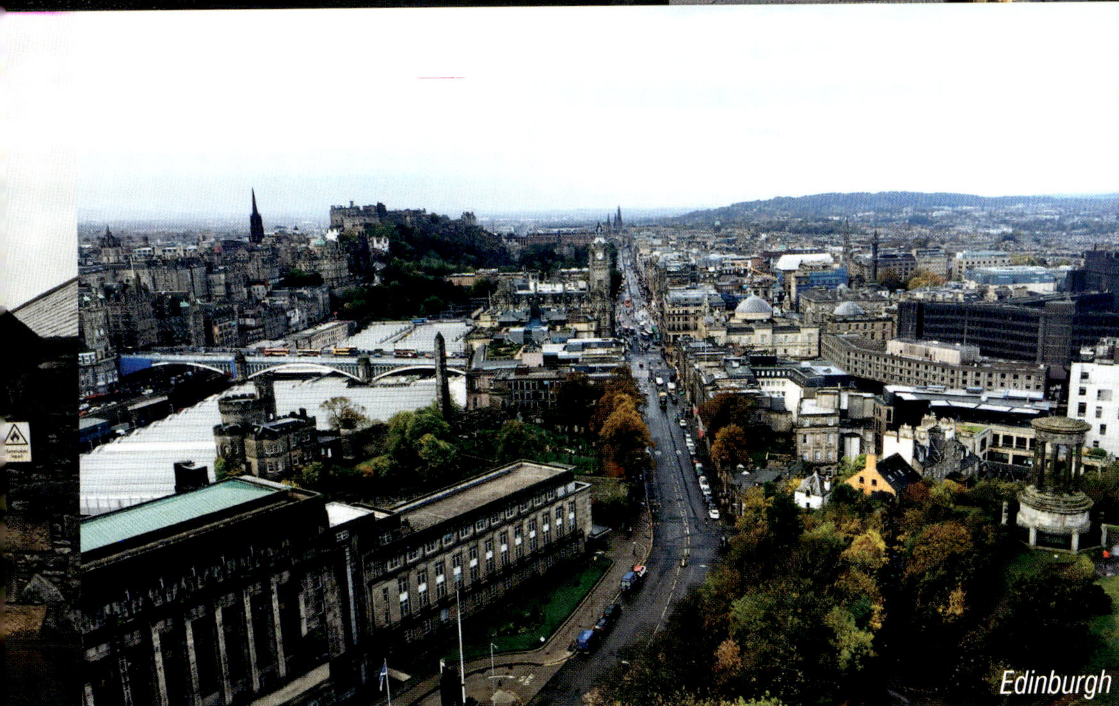

Edinburgh

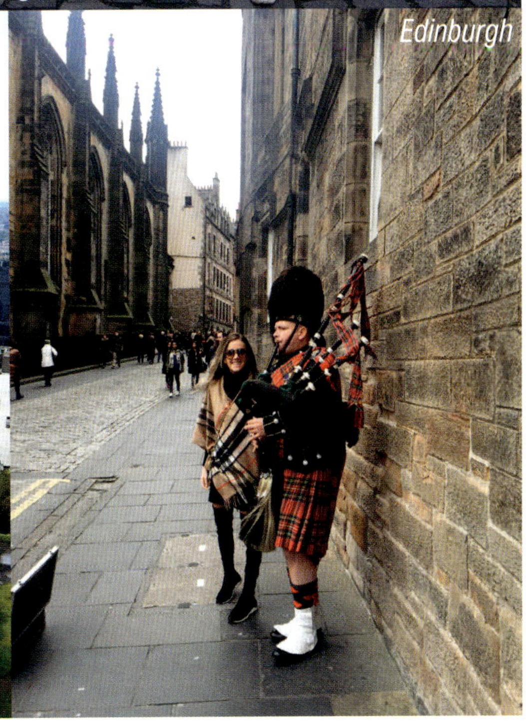

Edinburgh

Look Escócia.
*Scottish Look.*

# IRLANDA

## A MISTURA DO ANTIGO COM O MODERNO!

Na Irlanda, resolvemos explorar apenas a capital, Dublim, e seus arredores, uma cidade que mistura o moderno com o antigo, que convivem muito bem. Ao mesmo tempo que é supertecnológica, também tem seus pubs centenários. É o caso do Brazen Head, que ostenta na entrada uma placa com seu ano de fundação: 1198.

Também não poderíamos de deixar de visitar a fábrica da Guiness, a famosa cerveja escura que é produzida por lá, um verdadeiro parque de diversões para os amantes da bebida. Fizemos também um tour por diversos pubs, uma tradição entre os turistas, e também experimentamos o famoso Irish Coffee, um café com whisky e chantilly delicioso para os dias frios.

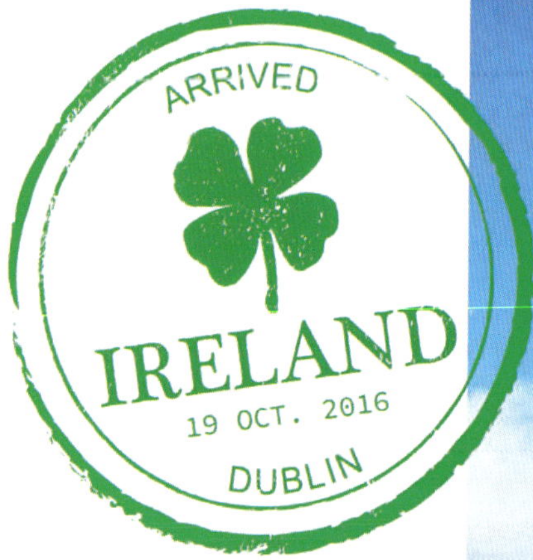


*THE MIXTURE OF OLD AND MODERN!*

*In Ireland, we decided to explore the capital, Dublin, and its outskirts. It is a city that mixes modern and old, which coexist very well. At the same time as it is super-technological, it also has its centennial pubs. It is the case of the Brazen Head, which has at the entrance a sign with the year of their foundation: 1198.*

*We could also not miss the Guinness factory, the famous dark beer that is produced there, a real amusement park for beer lovers. We have also toured several pubs, a tradition among the tourists. We also tried the famous Irish Coffee, a recipe of coffee with whisky and Chantilly, a delicious choice for cold days.*

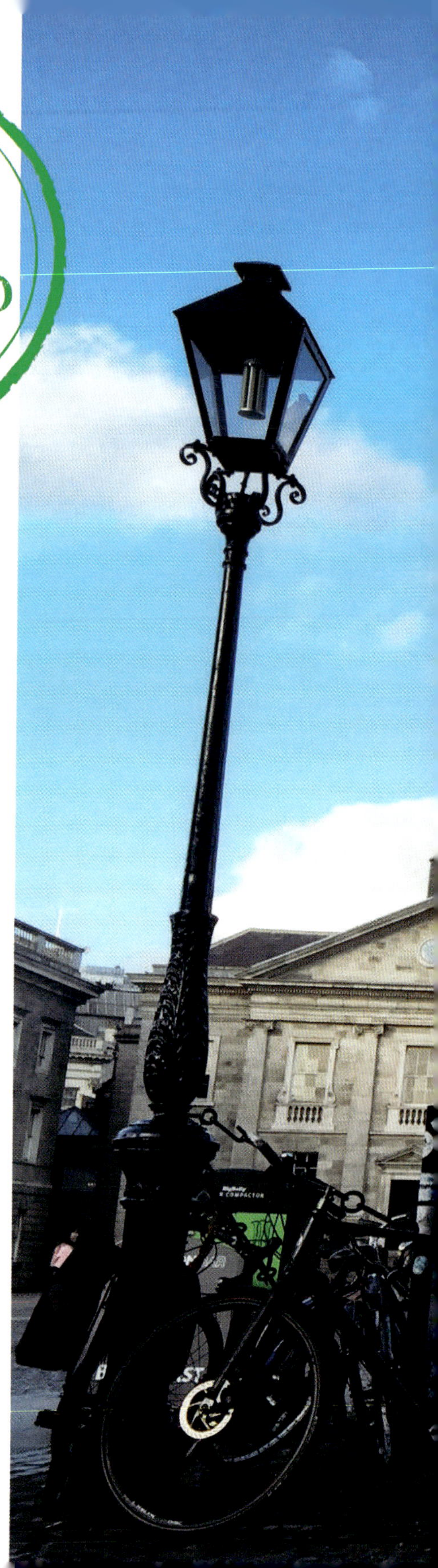

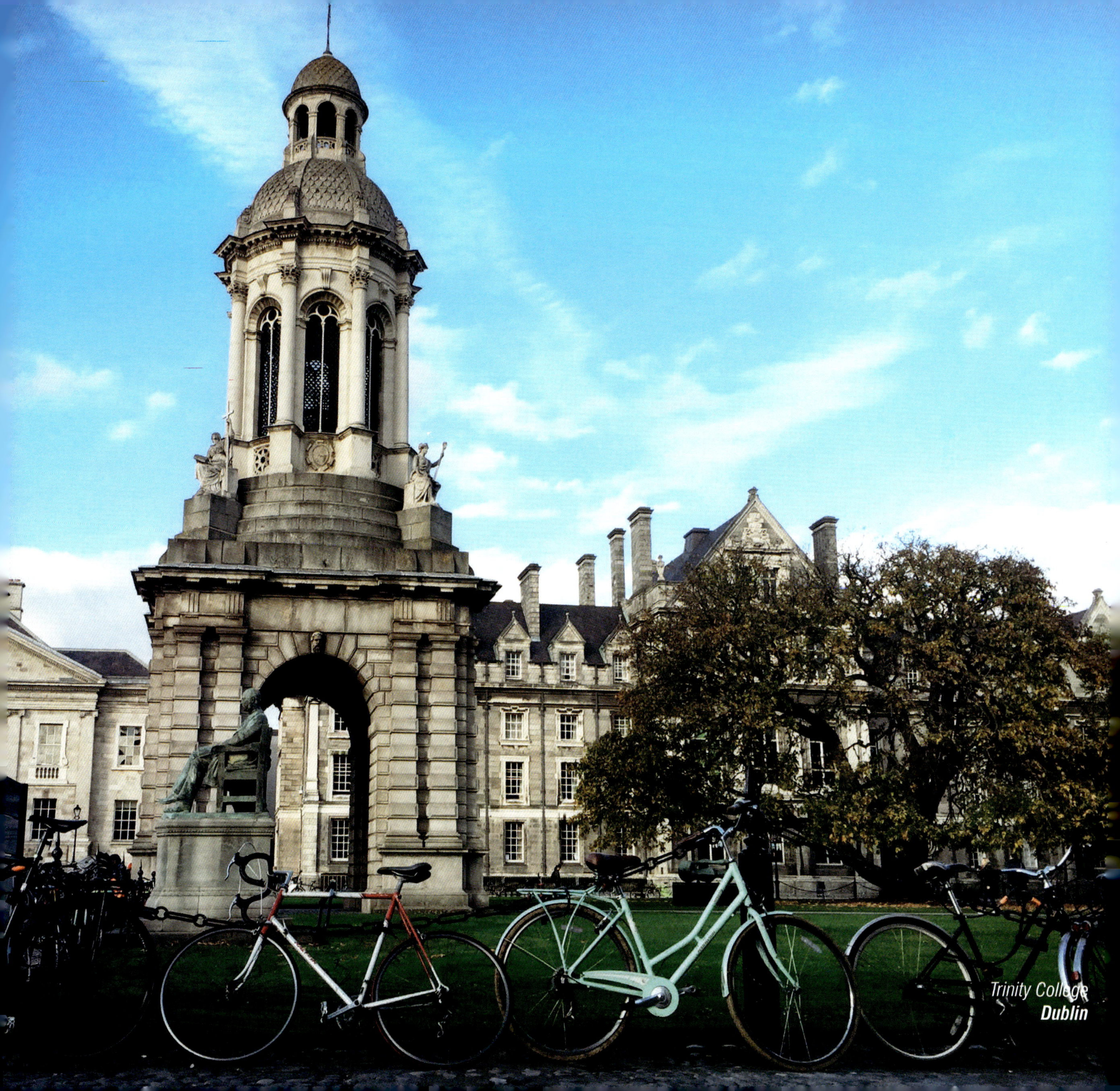

*Trinity College*
***Dublin***

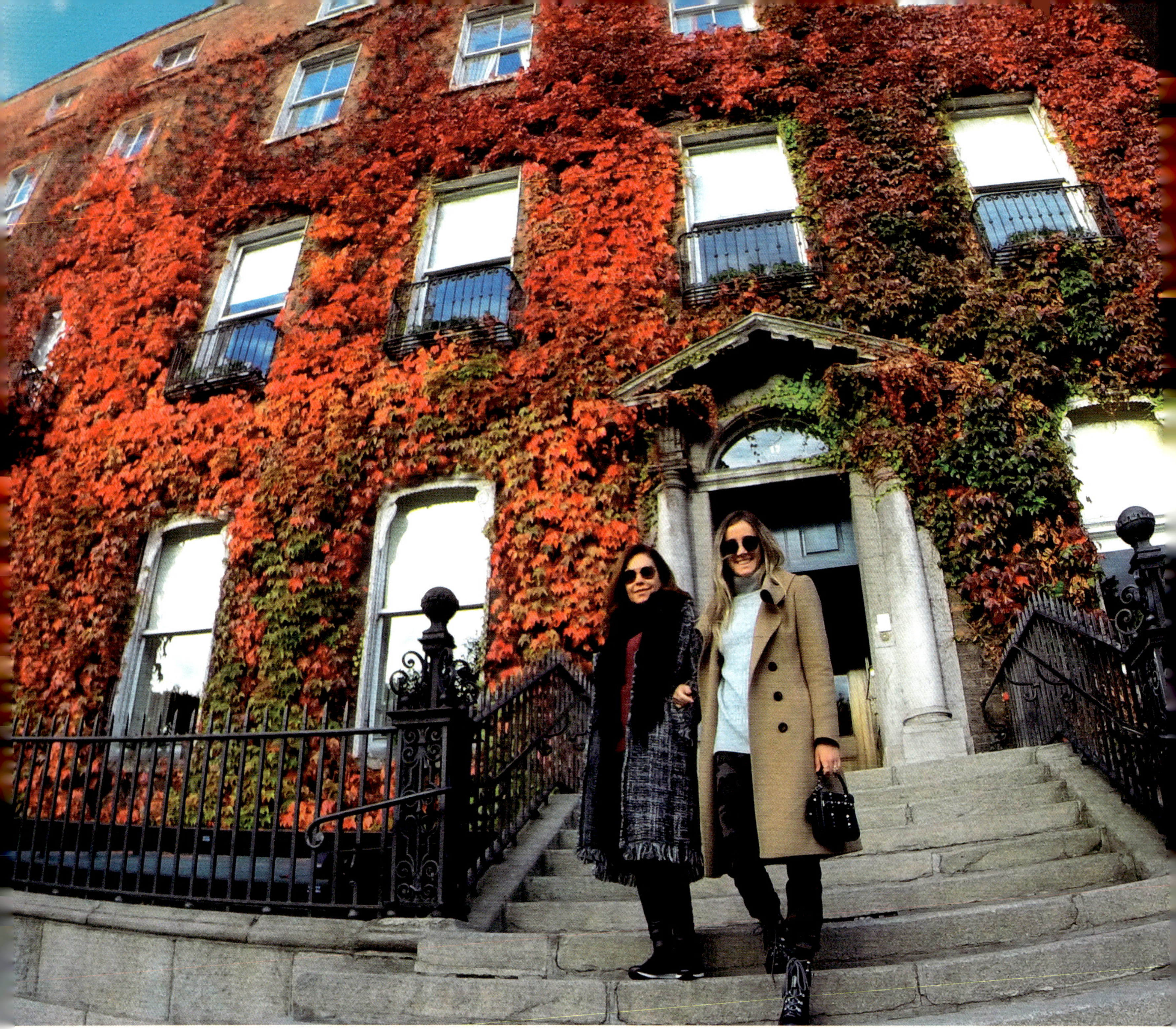

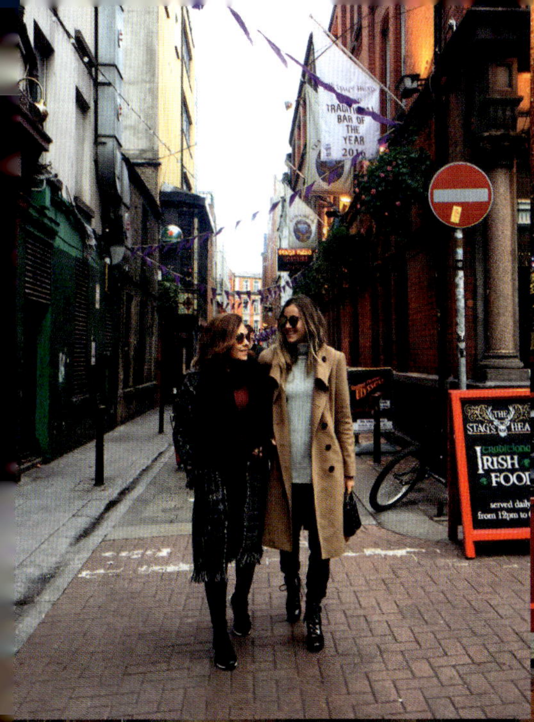

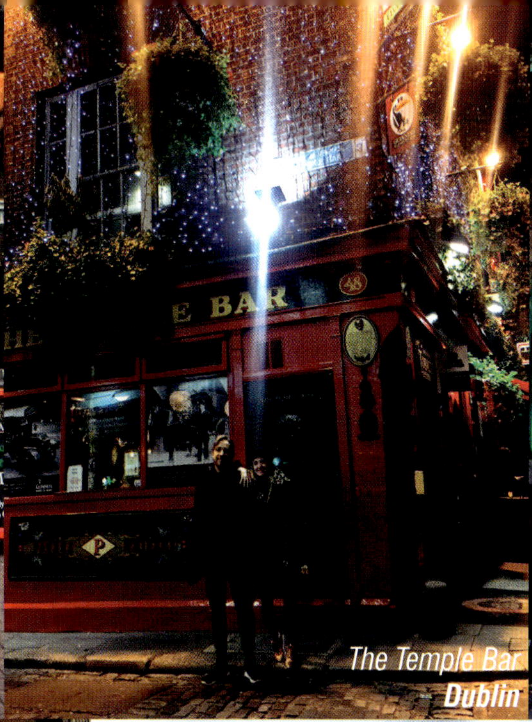

The Temple Bar
**Dublin**

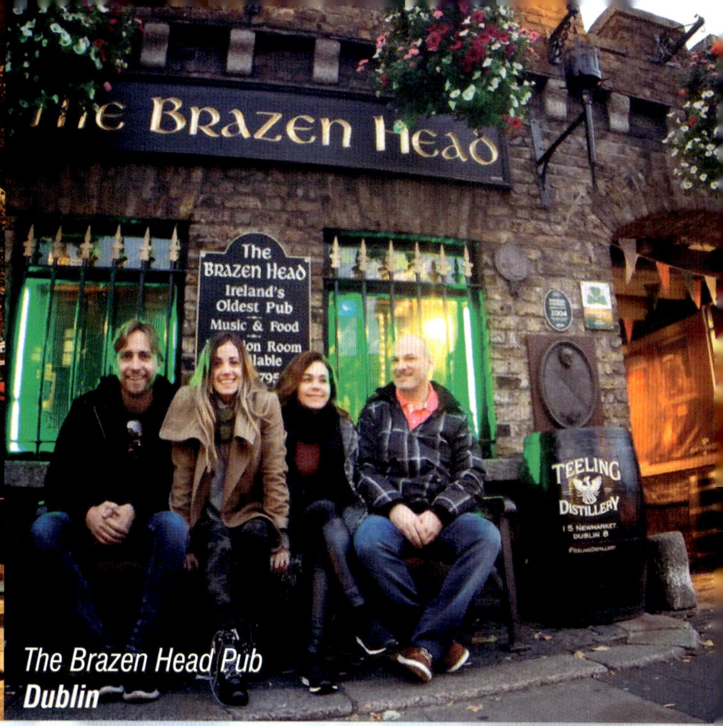


The Brazen Head Pub
**Dublin**

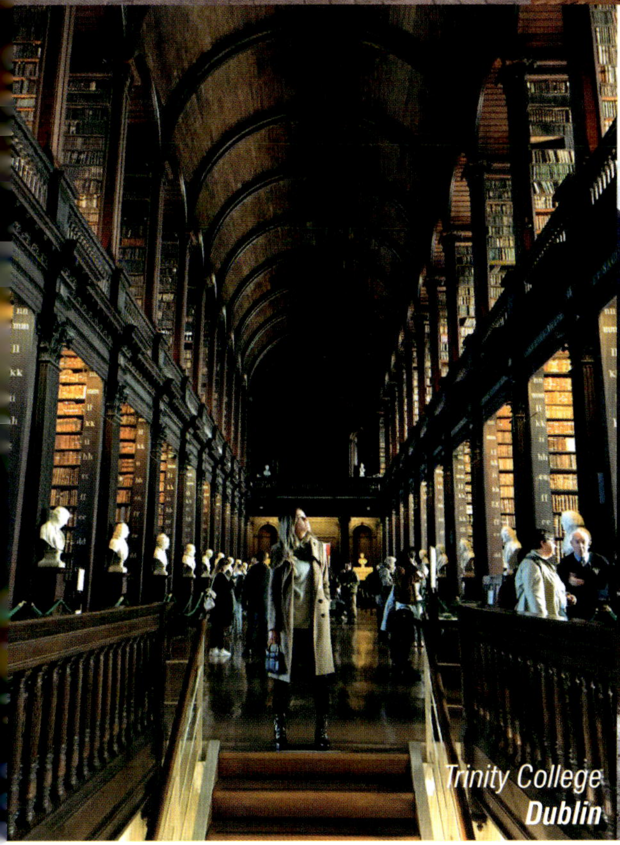

Trinity College
**Dublin**

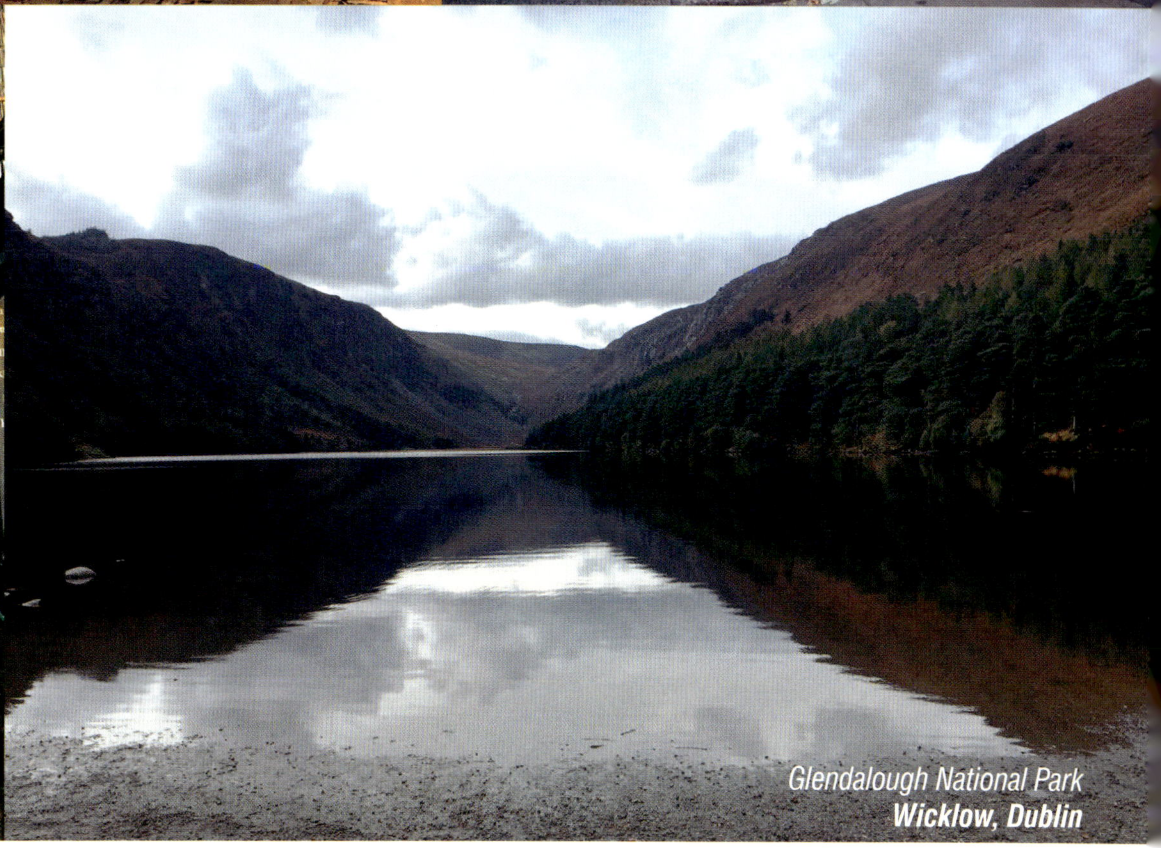

Glendalough National Park
**Wicklow, Dublin**

# SUÉCIA

## A VENEZA DO NORTE EUROPEU!

Nosso destino na Suécia foi Estocolmo, uma cidade lindíssima, conhecida como a Veneza do Norte, que é um arquipélago formado por 30 mil ilhas dos mais diversos tamanhos. Muito organizada, uma verdadeira cidade de Primeiro Mundo, além de bem ampla, possui parques, píers e água por todos os lados. Era quase início do inverno e já conseguíamos sentir que faz muito frio na cidade, além da paisagem linda que o outono proporciona, com as folhas amareladas caídas no chão.

Como muitas cidades europeias, é dividida entre a cidade nova e a cidade velha. Nesta, com suas dezenas de ruelas e sem acesso de carro, são inúmeros restaurantes e lojas para visitar. Tivemos uma experiência diferente num restaurante típico viking, que são os antepassados do povo da região. Ao entrarmos no restaurante, fomos anunciados em um "berrante" para todos: "Senhoras e senhores! Deem boas-vindas a Thainá e Eduardo, do Brasil!". Todos olharam e fizeram uma barulheira, batendo os talheres na mesa. Era como se estivéssemos chegando a uma festa de amigos. Fomos levados até uma mesa enorme, lotada, com pessoas sentadas em dois enormes bancos, um de frente para o outro. Havia dois lugares bem no meio da mesa, um de fácil acesso, e o outro encostado na parede, aonde não teria como fazer cem pessoas levantarem para eu (Thainá) chegar. Foi aí que o moço me estendeu a mão como apoio e falou para eu subir na mesa em meio aos pratos e talheres para atrevessar para o outro lado. Eu, como toda boa menina, obedeci.

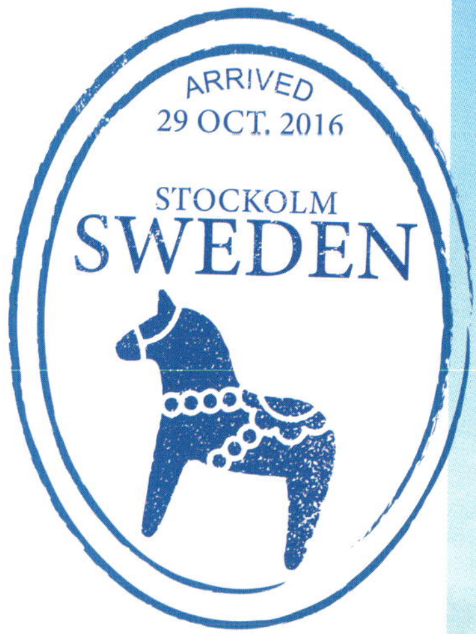


*THE VENICE OF NORTHERN EUROPE!*

*Our destination in Sweden was Stockholm, a beautiful city, known as the Venice of the North, which is an archipelago formed by 30 thousand islands of various sizes. Very organized, Stockholm is a real First World city. In addition to being very wide, it has parks, waterfalls and water on all sides. It was almost the beginning of winter and we could already feel that it's too cold there, in addition to the lovely scenery that the autumn provides, with the fallen yellowed leaves.*

*As many European cities, it is divided between the new town and the old town. In this last one, with its dozens of alleys and with no access by car, there are numerous restaurants and shops to visit. We had a different experience in a typical Viking restaurant, which are the ancestors of the people of the region. As we entered the restaurant, our arrival was announced in a horn for all to hear: "Ladies and gentlemen! Welcome Thainá and Eduardo, from Brazil!" Everyone looked and made an uproar, banging the cutlery on the table. It was as if we were coming to a friends' party. We were taken to a large table, packed, with people sitting in the two large banks, one facing the other. There were two places right in the middle of the table: one easily accessible, the other leaning against the wall, where there would be no way for me (Thainá) to sit down without first making a hundred people stand up. It was there that the young man gave me the hand as support and told me to climb on the table amid the dishes and cutlery to get to the other side. The good girl, that I am, obeyed.*

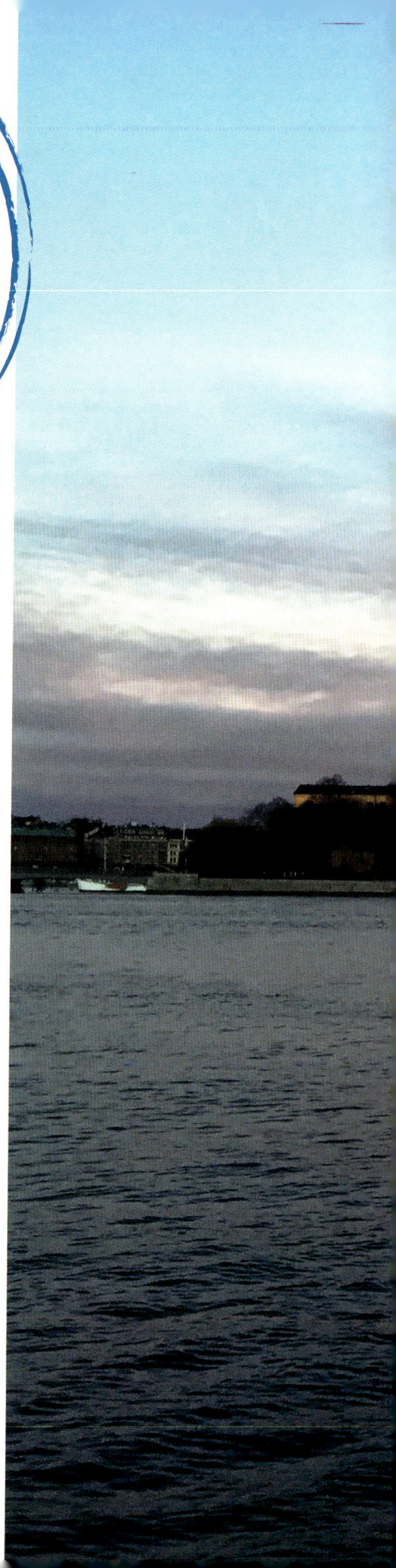

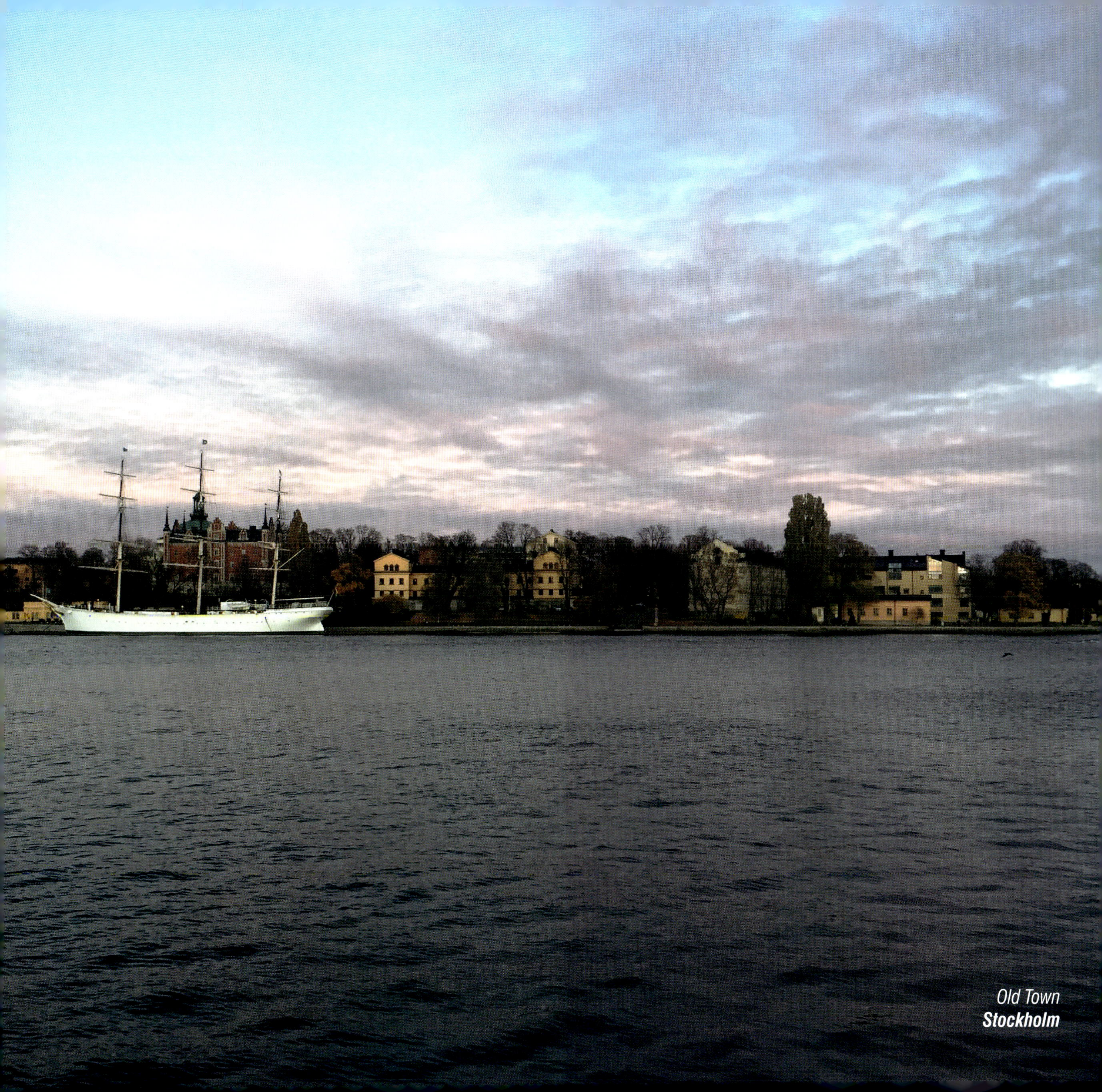

Old Town
**Stockholm**

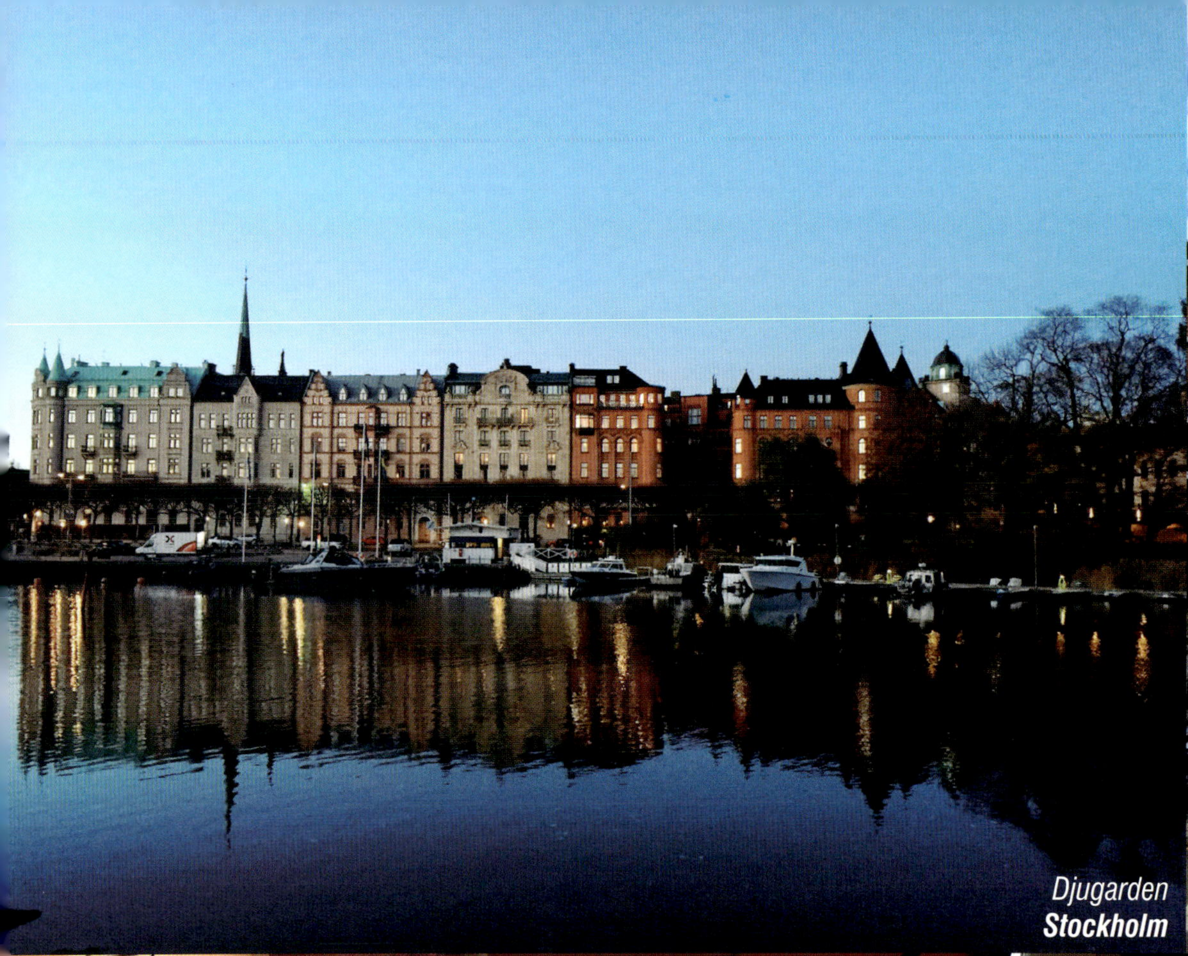

Djugarden
**Stockholm**

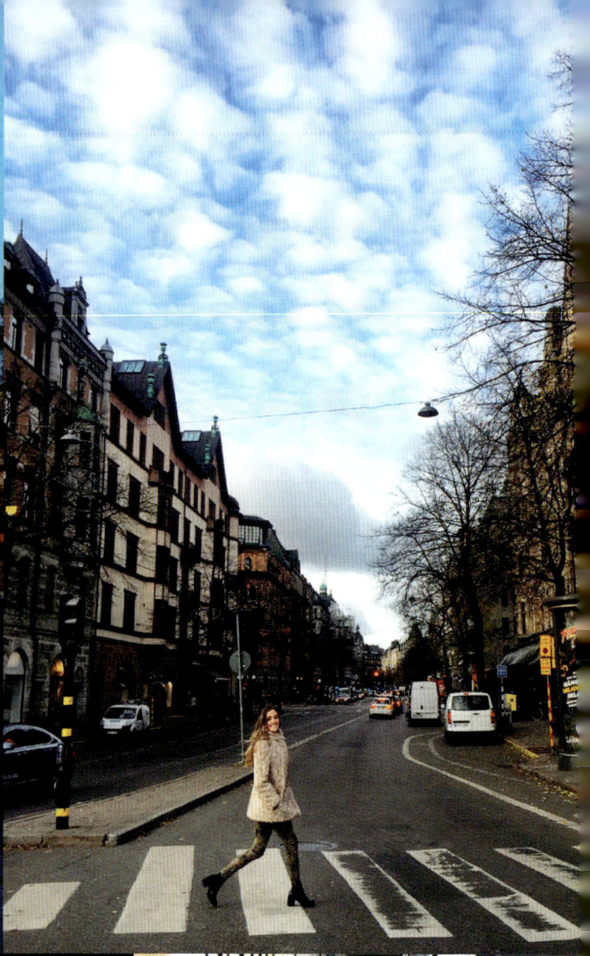

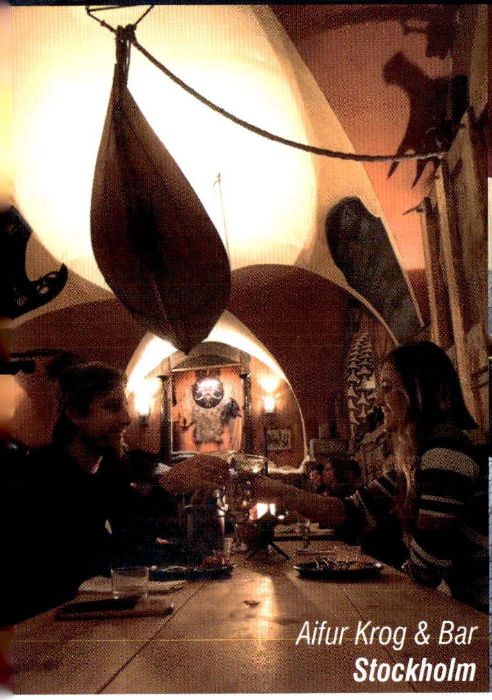

Aifur Krog & Bar
**Stockholm**

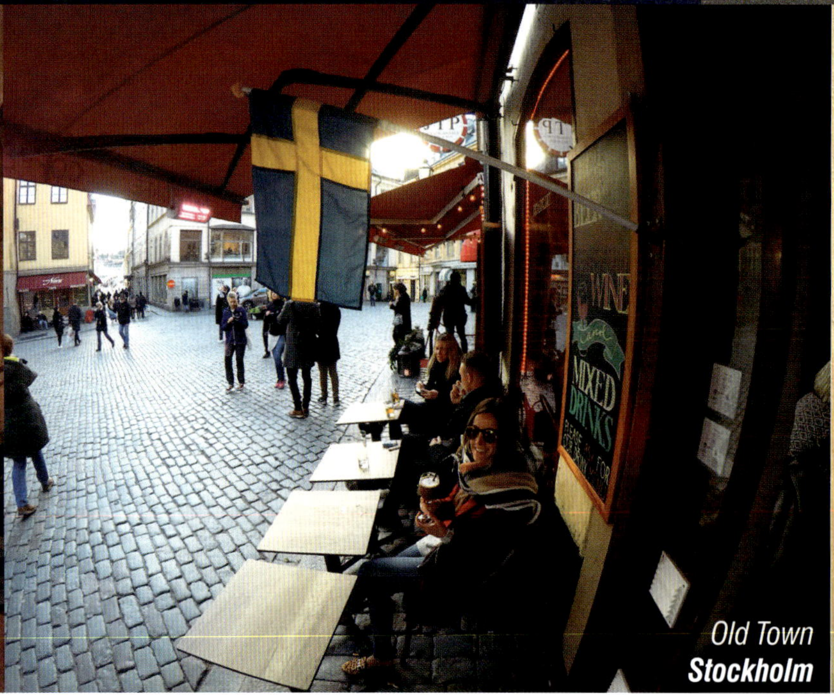


Old Town
**Stockholm**

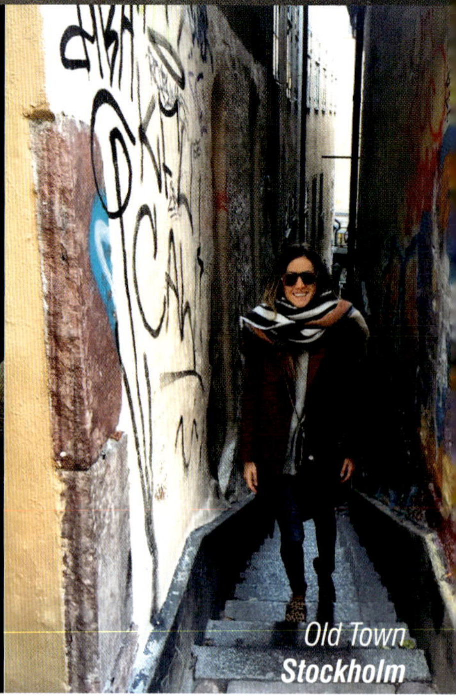

Old Town
**Stockholm**

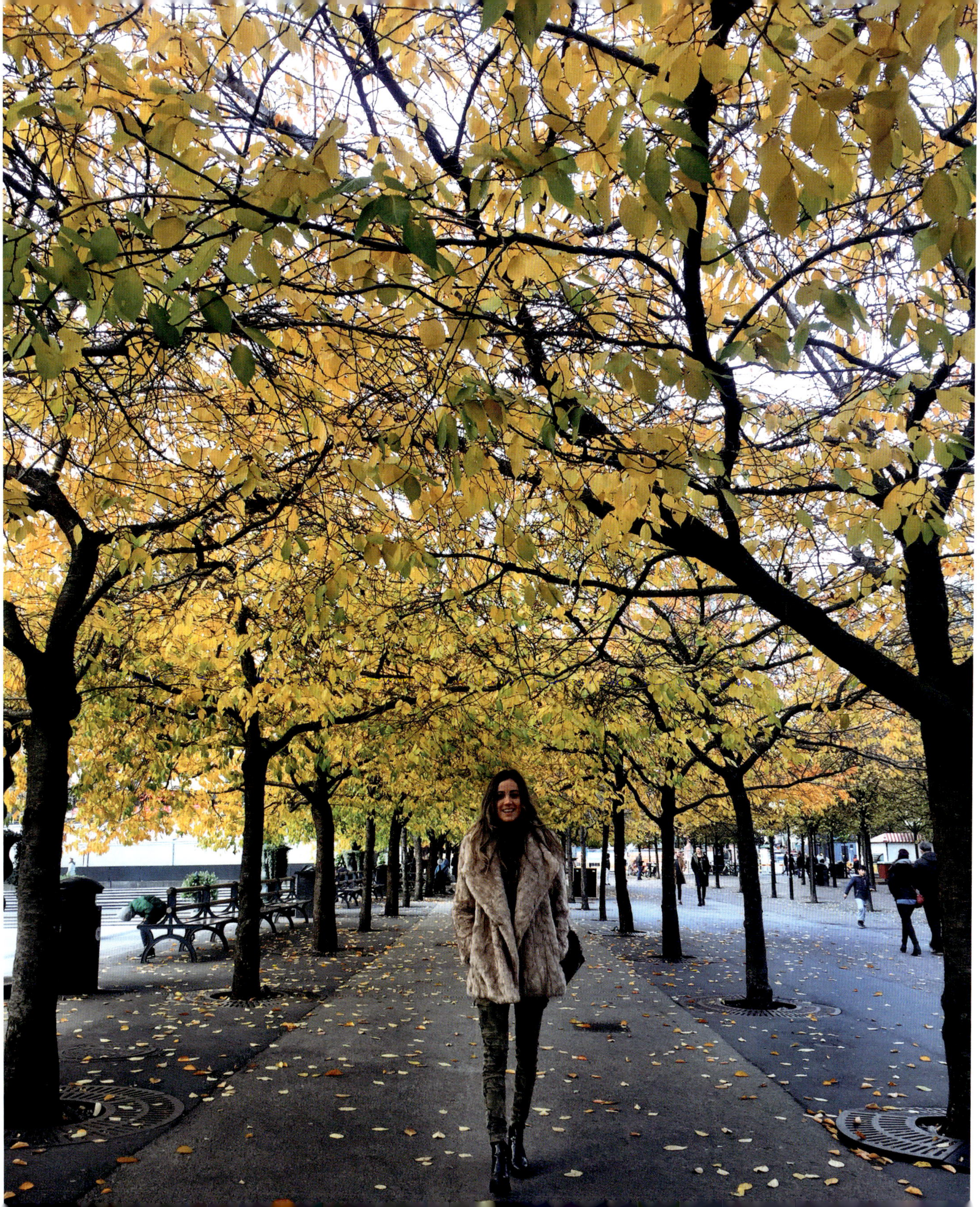

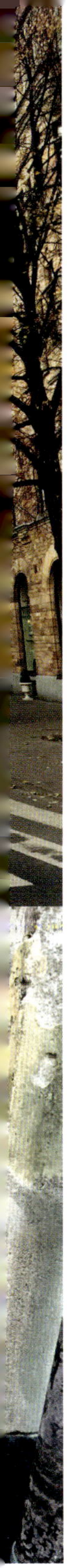

# RÚSSIA

## UMA GRATA SURPRESA!

Nosso primeiro destino na Rússia foi São Petersburgo, uma cidade recheada de história fundada por Pedro, O Grande, em 1703, que se manteve a capital do Império Russo até 1918. Foi lá que pegamos neve pela primeira vez na viagem, gerando paisagens lindas.

Já Moscou é diferente. Também é repleta de história, principalmente do período do regime soviético, mas também cosmopolita e moderna. Restaurantes contemporâneos incríveis se misturam com muita arte e cultura. Fazer o passeio pelas estações de metrô foi algo impressionante para nós. Algumas delas mais parecem museus, com tantas obras de arte que possuem. E, para completar, segurança e organização de Primeiro Mundo.

O destaque gastronômico ficou para o restaurante chamado Bjorn, que descobrimos por acaso, muito inovador e com pratos lindos. Ficamos fascinados pela criatividade do chef, um verdadeiro artista que nos honrou, ao final da refeição, contando suas aventuras pelo mundo da alta gastronomia.

Descobrimos que os russos amam o Brasil. É o sonho deles viajar para o nosso país. Existe inclusive uma expressão que eles usam para dizer que algo é muito legal, que é a seguinte: "Isso é muito Rio de Janeiro."

*A PLEASANT SURPRISE!*

*Our first stop in Russia was St. Petersburg, a city full of history founded by Peter The Great in 1703, which remained the capital of the Russian Empire until 1918. It was there that we got snow for the first time on the trip, creating beautiful landscapes.*

*However, Moscow is different. It is also filled with history, mainly the period of the soviet regime, but also cosmopolitan and modern. Incredible contemporary restaurants mix with lots of art and culture. Taking the tour on the subway stations was something amazing for us. Some of them are more like museums, given the many works of art that have. And, to top it off, First World security and organisation.*

*The gastronomic highlight was a restaurant called Bjorn, which we found by chance. A very innovative place with beautiful dishes. We were fascinated by the creativity of the chef, a true artist who honoured us, by the end of the meal, telling us of his adventures in the world of high gastronomy.*

*We found out that Russians love Brazil. It is their dream to travel to our country. There is even an expression that they use to say that something is very cool: "This is so Rio de Janeiro."*

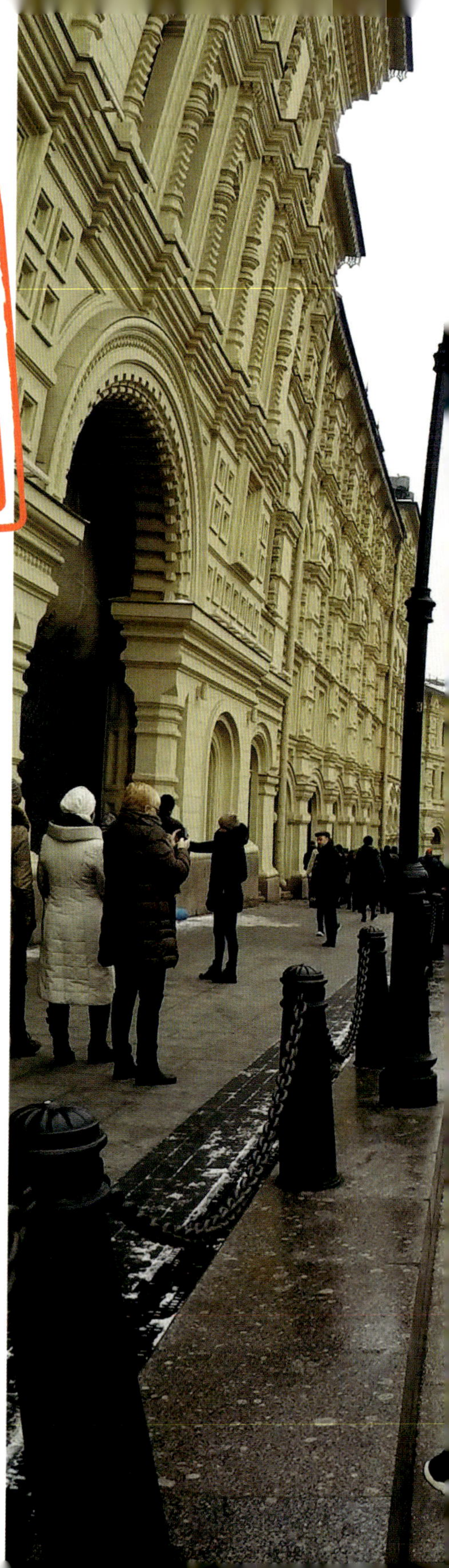

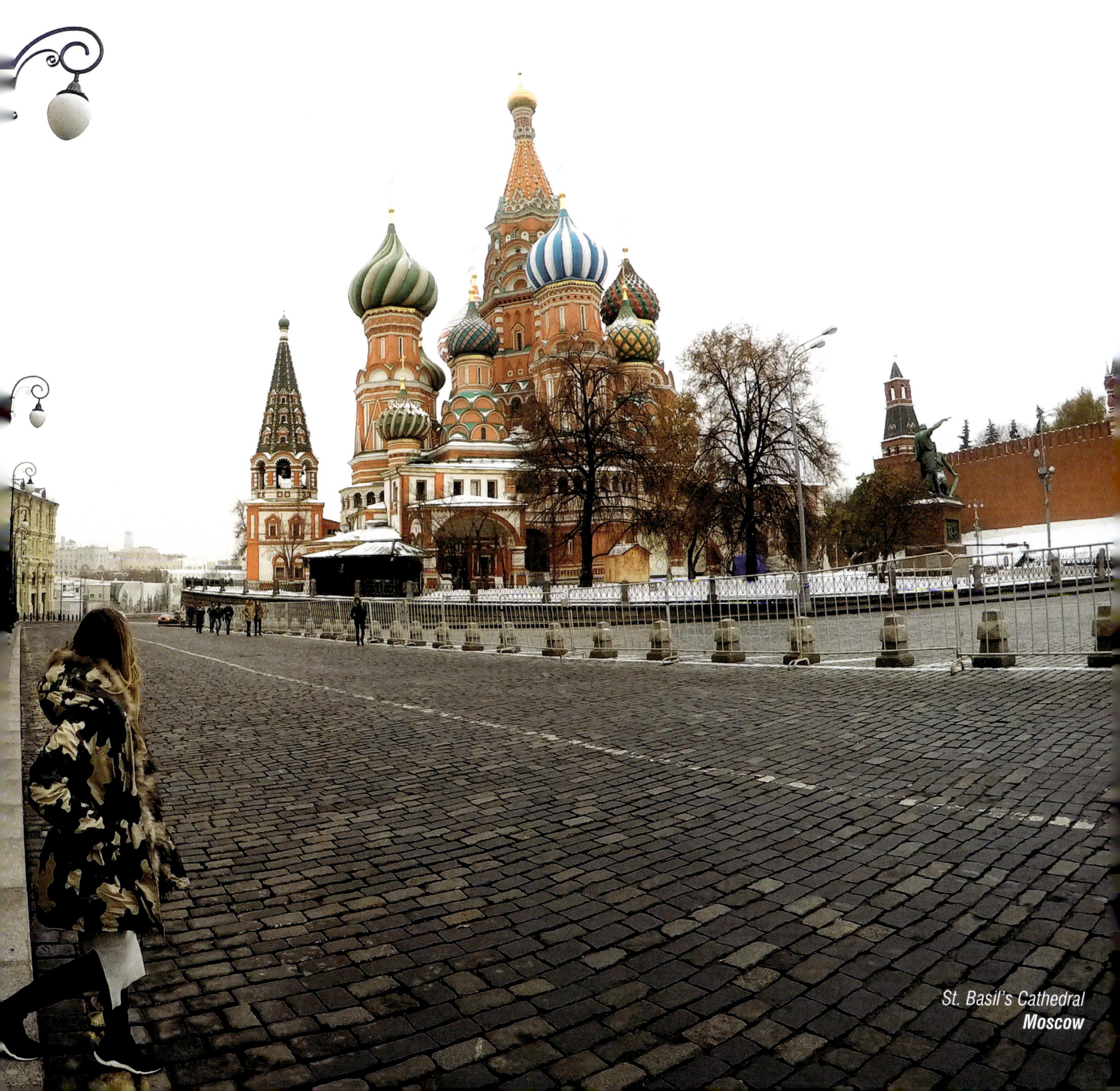

St. Basil's Cathedral
**Moscow**

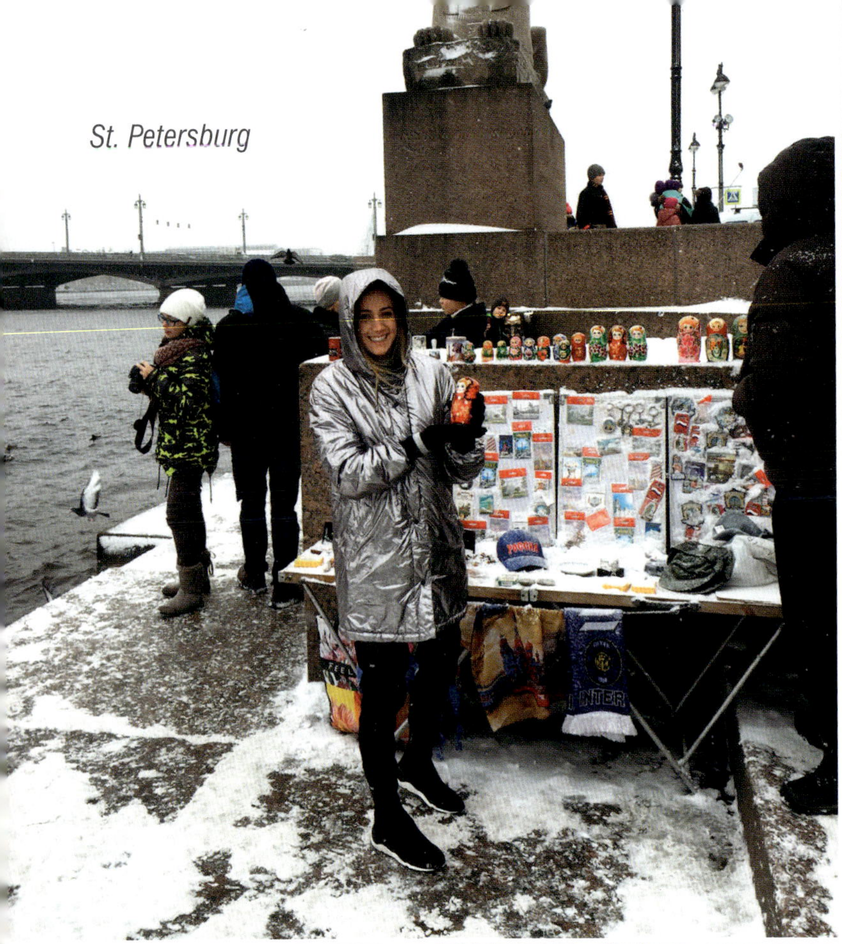
St. Petersburg

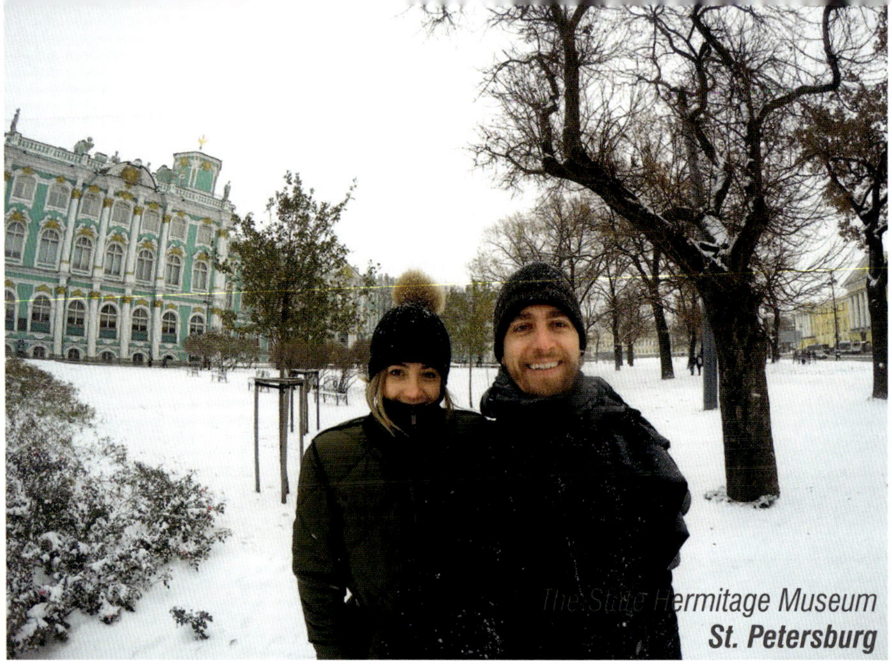
The State Hermitage Museum
**St. Petersburg**

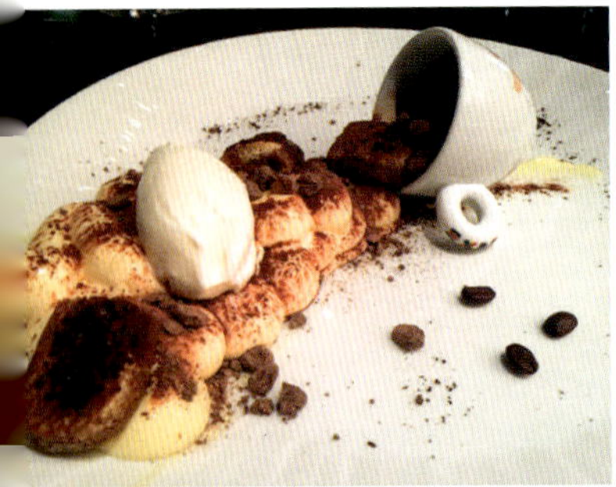

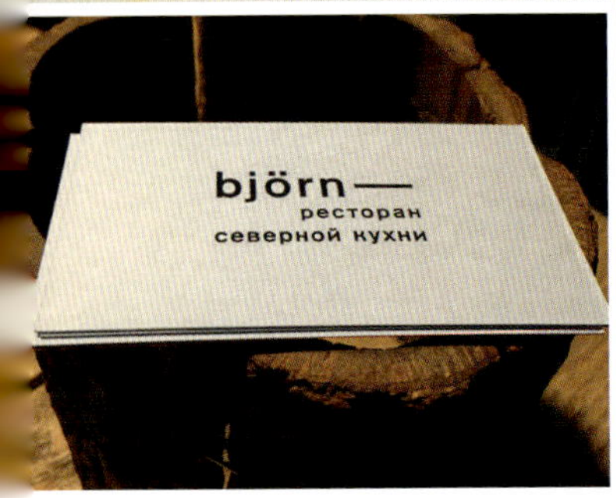


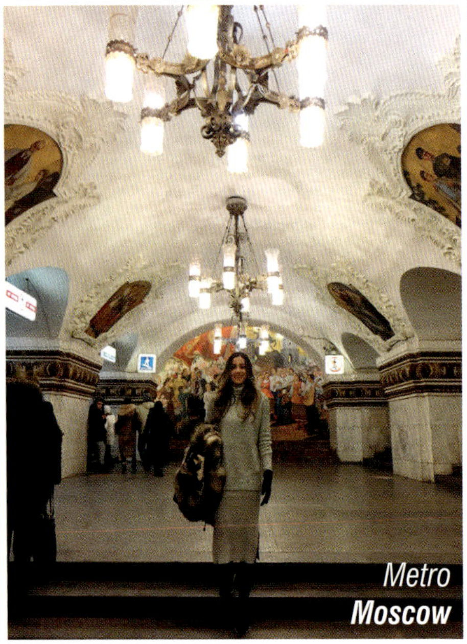
Metro
**Moscow**

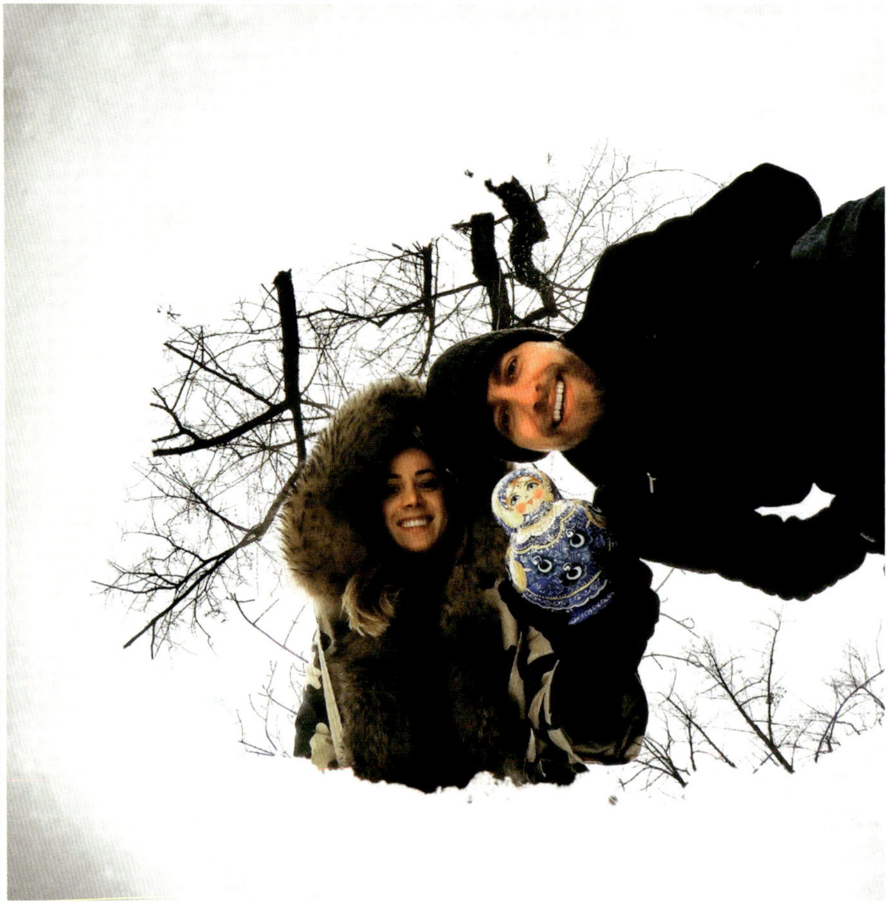
Tipo viagem em família.
*A bit like a family trip.*

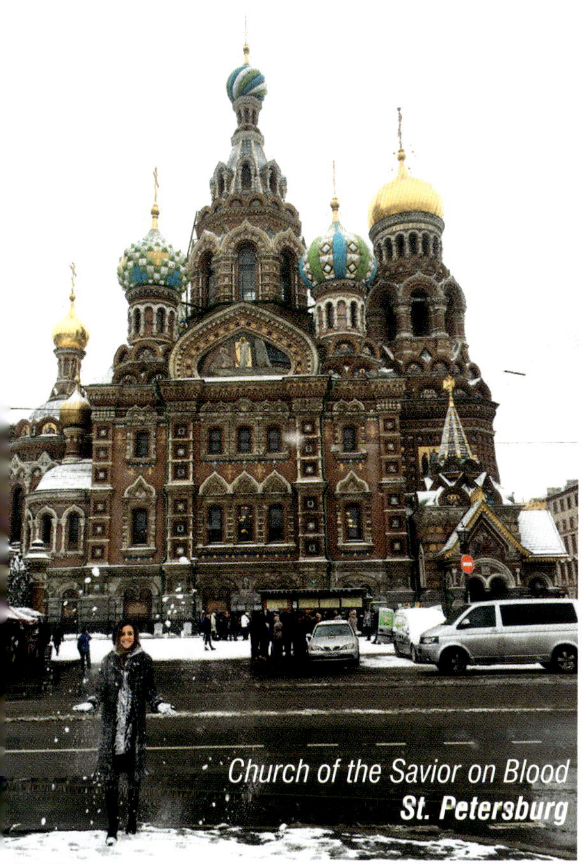

Church of the Savior on Blood
**St. Petersburg**

The State Hermitage Museum
**St. Petersburg**

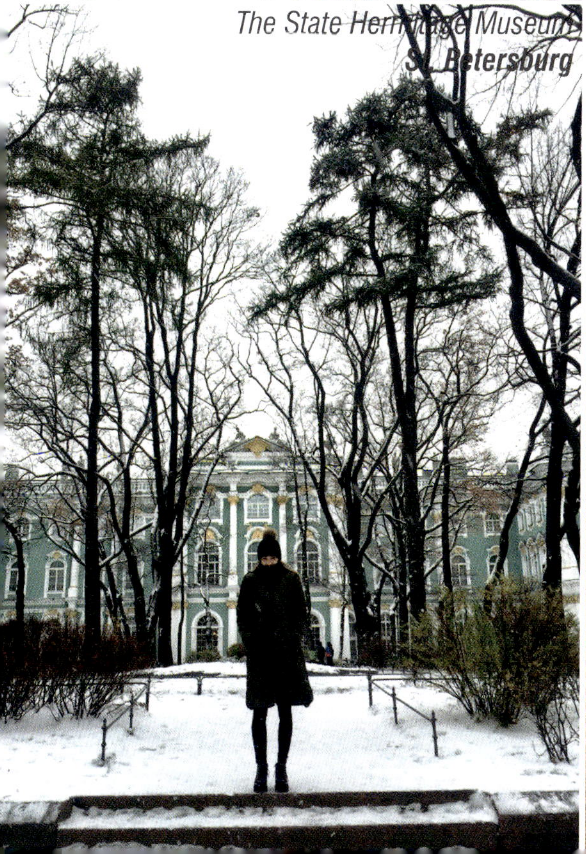

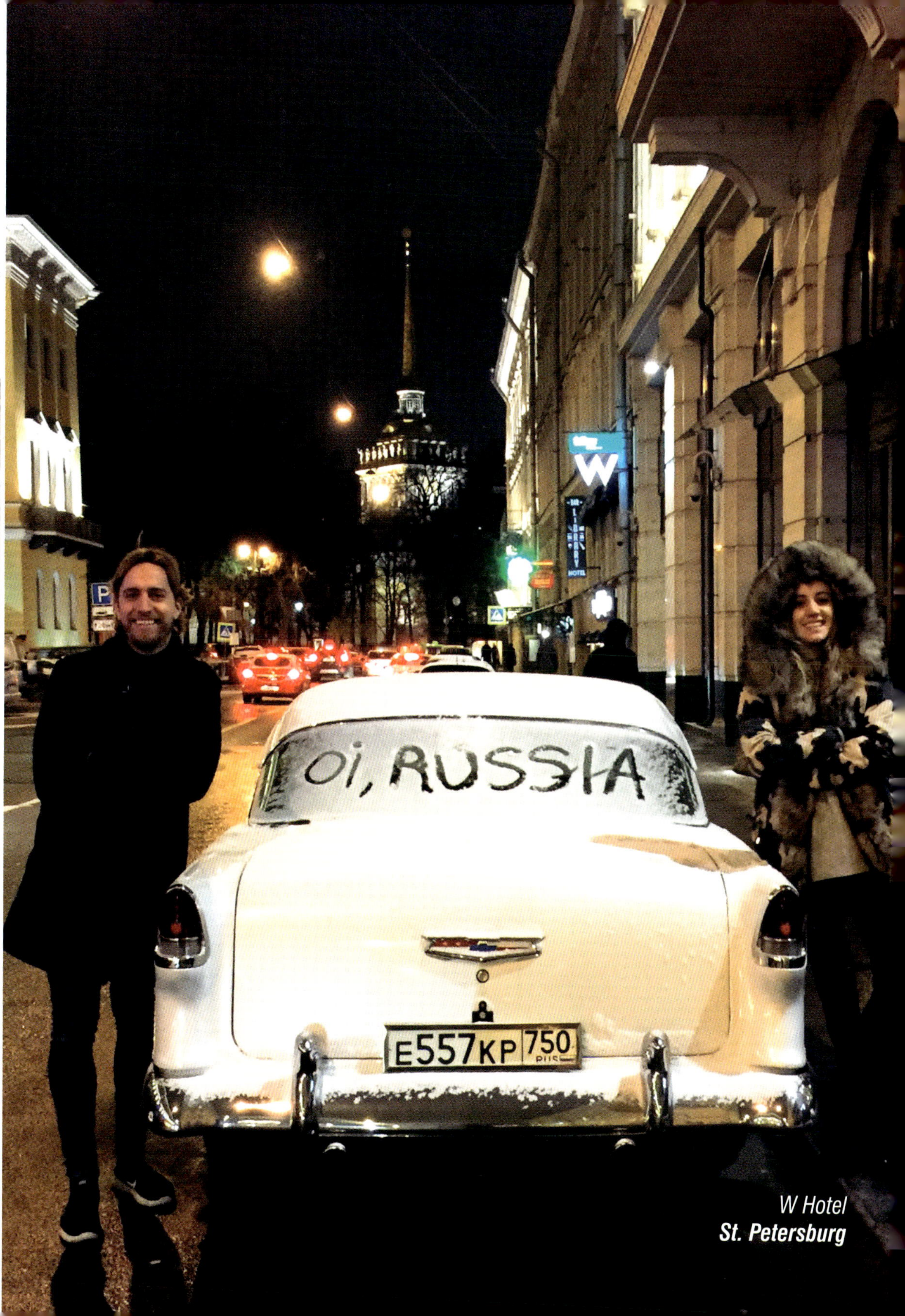


W Hotel
**St. Petersburg**

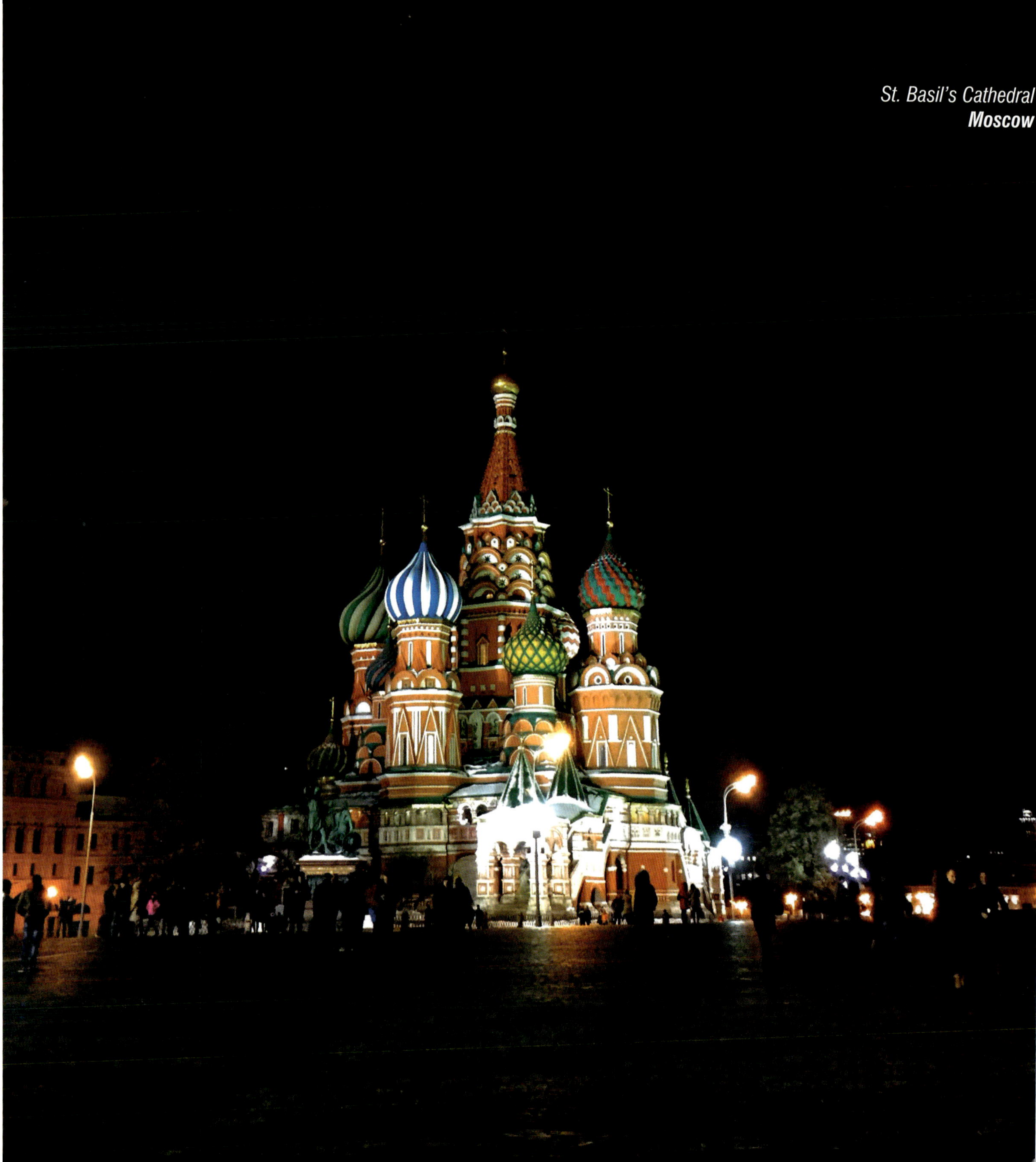

*St. Basil's Cathedral*
***Moscow***

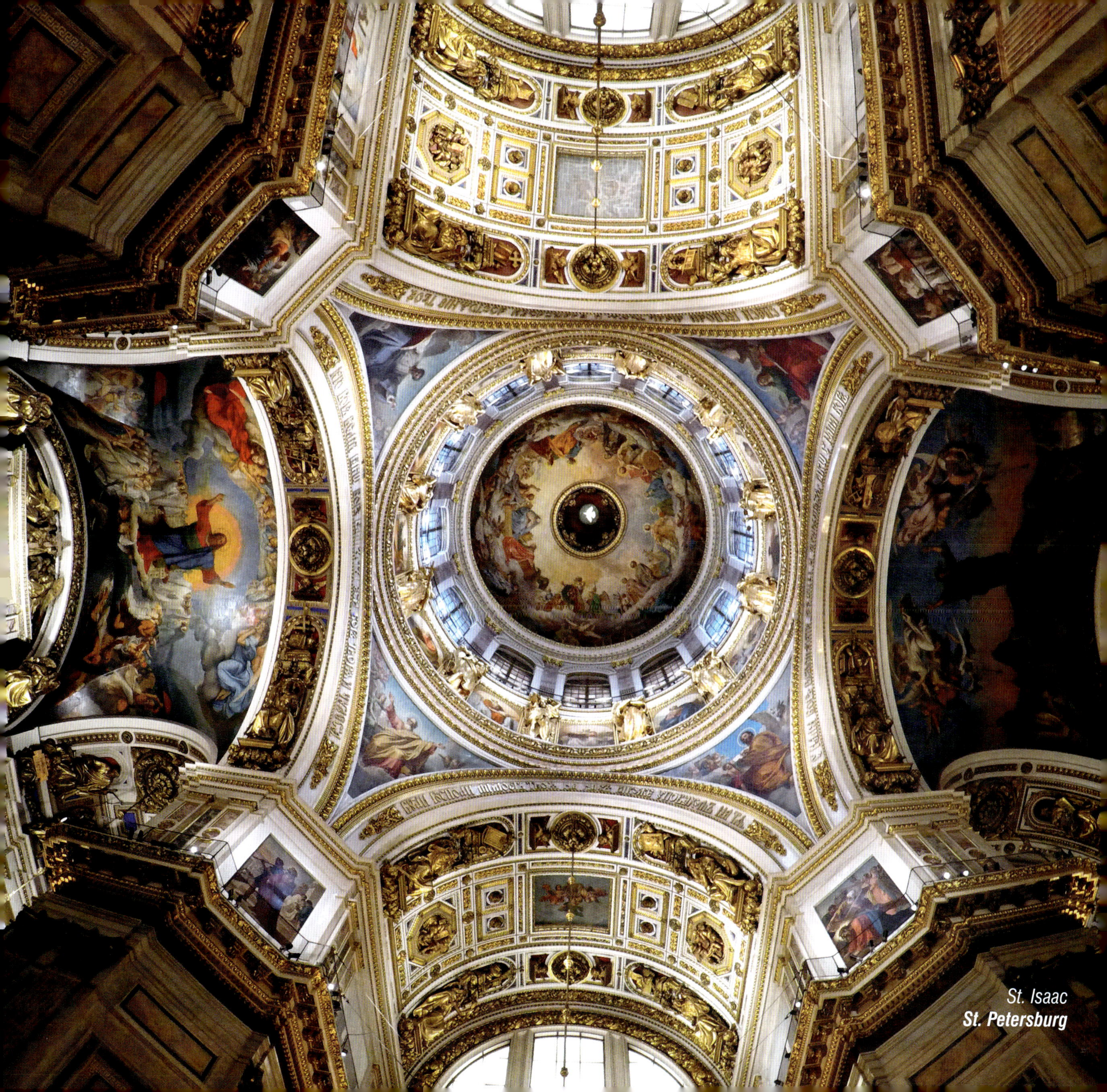

St. Isaac
**St. Petersburg**

# DINAMARCA

## PRIMEIRÍSSIMO MUNDO!

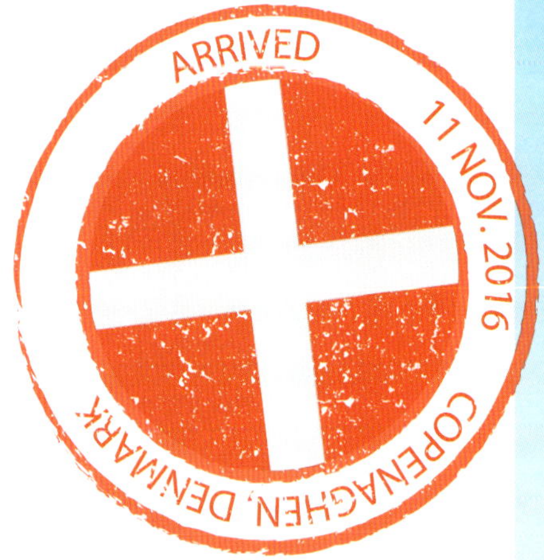


Copenhague é demais! Essa frase resume um pouco da nossa impressão da cidade. Moradores circulando com suas bicicletas por todos os lados, cheia de energia, alto astral, e, para completar, muito limpa e organizada.

Teve um fato que exemplifica muito bem o quesito desenvolvimento. Estávamos parados em uma rua quando escutamos um barulho de vento ao lado de uma lixeira. Naquele momento entendemos que a lixeira tinha uma tubulação por baixo da terra que recolhia o lixo de dentro dela. Sensação de choque com o desenvolvimento.

A cidade nos deixou com gostinho de quero mais, para voltar no verão, entre junho e setembro, pois, pela quantidade de bares e atividades ao ar livre que eles têm, deve ser muito especial.

*100% FIRST WORLD!*

*Copenhagen is amazing! This phrase sums up a little of our impression of the city. A city with locals riding its bicycles everywhere, full of energy, high spirits, and, to top it all, very clean and organised.*

*There was a fact that exemplifies pretty well the development issue. We were standing on a street when we heard a noise of wind beside a dump. At that moment we understood that the dumpster had a pipe underground which gathered the garbage inside it. That shocked us. The city gave us a "can't get enough of you" feel, and coming back for the summer, between June and September, because, given the amount of bars and outdoor activities they have, it must be very special.*

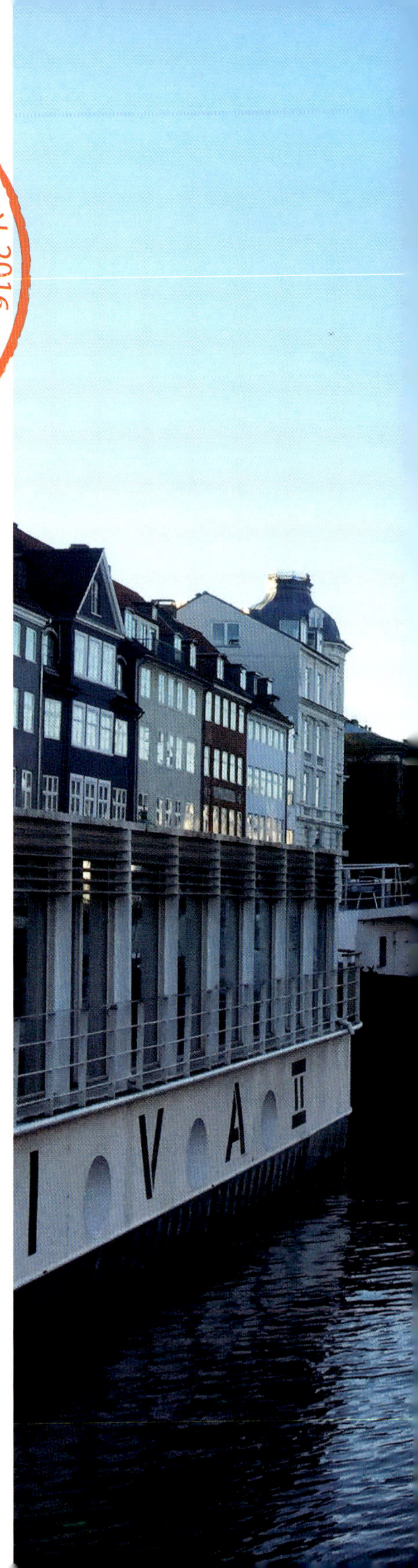

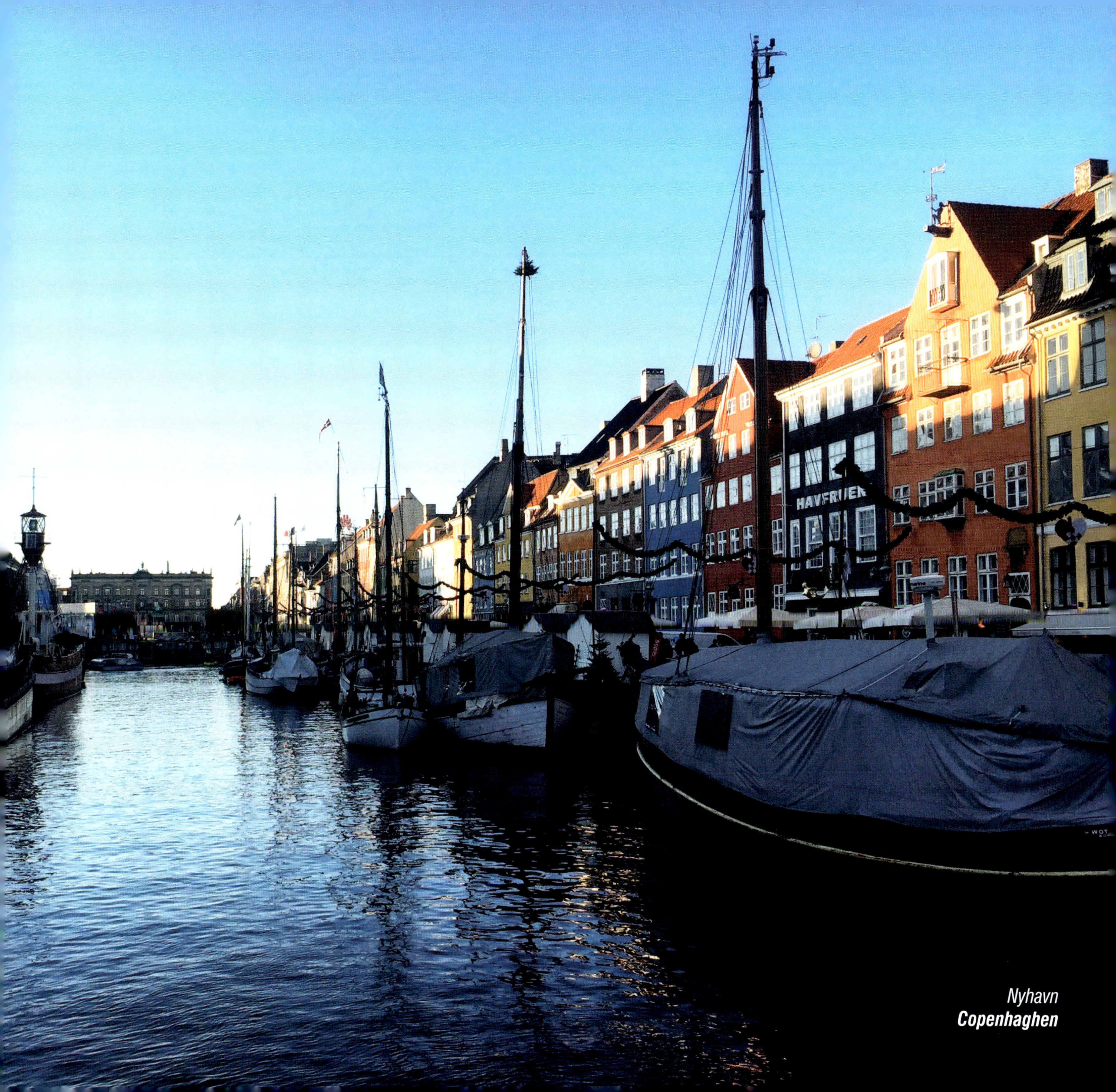


*Nyhavn*
***Copenhaghen***

# POLÔNIA

## "QUEM NÃO CONHECE A HISTÓRIA ESTÁ CONDENADO A REPETIR SEUS ERROS."

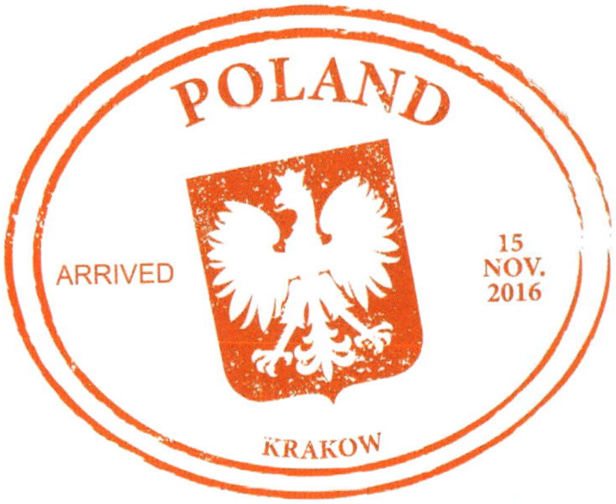


Essa foi uma frase que vimos em Auschwitz e nos marcou bastante. Nada melhor do que conhecer de perto o passado da humanidade, principalmente os erros cometidos, para evitar que sejam repetidos no futuro. Muitos desses erros acontecem por ignorância, falta de entendimento e desrespeito às diferenças culturais.

Nosso destino em território polonês foi a cidade de Cracóvia. Nosso objetivo era explorar um pouco da história da Segunda Guerra Mundial, que foi forte na região. Auschwitz fica a aproximadamente 70 quilômetros da cidade de Cracóvia, e foi o maior campo de concentração da guerra. Começou como um local para escravizar os judeus, vindos inicialmente da Polônia, e depois do restante da Europa.

Essa é uma viagem de energia mais densa, em que a gente saiu triste. Foi bem marcante ver de perto a história e refletir sobre o que o ser humano é capaz de fazer. Isso aconteceu há pouco mais de 70 anos, e, se pararmos para analisar os conflitos étnicos, religiosos e ideológicos que estão acontecendo hoje em dia no mundo, veremos que, infelizmente, não estamos muito longe do que já se viu no passado.

*"THE ONE WHO DOES NOT REMEMBER HISTORY IS BOUND TO LIVE THROUGH IT AGAIN."*

*This was a phrase that we saw in Auschwitz and moved us a lot. Nothing better than knowing the past of humanity, especially the mistakes, to avoid them from repeating in the future. Many of these mistakes happen due to ignorance, lack of understanding and disrespect to the cultural differences.*

*Our destination on the territory of Poland was the city of Krakow. Our goal was to explore a little of the history of the Second World War, which was strong in the region. Auschwitz is located approximately 70 kilometres from Krakow, and it was the largest concentration camp of WWII. It began as a place for enslaving Jews, coming initially from Poland, and later from the rest of Europe.*

*This was a heavy energy tour, which got us leaving sad. It was quite remarkable to see up close the story and then reflect on what the human being is able to do. This happened just over 70 years ago, and if we stop to analyse the ethnic, religious and ideological conflicts that are happening in the world today, we will see that, unfortunately, we are not far from what we have seen in the past.*

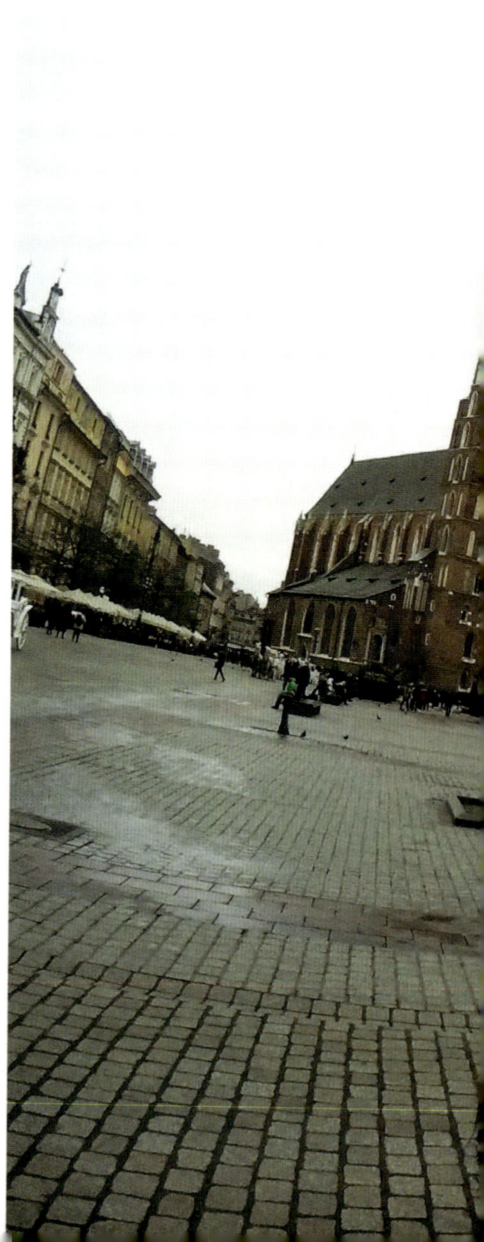

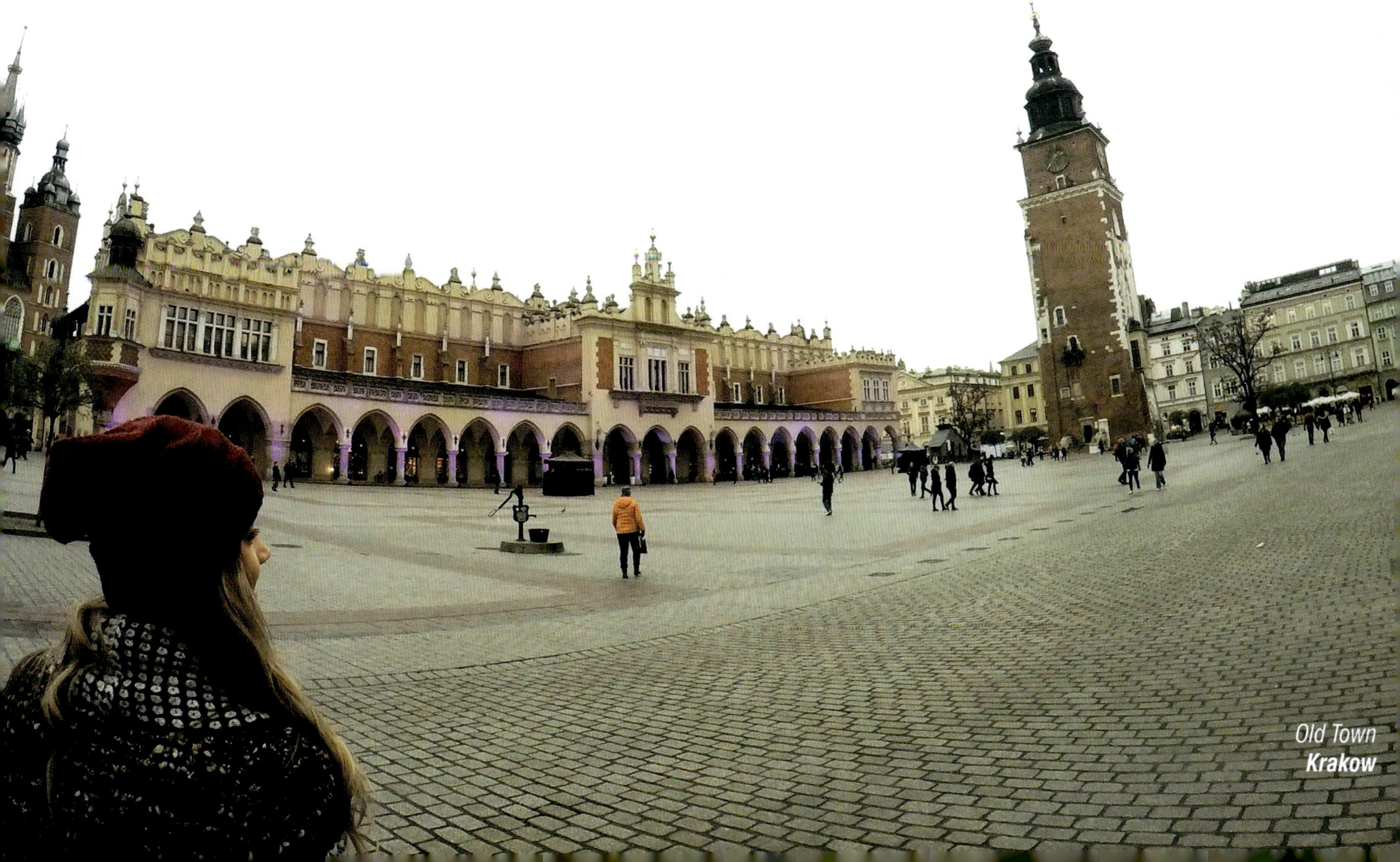

Old Town
**Krakow**

# ÁUSTRIA

## DA ÓPERA À NEVE!

A primeira ópera da vida a gente nunca esquece, ainda mais em Viena, que é considerada a capital mundial da música e teve Mozart como um dos seus músicos mais influentes.

Fomos assistir ao espetáculo La Traviata, no teatro Staatsoper. O "Stehplatz", que significa sala de ficar em pé, é uma área onde o público assiste à ópera sem sentar, lembrando que são aproximadamente três horas de espetáculo com um intervalo no meio, quando o pessoal vai para o bar da ópera tomar bons drinques — que, por sinal, é lindíssimo, assim como o prédio todo.

Estava próximo ao Natal, e são tradição por lá feiras de rua com os mais diversos produtos artesanais e muita comilança! Adoramos! Conhecemos Viena com um casal de amigos que moram lá, o que nos deu uma visão muito legal sobre os costumes do país.

De Viena, partimos para iniciar nossa viagem de carro com destino final na França. Passamos por Salzburgo, cidade natal de Mozart, e nos encantamos com seu centro histórico recheado de ruelas, bares e restaurantes centenários.

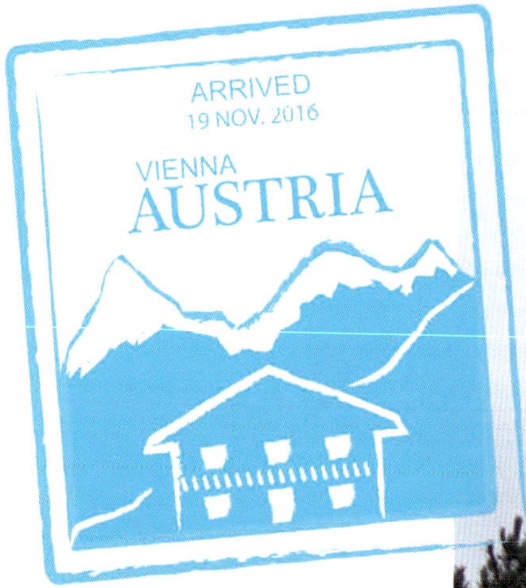


*FROM OPERA TO SNOW!*

*Our first opera is one to never forget, especially in Vienna, which is considered world's music capital and had Mozart as one of its most influential musicians.*

*We attended the spectacle La Traviata at the Staatsoper Theater. The "Stehplatz", which means standing room, is an area where the audience watches the opera without sitting down, remembering that the spectacle is approximately three hours long, with a break in the middle, when the staff goes to the opera bar to take good drinks — by the way, the bar is beautiful, as is the whole building.*

*It was close to Christmas, and there they have the tradition of having street fairs with the most diverse handicraft products and lots of food! We loved it! We got to know Vienna with a couple of friends who live there, which gave us a very cool view of the customs and habits of the country.*

*From Vienna, we started our car journey with France as our final destination. We passed Mozart's birthplace in Salzburg, and were charmed by its historic centre filled with small streets, bars and centenary restaurants.*

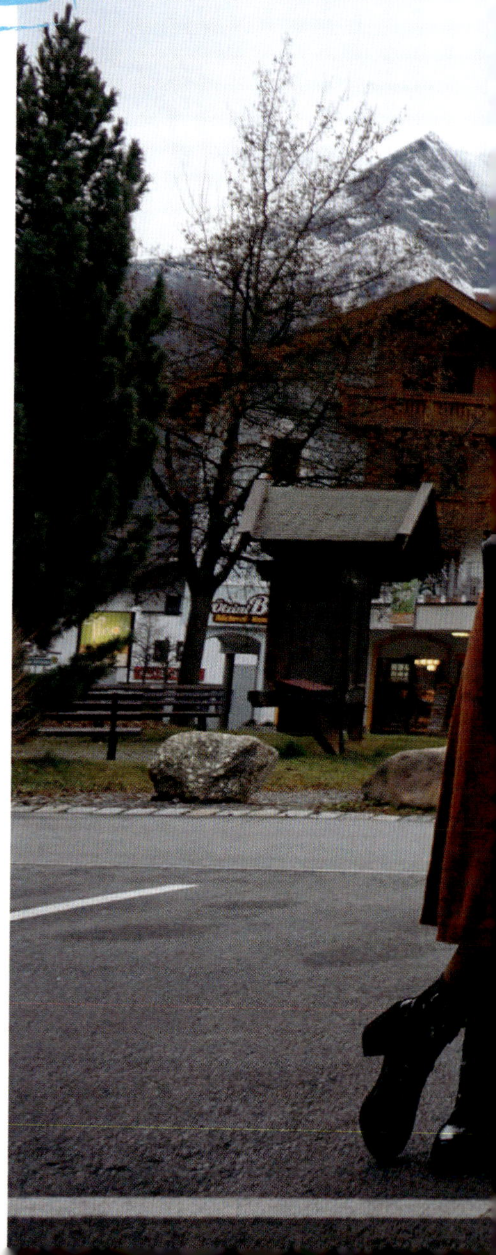

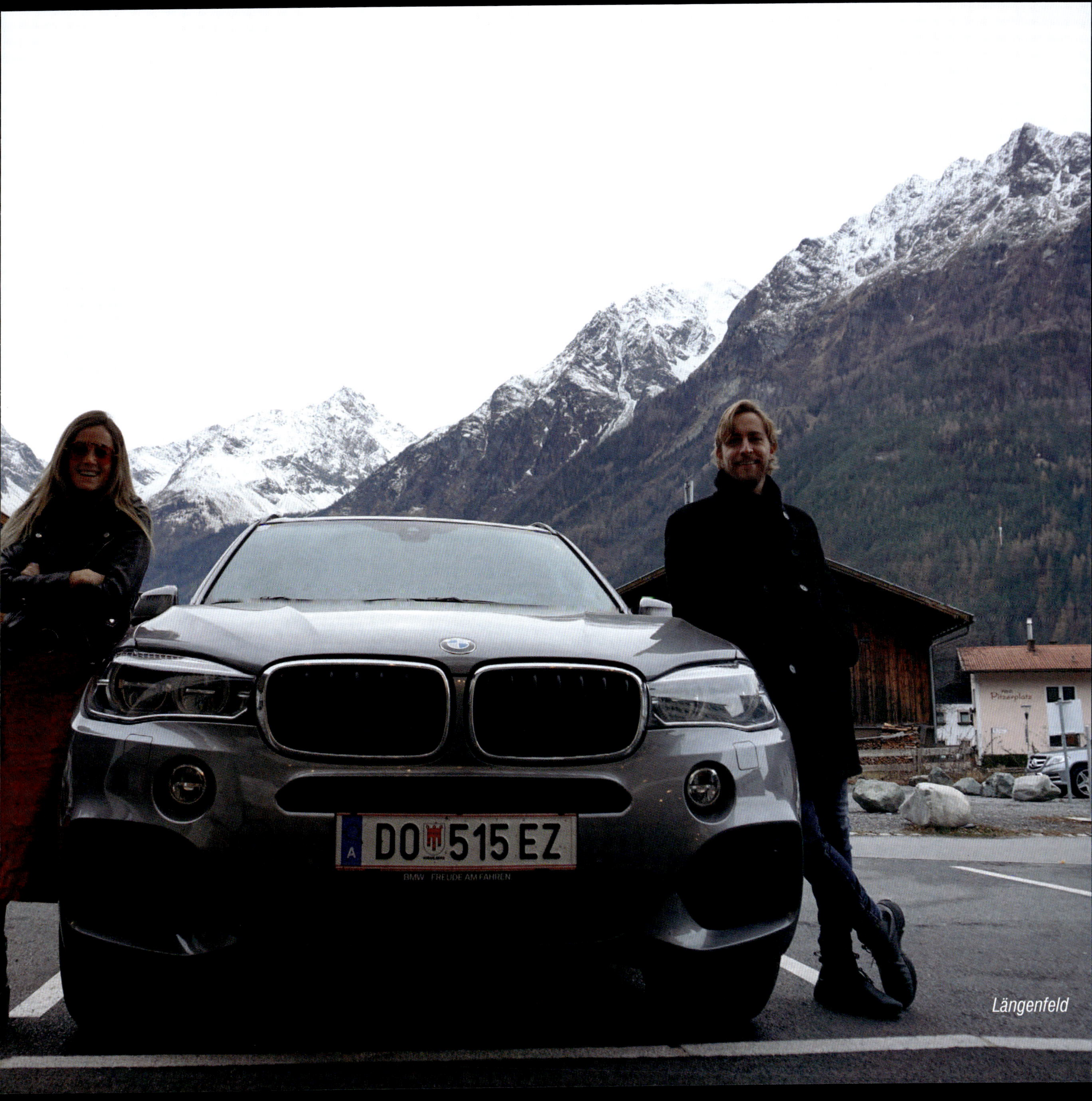


*Längenfeld*

Paramos por três dias em uma pequena cidade chamada Längenfeld, com apenas mil habitantes, que fica muito próxima à fronteira com a Alemanha. As paisagens dessa região são de tirar o fôlego. Montanhas já com gelo e lagos por todos os lados formam o conjunto perfeito. Como apaixonados por esqui na neve que somos, essa foi a primeira vez na viagem que conseguimos descer uma montanha. Inesquecível.

Saímos da Áustria de carro e passamos rapidamente pelo sul da Alemanha. Foi o suficiente para conhecermos um lugar lindo chamado Landsberg am Lech. É lá que que se encontra o Lech Füssen, um lago com represa e cascata artificial num lindo tom de verde.

*We stopped for three days in a small town called Längenfeld, with only a thousand inhabitants, which is very close to the border with Germany. The landscapes of this region are breath-taking. Mountains with ice and lakes on all sides make up for the perfect set. As passionate about snow skiing that we are, this was the first time on the trip that we were able to go down a mountain. Unforgettable.*

*We left Austria by car and passed quickly through southern Germany. It was enough to get to know a beautiful place called Landsberg am Lech. Lech to Füssen, a lake with a dam and an artificial cascade in a beautiful shade of green, can be seen there.*

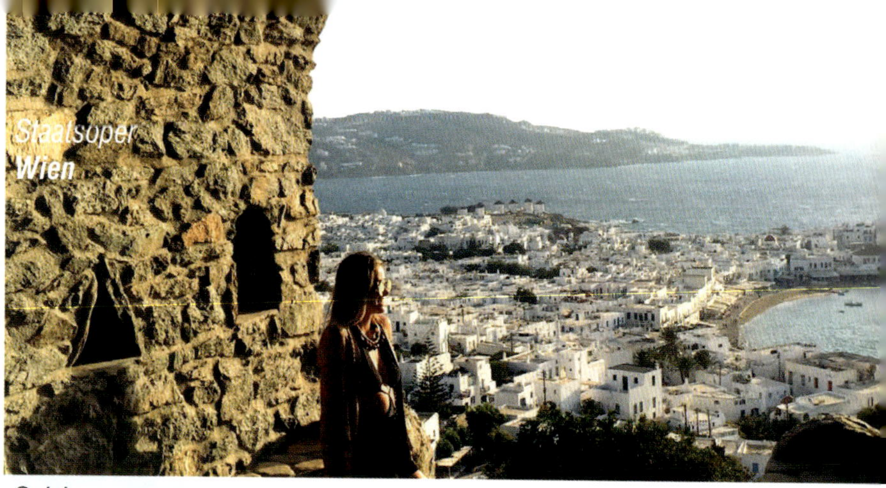


*Salzburg*

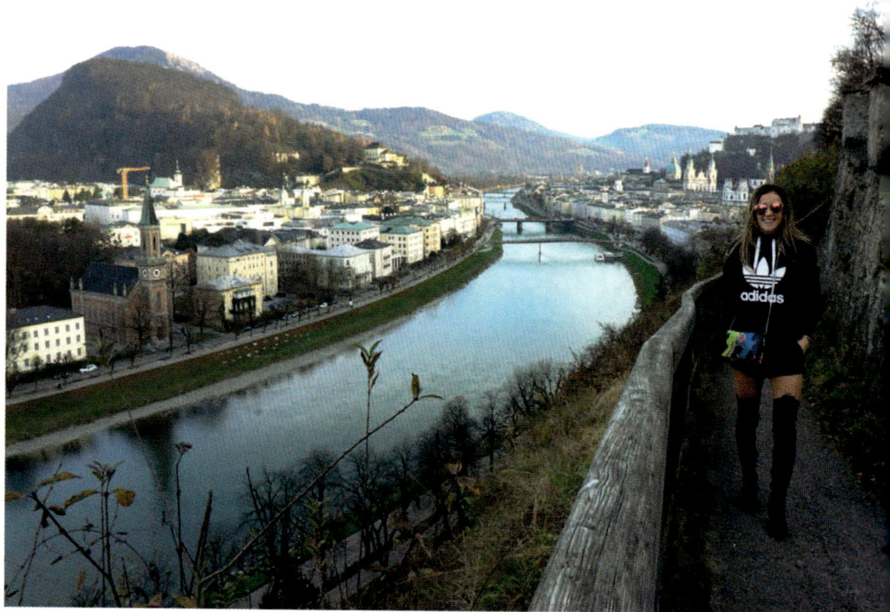

*Sölden*

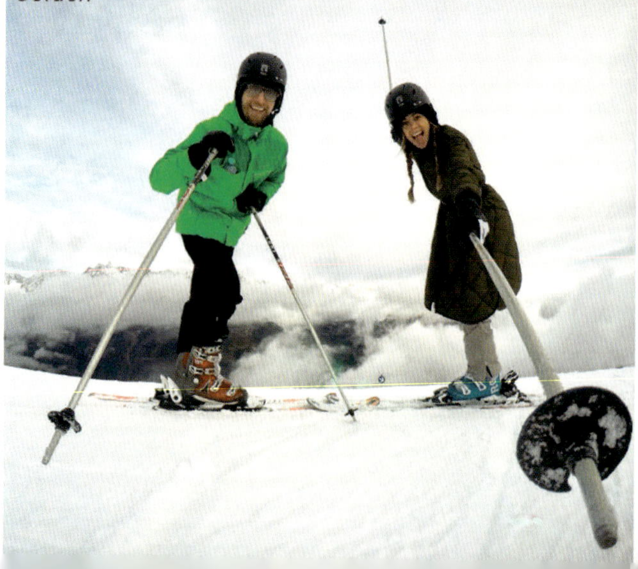

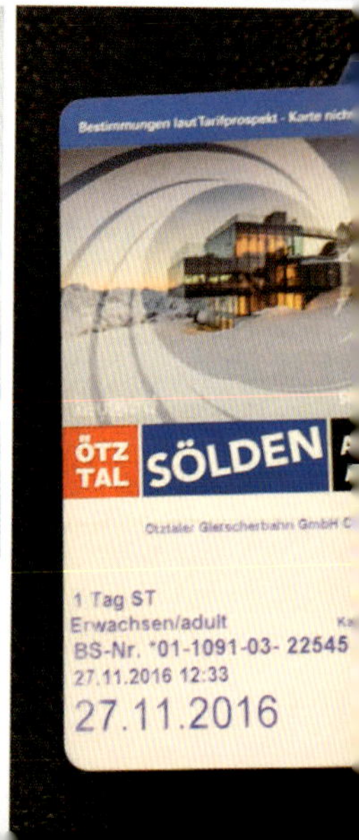

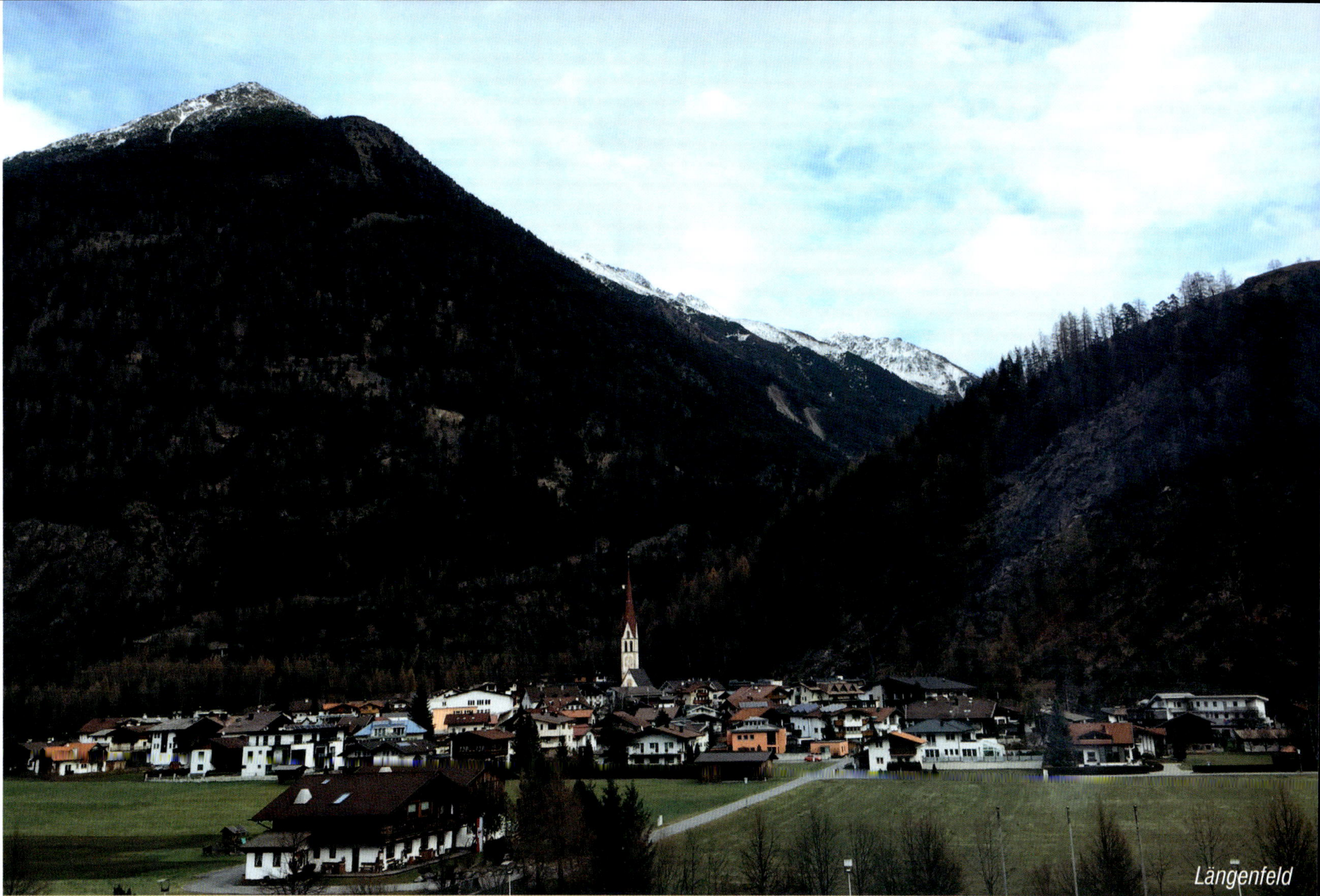

Längenfeld

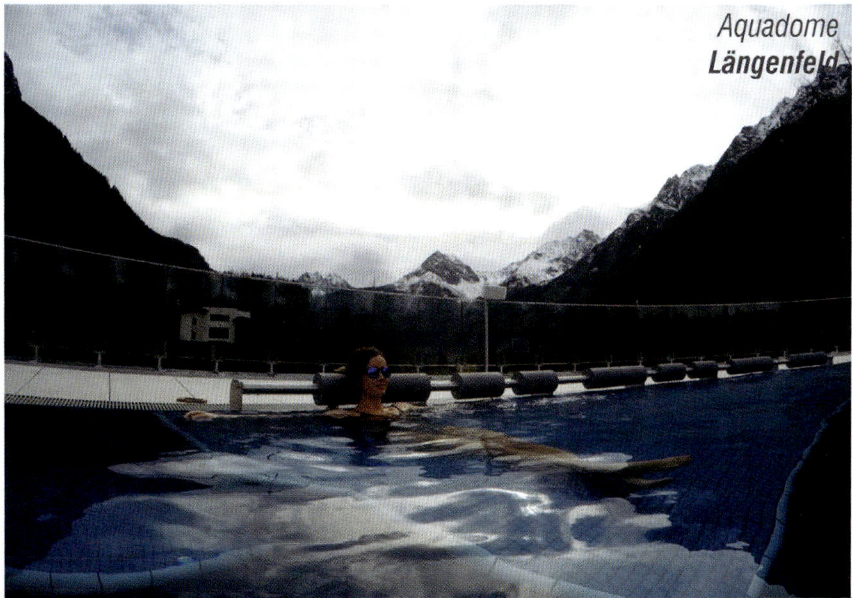

Aquadome
**Längenfeld**

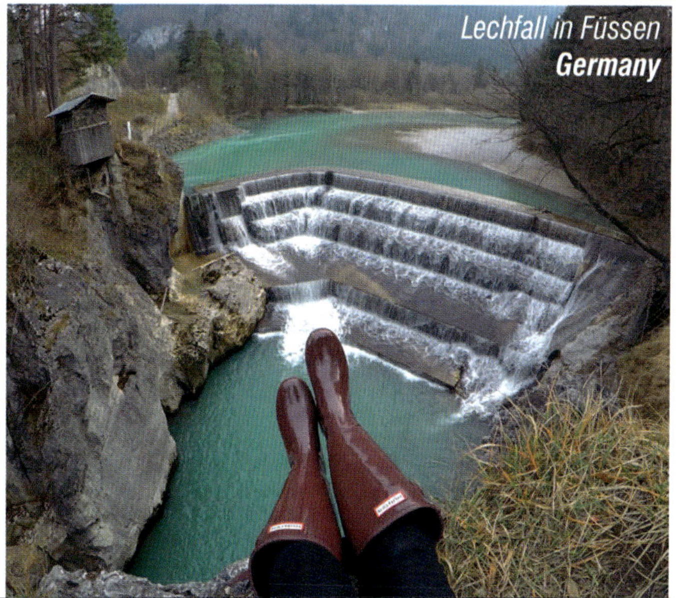

Lechfall in Füssen
**Germany**

# LIECHTENSTEIN

## UM DOS MENORES PAÍSES DO MUNDO!

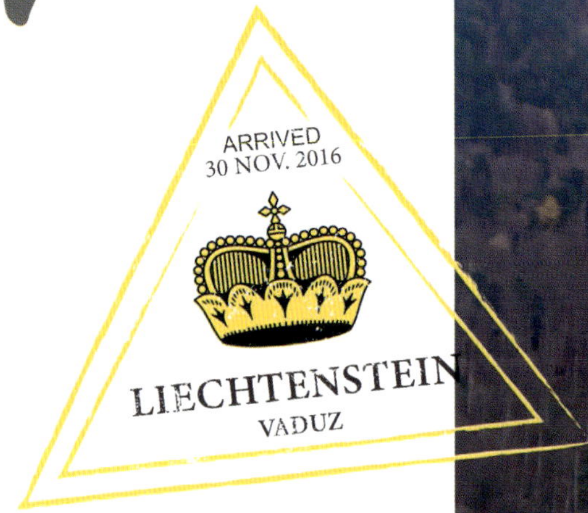


Com apenas 25 quilômetros de extensão e aproximadamente 34 mil habitantes, quando você se dá conta de que o país começou, ele já está acabando! Paramos para conhecer e almoçar na capital, uma cidadezinha chamada Vaduz.

O Principado de Liechtenstein é uma monarquia que tem a mesma moeda da Suíça (o franco suíço) e está entre os países com maior renda per capita do mundo.

*ONE OF THE SMALLEST COUNTRIES IN THE WORLD!*

*Only 25 kilometres long and having approximately 34,000 inhabitants, when you realise that you're inside the country, it is already ending! We stopped to know the capital and have lunch, a small city called Vaduz.*

*The Principality of Liechtenstein is a monarchy that has the same currency as Switzerland (the Swiss franc) and is among the countries with the highest per capita income in the world.*

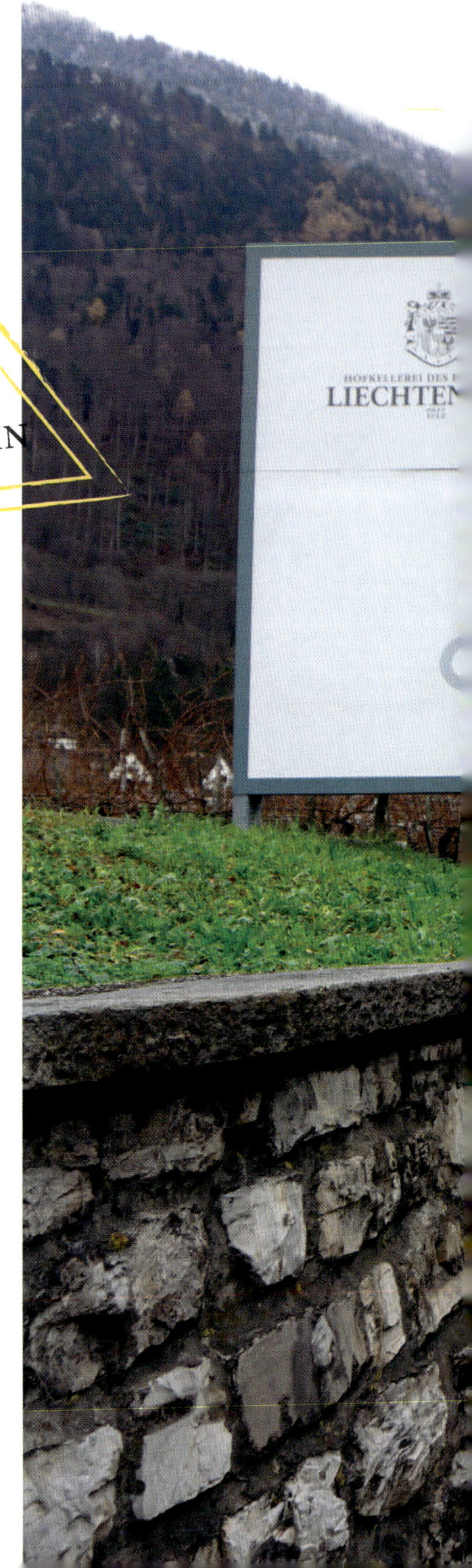

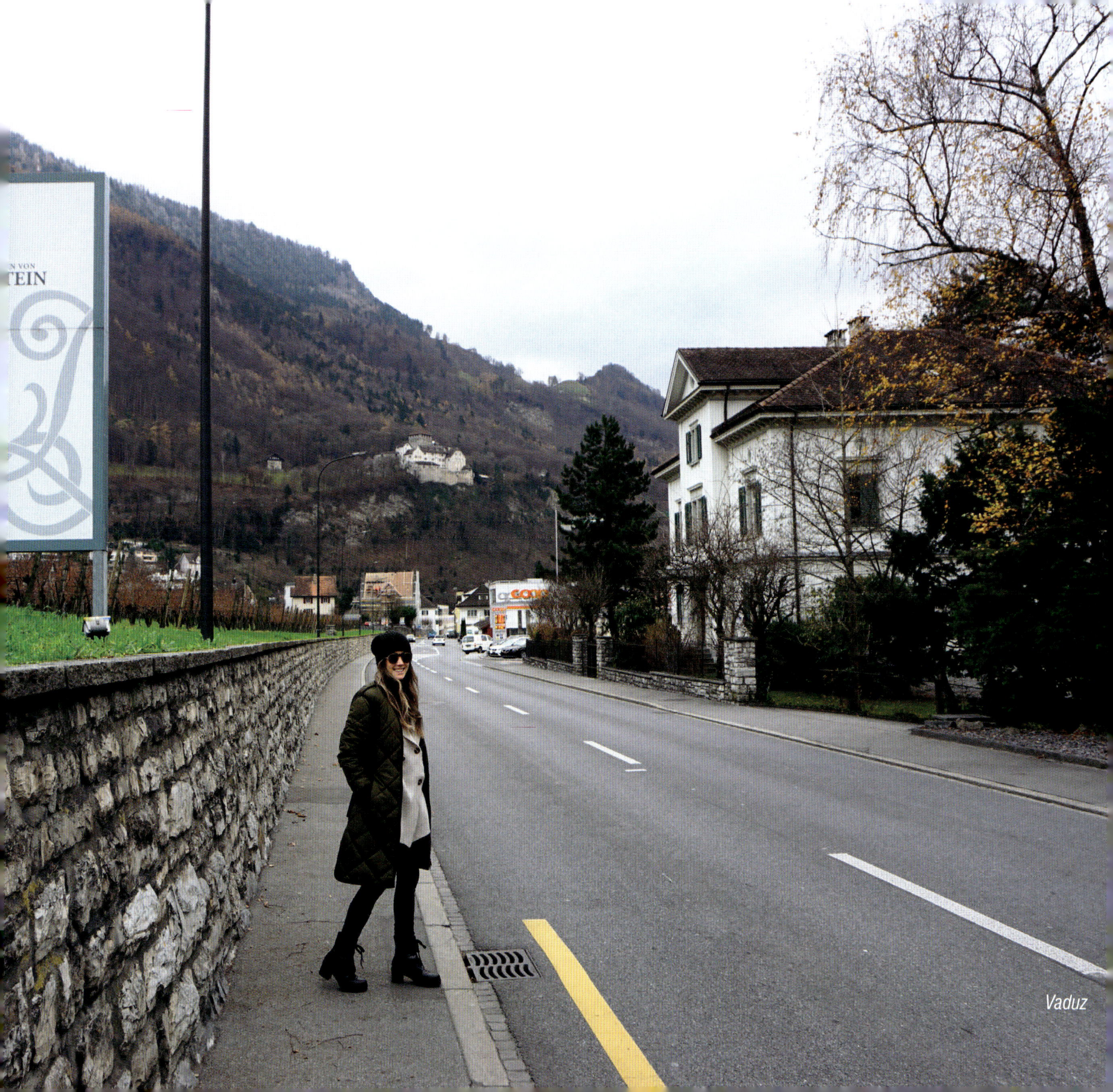

Vaduz

# SUÍÇA

## ALPES + LAGOS = PAISAGENS DE TIRAR O FÔLEGO!

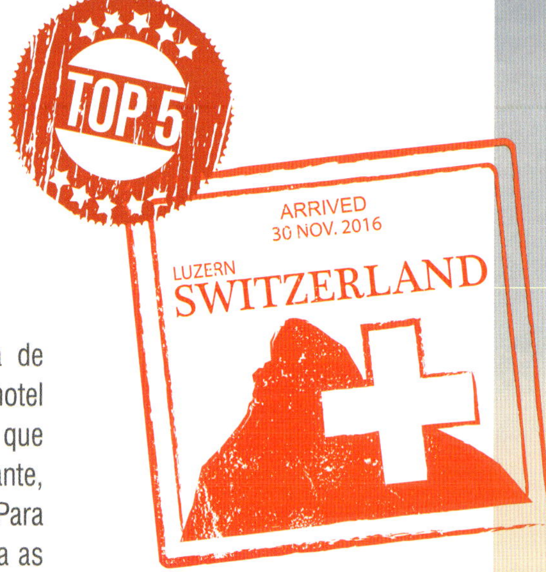


Nossa viagem pela Suíça foi de sete dias. Fizemos ela inteira de carro, começando por Lucerna, onde ficamos hospedados num hotel maravilhoso, entre os melhores da viagem, chamado Villa Honegg, que fica a 15 quilômetros da cidade, na montanha. O visual é alucinante, combinado com um restaurante incrível e muito conforto. Para completar, o ponto alto é a piscina aquecida, com visual lindo para as montanhas. Um dia acordamos e percebemos que estávamos acima das nuvens. Tivemos a sensação de que tínhamos partido desta para melhor, um verdadeiro paraíso.

Depois de Lucerna, partimos para Interlaken. No meio do caminho ainda paramos numa cidadezinha chamada Iseltwald, com lagos lindos no caminho. E, para finalizar, dormimos em Lugano, uma cidade muito bonitinha que fica dentro da Suíça mas é totalmente italiana (tirando a parte de organização e limpeza, que é a cara da Suíça). Fica a 20 quilômetros da fronteira, e é como se já estivéssemos dentro da Itália. Ao chegarmos, fomos recepcionados com um *"buon giorno"* e um *"benvenuto"*, e ao ir embora nos despedimos com um *"arrivederci"*.

*ALPS + LAKES = BREATH-TAKING LANDSCAPES!*

*We spent seven days in Switzerland. We made it entirely by car, starting with Lucerne, where we stayed in a wonderful hotel, among the best of the trip, called Villa Honegg. It is on the mountain, 15 kilometres from the city. The scenery is mind-blowing, combined with an amazing restaurant and much comfort. To top it off, the high point is the heated pool, with a gorgeous view to the mountains. One day we woke up and we realised that we were above the clouds. We had the feeling that we had gone to meet our Maker since this was a true paradise.*

*After Lucerne, we headed to Interlaken. In the middle of the road we still stopped at a little town called Iseltwald, with beautiful lakes along the way. And, finally, we slept in Lugano, a very pretty city that is inside Switzerland but is totally Italian (except from the organisation and cleaning, which is totally Switzerland-like). It is 20 kilometres from Italy, and it is as if we were already in Italy. When we arrived, we were greeted with a "buon giorno" and a "benvenuto", and when we left we said goodbye with an "arrivederci".*

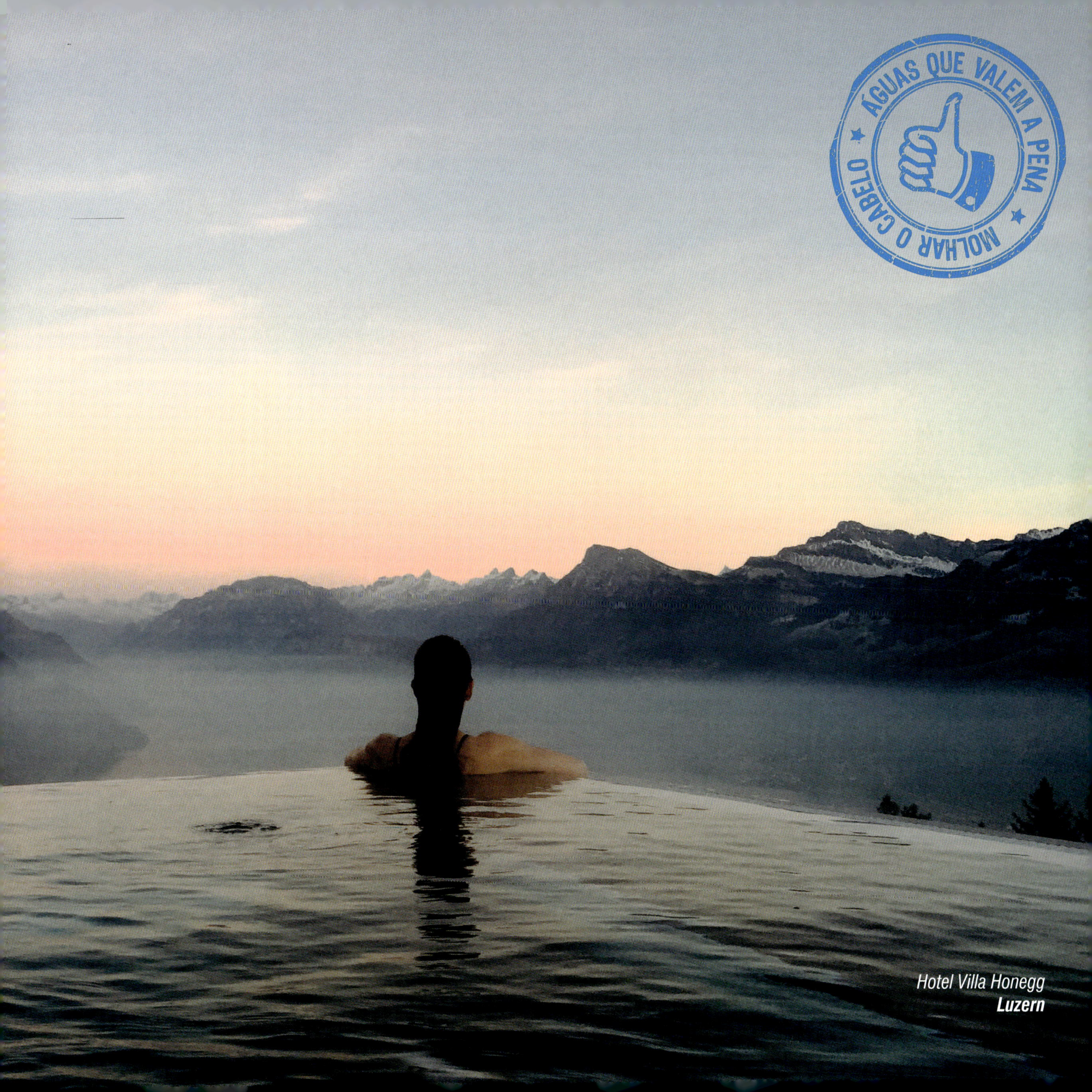


Hotel Villa Honegg
**Luzern**

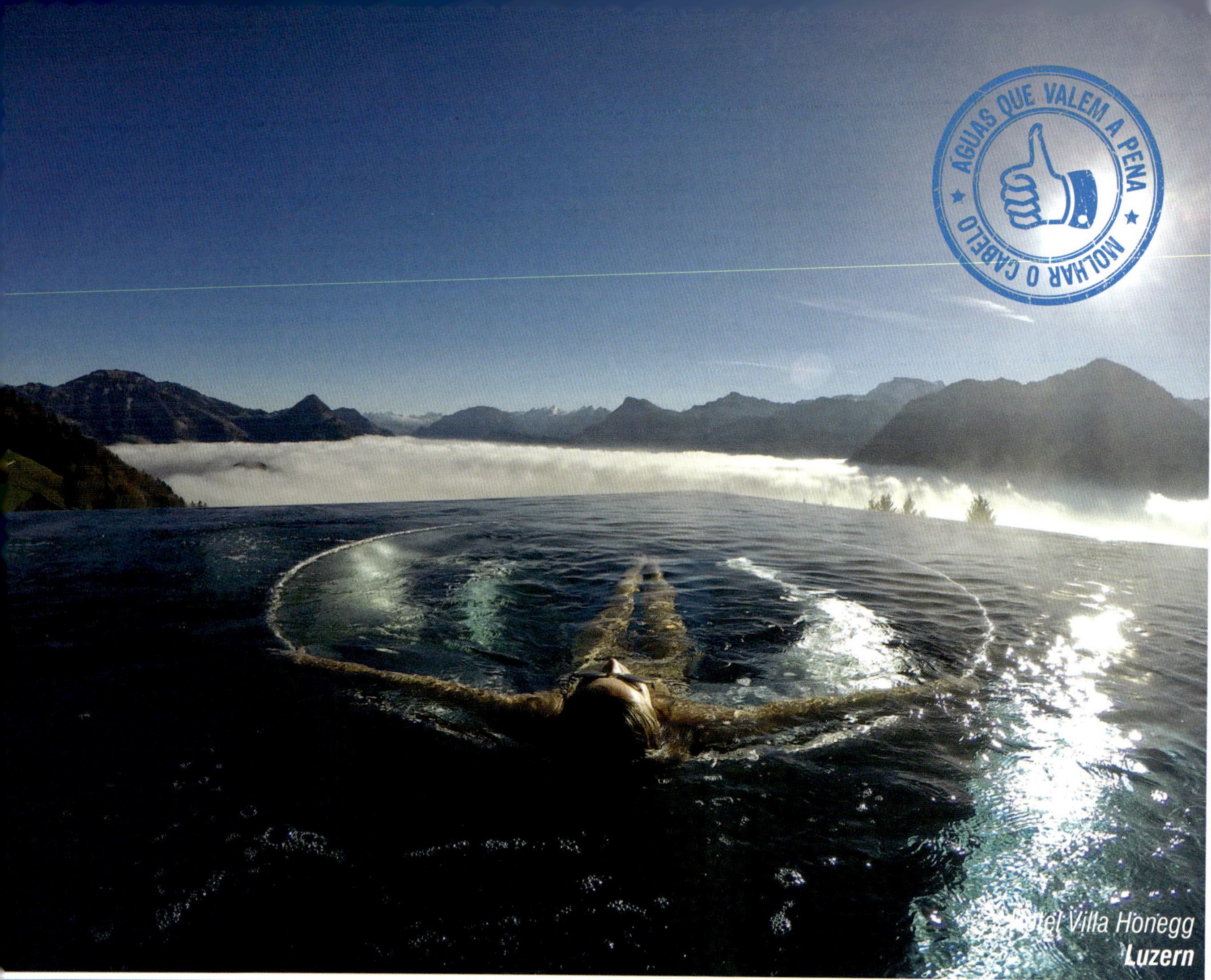

Hotel Villa Honegg
**Luzern**

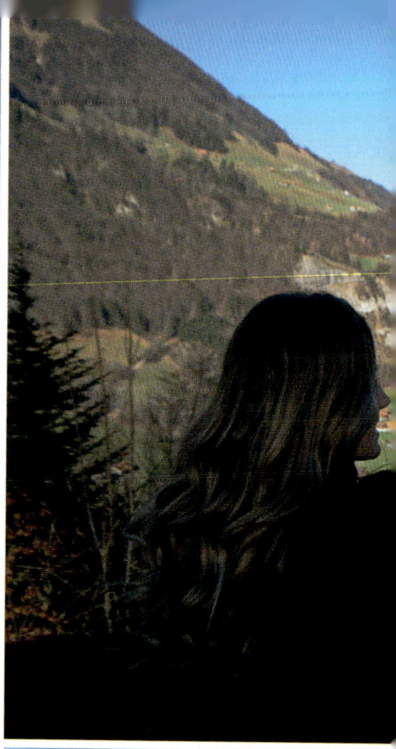

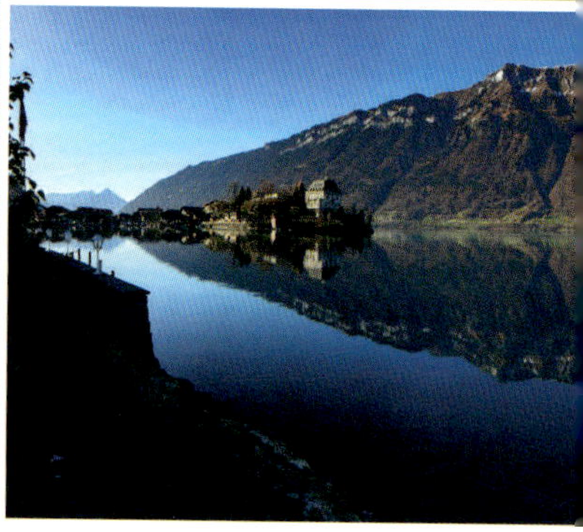

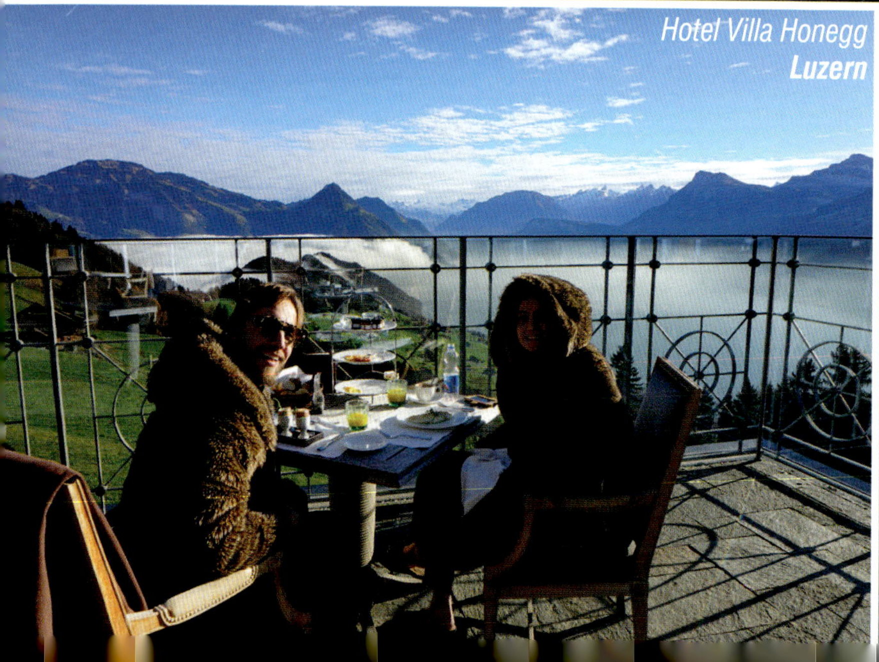
Hotel Villa Honegg
**Luzern**

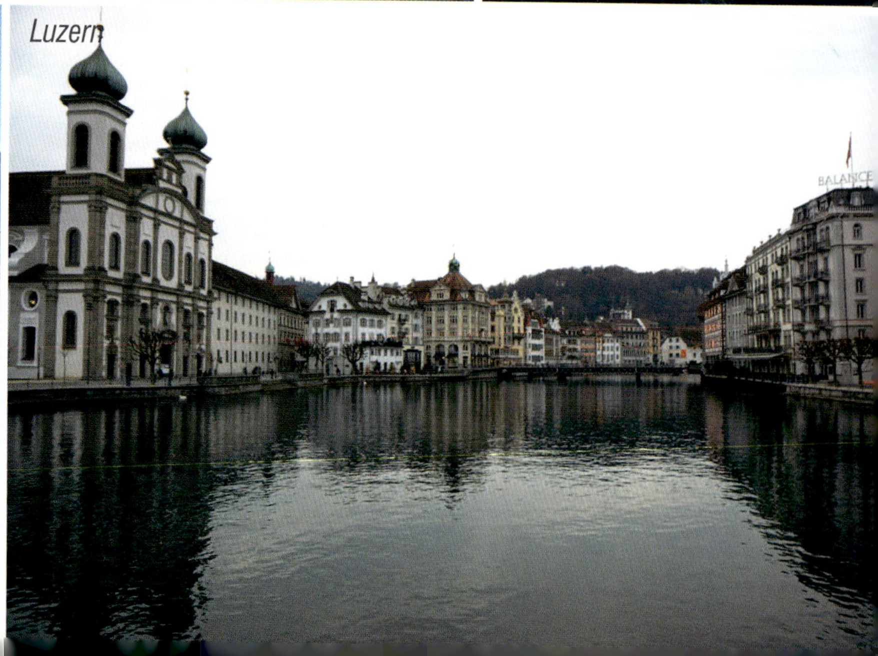
Luzern

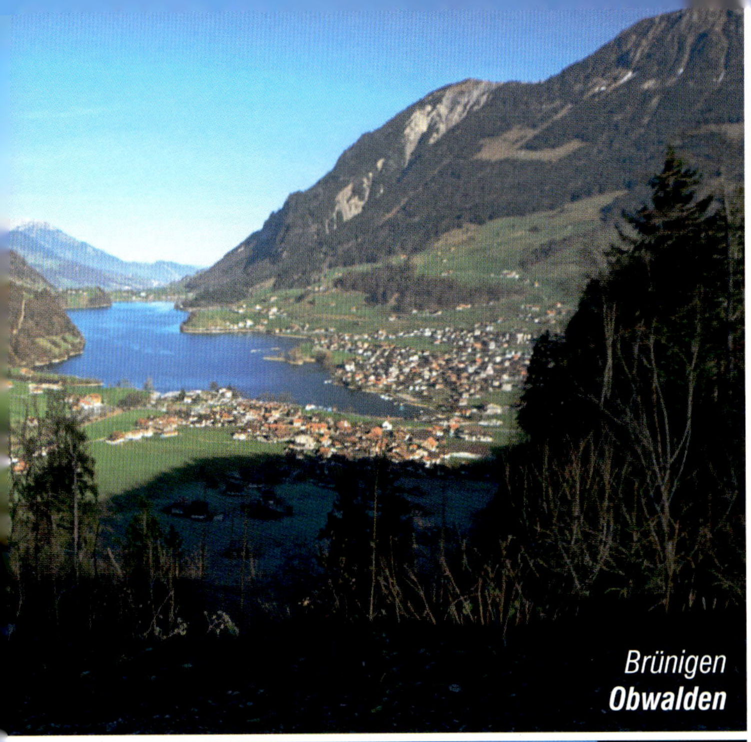

Brünigen
**Obwalden**

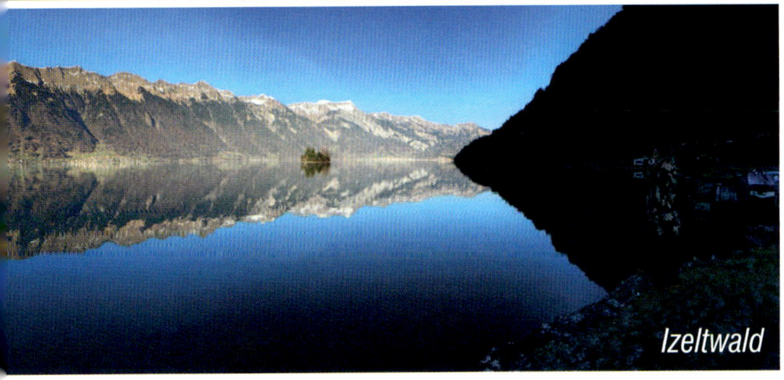

Izeltwald

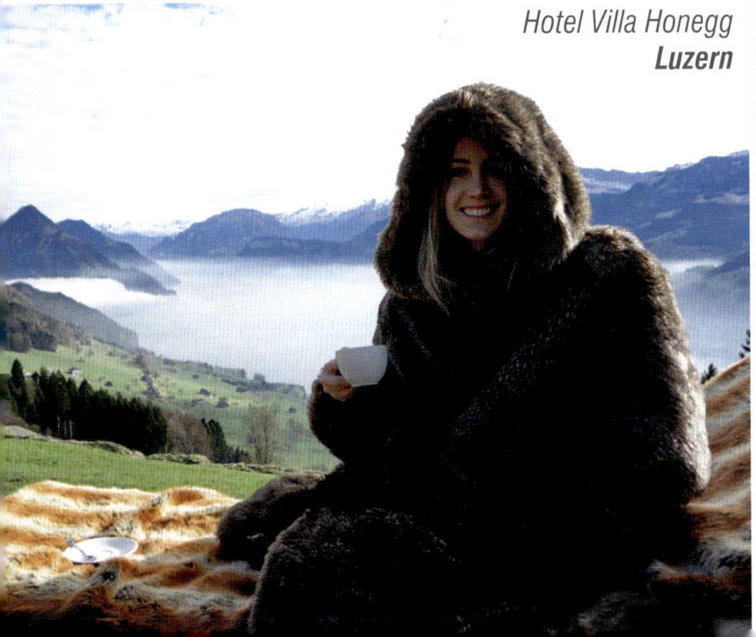

Hotel Villa Honegg
**Luzern**

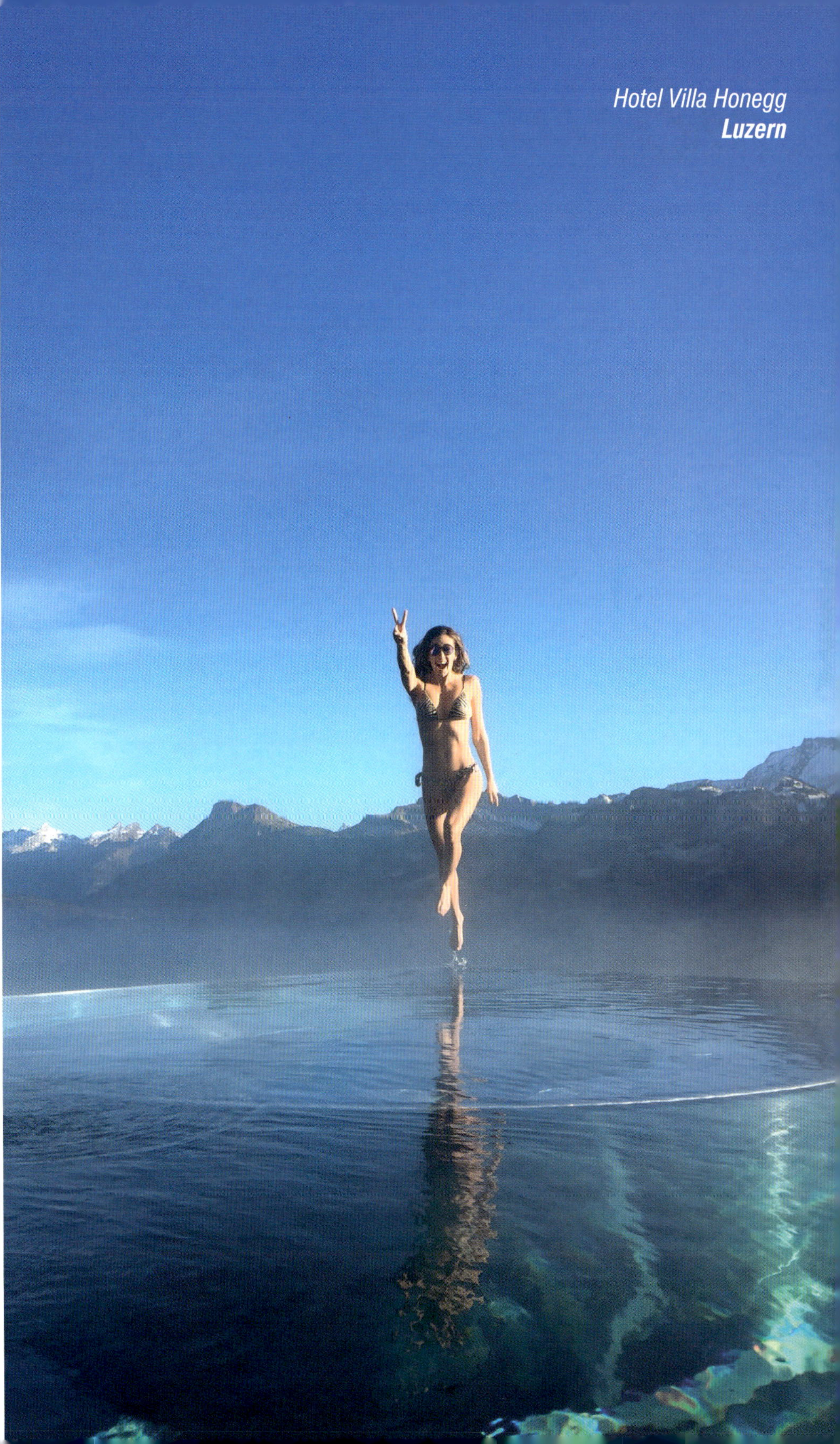

Hotel Villa Honegg
**Luzern**

# MÔNACO

## A CARA DA RIQUEZA!

Mônaco é sinônimo de glamour. É provavelmente uma das cidades mais cobiçadas pelas celebridades internacionais. Estivemos por lá no inverno, o que não a tornou menos atraente. Fomos abençoados com dias ensolarados que nos permitiram viver um pouco daquele charme. O plano era ficar apenas três noites, mas já estávamos um pouco cansados de turistar e viajar pra lá e pra cá, então resolvemos ficar mais tempo lá, sem horário pra nada nem muitas programações. Descansamos e conhececemos os restaurantes com vista para a marina e seus lindos barcos, que formam uma paisagem ímpar. E, para os amantes do automobilismo, imaginar os carros de Fórmula 1 andando por aquelas ruas deixa tudo ainda mais atraente.

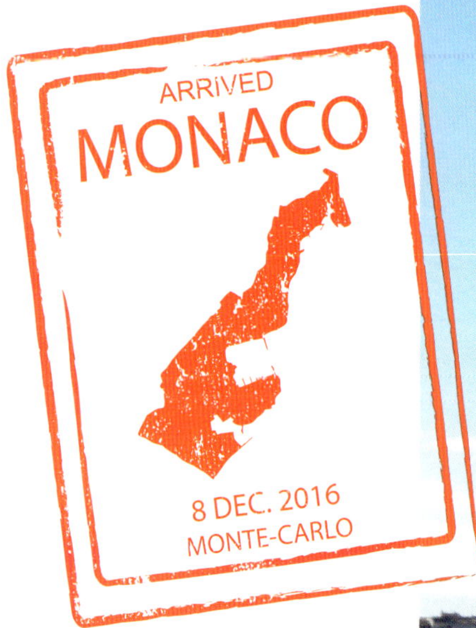


*WEALTH ITSELF!*

*Monaco is synonymous with glamour. It is probably one of the cities most coveted by international celebrities. We were there in the winter, which doesn't make it less attractive. We were blessed with sunny days that allowed us to live a little of that charm. Our plan was to stay only for three nights, but we were already a little tired of touristy and travelling to and fro, so we decided to stay there for a little longer, with nothing scheduled or programmed. We rested and got to know the restaurants overlooking the marina and its beautiful boats, which form a unique landscape. And, for the lovers of auto racing, imagining the cars of Formula 1, riding those streets, makes it even more attractive.*

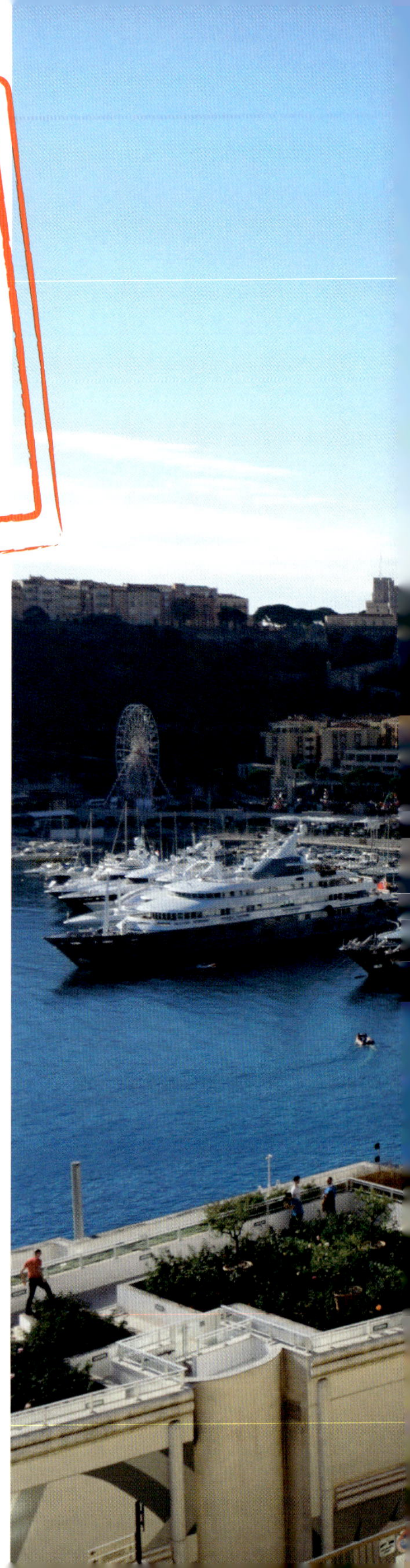

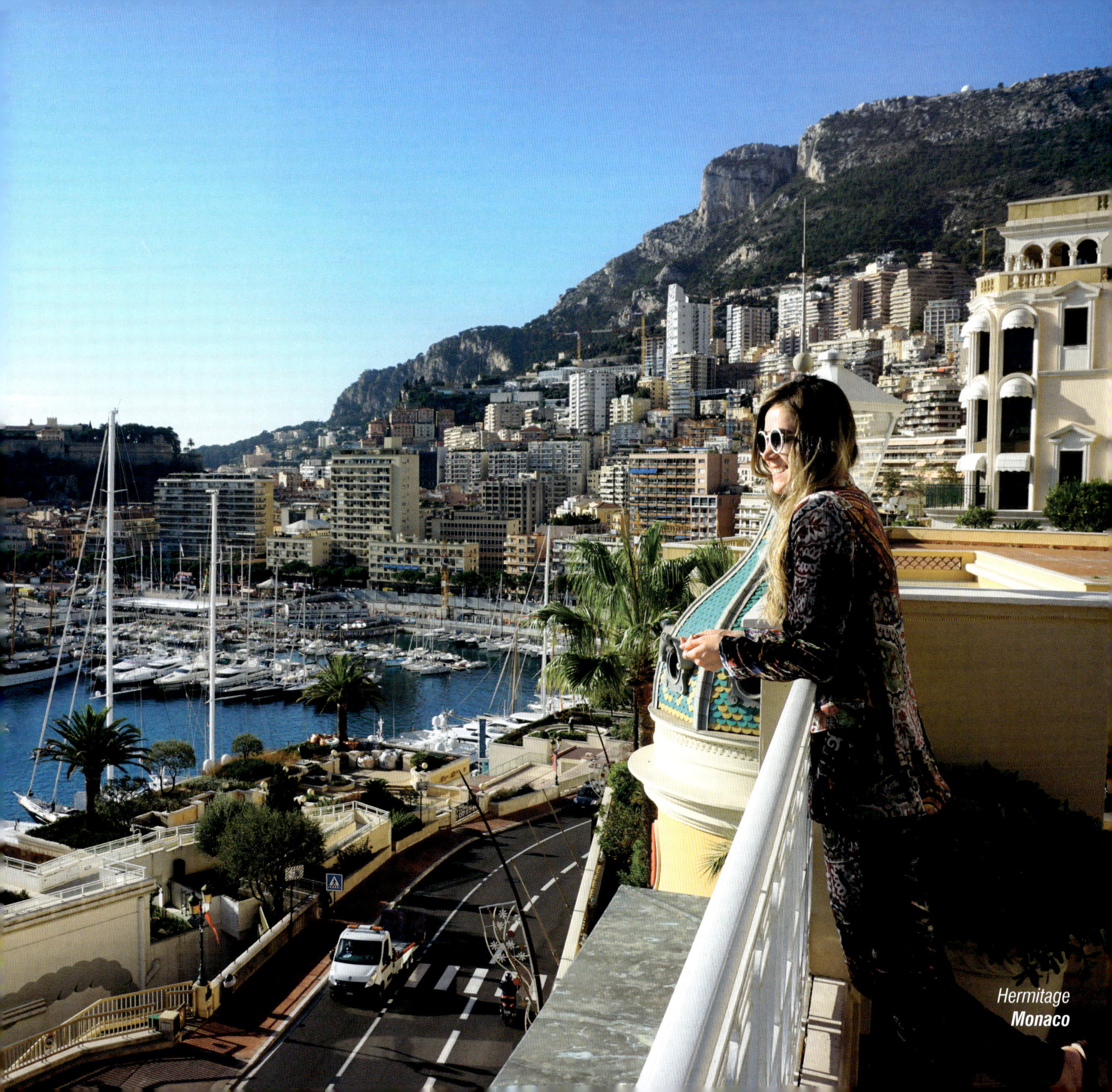

*Hermitage*
***Monaco***

# FRANÇA

## UMA BREVE PASSADA POR CANNES E AIX-EN-PROVENCE!

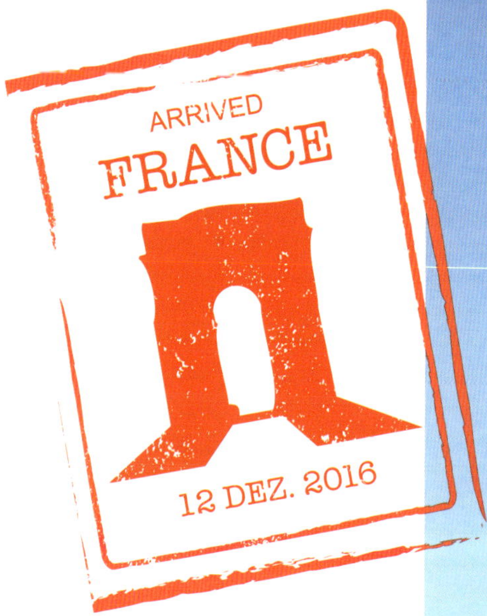


Nossa passagem pelo sul da França foi rápida, mas muito bem aproveitada. Conhecemos Cannes, na Riviera francesa, famosa pelo seu festival de cinema, mas muito agradável em qualquer época do ano. Dezenas de bares e restaurantes com mesas na rua, à beira-mar, tornam aquele lugar um destino ao qual queremos voltar no verão.

Para completar nossa incursão em território francês, dormimos em Aix-en-Provence. O seu centro antigo é fascinante, e nos perdemos de tanto andar por ele e explorar seus cafés e bistrôs, um mais encantador que o outro.

*A BRIEF PASSAGE FOR CANNES AND AIX-EN-PROVENCE!*

*Our passage through the south of France was quick, but very well enjoyed. We got to know Cannes, on the French Riviera, famous for its film festival, but very pleasant regardless of the time of the year. Dozens of bars and restaurants with tables on the street, by the sea, make this place a destination to which we want to return in the summer.*

*To complete our foray into the French territory, we slept in Aix-en-Provence. Its old center is fascinating, and we got lost of all the walking around it, and exploring its cafes and bistros, one prettier than the last one.*

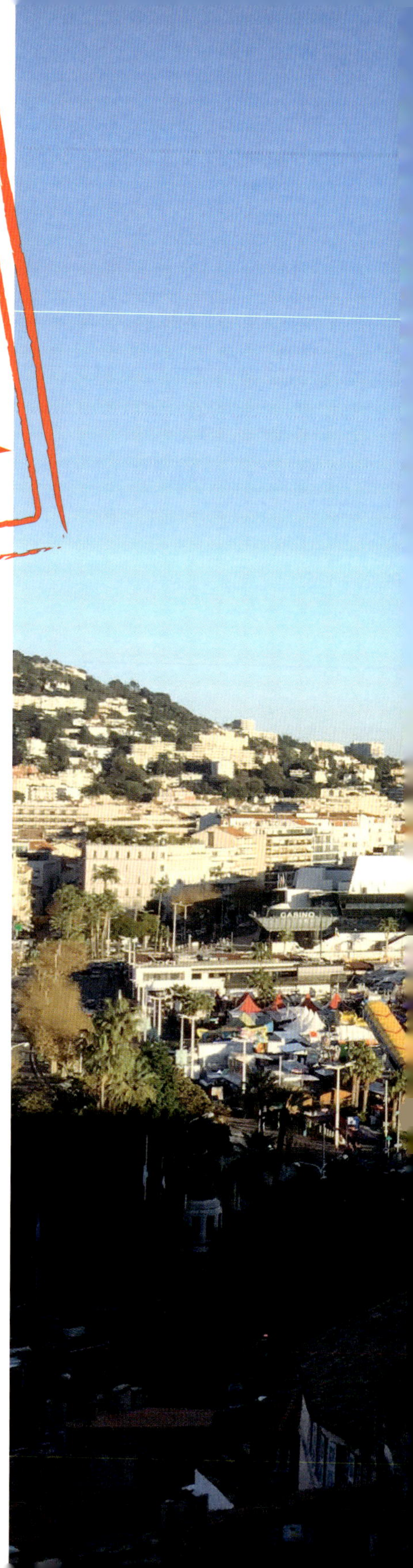

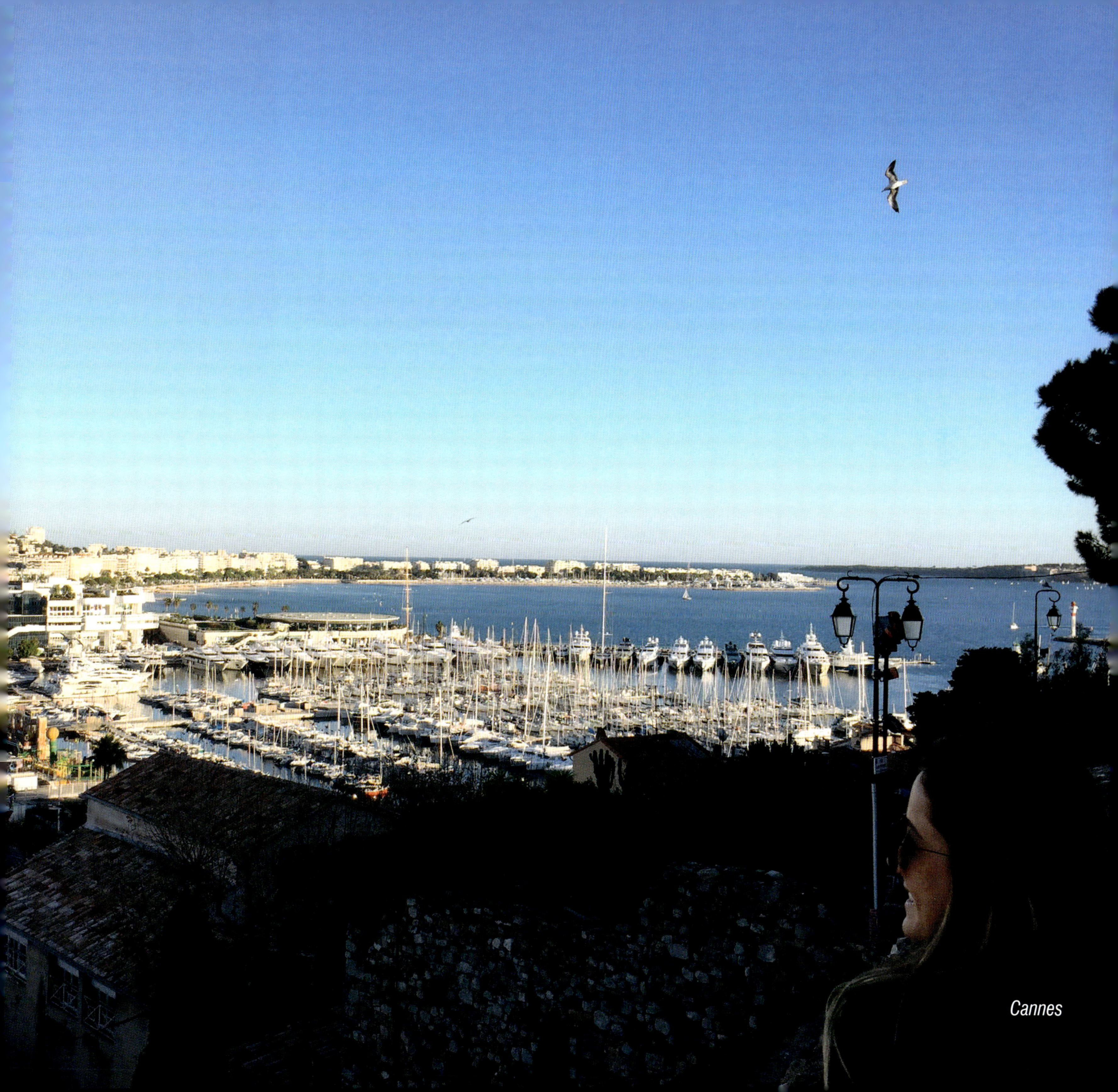

Cannes

# NORUEGA

## CAÇADORES DA AURORA, SEM SUCESSO!

Nossa missão na Noruega era ver a Aurora Boreal. Depois de muita pesquisa, partimos para Tromso, a cidade com mais de 50 mil habitantes mais ao norte do mundo, localizada dentro do Círculo Polar Ártico e considerada um dos melhores destinos para ver a Aurora. A região também é bastante conhecida pela noite polar: não há sol no inverno, época em que fomos visitar o país. A cor do céu ao meio-dia e à meia-noite é exatamente a mesma. Já no verão é o contrário: não há noite, somente dia. Nesse cenário, ficamos meio sem hora para dormir nem acordar, e um pouco angustiados por não ver o sol. Ficamos morrendo de saudades do sol.

No segundo dia na cidade, à noite, partimos para a Expedição de Caça à Aurora Boreal. Depois de quase quatro horas dentro de uma van, com o guia, à procura do melhor ponto para vê-la, não tivemos sucesso. A noite estava fechada, com muitas nuvens. Acampamos na beira de um lago totalmente congelado, de madrugada, fizemos uma fogueira e ficamos ali, vivendo aquele momento tão diferente para nós. Estava muito frio, 10 graus negativos, mas as roupas especiais e a fogueira tornaram o local confortável. Apesar das nuvens, a visão era de um céu em tom de rosa-salmão lindo. Ficamos acampados por duas horas, comendo comida de astronauta e esperando por ela, mas nada da Dona Aurora aparecer!

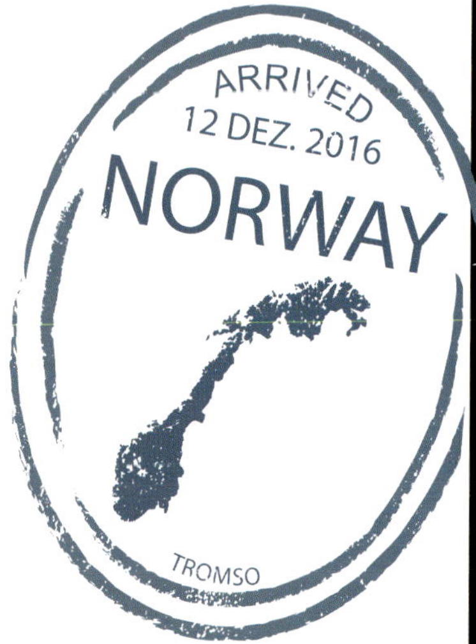


*THE UNSUCCESSFUL AURORA BOREALIS HUNTERS!*

*Our mission in Norway was to see the Aurora Borealis. After much research, we set out for Tromso, the northernmost city in the world with more than 50 thousand inhabitants. It is located within the Arctic Circle and considered to be one of the best destinations to see the Aurora. The region is also well known for the polar night: no sun in the winter, the season during which we visited the country. The colour of the sky at noon and at midnight is exactly the same. Whereas the summer is the opposite: there is no night, only day. In this scenario, we were a bit without proper time to sleep or to wake up, and a bit distressed not to see the sun. We missed the sun as we never did.*

*On the second day in the city, at night, we set off for the Aurora Borealis Hunting Expedition. After almost four hours in a van with the guide, looking for the best point to see it, we had no success. The night sky wasn't clear, with many clouds. We camped by a totally frozen lake. At dawn, we made a bonfire and stayed there living that moment so different for us. It was very cold, -10 degrees, but the special clothes and the fire made the place comfortable. Despite the clouds, the vision was of a sky in a gorgeous shade of pink-salmon. We camped for two hours, eating astronaut food and waiting for her, but Ma'am Borealis didn't appear!*

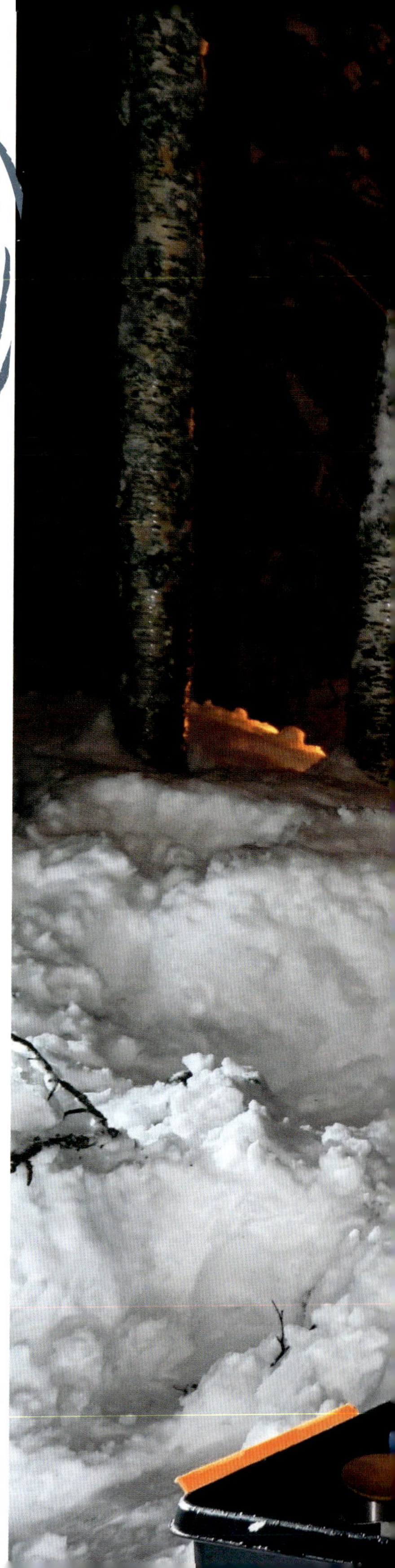

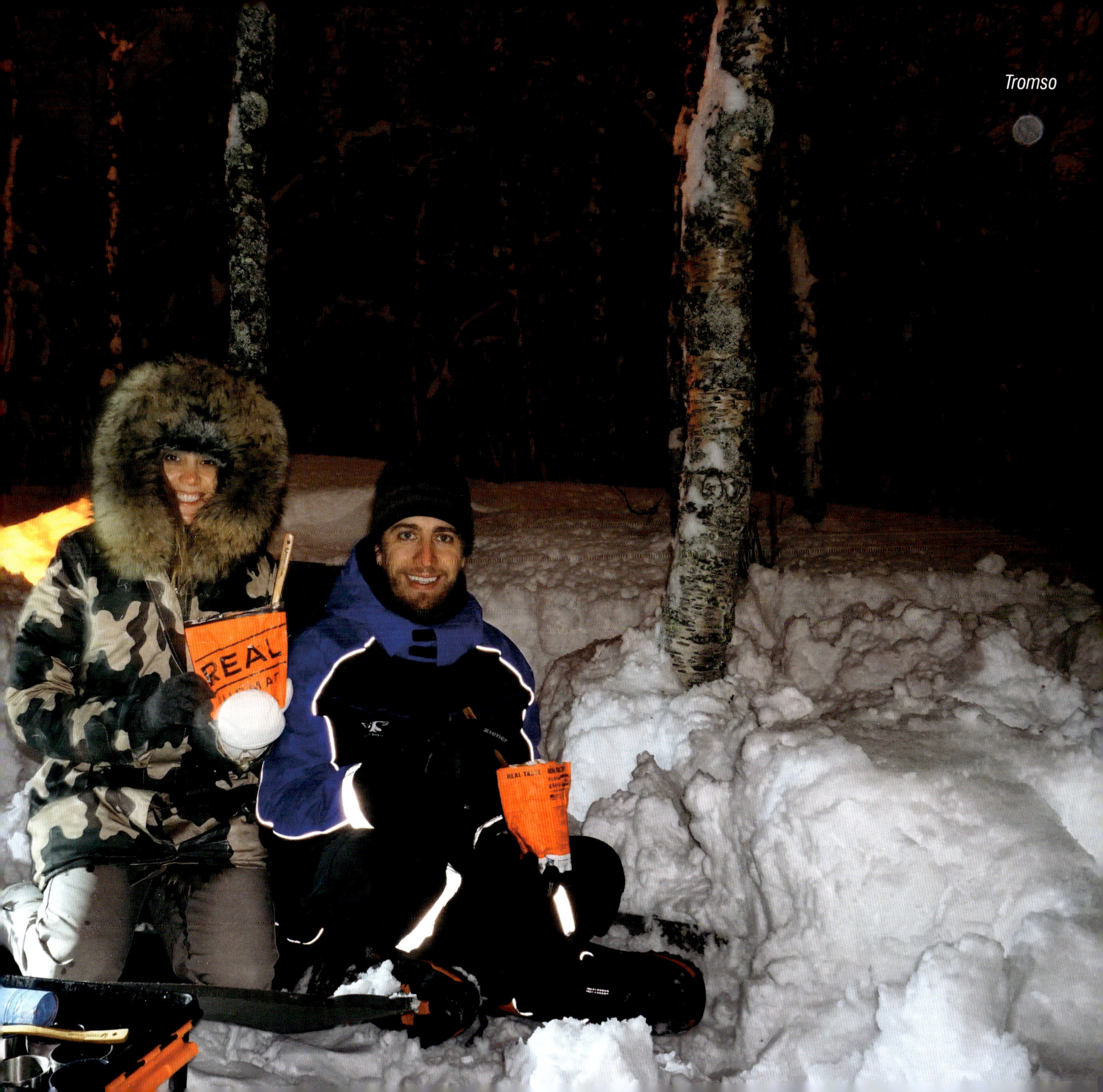


*Tromso*

*Tromso*

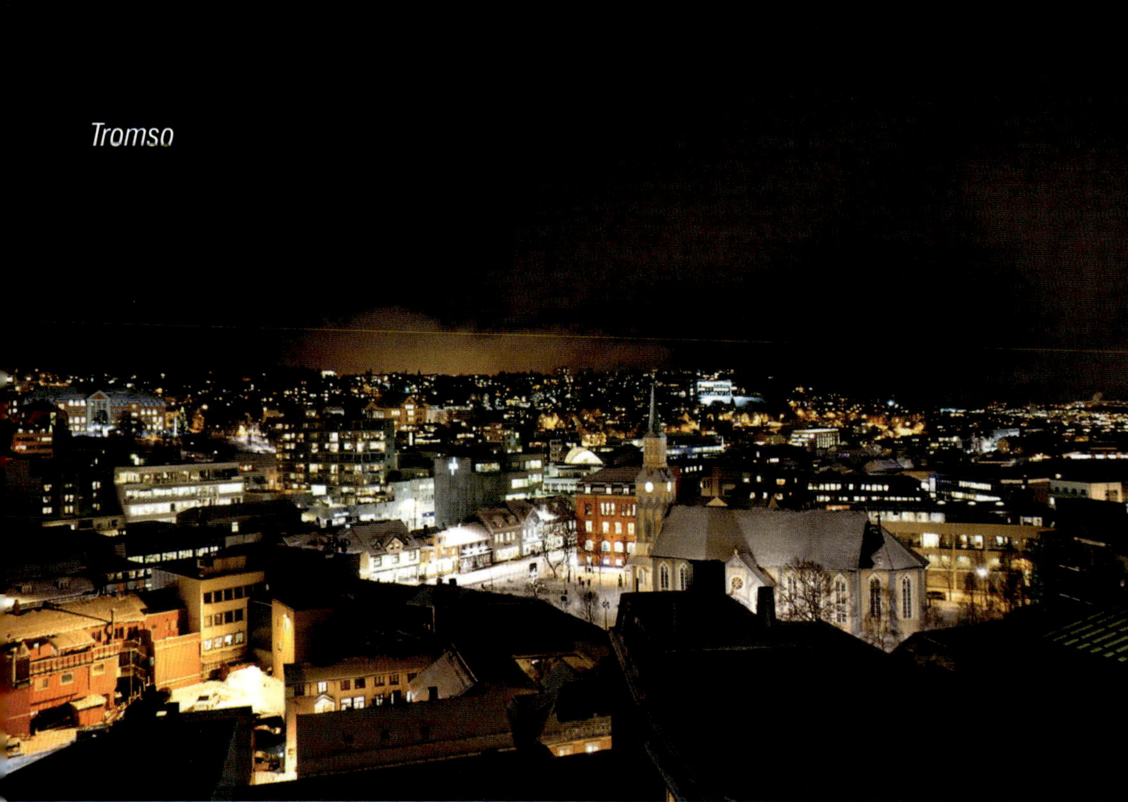

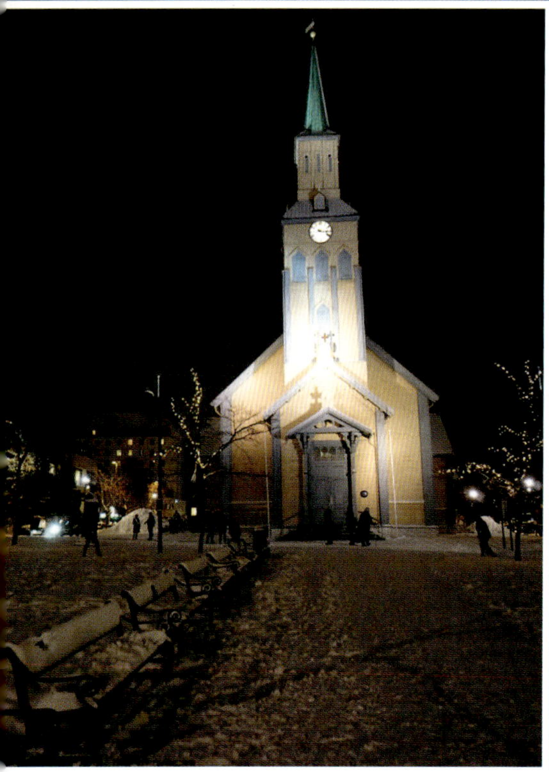

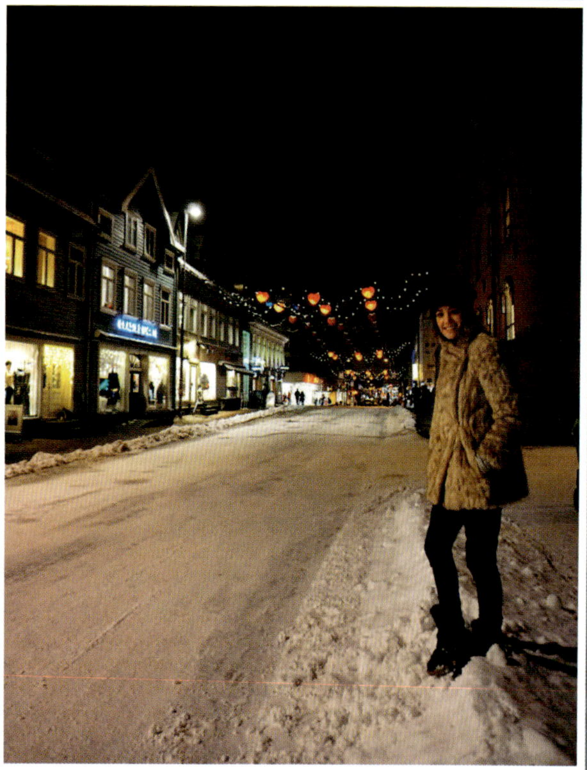

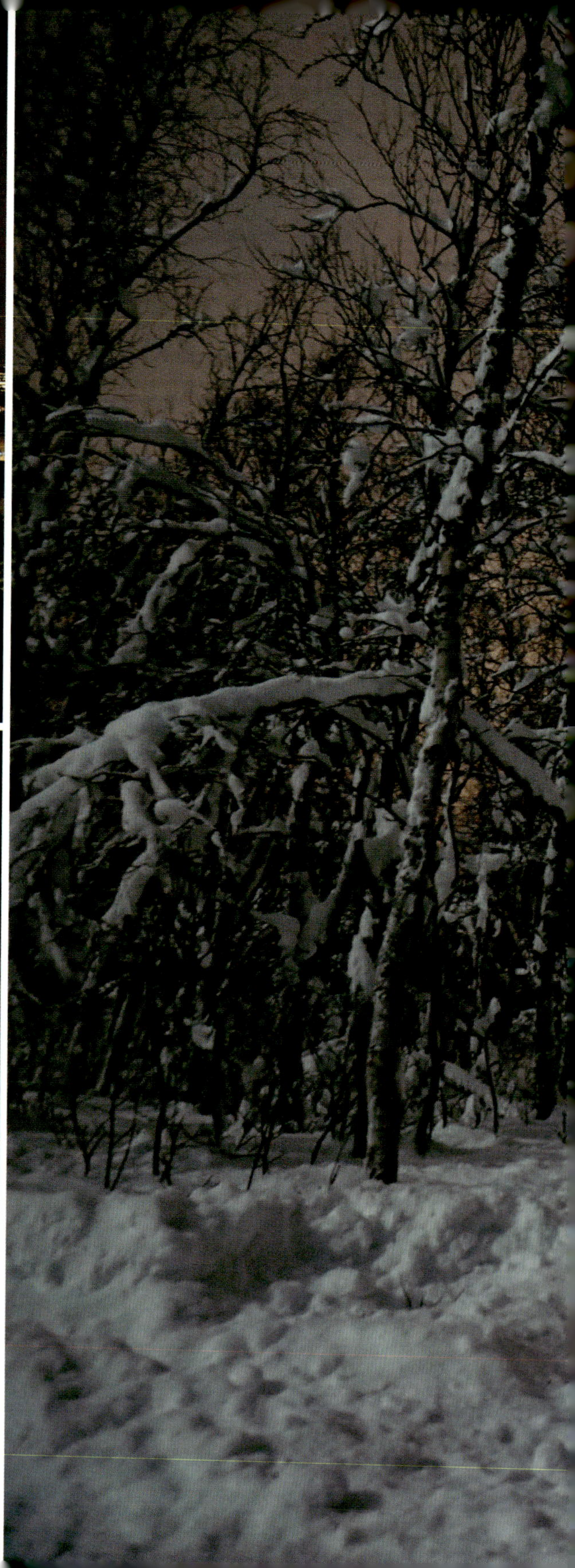

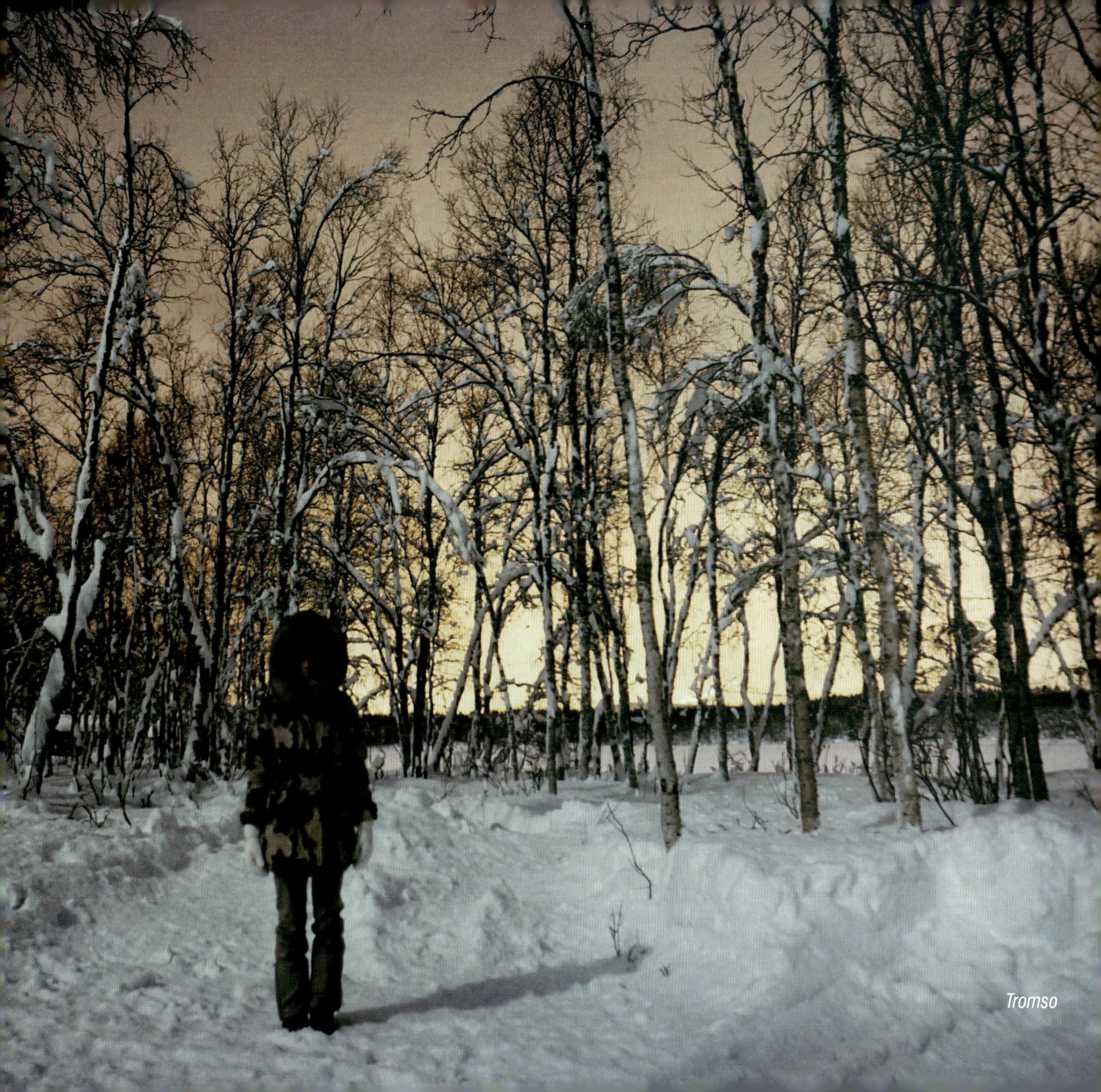

Tromso

# ALEMANHA

## COMEMORANDO MAIS UM ANO DE VIDA EM BERLIM!

Já estávamos no 286.º dia de viagem, no 34.º país, partindo para o 35.º, e eu (Thainá) ali, me tornando uma balzaquiana. Apesar da distância dos amigos e familiares queridos, recebi tantas mensagens lindas e cheias de amor, que encheram o meu coração de alegria.

Nesse dia eu agradeci muito por todo o carinho recebido e também por estar completando mais um ano de vida, pela minha saúde e por todas as experiências que tive até ali, tanto as boas, que foram bênçãos, quanto as ruins, que fizeram com que eu me tornasse uma pessoa melhor.

Depois de mais de 120 dias na Europa, esse foi o país escolhido para comemorarmos o fim da nossa jornada no continente, e também as minhas três décadas de vida.

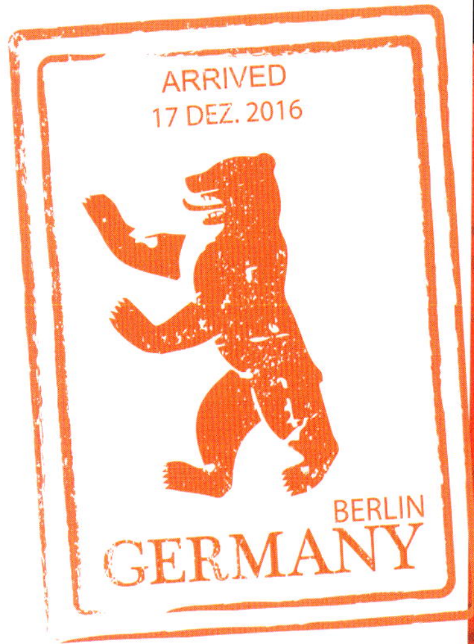


*CELEBRATING ANOTHER YEAR IN BERLIN!*

*We were already on the 286th day of travel, in the 34th country, leaving for the 35th, and I (Thainá) there, getting close to my thirties. Despite the distance from beloved friends and relatives, I received so many beautiful and lovely messages that filled my heart with joy.*

*On this day I thanked for all the affection I received and also for completing another year; for my health and for all the experiences I had up to that moment, both the good ones, blessings, and the bad ones, that made me a better person.*

*After more than 120 days in Europe, this was the country we chose to celebrate the end of our journey on the continent, and also my three decades.*

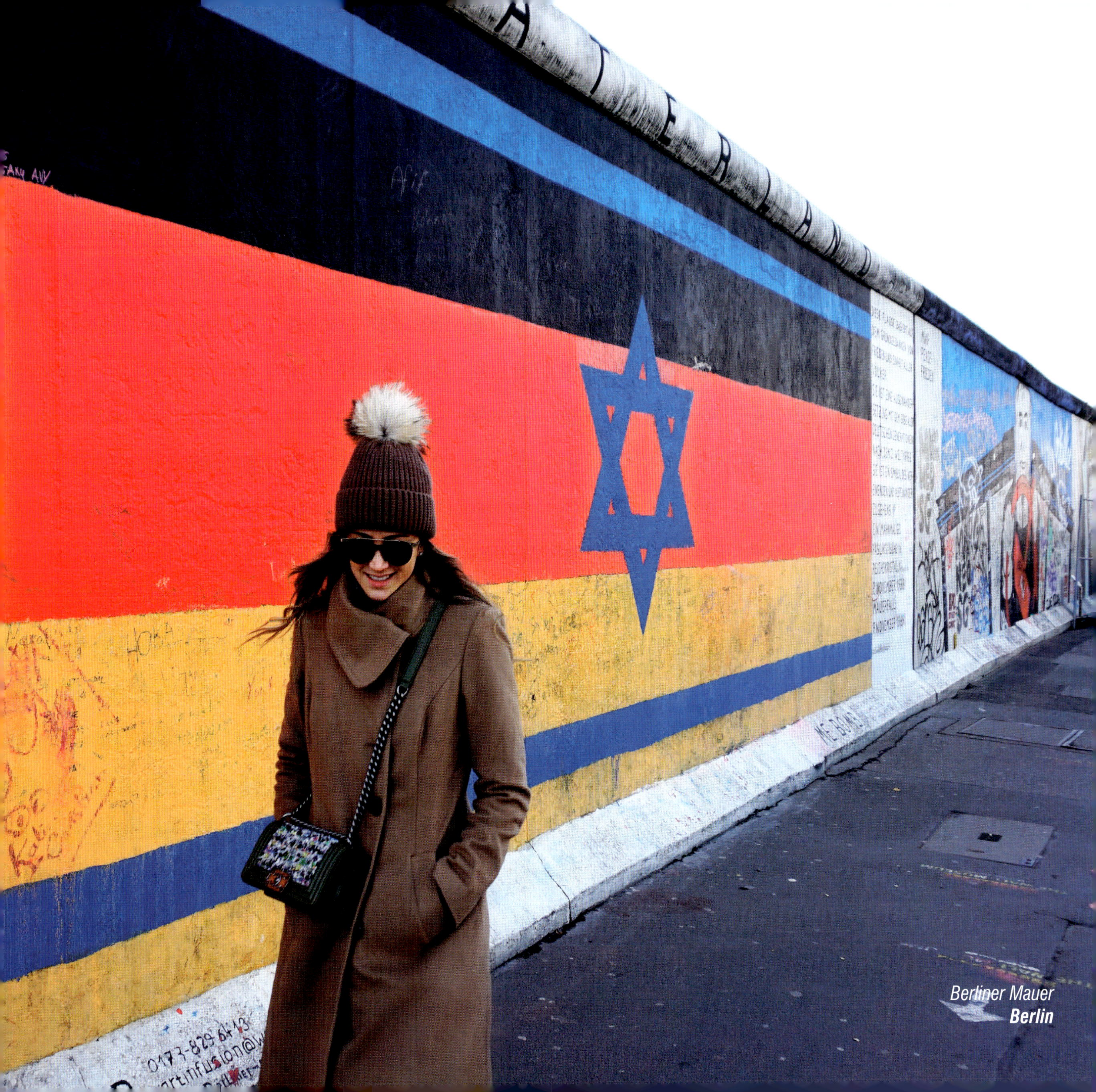

*Berliner Mauer*
***Berlin***

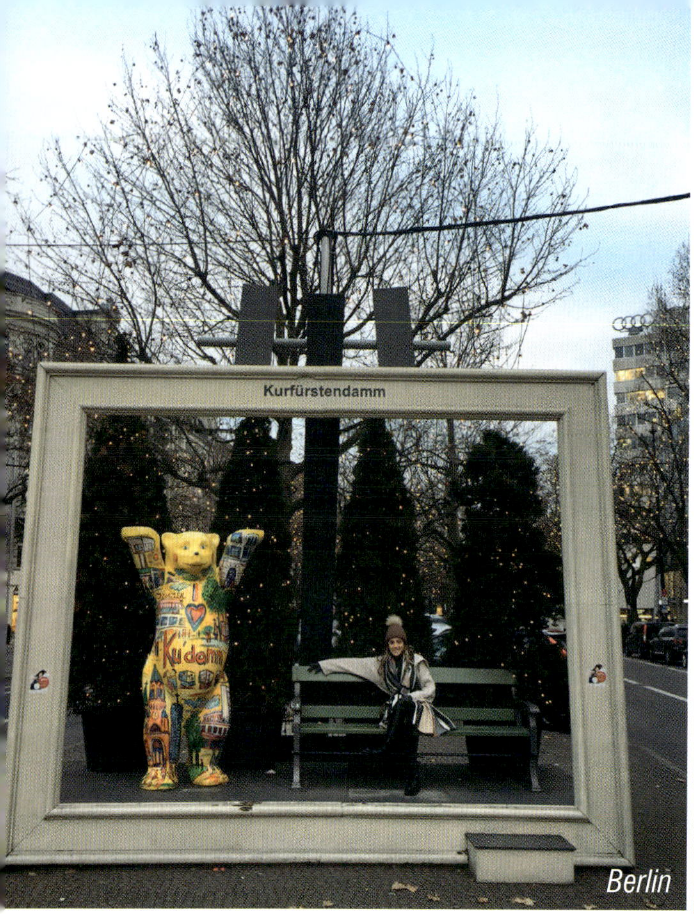


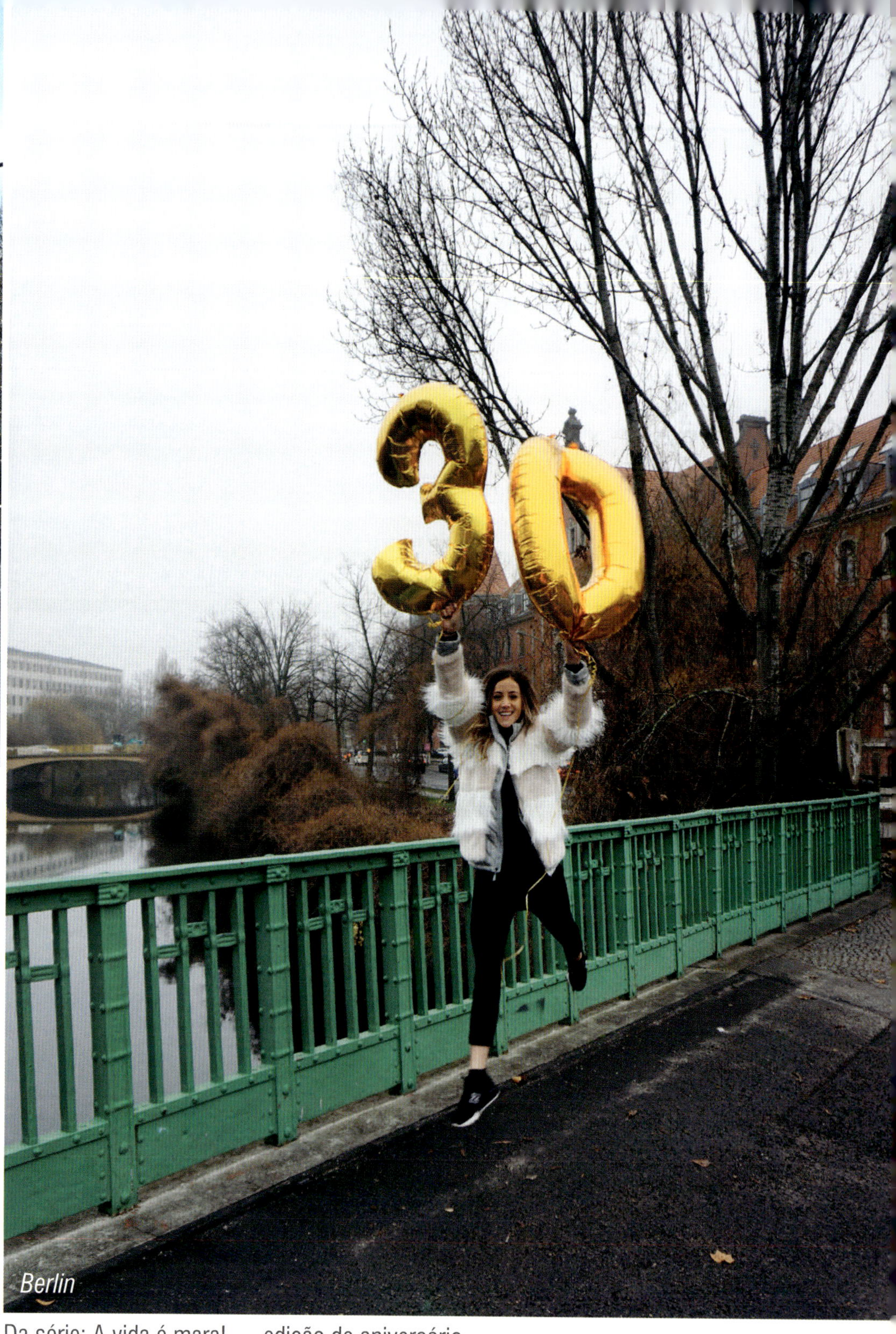


Da série: A vida é mara! — edição de aniversário.
*From the series: Life is marvelous! — anniversary edition*

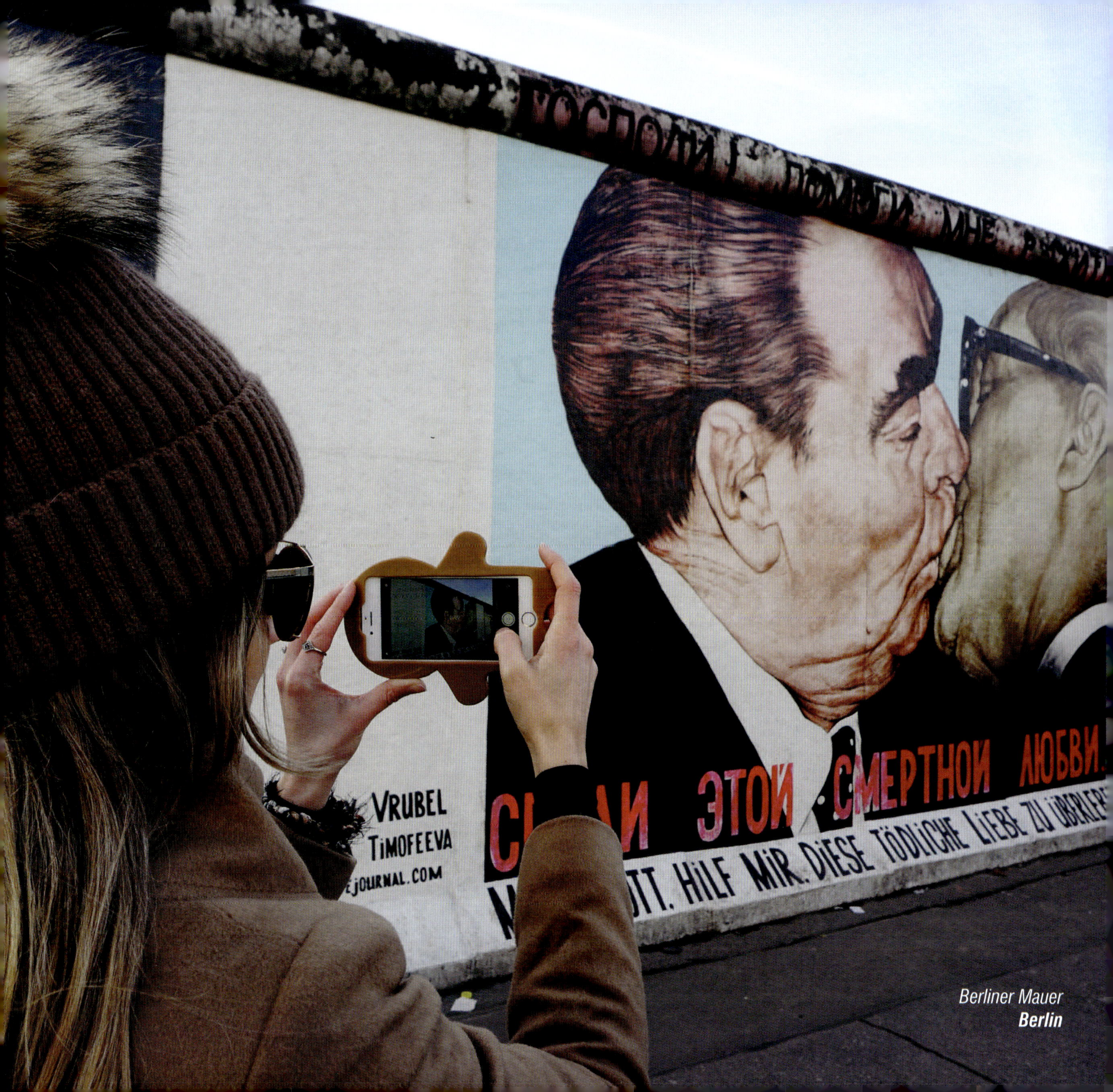


Berliner Mauer
**Berlin**

# CANADÁ

## CHEGOU A HORA DE SENTIR O QUE É FRIO DE VERDADE!

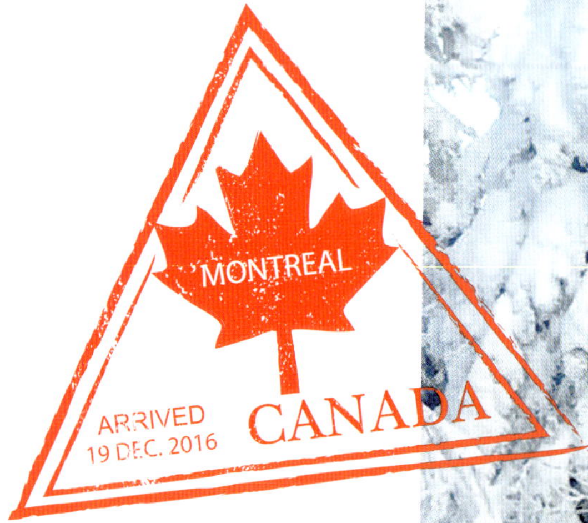


Depois de 287 dias de viagem, chegamos à América do Norte, muito bem recebidos em Montreal, com um frio de 20 graus negativos. Encontramos uns amigos que moram por lá, e saímos para bater perna pelas ruas, parando entre um café e outro, alguma lojinha de souvenir, uma pausa básica e essencial para nos aquecer e seguir a caminhada congelante.

No dia seguinte já seguimos de carro até Sherbrooke, uma pequena cidade pertinho de Montreal, para encontrar uma parte de nossa família. A irmã do Eduardo mora lá com o marido e as duas filhas pequenas, e a outra irmã dele também foi pra lá passar Natal e Ano Novo conosco.

A casa estava cheia e os dias muito frios. Curtimos a família, brincamos com as crianças, fizemos um boneco de neve no estilo vida louca (de cabeça para baixo), patinamos no gelo. De lá partimos para Mont-Tremblant, uma região de montanhas com estação de esqui. Adoramos a experiência. Ficamos num chalé com toda a família, curtindo a neve e esquiando, e chegamos a pegar temperaturas inferiores a 25 graus negativos.

Foram no total 23 dias no Canadá, incluindo Natal e Ano Novo, período importante para recarregar as baterias, matar a saudade da família e seguir viagem.

*THE TIME HAS COME TO FEEL WHAT IS REAL COLD!*

*After 287 days of travel, we arrived in North America, very well received in Montreal, with minus 20 degrees. We met some friends who live there, and we went out to wander around the streets, stopping at one coffee and another, some small shop of souvenirs, a simple and essential pause for us to warm up to and follow the freezing walk.*

*The next day we drove to Sherbrooke, a small town near Montreal, to find a part of our family. Eduardo's sister lives there with her husband and two small daughters, and his other sister also went there to spend Christmas and New Year with us.*

*The House was full and the days were very cold. We enjoyed the family, we played with the children, we made a snowman in a crazy style (upside down), we went ice skating. From there we went to Mont-Tremblant, a region of mountains with a ski station. We loved the experience. We stayed in a chalet with the whole family, enjoying the snow and skiing, and we got to take temperatures below -25 degrees.*

*In total, there were 23 days in Canada, including Christmas and New Year, an important time to recharge the batteries, to stop missing our family and to continue traveling.*

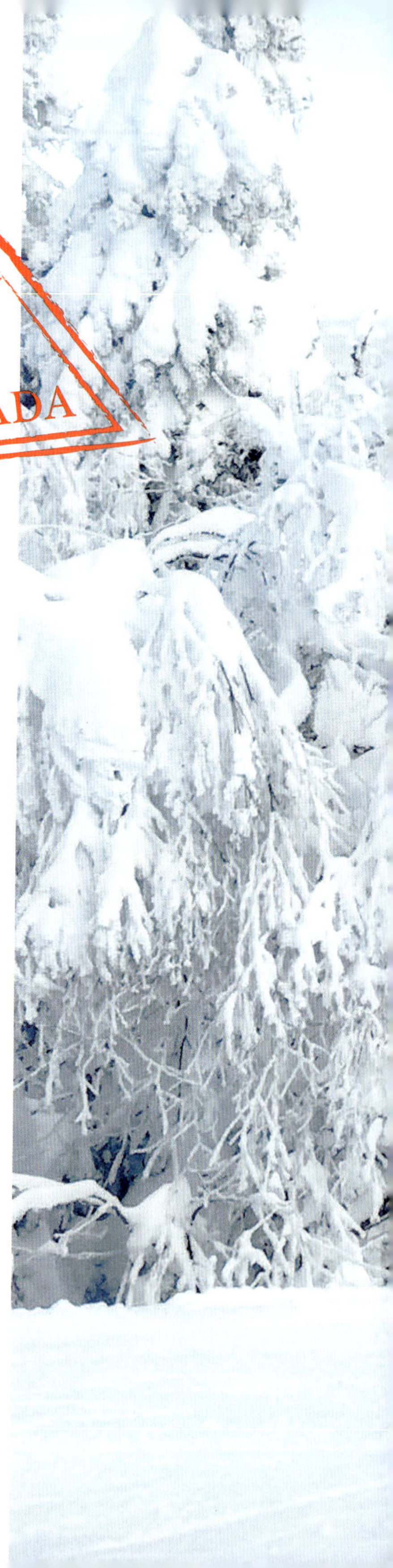

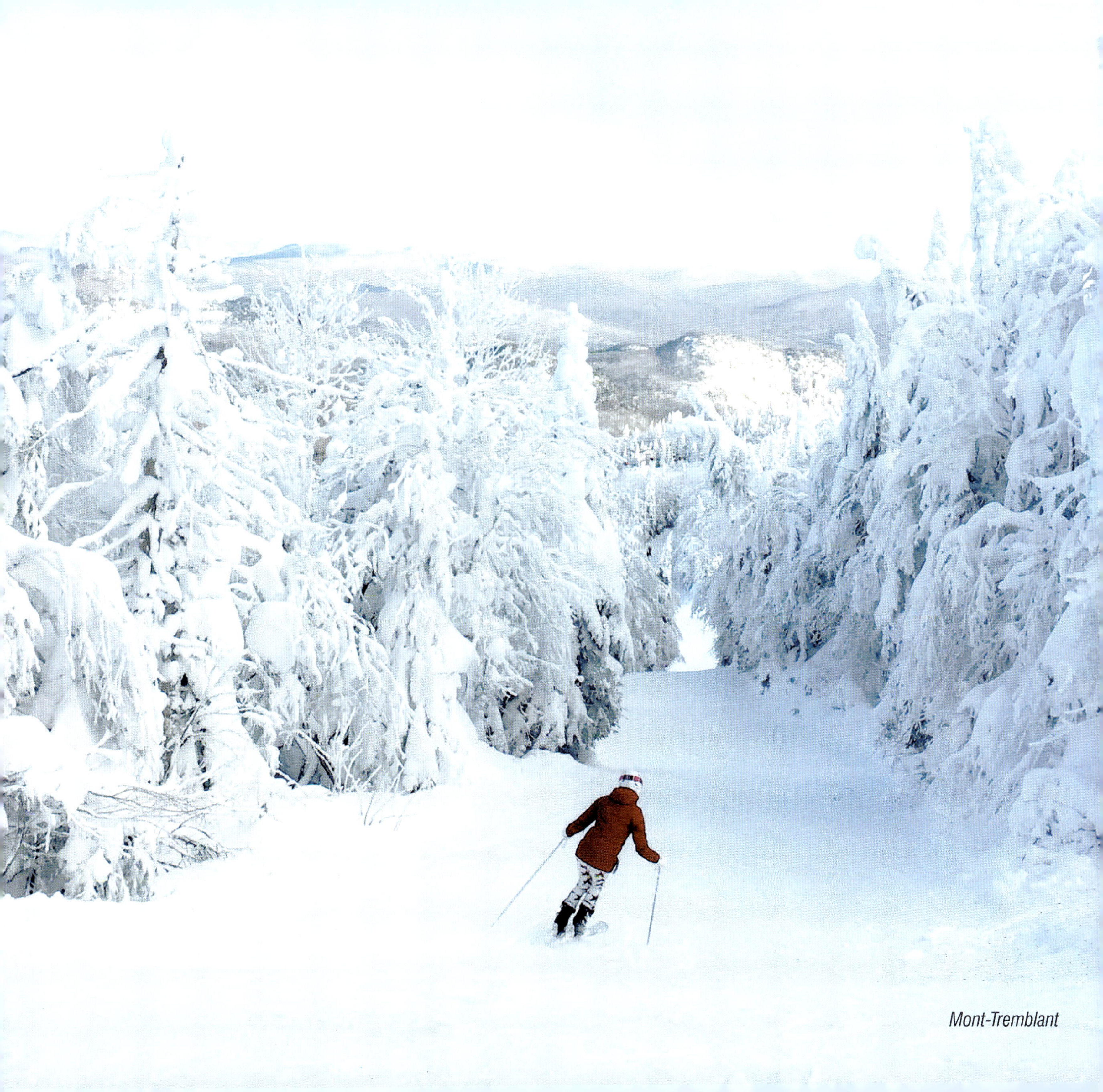

*Mont-Tremblant*

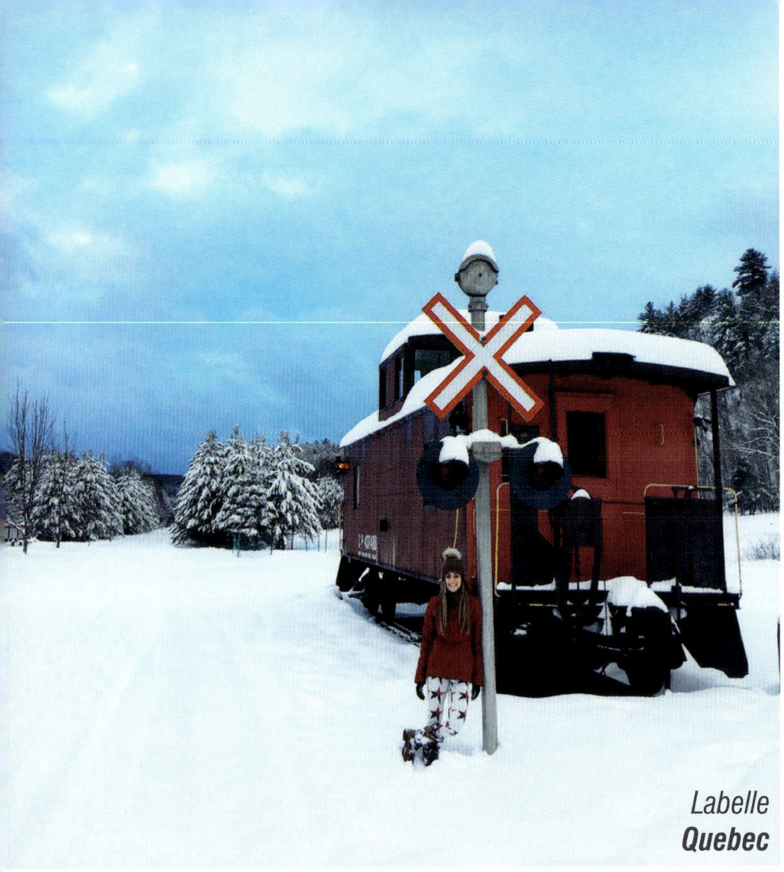


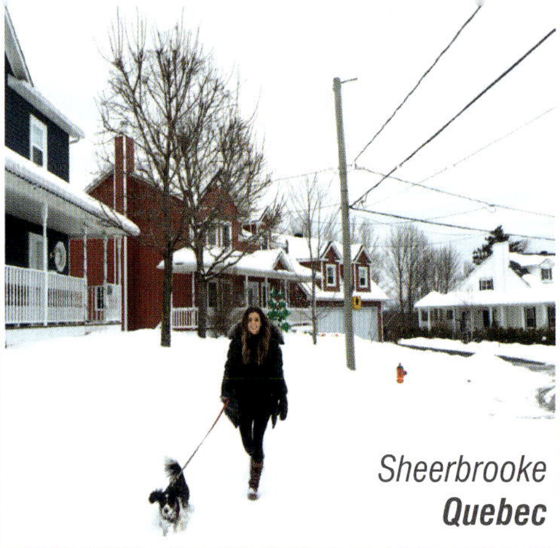


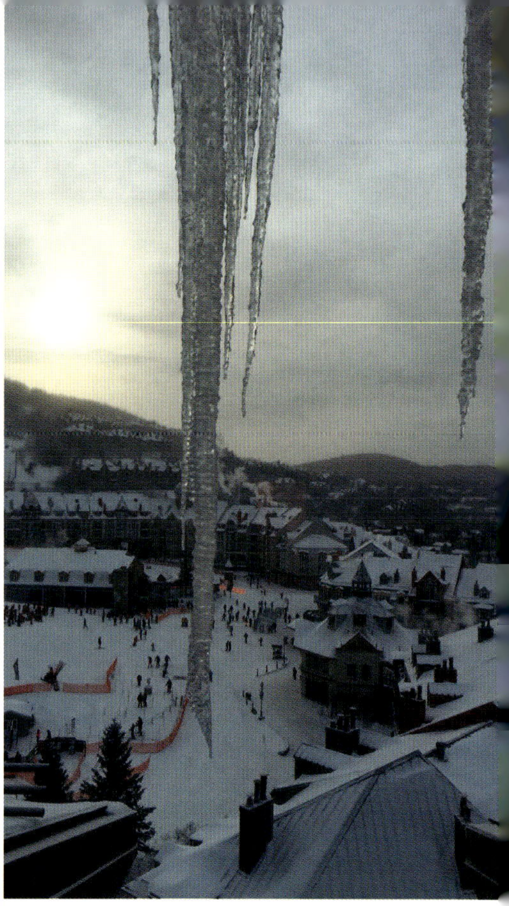

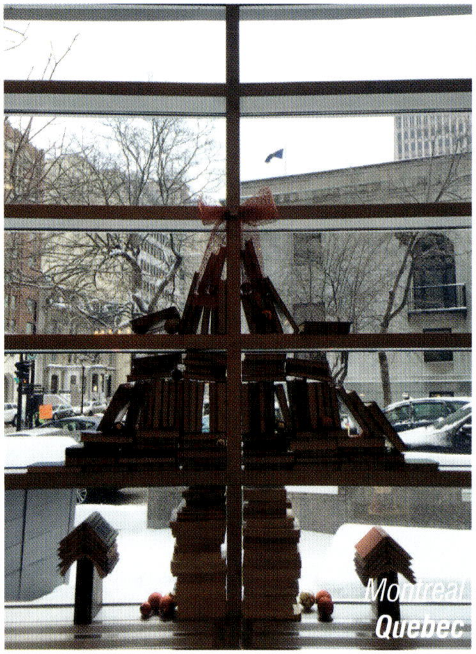


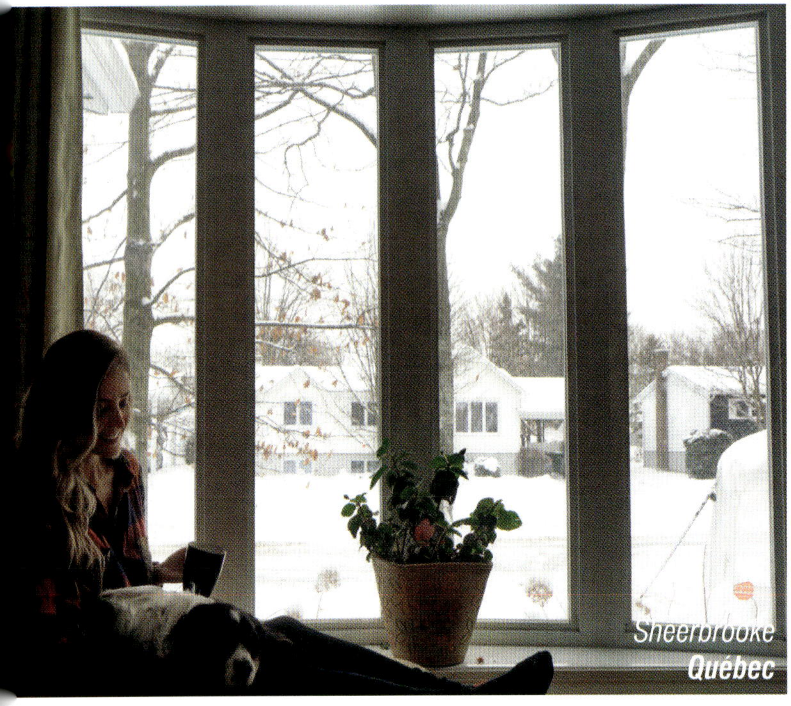


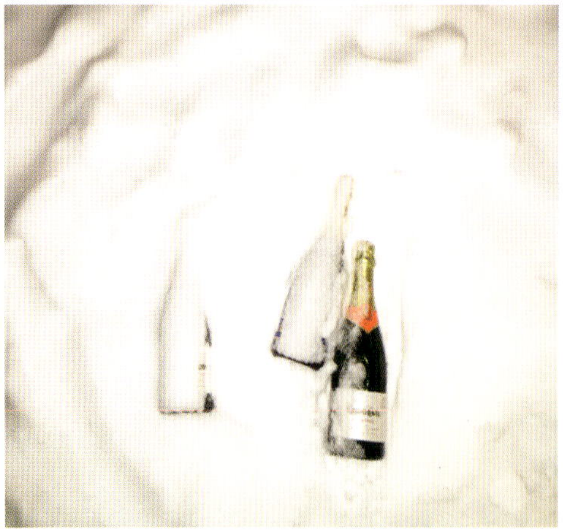

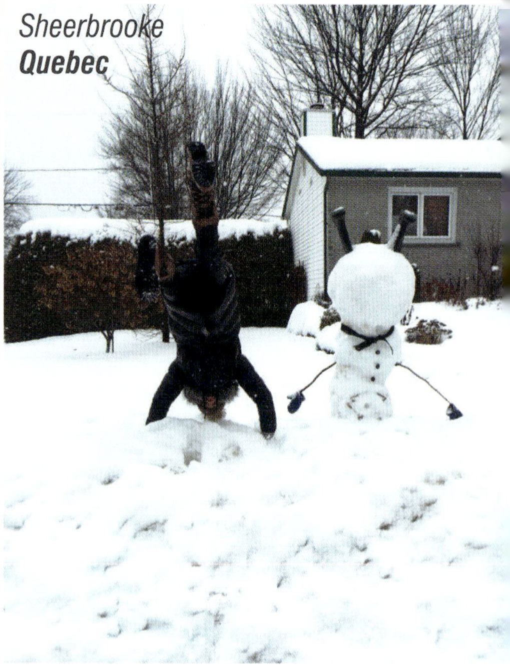


Maturidade na neve: não temos.

*Maturity in the snow: we don't have.*

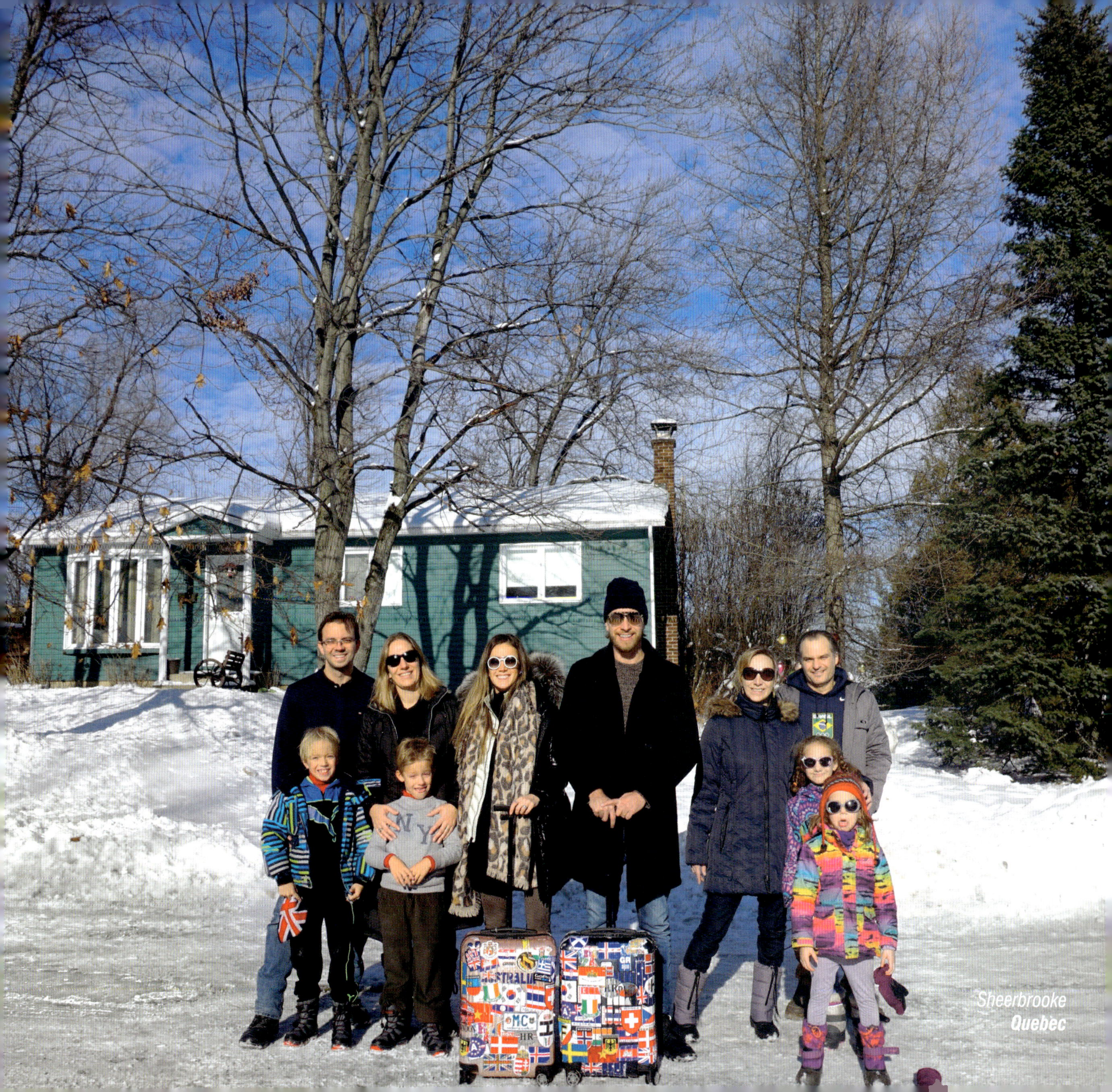
Sheerbrooke
Quebec

# ESTADOS UNIDOS

## CHEGAMOS, TIO SAM!

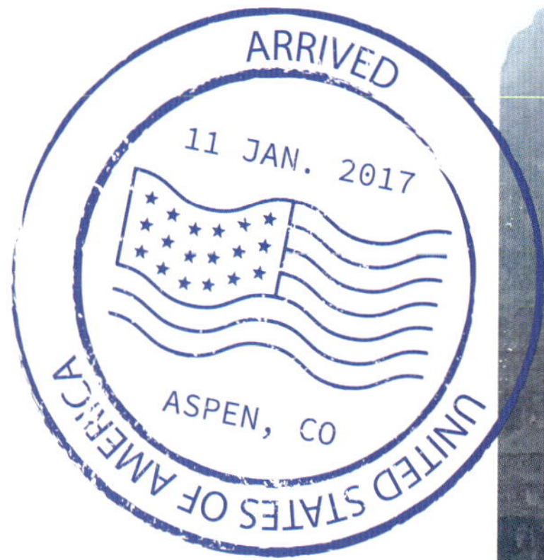


Nosso primeiro destino em território americano foi a charmosa estação de esqui de Aspen. Tivemos a visita de uma amiga que nos acompanhou pelas montanhas. Para os amantes do esporte, a estação é excelente. São quatro montanhas com diferentes níveis. Não são muito movimentadas, então dificilmente existe fila. Para completar, é uma cidade muito charmosa, com restaurantes e bistrôs dos mais variados.

Nosso segundo destino foi São Francisco, em especial o Vale do Silício, a região mais inovadora do planeta. Foram algumas semanas explorando empresas e conectando-se com o que será o futuro. Encontramos muitos amigos brasileiros por lá, que tornaram aquele momento quase uma sensação de estarmos em casa.

Exploramos a Califórnia de norte a sul. Esquiamos em Lake Tahoe com paisagens lindas, fomos a Napa Valley tomar bons vinhos, descemos por toda a costa e passamos alguns dias em Carmel, provavelmente a cidade mais charmosa dos EUA. Em San Diego, encontramos mais amigos, e nos hospedamos em La Jolla, na região costeira. Adoramos!

*UNCLE SAM, HERE WE ARE!*

*Our first landing on American territory was the charming ski station of Aspen. A friend of ours visited us and accompanied us through the mountains. For sport lovers, the station is excellent. There are four mountains with different levels. They are not crowded, so there is hardly a queue. To complete, it is a very charming town, with bistros and restaurants of various kinds.*

*Our second destination was San Francisco, particularly the Silicon Valley, the most innovative region on the planet. We spent a few weeks exploring companies and connecting with what will be the future. We found many Brazilian friends there, which made that moment almost a feeling of being at home.*

*We explored California from north to south. We skied in Lake Tahoe with beautiful scenery, we went to Napa Valley to take in fine wines, we went down the coast and spent a few days in Carmel, probably the most charming city in the USA. In San Diego, we found more friends, and we stayed in La Jolla, the coast region. We loved it!*

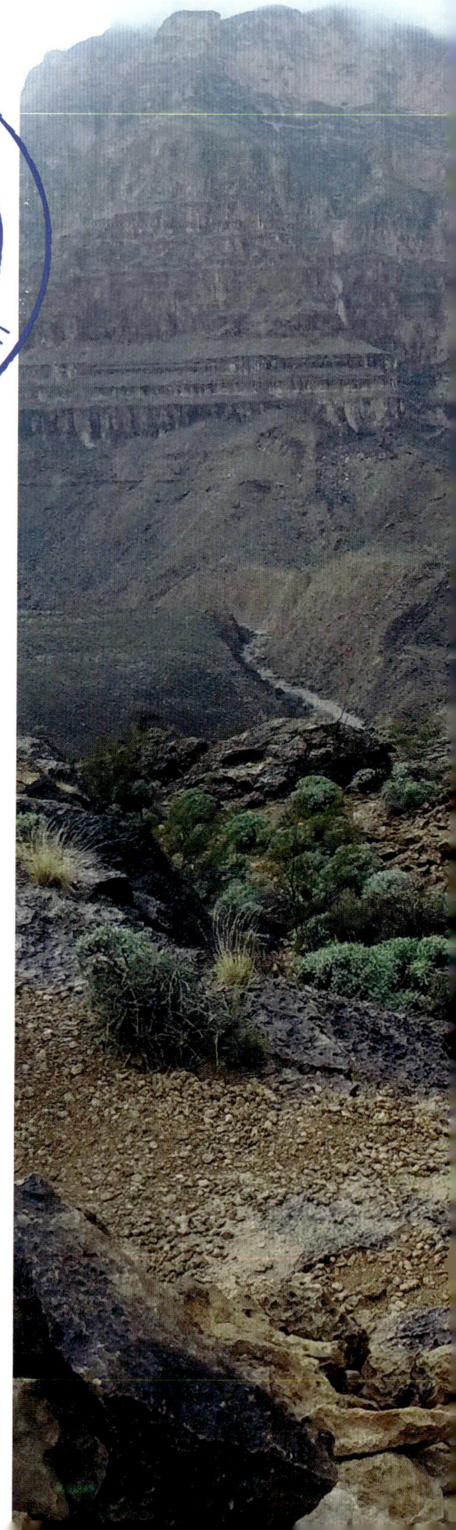

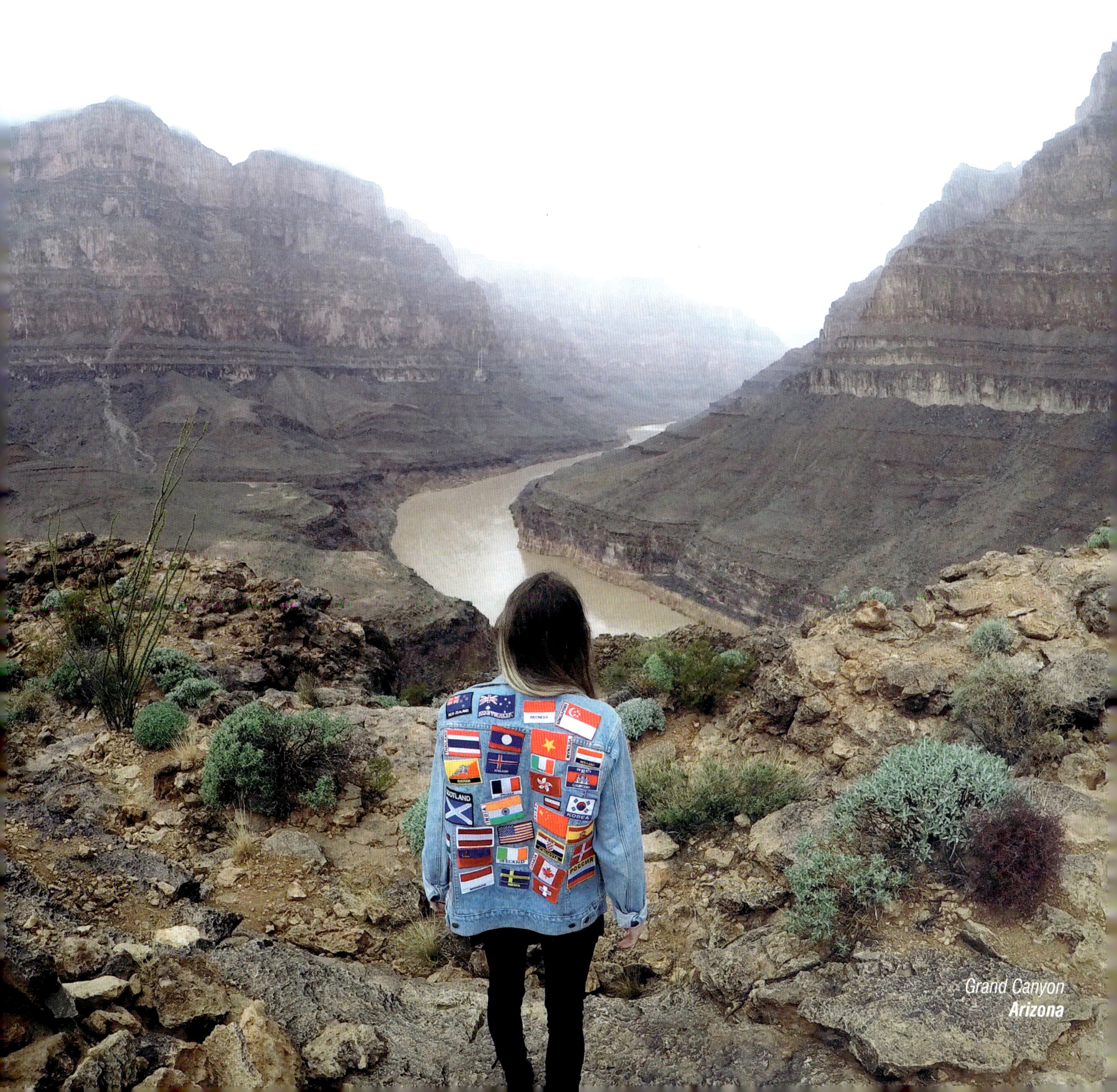

Grand Canyon
***Arizona***

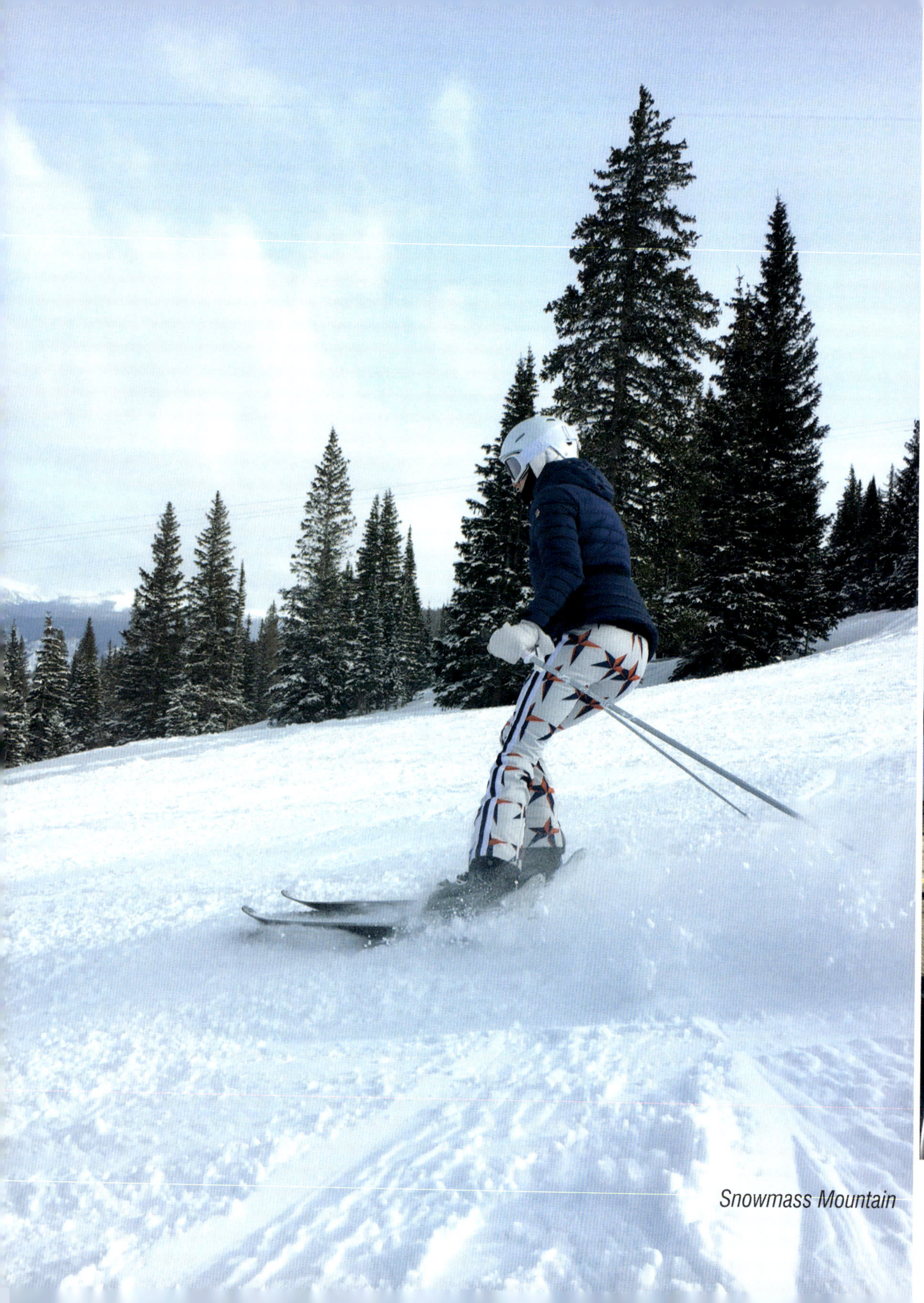

*Snowmass Mountain*

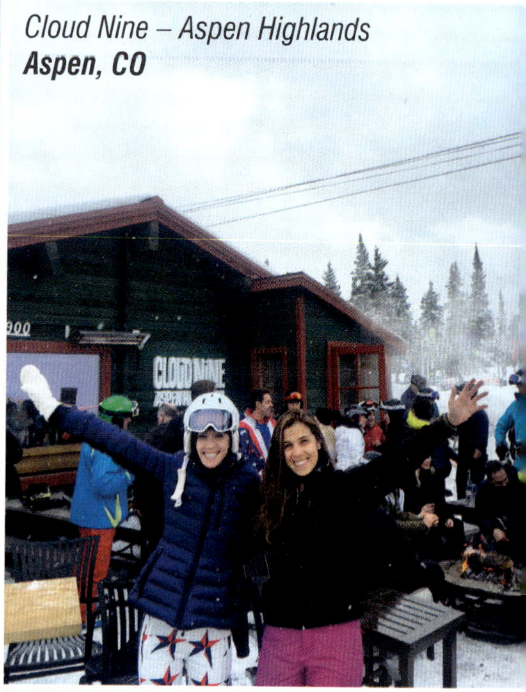


*Cloud Nine – Aspen Highlands*
***Aspen, CO***

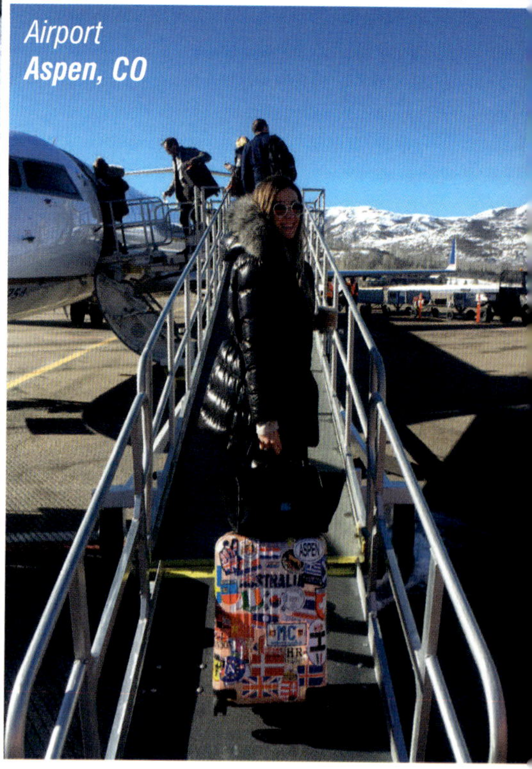

*Airport*
***Aspen, CO***

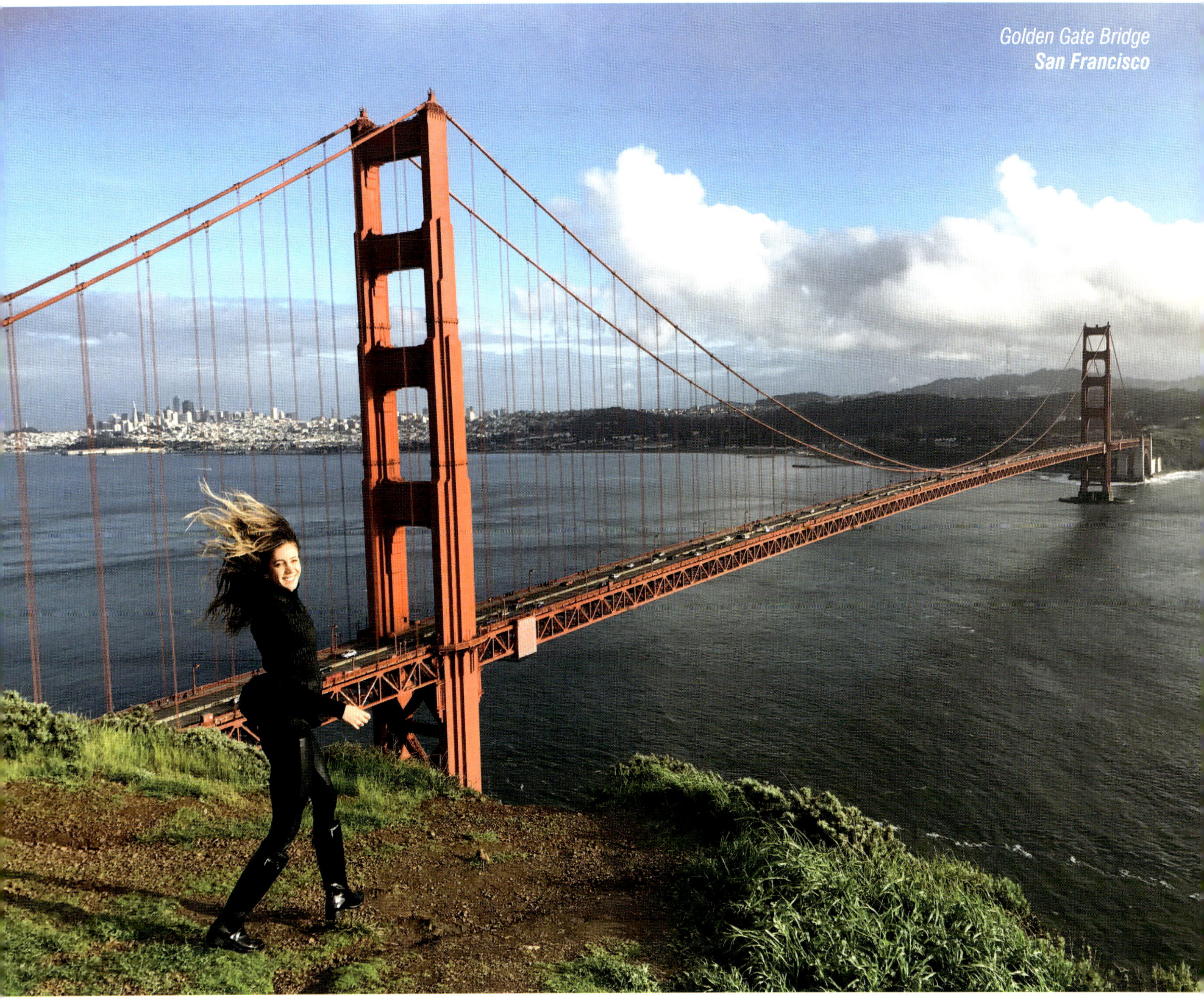
Golden Gate Bridge
San Francisco

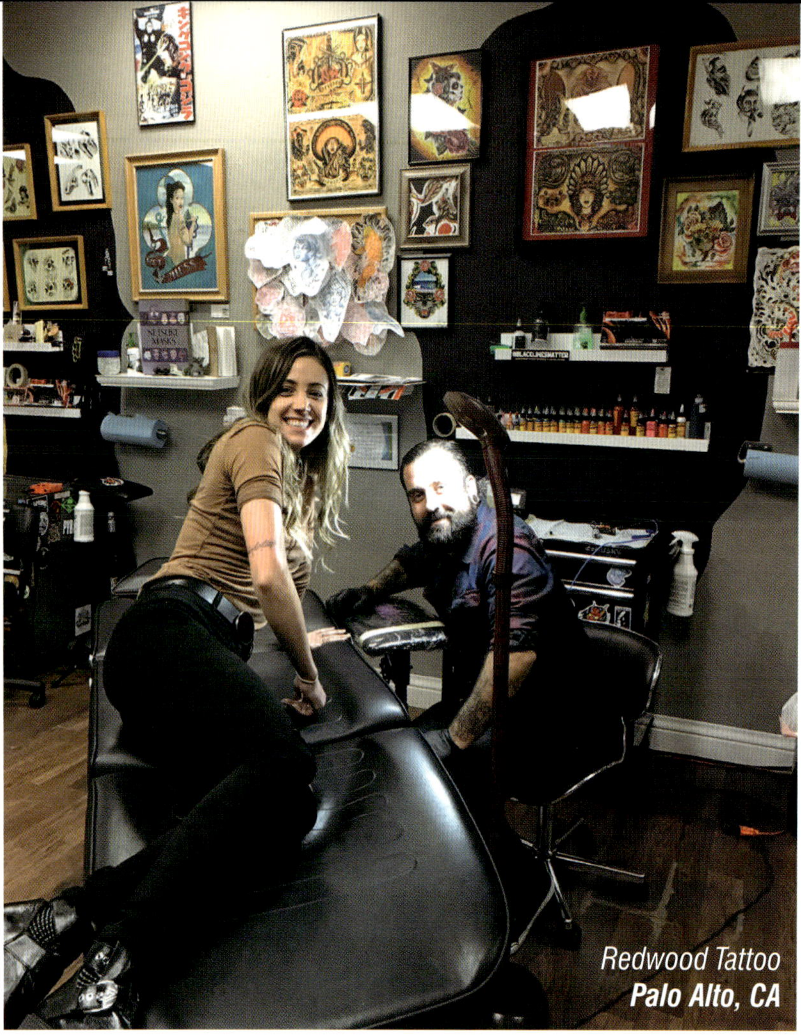

Redwood Tattoo
**Palo Alto, CA**

A primeira tatuagem da vida tinha que ser feita nessa viagem de volta ao mundo, como forma de gratidão e para registrar o que essa experiência me proporcionou. "Wanderlust" significa um desejo de viajar, de ir a qualquer lugar, sem medo do desconhecido, explorando e descobrindo novas paisagens, culturas, pessoas, novos caminhos, outros valores, sabores. Vivendo, se envolvendo e viajando internamente para uma peregrinação espiritual, nessa incrível jornada de autodescoberta.

*My first tattoo ever had to be made on this trip around the world, as a form of gratitude and to record what that experience provided. "Wanderlust" means a desire to travel, to go anywhere, without fear of the unknown, exploring and discovering new landscapes, cultures, people, new paths, other values, flavours. Living, engaging and travelling internally to a spiritual pilgrimage, in this amazing journey of self-discovery.*

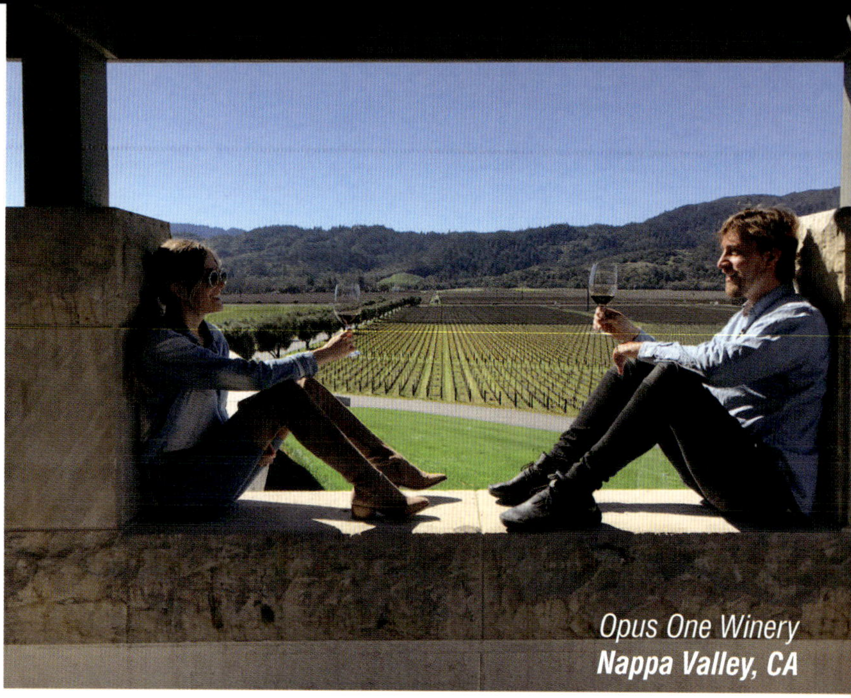

Opus One Winery
**Nappa Valley, CA**

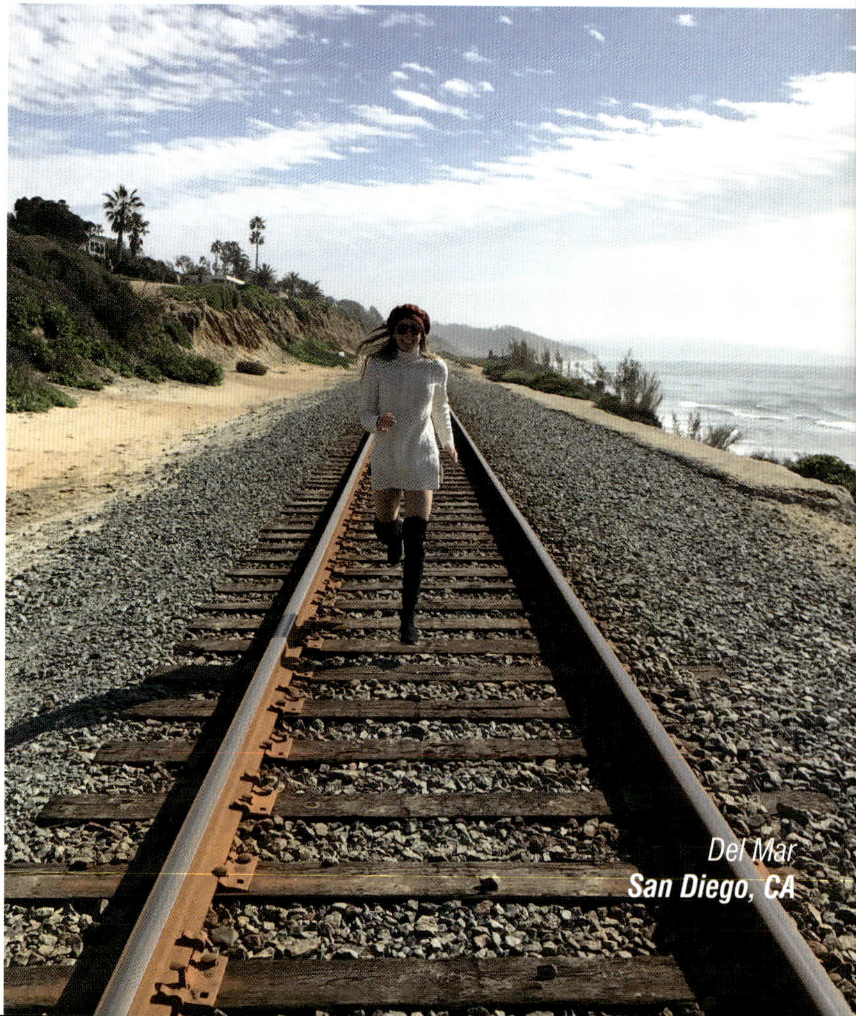

Del Mar
**San Diego, CA**

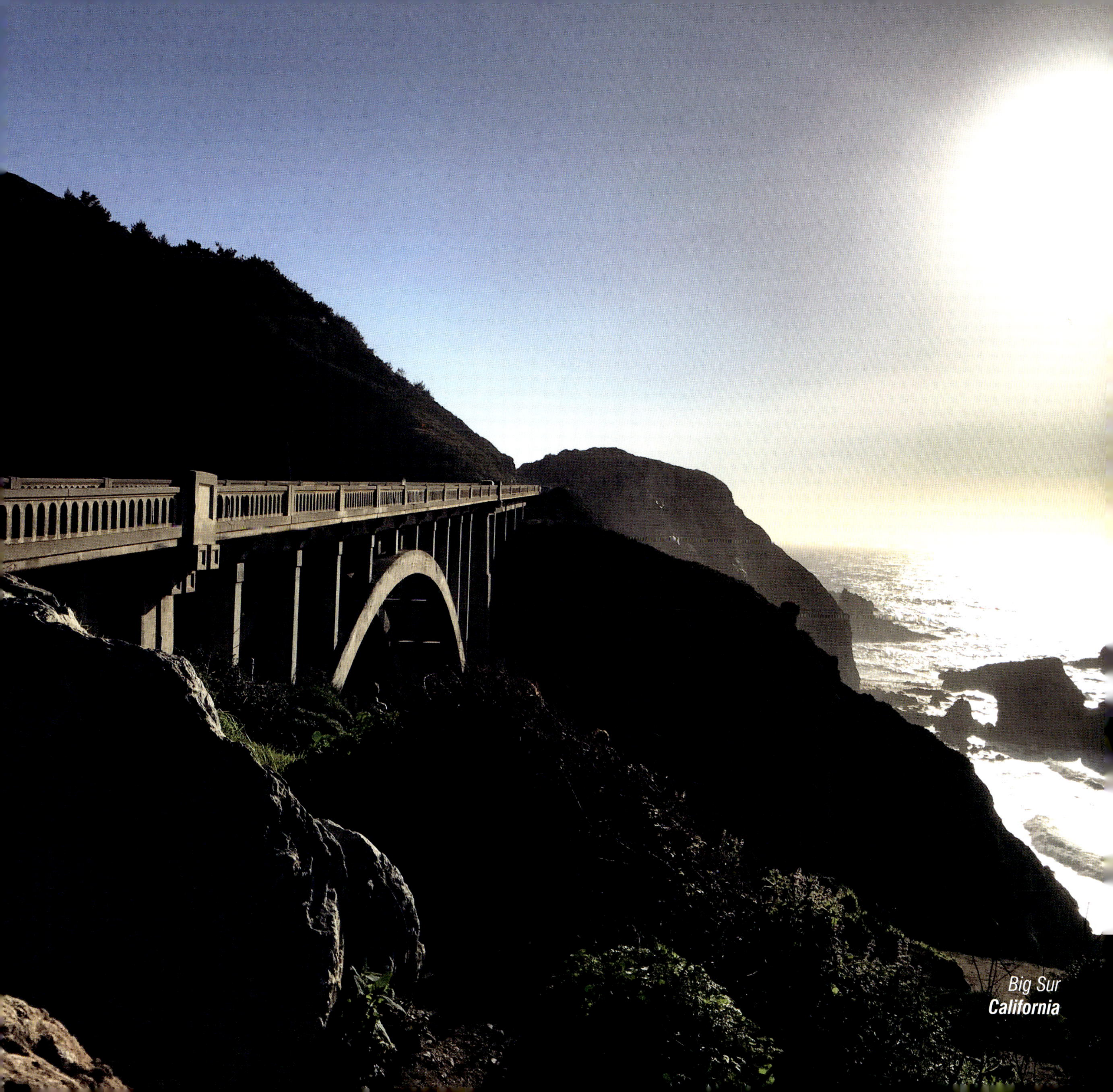

Big Sur
**California**

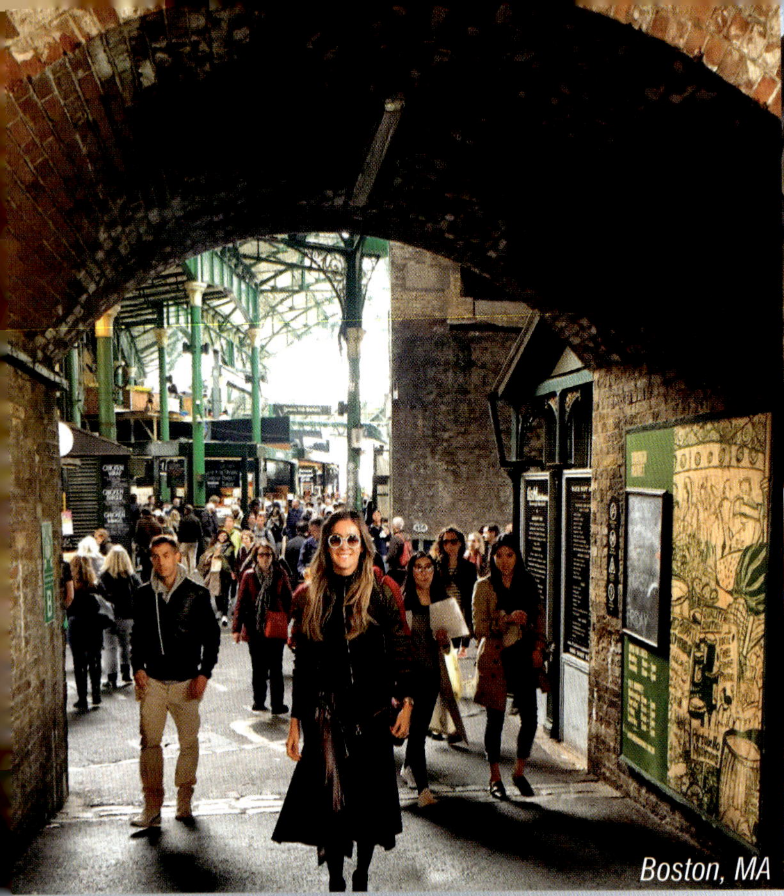
Boston, MA

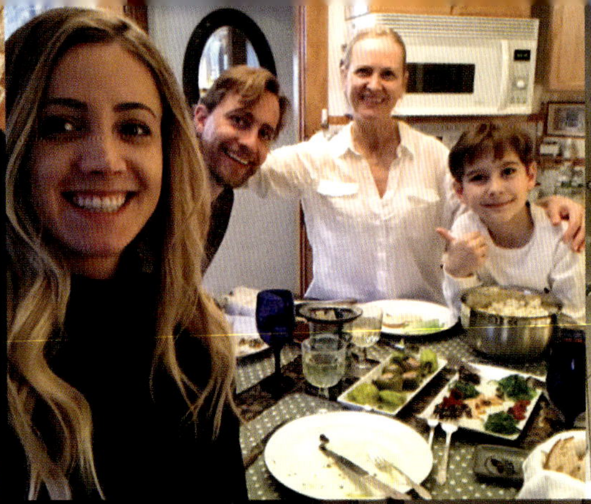

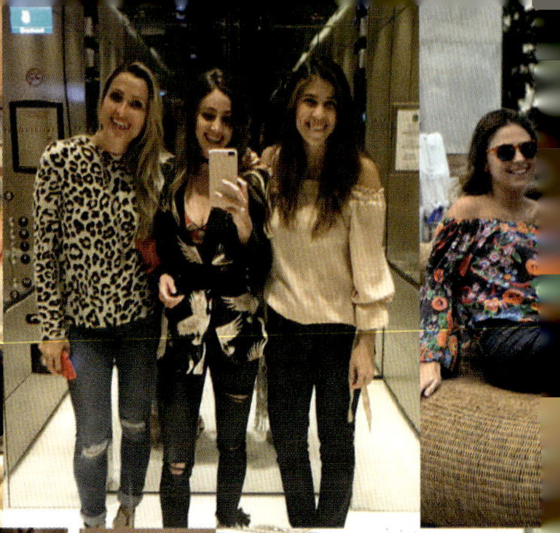

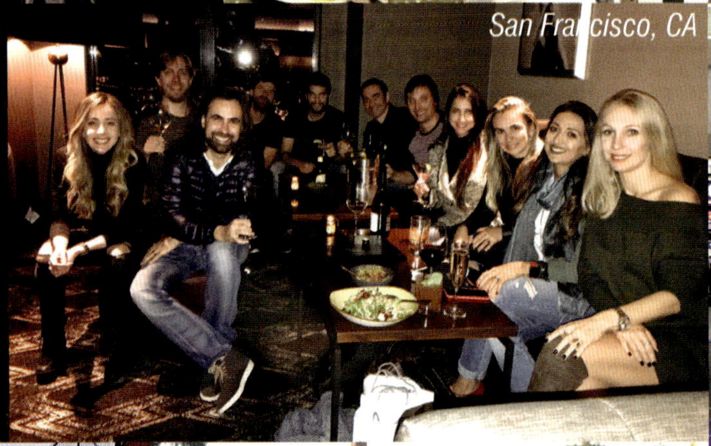
San Francisco, CA

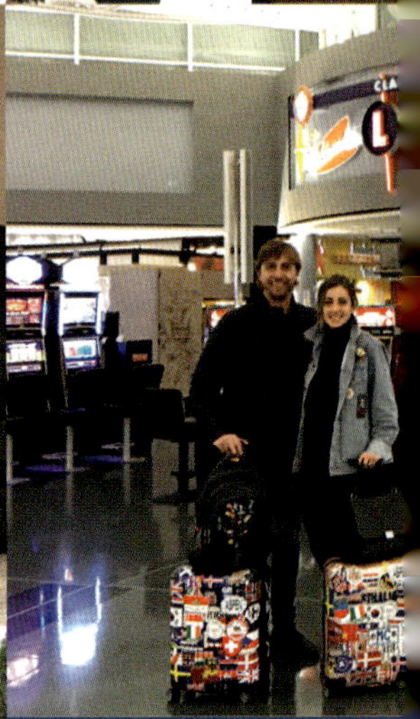

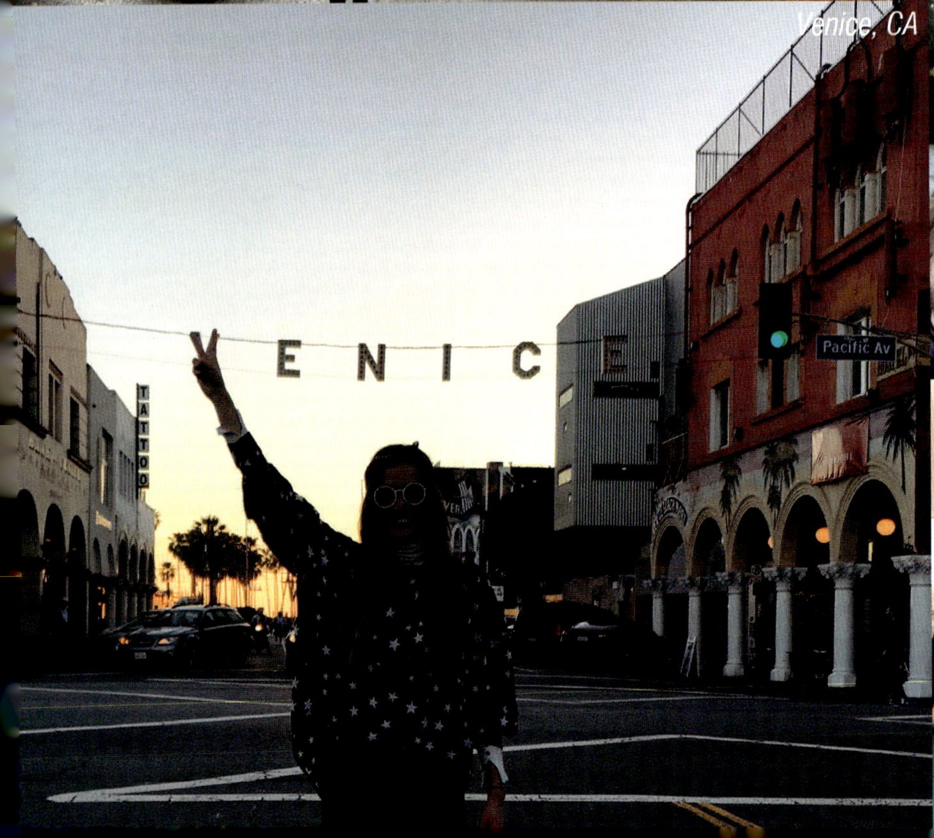

Venice, CA

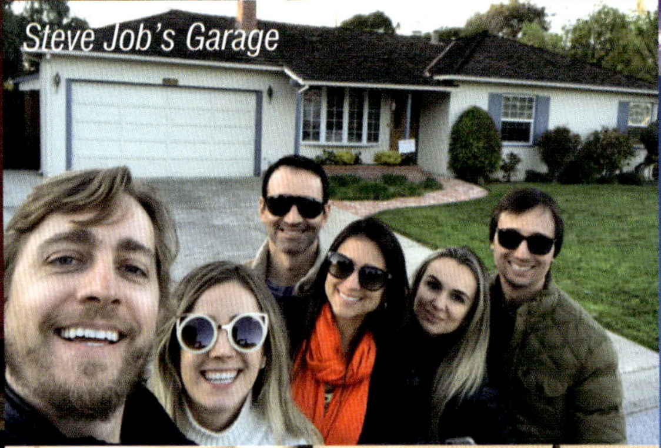
Steve Job's Garage

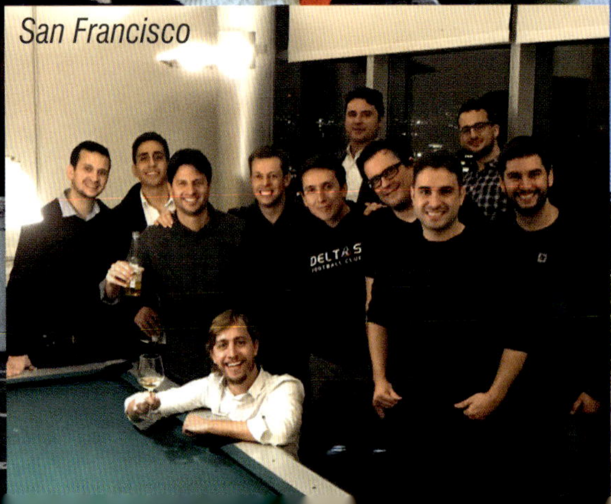
San Francisco

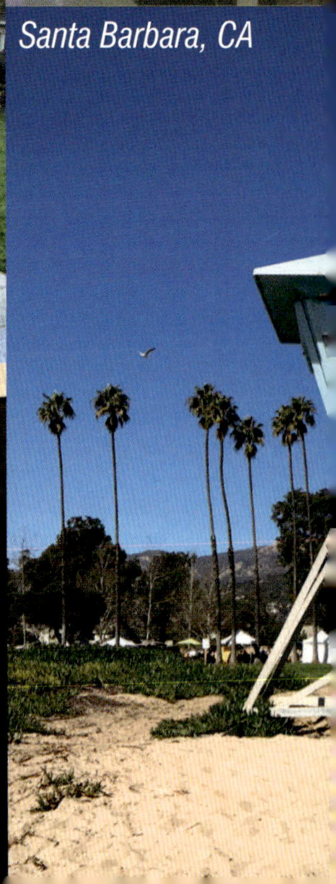
Santa Barbara, CA

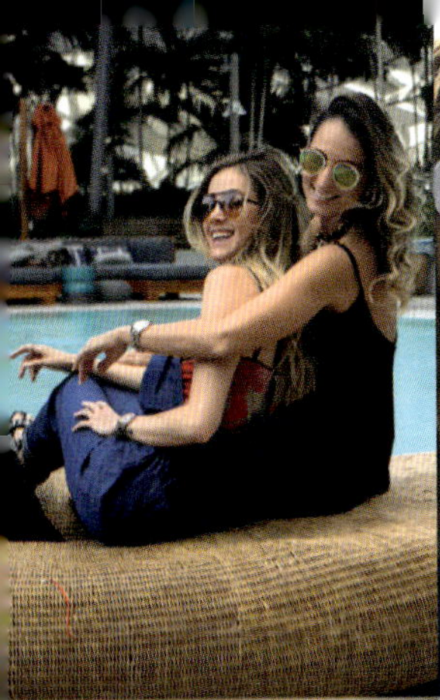

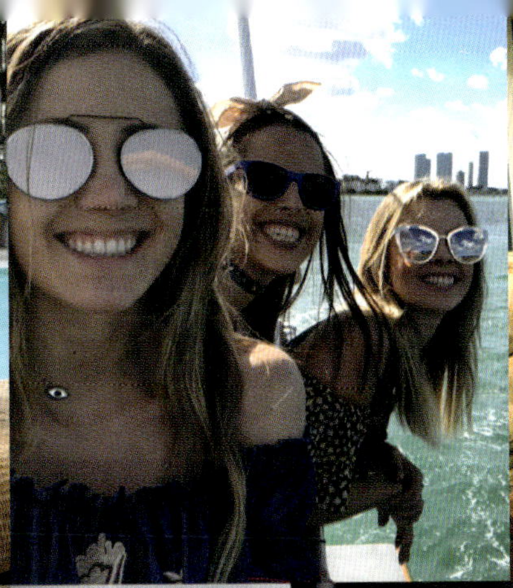

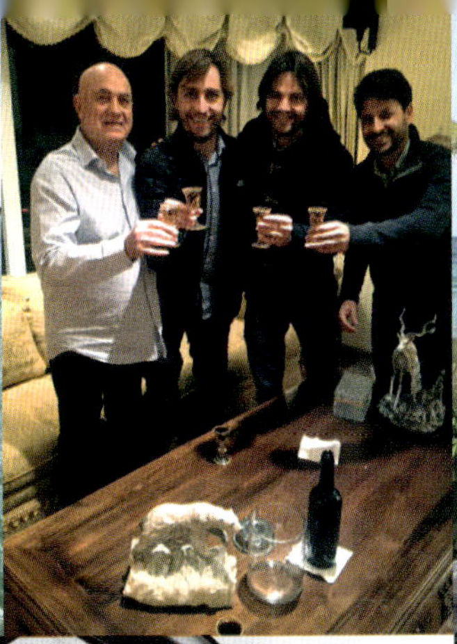

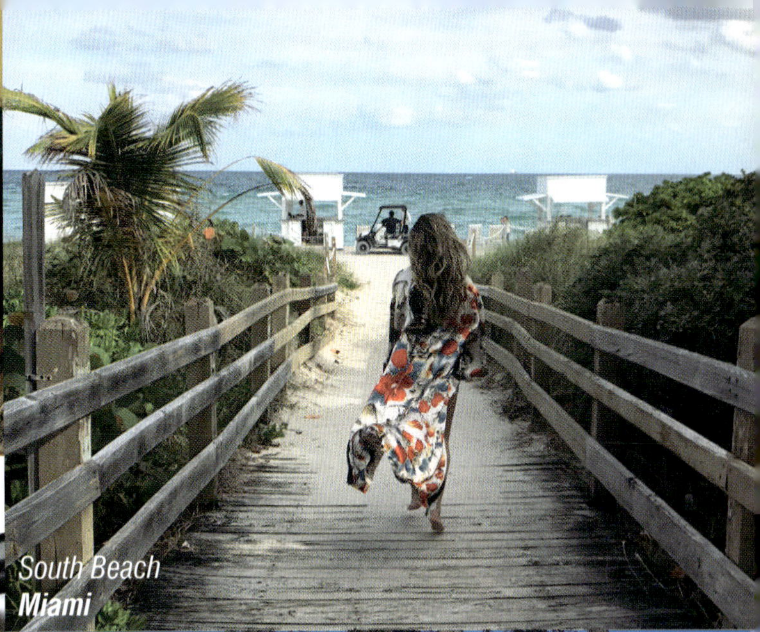

South Beach
**Miami**

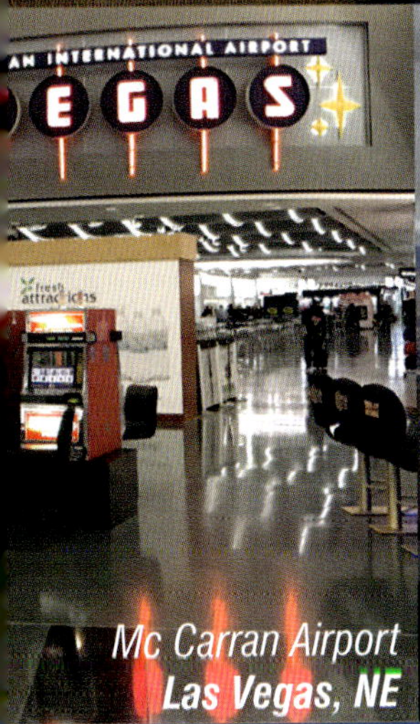

Mc Carran Airport
**Las Vegas, NE**

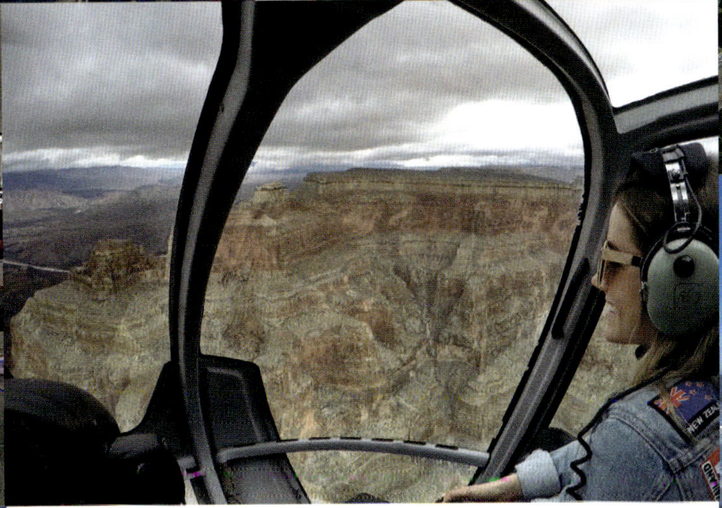

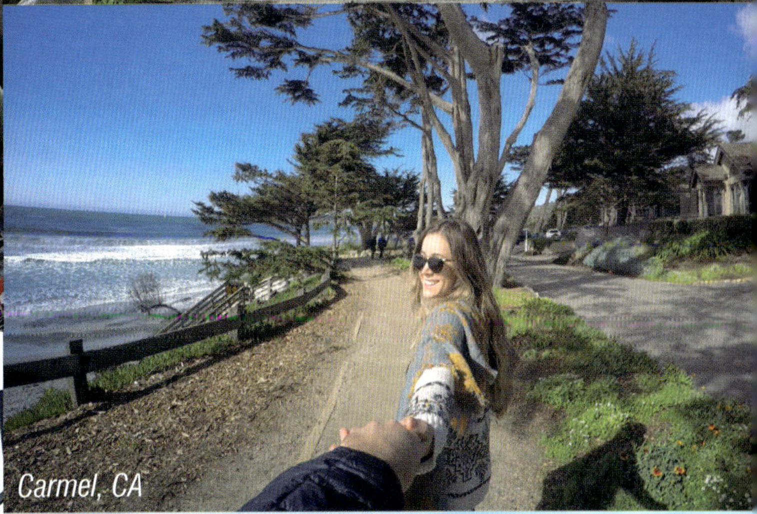

Carmel, CA

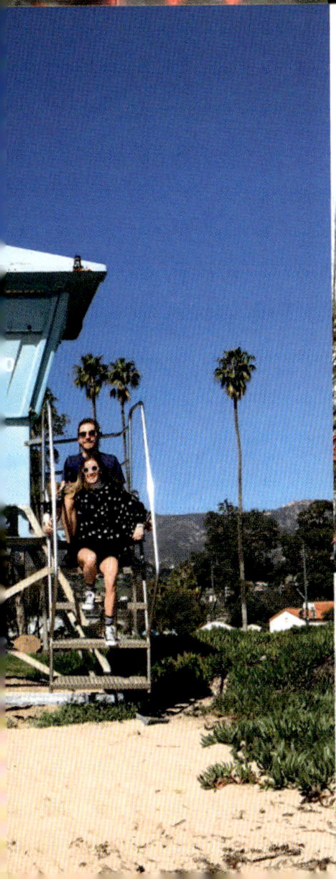

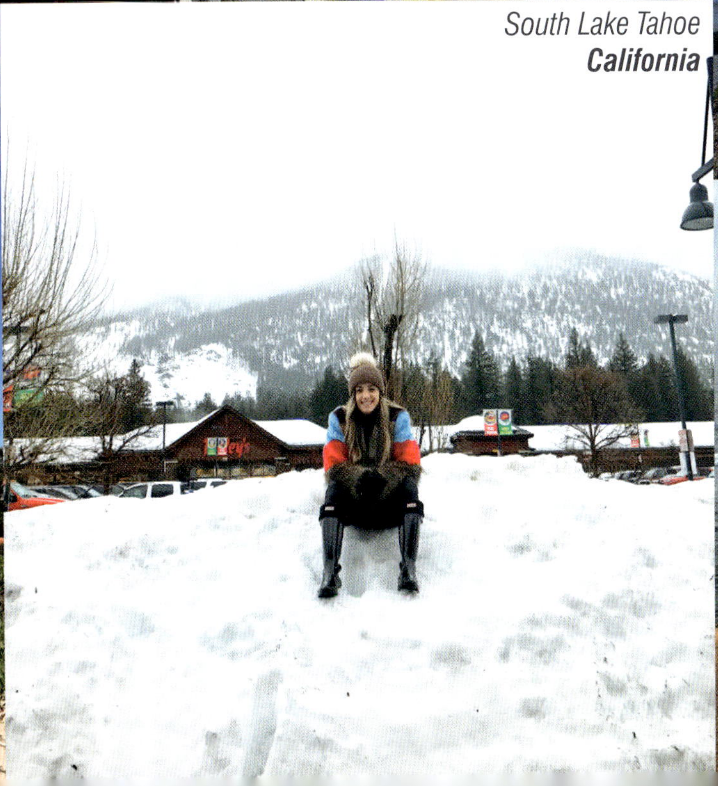

South Lake Tahoe
**California**

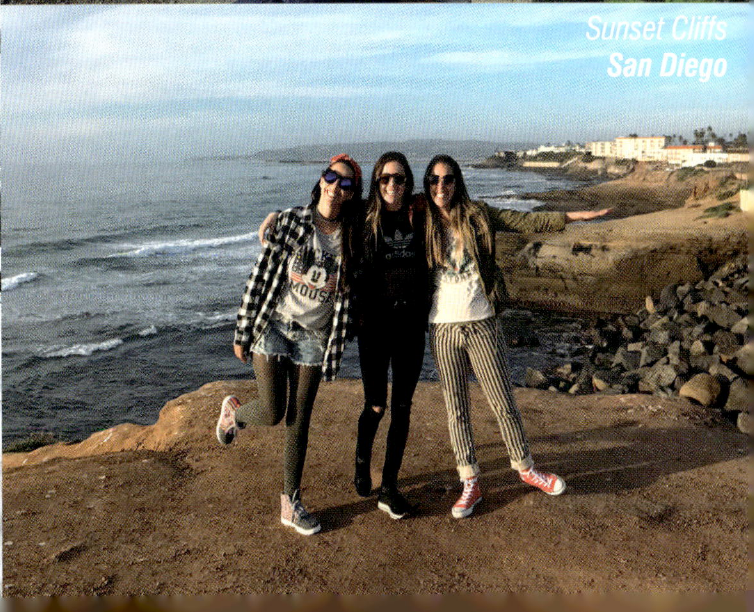

Sunset Cliffs
**San Diego**

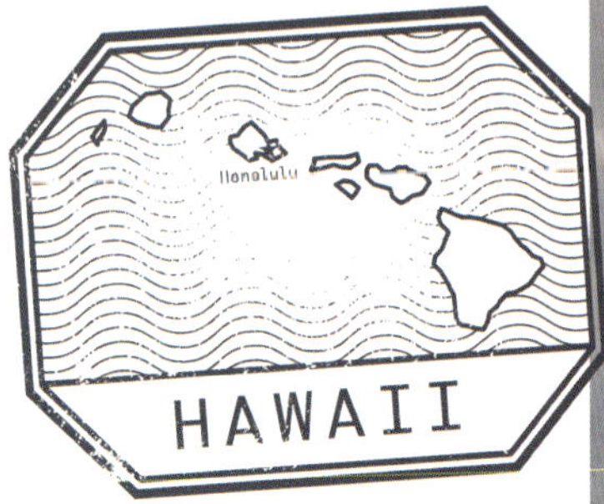


Seguimos explorando os Estados Unidos, e foi depois de uma longa viagem que pousamos em Honolulu, no Havaí. A região é um complexo de ilhas relativamente grandes e distantes, e o deslocamento é por avião. Estávamos acompanhados da família da Thainá, e optamos por explorar três ilhas, Oahu, que é a ilha de Honolulu, Maui e Big Island.

A energia do lugar é especial. Lembrou nossa lua de mel na Polinésia Francesa, com calor o ano todo e um clima muito despojado. Tanto em Oahu quanto em Maui, a maior atração são as diferentes praias, desde ondas gigantes a baías com água cristalina. Mas a experiência mais marcante foi conhecer o vulcão em Big Island.

O vulcão Kilauea está em atividade desde 1983. O passeio começa de bicicleta, em que percorremos aproximadamente sete quilômetros pelos locais por onde o vulcão já passou e devastou. É tudo preto, somente lava vulcânica petrificada e nenhum sinal de vida, muito impressionante. Visitamos dois locais, um onde a lava cai no mar, como uma imensa cascata vermelha jorrando da terra para a água, e outro onde vimos o topo do vulcão, onde a lava está em erupção. Visualizar esse fenômeno da natureza era algo que não podia ficar de fora da nossa viagem, e adoramos.

Depois de uma passada por Miami para visitar amigos, seguimos para Boston. A arquitetura da cidade é encantadora, respira cultura e conhecimento, sediando algumas das melhores universidades do mundo. Dedicamos nossos últimos dias em território americano para conviver com uma família de amigos queridos que moram por lá, e então partimos. Ainda tínhamos alguns destinos pela frente.

*We continued exploring the United States, and it was after a long trip that we landed in Honolulu, Hawaii. The region is a complex of relatively large and distant islands. A plane is needed to move around them. We were accompanied by Thainá's family, and we chose to explore three islands: Oahu, the Honolulu island, Maui and Big Island.*

*The energy of that place is special. It reminded us of our honeymoon in French Polynesia, with heat all year round and a super stripped down vibe. Both on Oahu and on Maui, the biggest attractions are the different beaches, from giant waves to crystal clear water bays. But the most exciting experience was to learn about the volcano on the Big Island.*

*The volcano Kilauea has been active since 1983. The tour begins by bicycle, in which we travel approximately seven kilometres by the places where the volcano has already passed and devastated. It is all black, only the volcanic lava petrified and no sign of life, very impressive. We visited two places, one where the lava falls into the sea, like a vast cascade of red gushing from the earth to the water, and another place where we saw the top of the volcano, from where the lava is erupting. To see this phenomenon of nature was something that could not stay out of our trip, and we loved it.*

*After passing by Miami to visit friends, we went to Boston. The architecture of the city is charming, it inhales and exhales culture and knowledge, hosting some of the best universities in the world. We devoted our last few days in North American territory to stay with a family of dear friends who live there, and then we were off. We still had a few destinations ahead.*

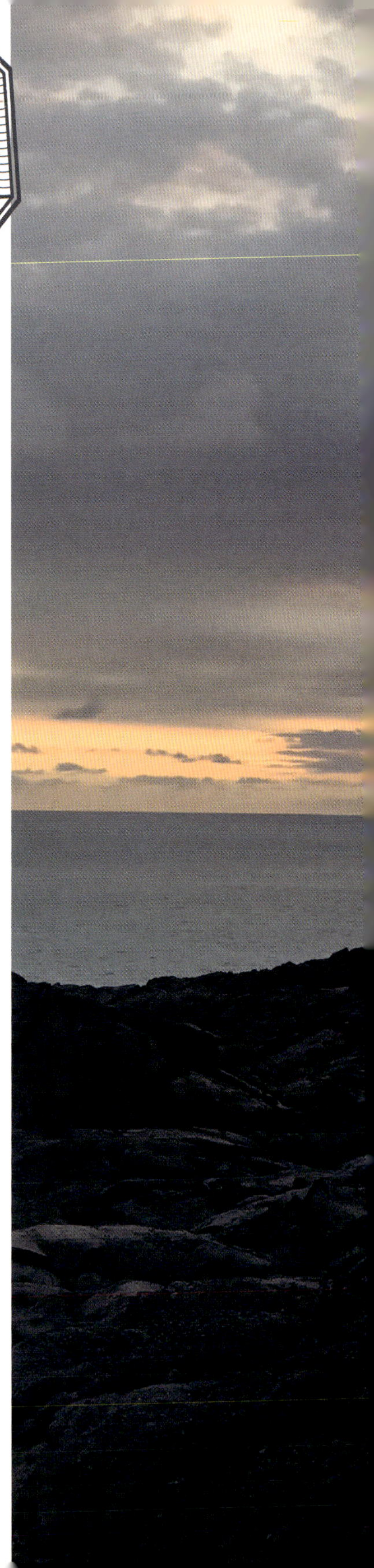

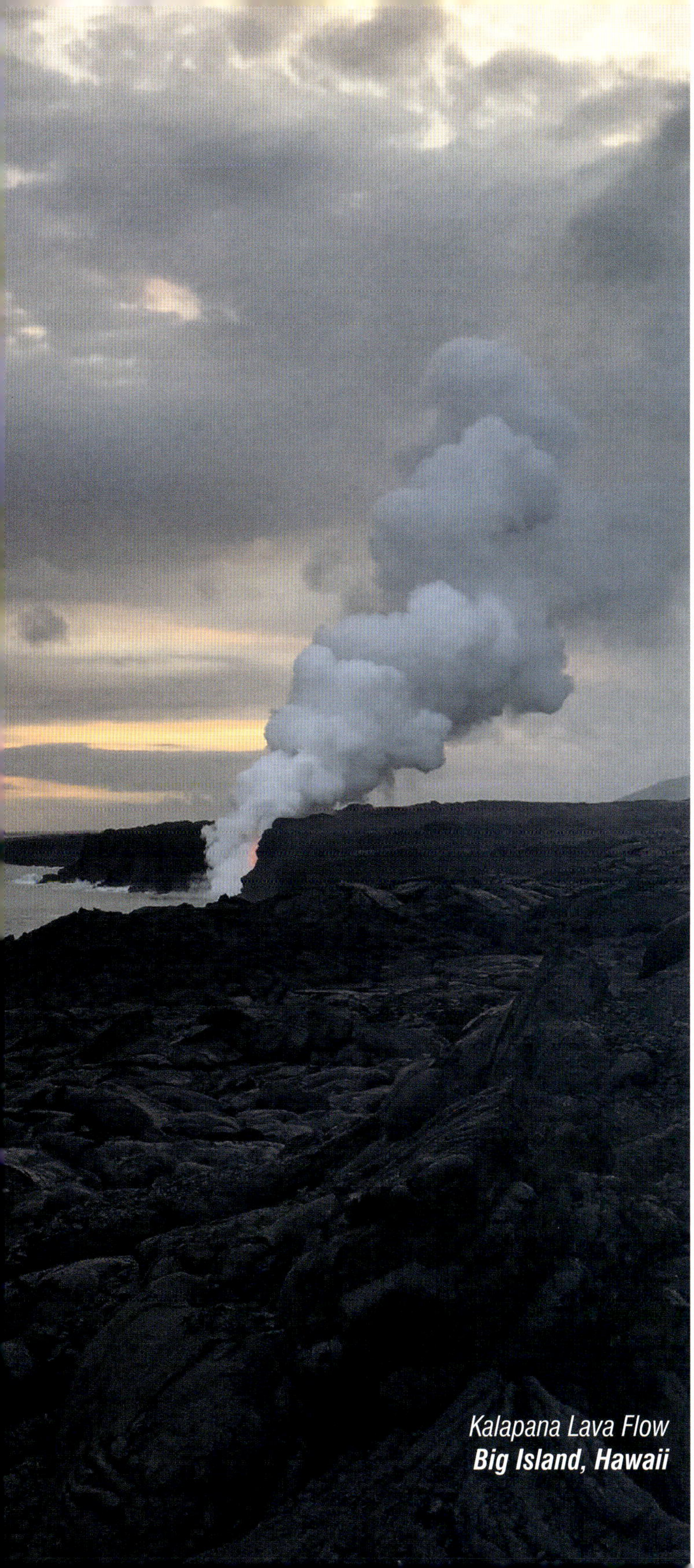

Kalapana Lava Flow
**Big Island, Hawaii**

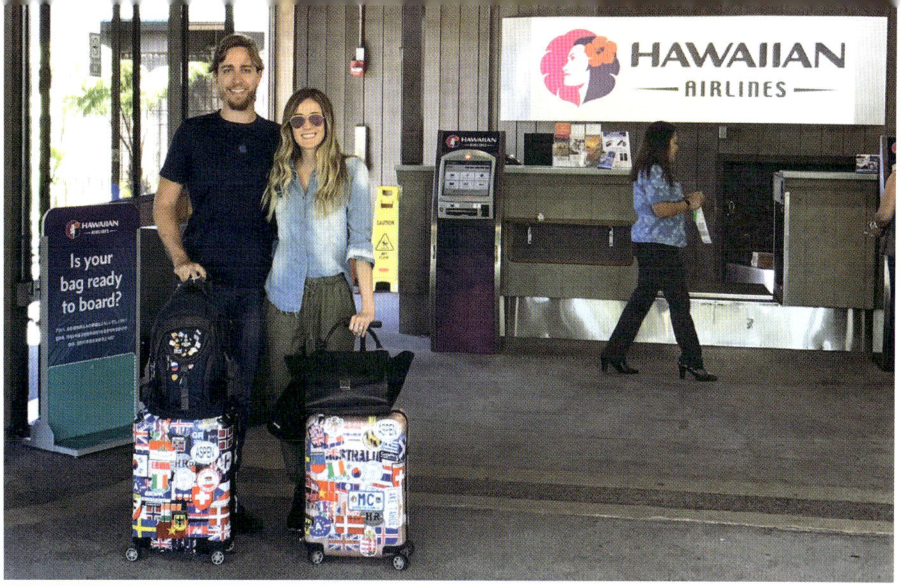


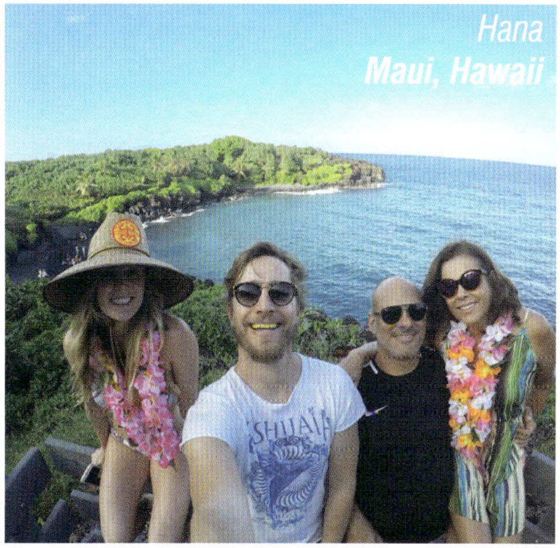

Hana
**Maui, Hawaii**

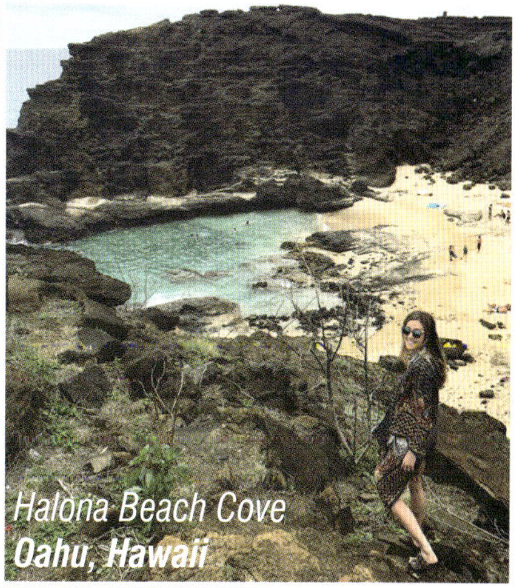

Halona Beach Cove
**Oahu, Hawaii**

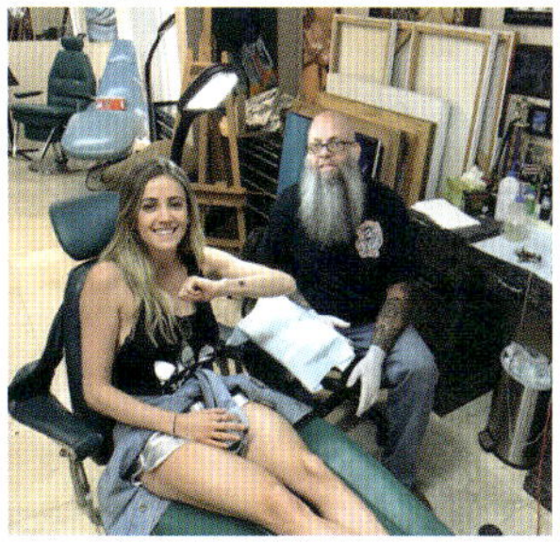

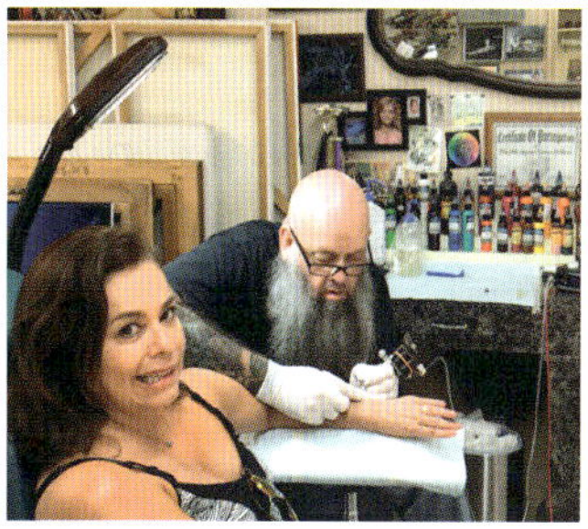

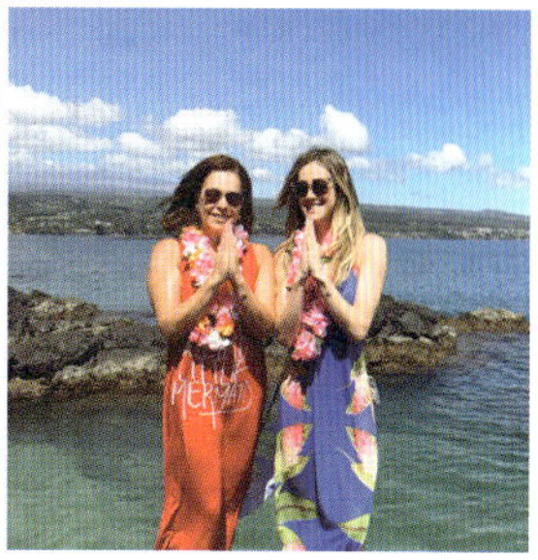

Foi na ilha Maui que eu (Thainá) fui com a minha mãe fazer uma tatuagem para registrar o nosso encontro. Tatuamos o desenho da flor Plumeria no braço esquerdo. Um dos significados dessa flor é aloha, que é uma forma de saudação no Havaí.

*It was on the island of Maui that I (Thainá) went with my mother to get a tattoo to record our meeting. We tattooed the drawing of the Plumeria flower on our left arms. One of the meanings of this flower is Aloha, which is a greeting in Hawaii.*

# PORTUGAL

## ORA, POIS! QUE PAÍS ENCANTADOR!

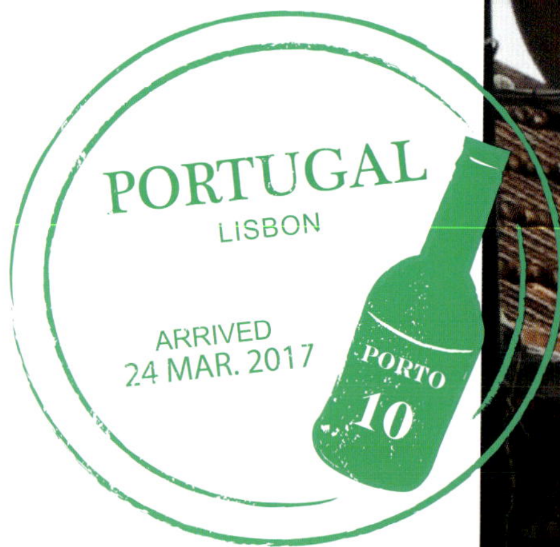


Paramos no país porque nosso voo dos EUA para Marrocos tinha escala por lá, e já aproveitamos para ficar mais alguns dias. Adoramos!

Povo querido, alta gastronomia a preços convidativos e muitos lugares para passear. Pelo pouco tempo, acabamos ficando somente entre Porto e Lisboa, e já queremos voltar para explorar mais, principalmente no verão, para conhecer o litoral. As estradas são ótimas, bem como tudo o mais que qualquer país de Primeiro Mundo tem.

O destaque gastronômico fica para o restaurante do hotel The Yeatman, mas não podemos deixar de lembrar dos maravilhosos pastéis de nata de Lisboa, e de todo o tour gastronômico que nossos amigos queridos que moram por lá nos levaram para conhecer.

Fizemos um campeonato para decidir qual o melhor pastel de nata de Portugal. Entre os mais famosos, fomos provar o primeiro, original, na tradicional Confeitaria Pastéis de Belém. Depois, no Time Out Market, o muito bem falado e adorado por todos, pastel de nata da Mantegaria. Foi uma disputa acirrada, que quase ficou empatada. Mas, por dois votos, acabamos dando o prêmio para a Mantegaria, devido à cremosidade e sabor do seu recheio.

"ORA, POIS!" *WHAT A LOVELY COUNTRY!*

*We stopped in the country because our flight from the USA to Morocco had a stopover there, and we already took advantage to stay a few more days. We loved it!*

*Lovely people, high gastronomy at attractive prices and many places to stroll around. Due to the very short time we had, we ended up staying only between Porto and Lisbon, but we already want to go back to explore more, especially during the summer, to get to know the coast. The roads are great, as well as everything else that any First World country has.*

*The gastronomy highlight is the restaurant of the hotel The Yeatma. But we can't help but think of the wonderful* pastel de nata *of Lisbon, and the gastronomic tour that our dear friends who live there took us to get to know.*

*We made a championship to decide which are the best* pastel de nata *of Portugal. Amongst the most famous, we proved the first, the original one, in the traditional Bakery Pastéis de Belém. After, in the Time Out Market, the very well spoken of and worshipped by all,* pastel de nata *of Mantegaria. It was a close race, almost a tie. But, by two votes, we ended up giving the award to Mantegaria, due to the creaminess and flavour of its filling.*

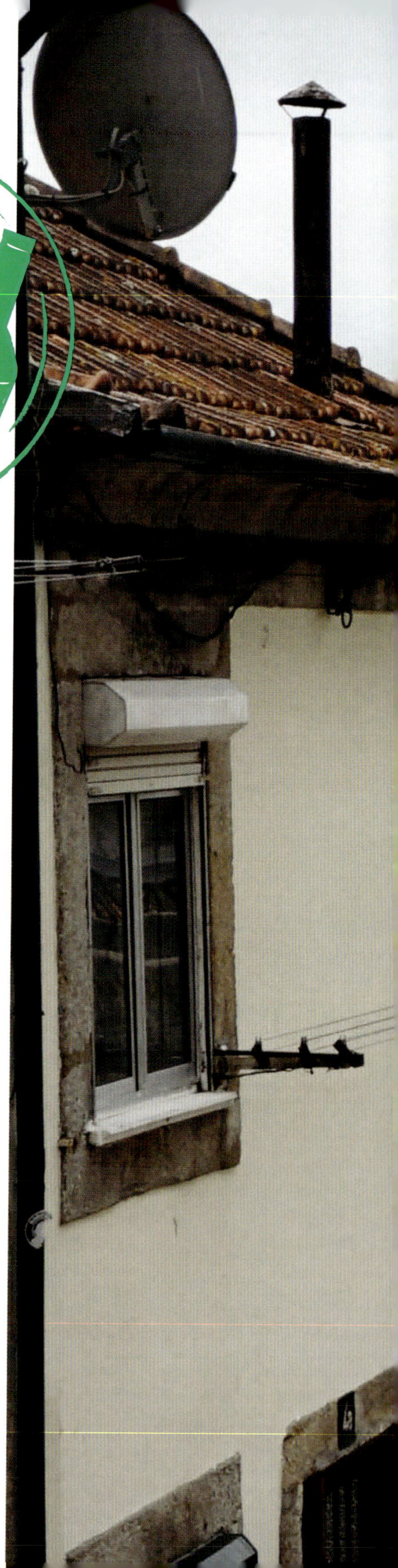

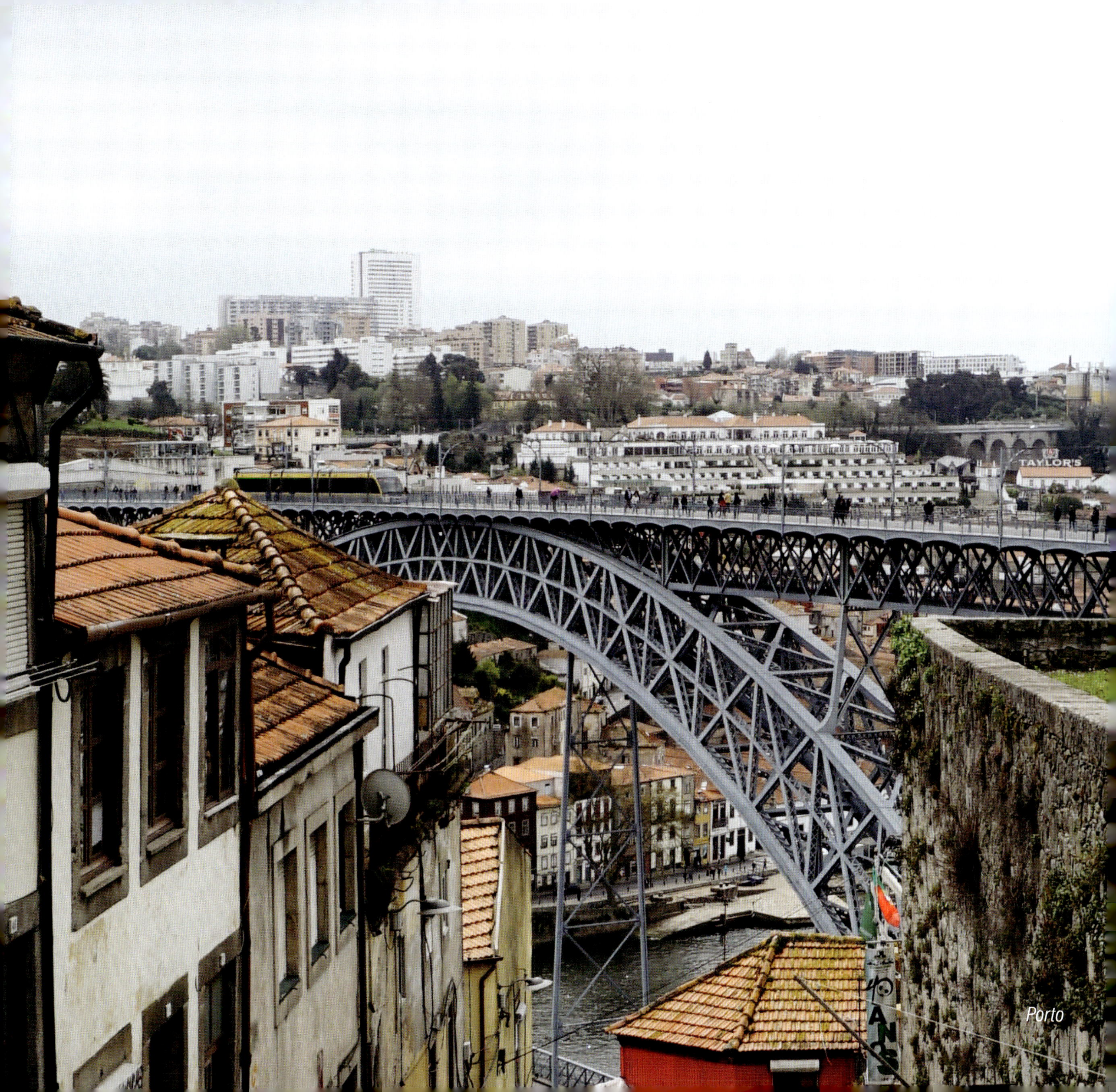


Porto

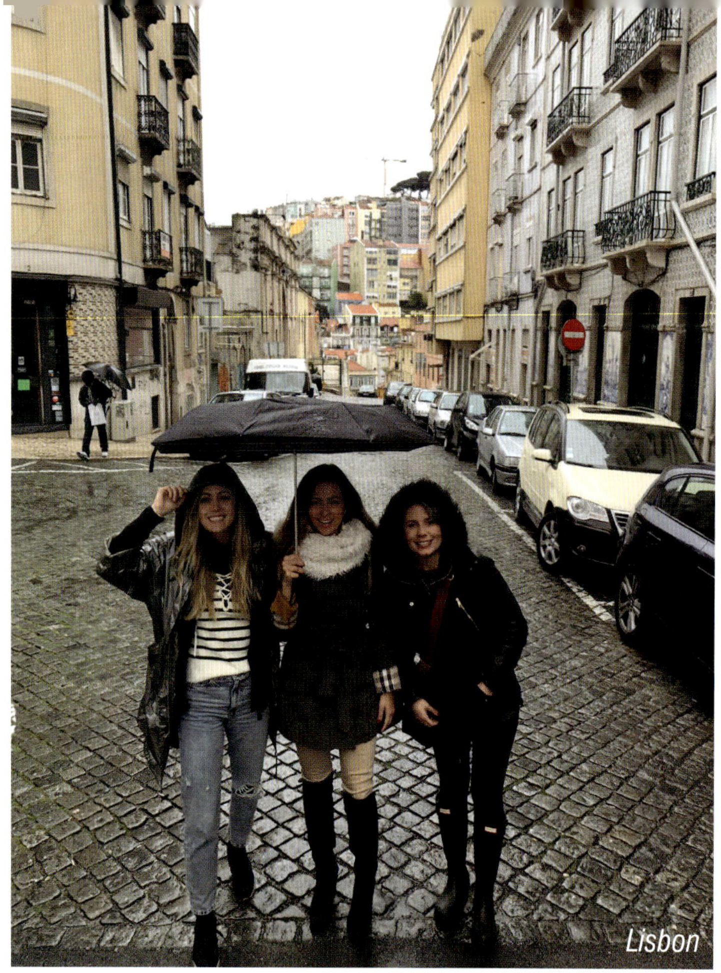
Lisbon

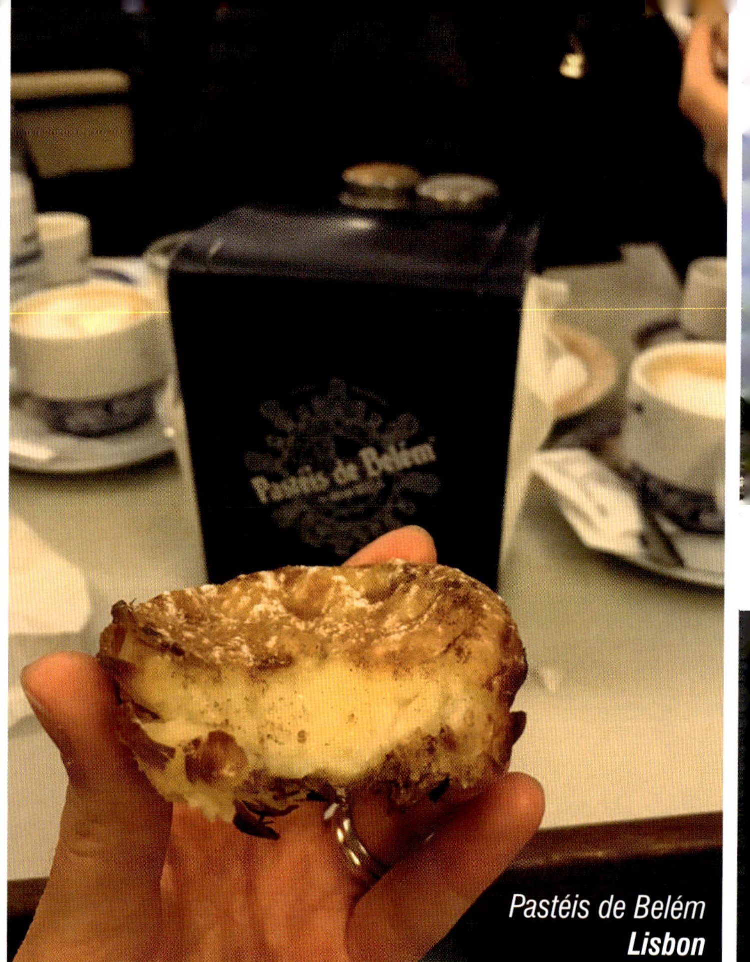

Pastéis de Belém
**Lisbon**

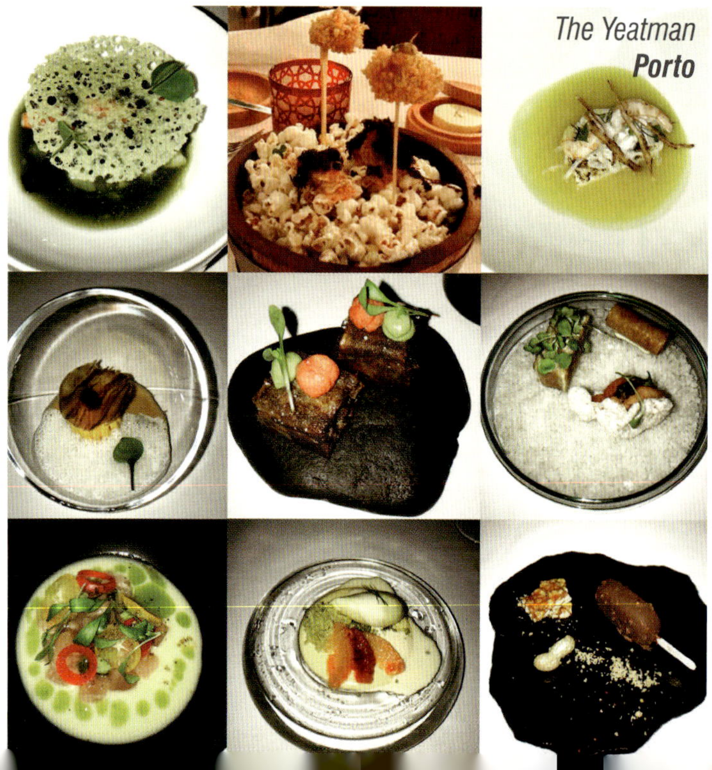
The Yeatman
**Porto**

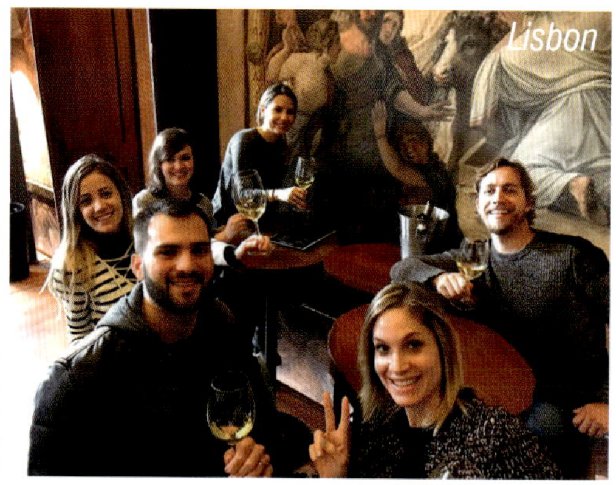
Lisbon

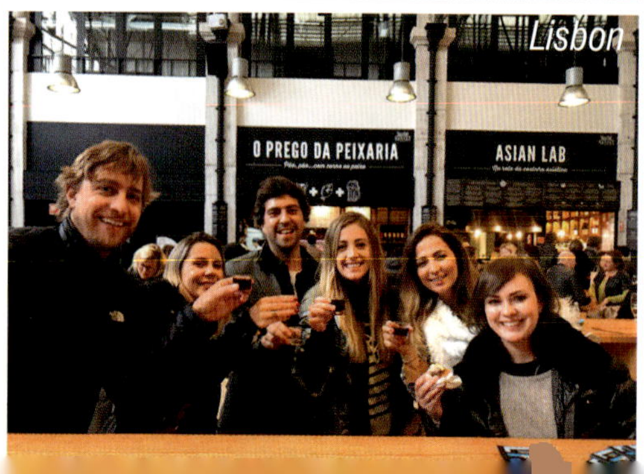

Lisbon

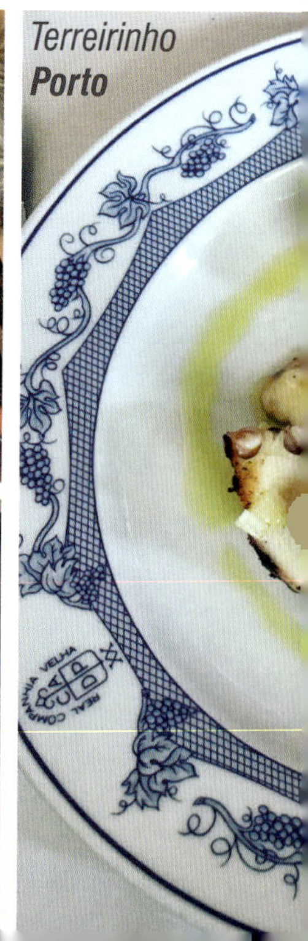
Terreirinho
**Porto**

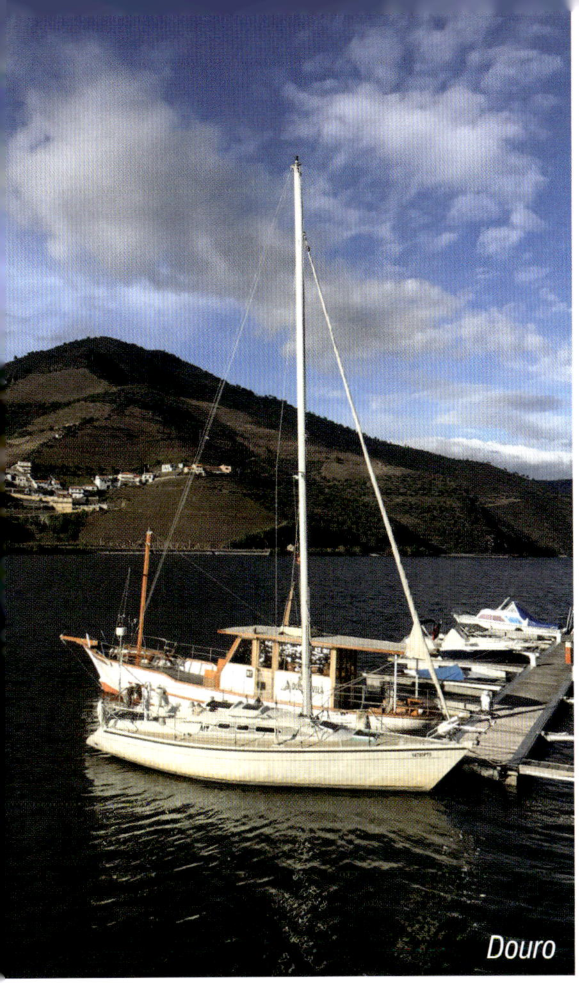

Douro

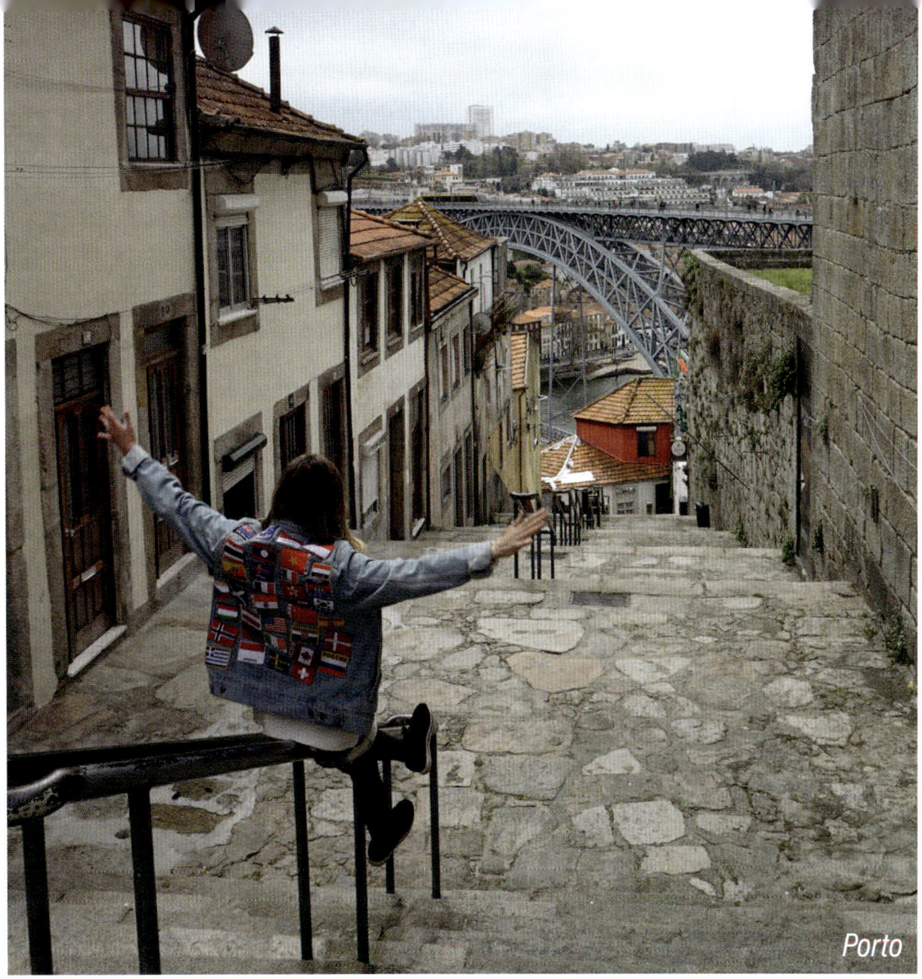

Porto

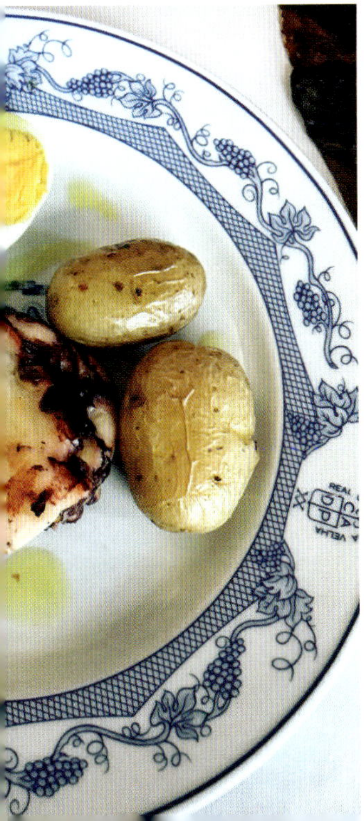

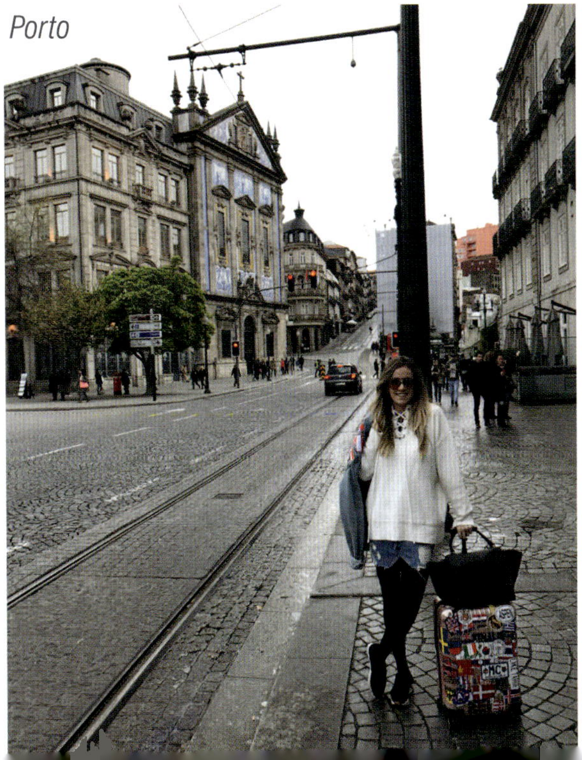

Porto

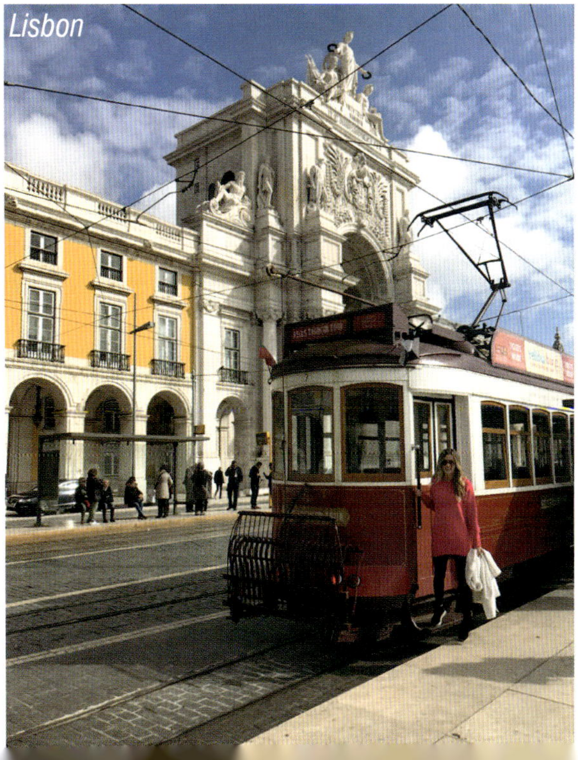

Lisbon

# MARROCOS

## PRA LÁ DE MARRAKESH!

Uma mistura de sentimentos! Sujo e bagunçado como a Índia, mas também espiritualizado e nos trazendo experiências incríveis... Foi na cidade de Marrakesh que ouvimos pela primeira vez o Adhan, e foi de arrepiar. O Adhan é o chamado para a oração recitado pelos muçulmanos cinco vezes ao dia, que ecoa por centenas de autofalantes. As orações acontecem de acordo com o sol: a primeira ao nascer, a segunda ao meio-dia, a terceira entre o meio-dia e o pôr do sol, a quarta logo após o sol se pôr, e a última oração do dia ocorre uma hora e meia após o pôr do sol.

Além da capital, fizemos um passeio pelas montanhas Atlas até um vilarejo chamado Imlil. Nele tivemos a oportunidade de almoçar em uma Berber House, onde eles nos ofereceram um almoço típico e nos contaram sobre sua cultura. Provamos também o tradicional chá de menta antes do almoço.

Ao meio-dia, quando o sol atingiu seu ponto máximo, já era hora de fazer a segunda oração do dia. Dessa vez ouvimos o Adhan no silêncio e na paz das montanhas Atlas. Foi mágico. Inesquecível. Esse vilarejo fica a uma hora e meia de carro de Marrakesh, mais trinta minutos de subida no burro, que é o meio de transporte deles, ou, como no nosso caso, a pé.

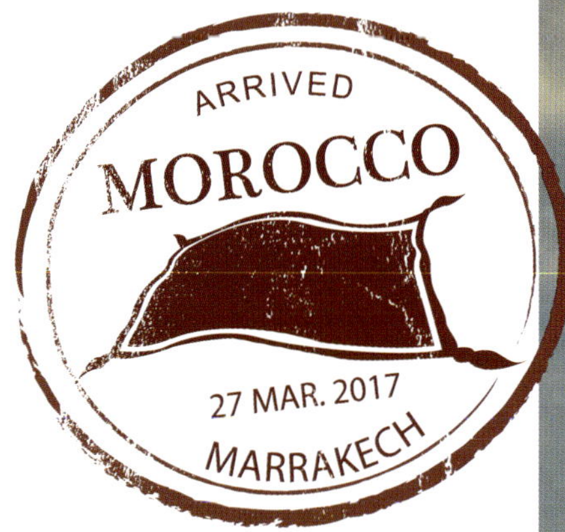


*MARRAKESH TAUGHT US COLOUR*

*A mixture of feelings! Dirty and messy as India, but also spiritualized, and bringing us amazing experiences... It was in Marrakesh that we first heard the Adhan, and it gave us Goosebumps. The Adhan is the call to prayer recited by Muslims five times a day, which is echoed by hundreds of speakers. The prayers happen according to the sun: the first at sunrise, the second at noon, the third happens between noon and the sunset, the fourth immediately after sunset, and the last prayer of the day occurs an hour and a half after sunset.*

*In addition to the capital, we made a tour through the Atlas mountains to a village called Imlil. There we had the opportunity to have lunch in a Berber House, where they offered us a typical lunch and told us about their culture. We also tasted the traditional mint tea before lunch.*

*At noon, when the sun has reached its maximum point, it was time to do the second prayer of the day. This time we heard the Adhan in the silence and in the peace of the Atlas mountains. It was magical. Unforgettable. This village is an hour and a half drive from Marrakesh, another thirty minutes of climb on the back of a donkey — that is their means of transportation — or, as in our case, walking.*

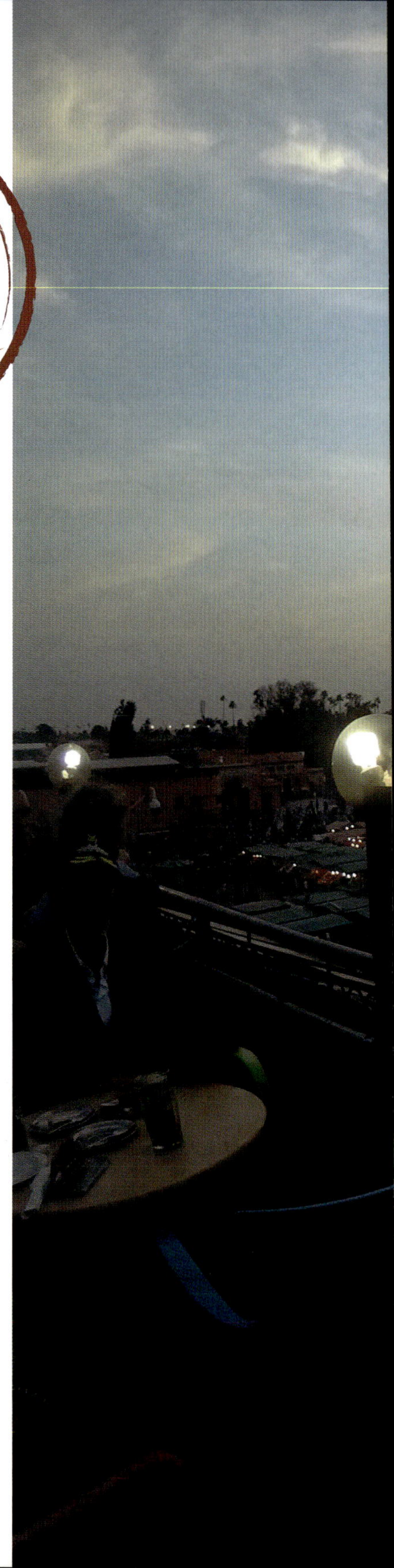

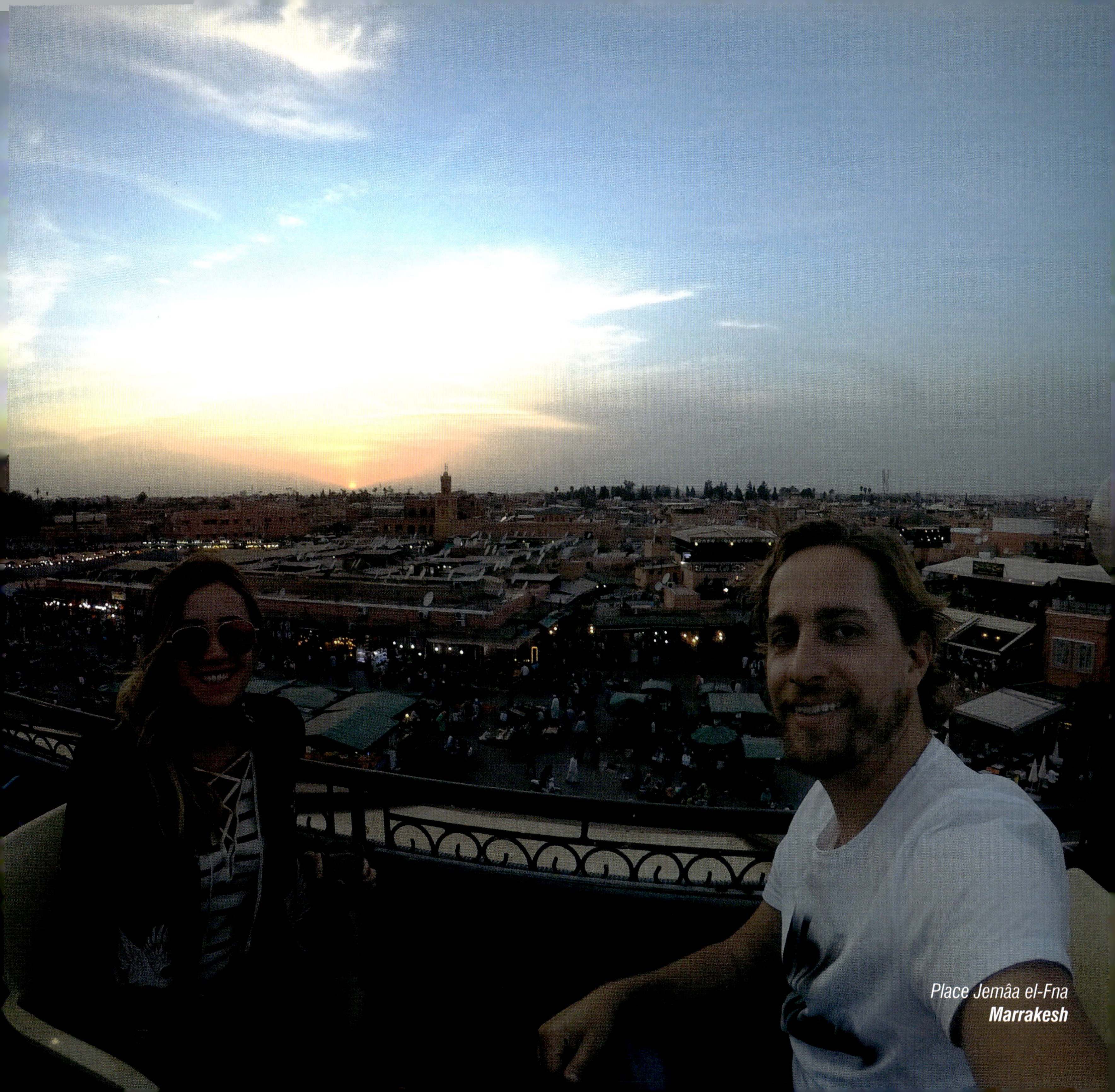

*Place Jemâa el-Fna*
***Marrakesh***

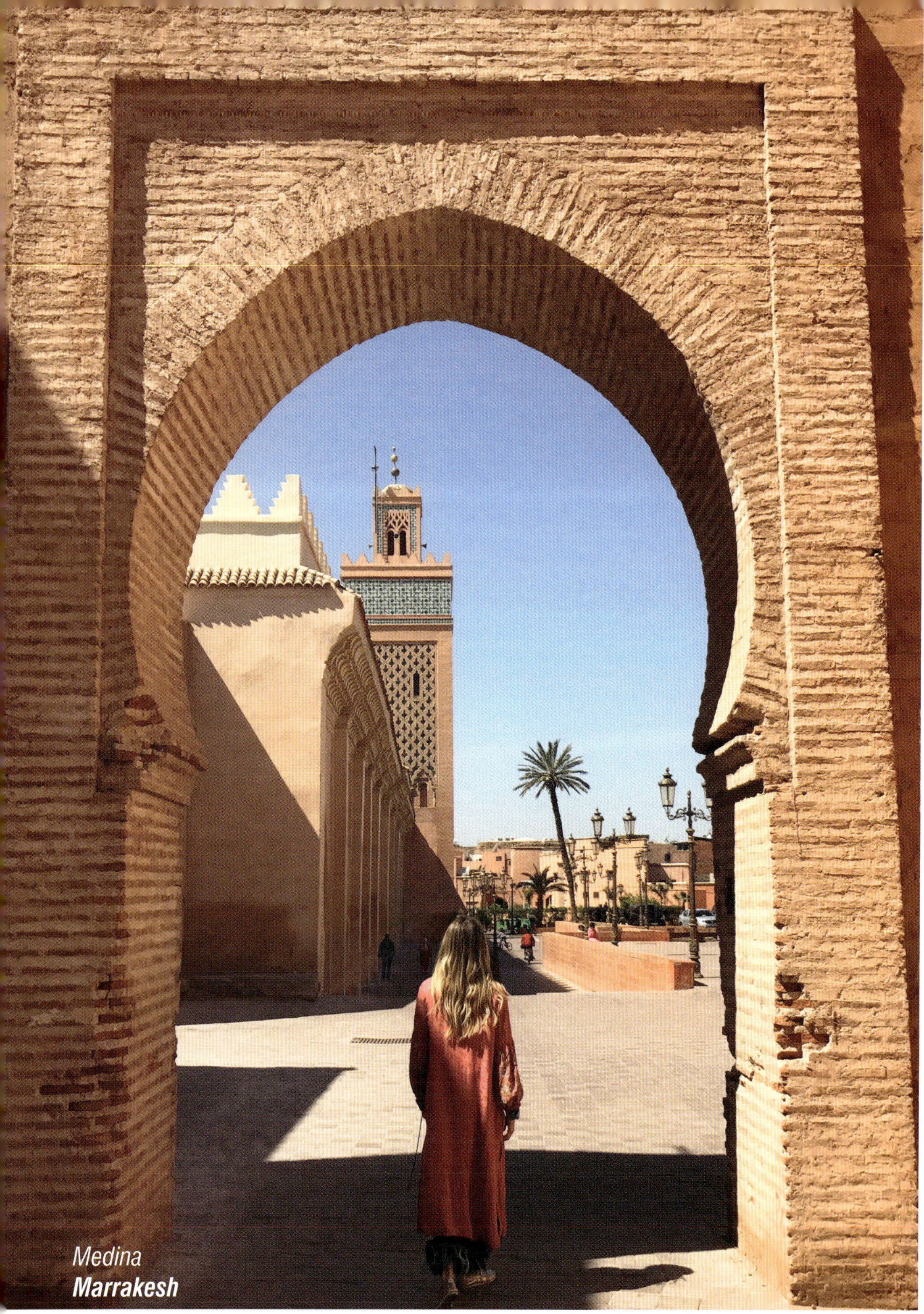
Medina
**Marrakesh**

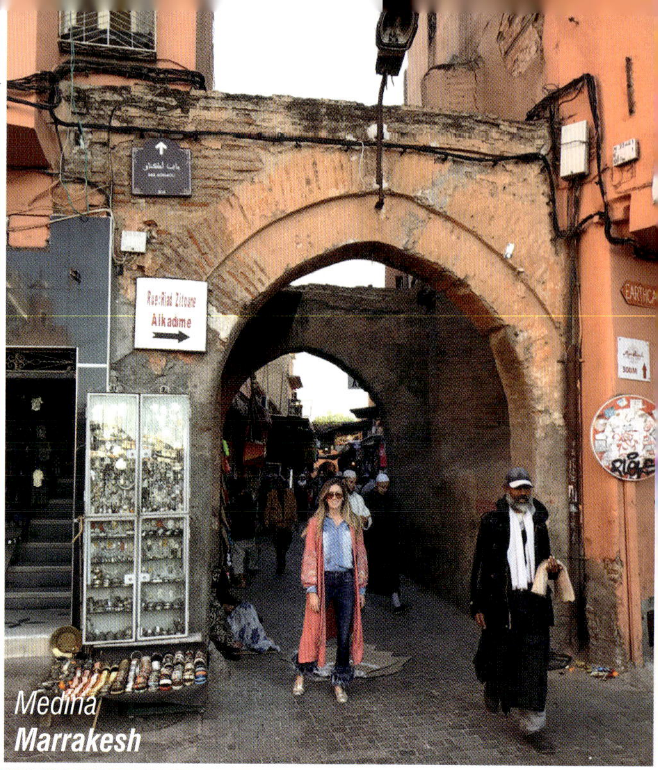
Medina
**Marrakesh**

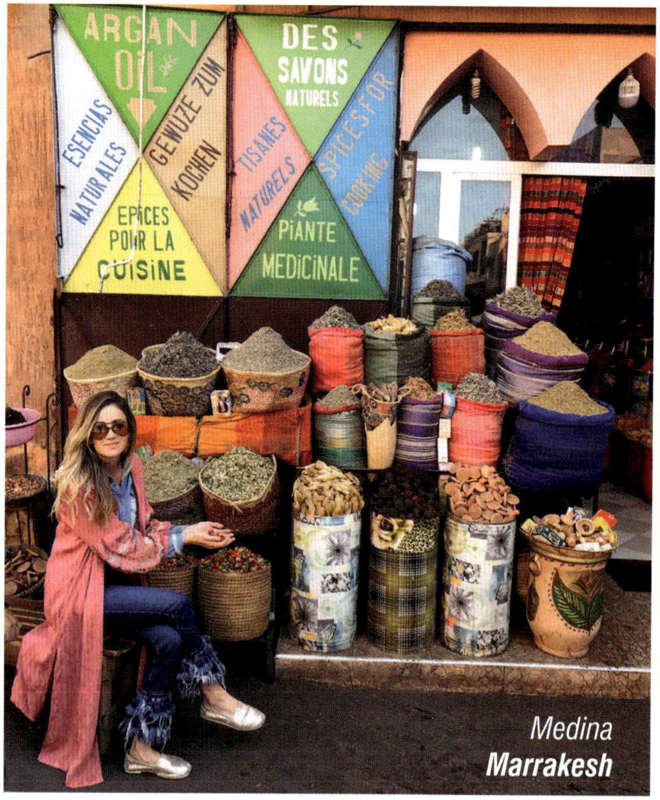

Medina
**Marrakesh**

Expondo a minha figura na Medina.
*Exposing my figure in Medina.*

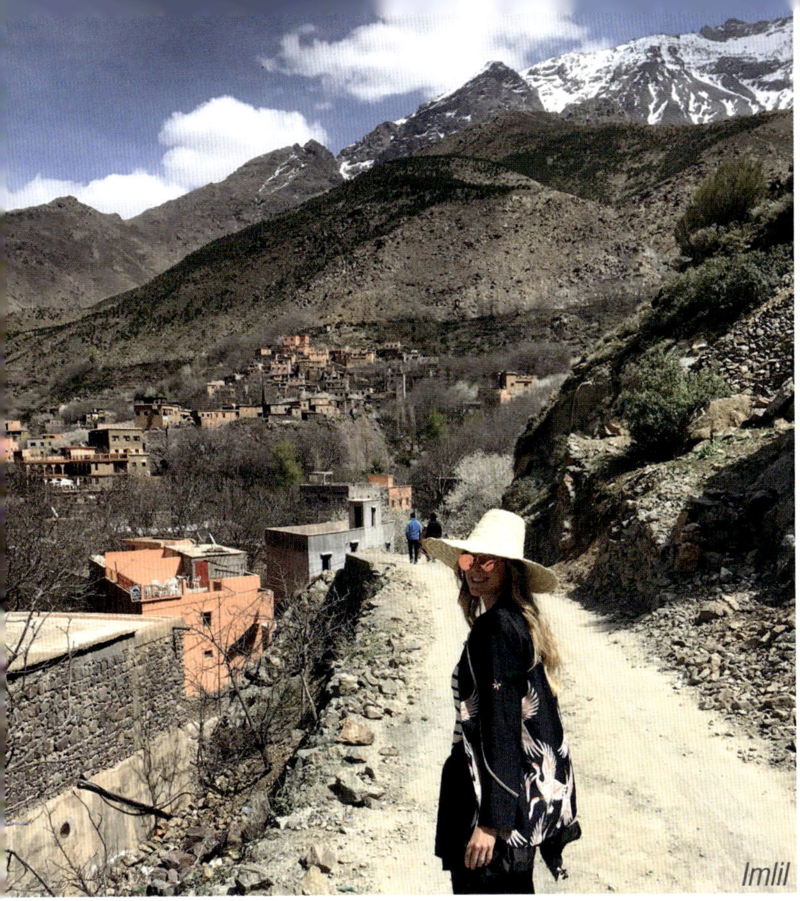
Imlil

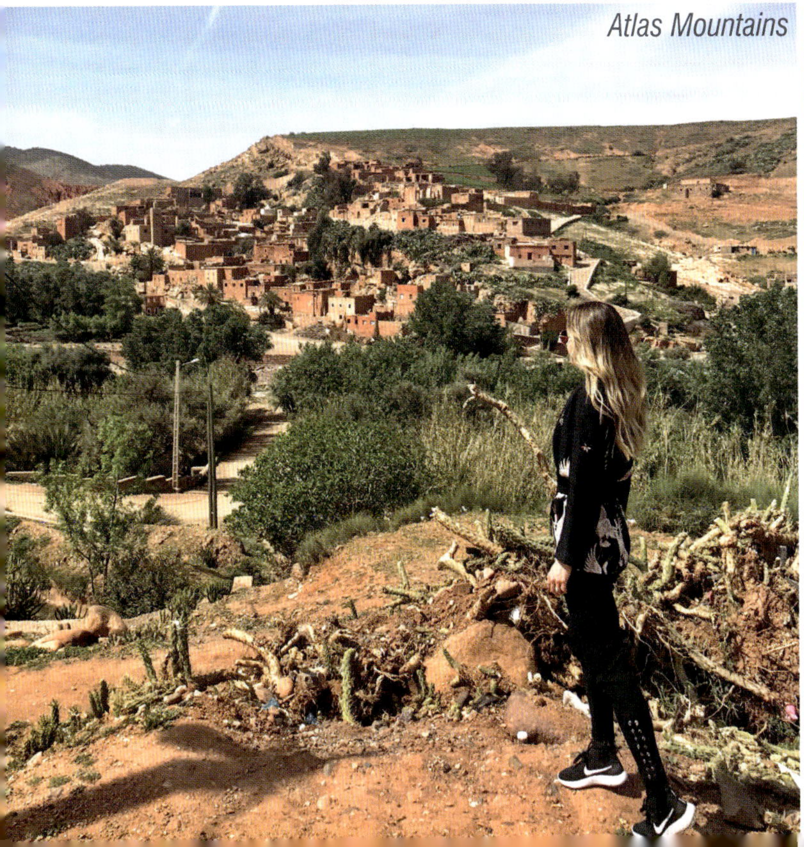
Atlas Mountains

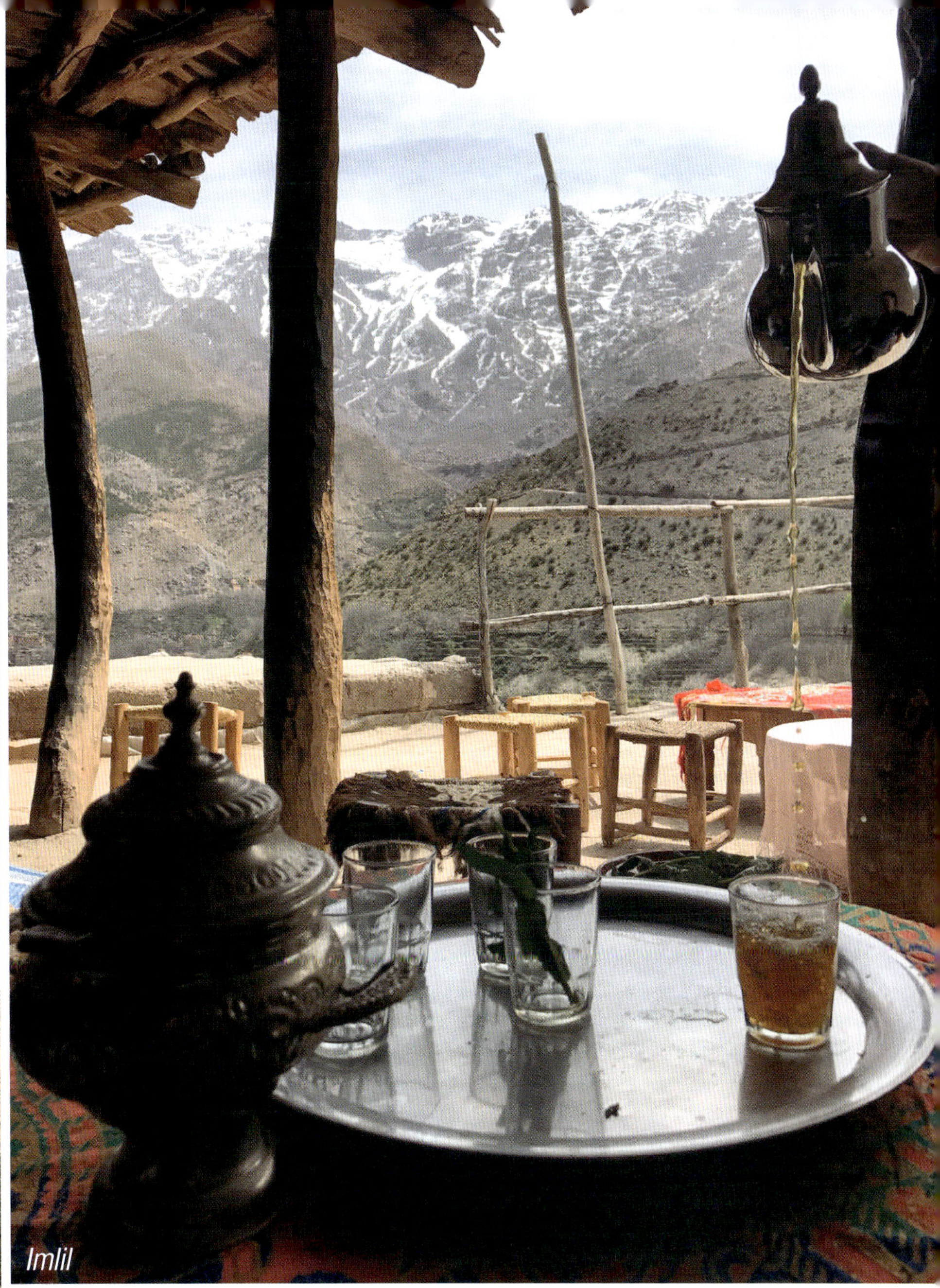
Imlil

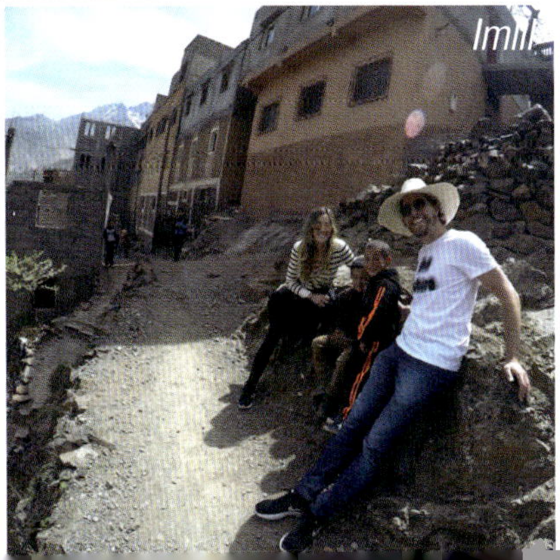
Imlil

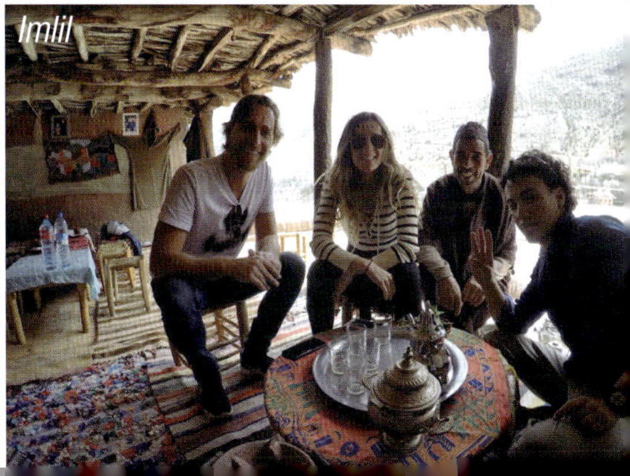
Imlil

# CATAR

## QUEM VISITA O CATAR?

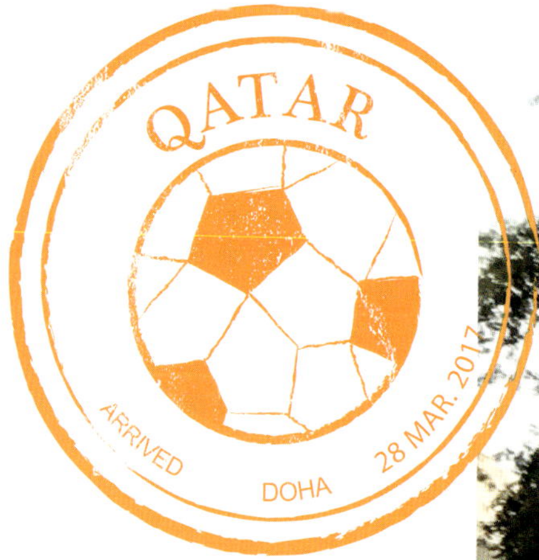


Realmente não é um destino de turismo comum, mas o voo para Dubai tinha parada por lá, então, por que não aproveitar e conhecer? E foi assim que tivemos mais uma agradável surpresa na nossa viagem. Doha, a capital, é surpreendente, com prédios ultramodernos em contraste com o mar verde — uma paisagem que não esperávamos.

Doha não é uma cidade turística, e pelas ruas do Souq Waqif, o mercado tradicional da cidade, conseguimos observar a cultura do povo em sua essência. As pessoas usam trajes tradicionais, homens de branco com o lenço vermelho na cabeça, acompanhados das suas mulheres sempre cobertas da cabeça aos pés de preto, apenas com os olhos de fora.

A poligamia é comum. Segundo o Alcorão, seu livro sagrado, o homem pode ter até quatro mulheres, desde que o tratamento seja igual para as quatro, no que diz respeito ao tempo e dinheiro gasto com cada uma, e que também ame a todas da mesma maneira. Mas eles consideram isso impossível, e, numa conversa com Alah, eles pedem perdão e prometem apenas ser justos no que eles podem controlar, e os sentimentos não são controláveis. Por ser uma cidade de poder aquisitivo alto, vimos muitos homens com três ou quatro esposas. Já em Marrakesh, eles têm menos condições financeiras e acabam se casando com uma só.

#alahnocomando

*WHO VISITS QATAR?*

*Actually, Qatar is not a common tourist destination, but the flight to Dubai had to land there, so why not take advantage and get to know it? And then we had another pleasant surprise on our trip. Doha, the capital, is amazing, with ultra-modern buildings, contrasting with the green sea — a landscape that was not expected.*

*Doha is not a tourist town, and on the streets of Souq Waqif, the traditional market of the city, we were able to observe the culture of the people in its essence. People wear traditional costumes, men in white with the red scarf on the head, accompanied by their women always covered from head to toe in black, with only their eyes out.*

*Polygamy is common. According to the Qur'an, its sacred book, a man can have up to four women, provided that the treatment is equal for all four, regarding the time and money spent on each, and that he also loves them all in the same way. But they find it impossible, and in a conversation with Allah, they ask for forgiveness and promise only to be fair in what they can control, and feelings are not controllable. Being a city of high purchasing power, we saw many men with three or four wives. As for Marrakesh, they have not so good financial conditions and end up marrying only one.*

*#inalahwetrust*

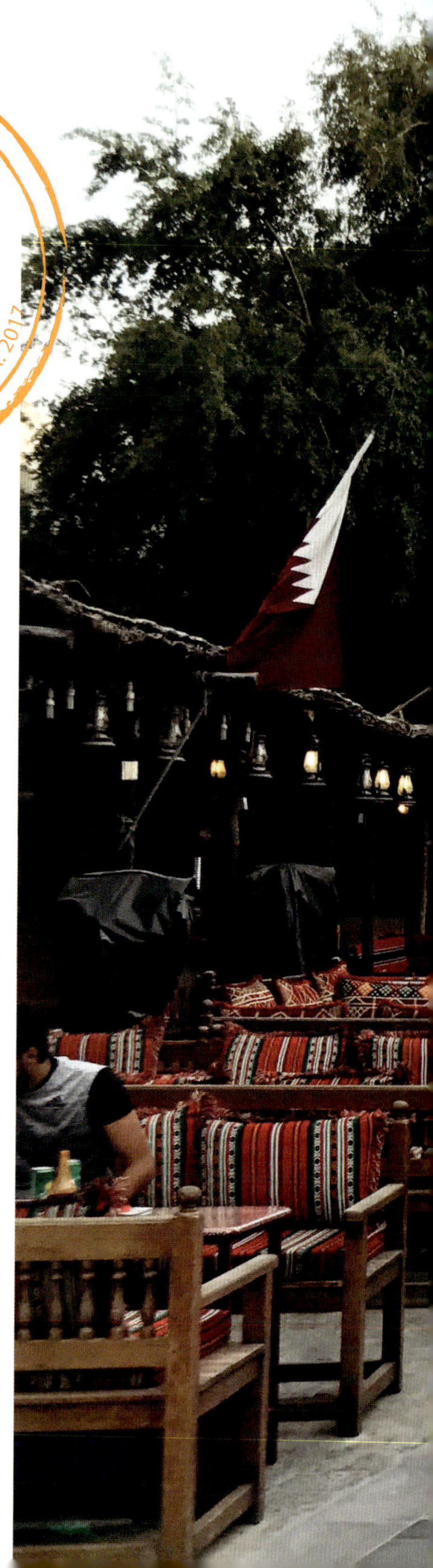

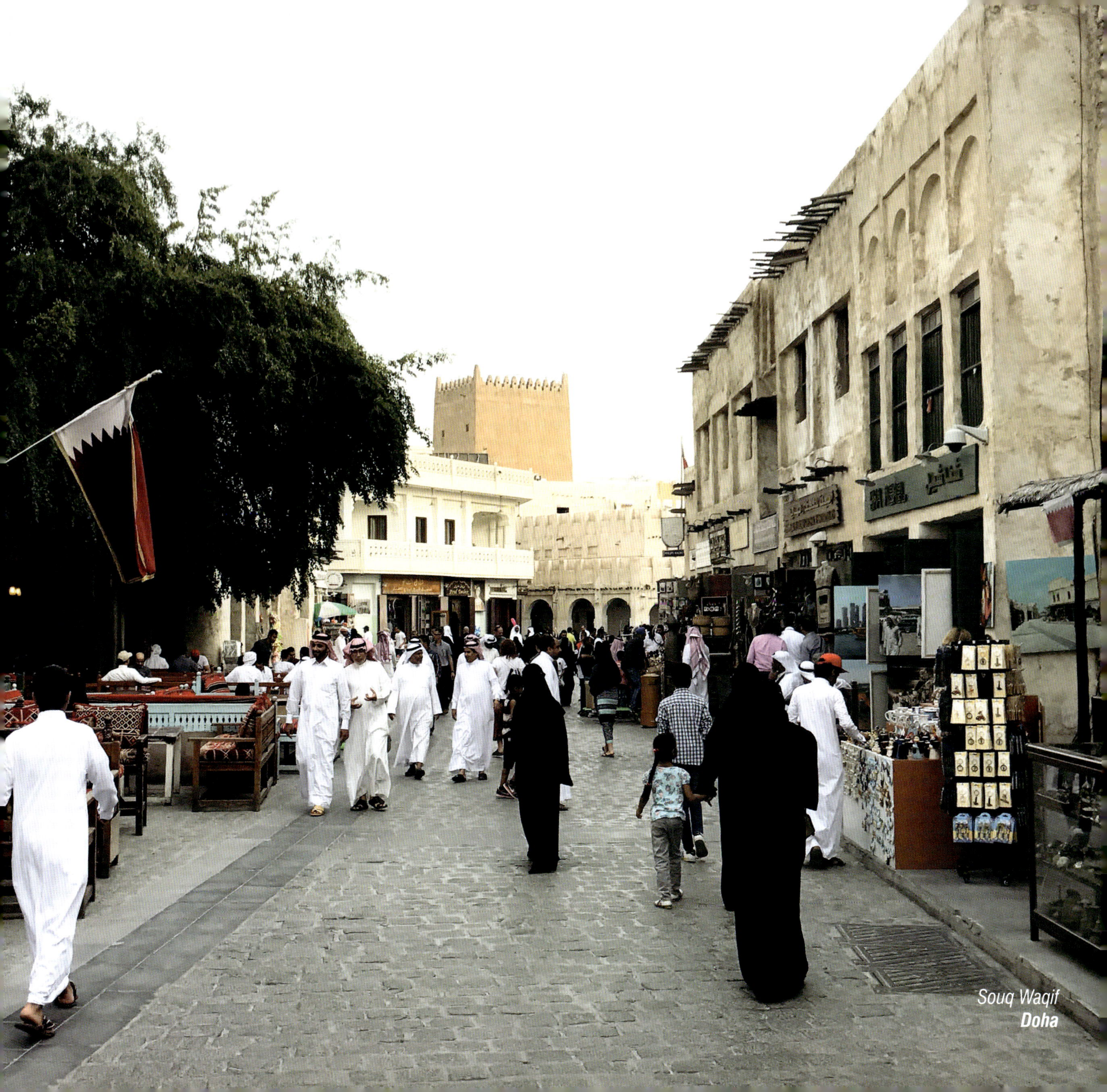

Souq Waqif
**Doha**

# EMIRADOS ÁRABES

## DUBAI É DEMAIS!

A nossa expectativa em relação a Dubai era baixa, mas acabou nos surpreendendo, graças a uma guia maravilhosa, que já é local e sabe de todos os "babados", além de ser divertidíssima. Foi ela que nos contou um pouco sobre a cidade e nos mostrou os principais pontos em apenas um dia. Símbolo máximo do desenvolvimento e da pujança da região do Oriente Médio, a cidade é uma mistura de etnias, e por isso a língua mais falada por lá é o inglês. Do prédio mais alto do planeta até luxuosos empreendimentos comerciais que imitam Veneza, tudo é novo e imponente.

Para nos sentirmos parte da cultura árabe, tivemos a oportunidade de provar a *shisha,* conhecida também como narguilé. É comum ver em bares e restaurantes as pessoas sentadas, fumando e conversando. É antes de tudo um símbolo de boas-vindas. É basicamente uma fumaça com sabor da essência escolhida. E, respondendo ao que muitos perguntam: não bate uma onda forte.

Foi em Dubai que tivemos a experiência de uma refeição nas alturas. O programa acontece numa mesa suspensa por um guidaste a 50 metros do chão, ao ar livre. A mesa foi criada especialmente para essa atração e permite até 22 pessoas sentadas, tendo cada assento todos os equipamentos de segurança necessários. No centro da mesa há um espaço para a equipe de atendimento, que normalmente consiste em um chef, um garçom e às vezes um fotógrafo ou cinegrafista. Foi incrível!

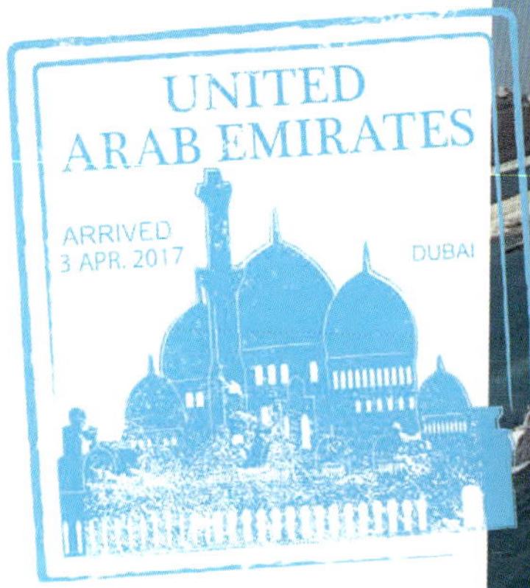


*DUBAI IS AWESOME!*

*We had low expectations about Dubai, but in the end it surprised us, thanks to a wonderful local guide, who knew all of Dubai's secrets, besides being a delight.*

*She told us a bit about the city and showed us the highlights in just one day. A highest symbol of the development and strength of the Middle East, Dubai is a mixture of ethnicities, and therefore the most spoken language there is English. From the highest building on the planet to the luxurious business ventures that imitate Venice, everything is new and imposing in this city.*

*In order to feel part of the Arab culture, we had the opportunity to try the shisha, also known as narghile or hookah. It is common to see people sitting in bars and restaurants, smoking and chatting. First of all, it's a symbol of hospitality. Basically, it's smoke flavoured with the chosen essence. And, responding to what many people ask: it does not hit you hard.*

*It was in Dubai that we had the experience of a meal in the sky. The banquet takes place at a table suspended by a crane 50 meters from the ground, outdoors. The table was created especially for this attraction and it accommodates up to 22 people, with each seat having all the necessary safety equipment. In the centre of the table there is a space for the attending staff, which usually comprises a chef, a waiter and sometimes a photographer or cameraman. It was amazing!*

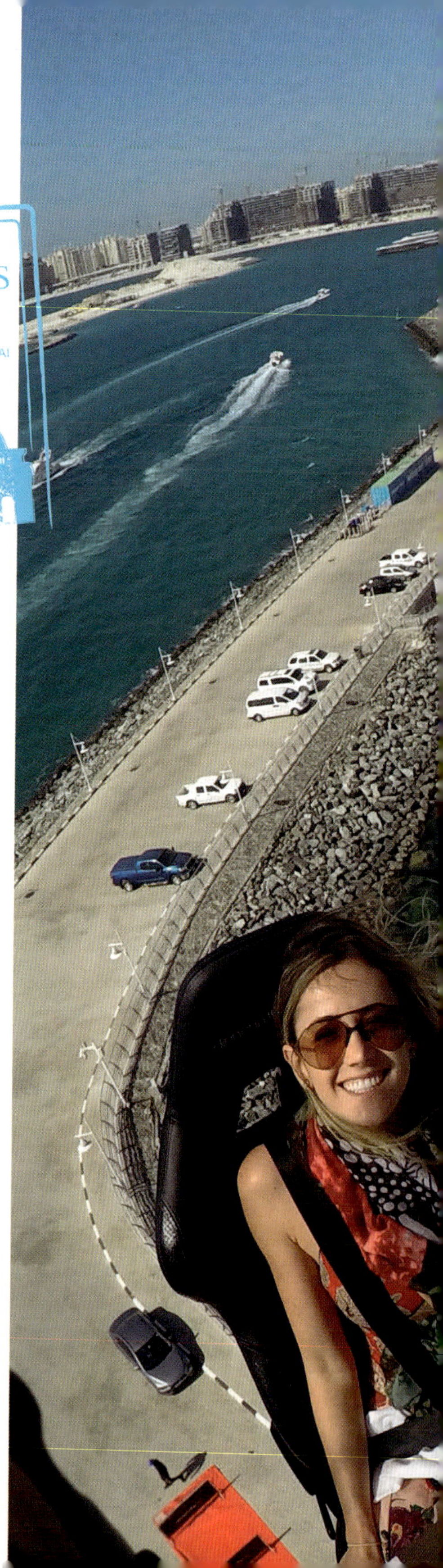

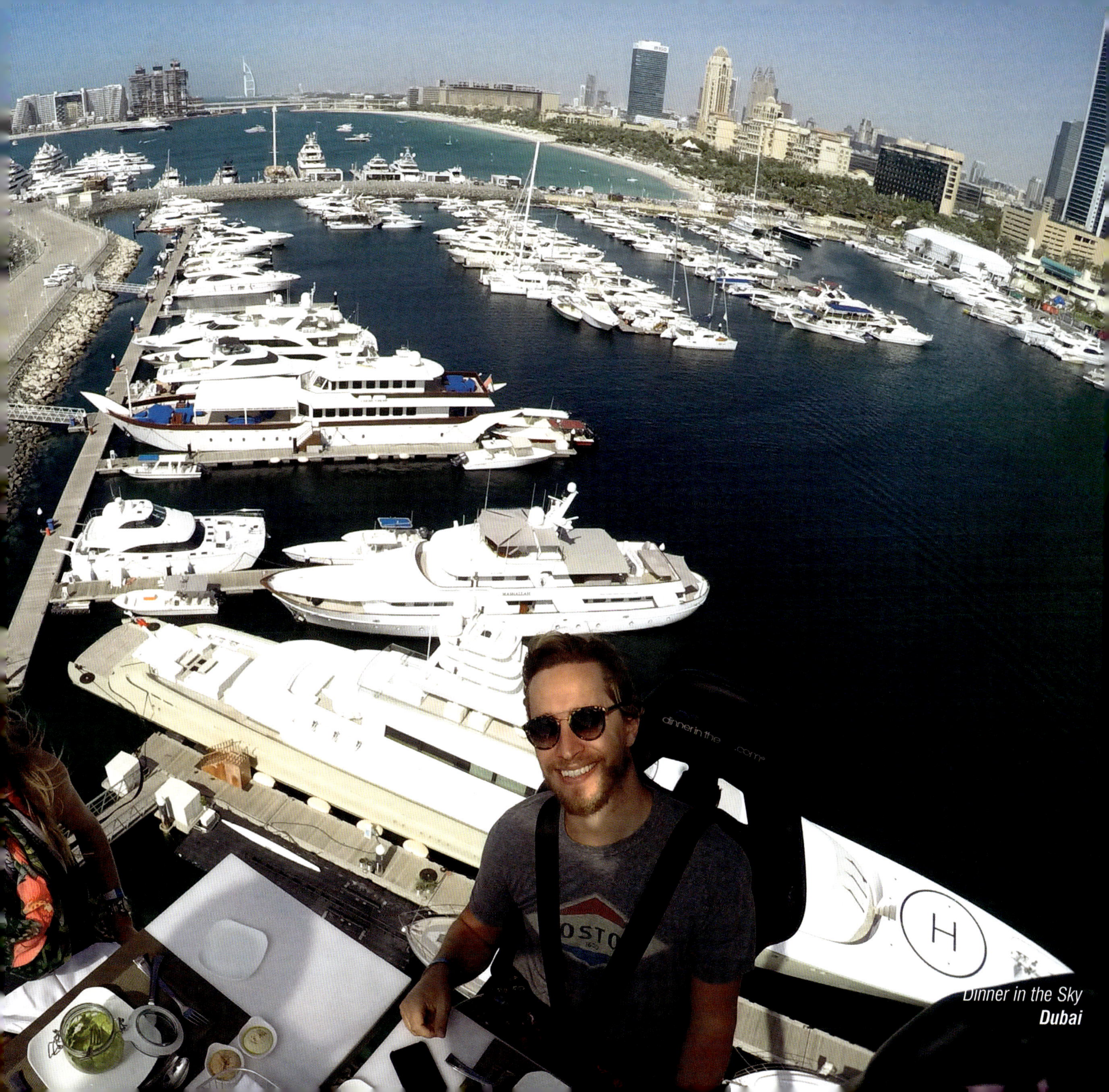

*Dinner in the Sky*
**Dubai**

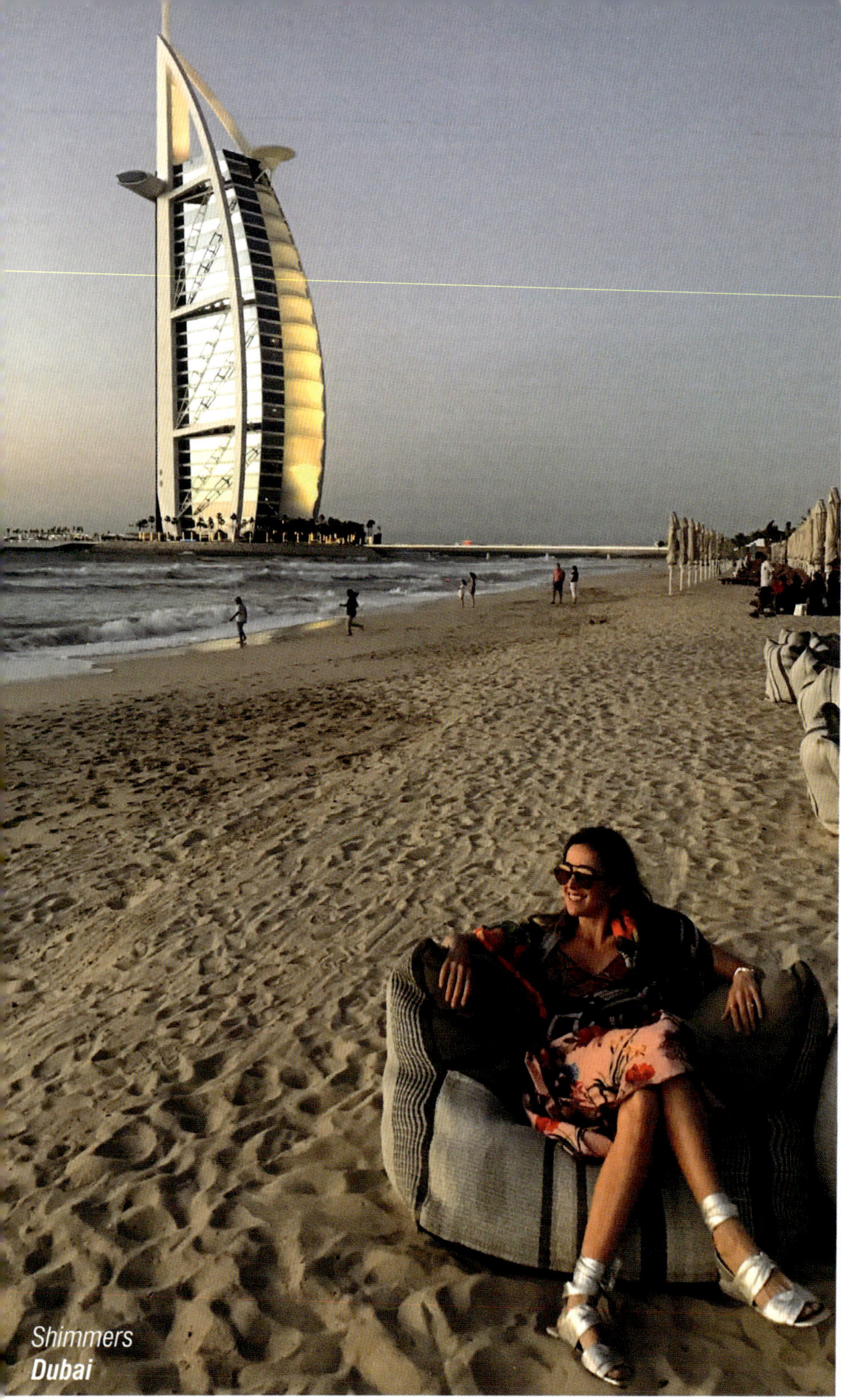

Shimmers
**Dubai**

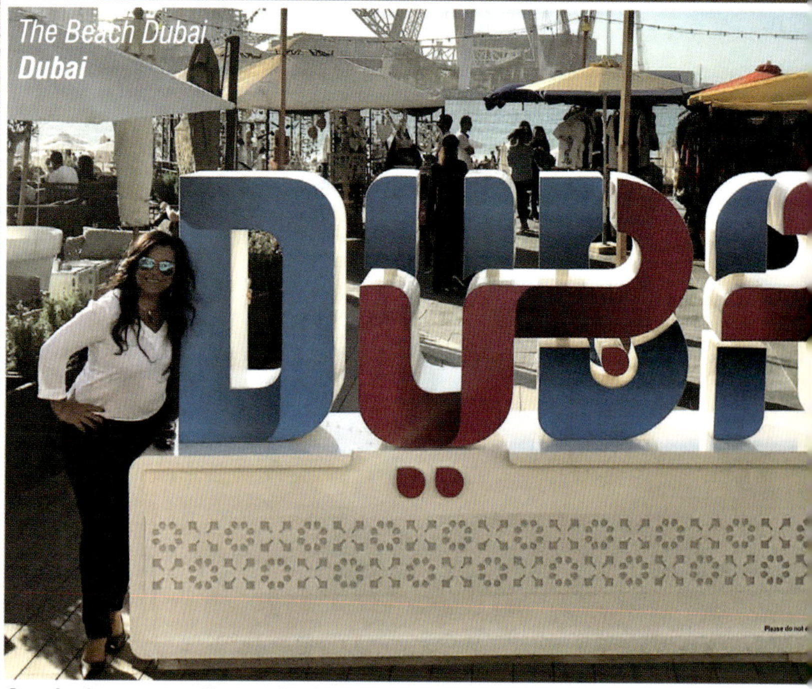

The Beach Dubai
**Dubai**

O prêmio para melhor guia da viagem vai para: Rogéria!

*The prize for the best travel guide goes to: Rogéria!*

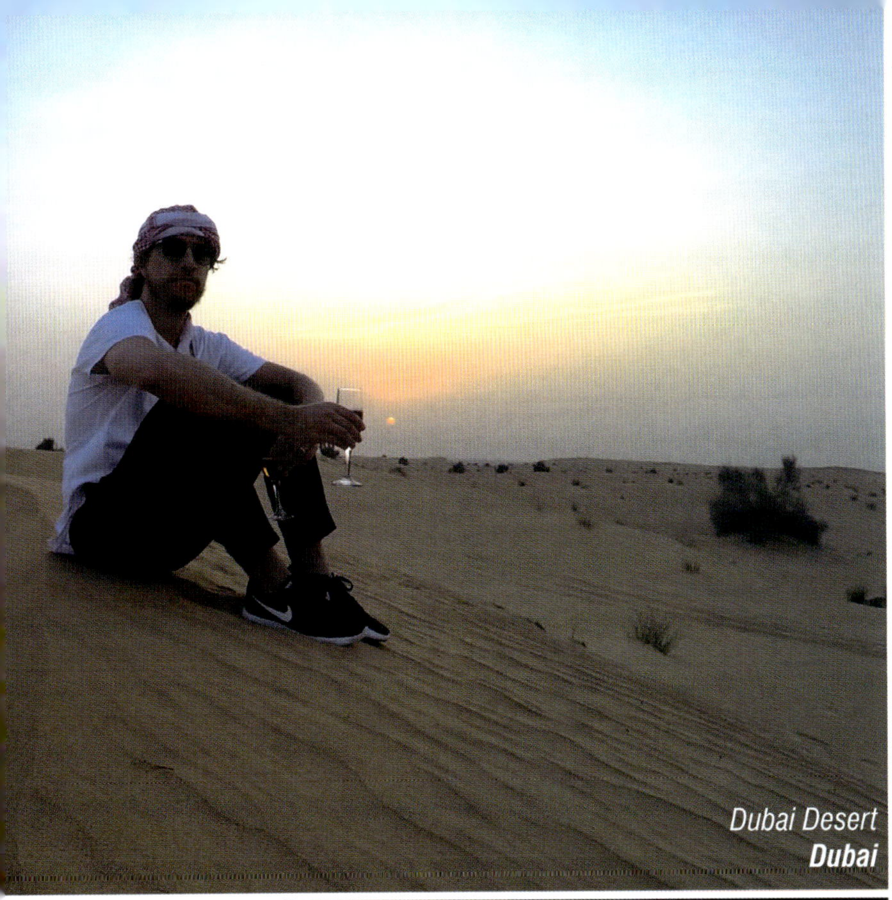

Dubai Desert
**Dubai**

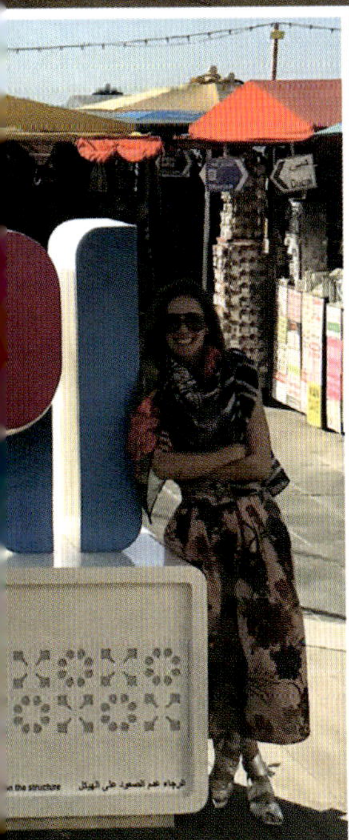

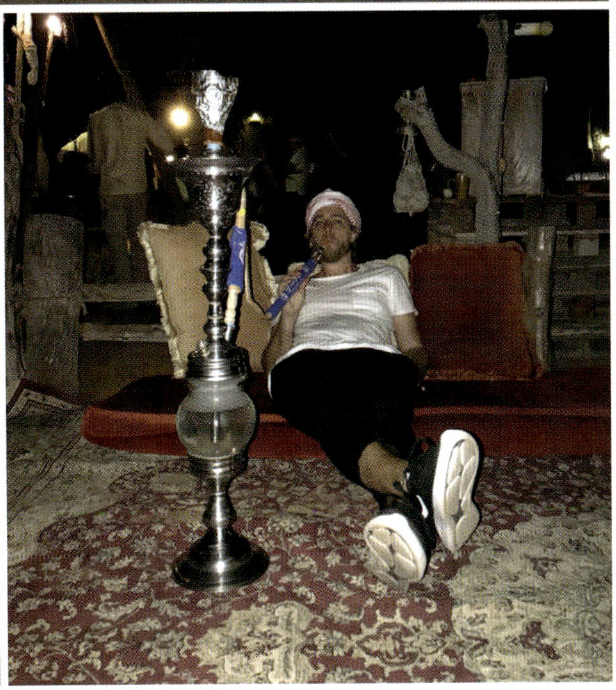

O gringo fazendo uso da *shisha*.

*The gringo using shisha.*

Dubai Desert
**Dubai**

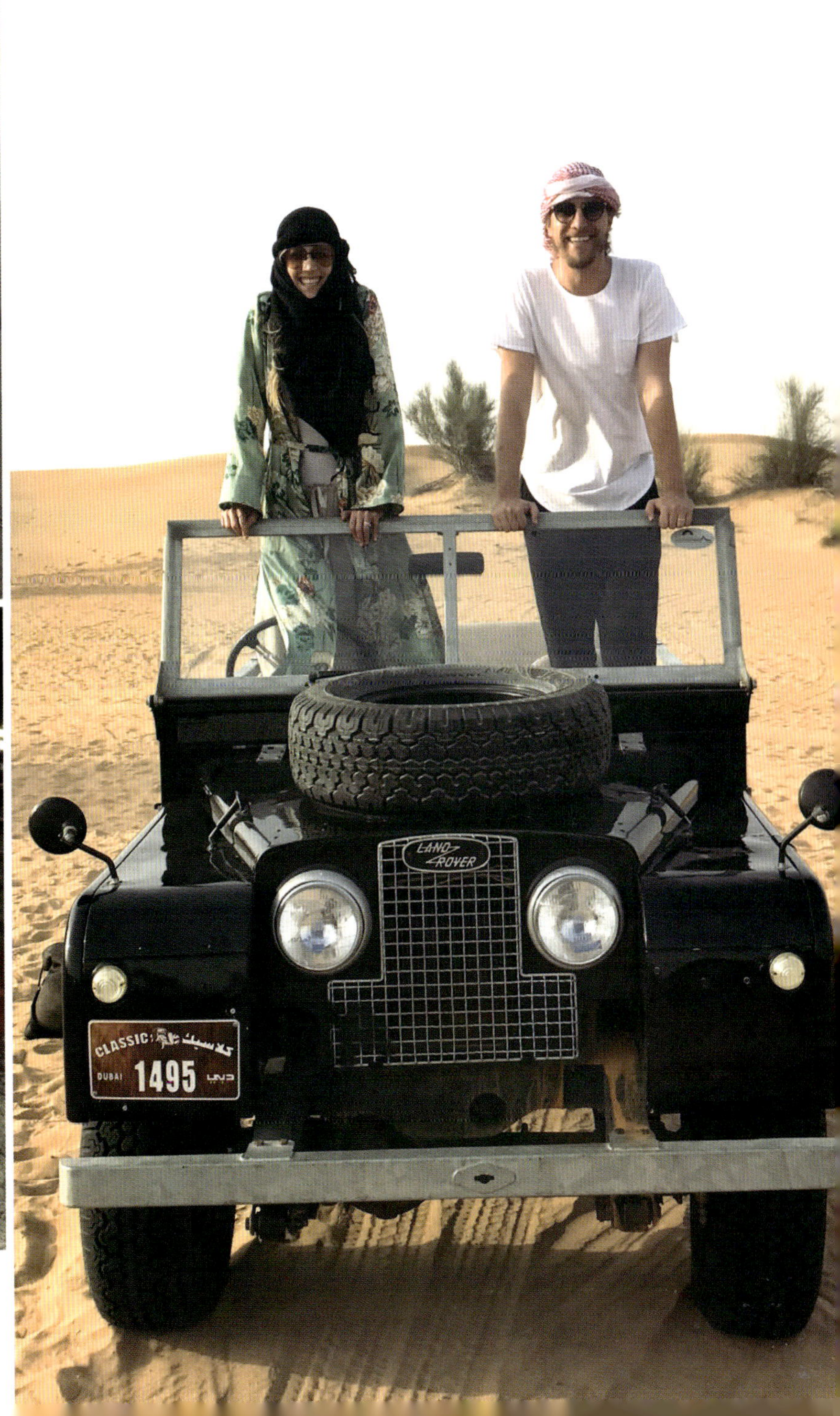

# MALDIVAS

## UM PARAÍSO INACREDITÁVEL!

Sim, as fotos refletem a realidade — é o local mais próximo do paraíso que pode existir. São mais de mil ilhas que compõem o país, algumas desabitadas, outras com hotéis de altíssimo luxo. Você pousa na capital, Male, e de lá é transportado para o seu hotel, de hidroavião ou barco, dependendo da distância. Só para escolher o nosso hotel foram algumas semanas de análise e planejamento, dadas as centenas de opções existentes de hotéis, um mais maravilhoso que o outro.

Foi um momento de relaxamento final da viagem, reflexão sobre tudo o que já havíamos percorrido. Foi lá que eu (Thainá) fiz uma amizade sincera com a boia de flamingo, tanto que eu queria levá-lo conosco para o nosso último destino, a África. Sem a autorização do Eduardo, que disse que não tínhamos espaço, tive de me despedir e deixá-lo no paraíso. Saudades, Flamingo.

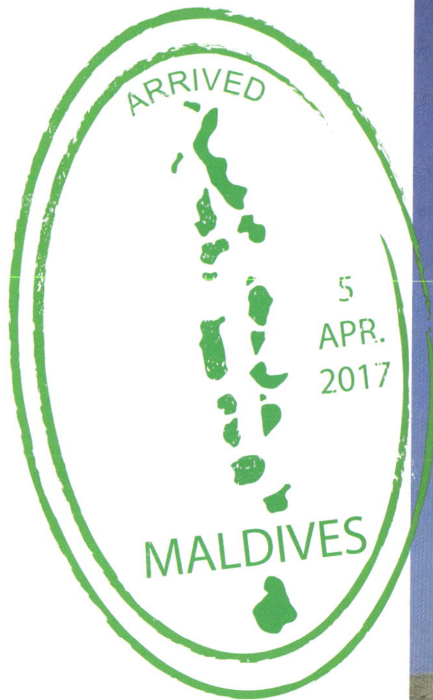


*AN UNBELIEVABLE PARADISE!*

*Yes, the photos reflect reality — it is the closest place to paradise that can exist. There are over a thousand islands that make up the country, some uninhabited, others with high luxury hotels. You land in the capital, Male, and from there you are transported to your hotel by seaplane or boat, depending on the distance. Just to choose our hotel it took a few weeks of analysis and planning, given the hundreds of options, one more astonishing than the other.*

*It was a moment of relaxation about the end of the trip, when we reflected on everything that we've experienced. That was the moment when I (Thainá) started a sincere friendship with a flamingo float, which I wanted to bring to our last destination, Africa. Without an authorization from Eduardo, who said that we didn't have space, I bid farewell and left my friend in paradise. Miss you, Flamingo.*

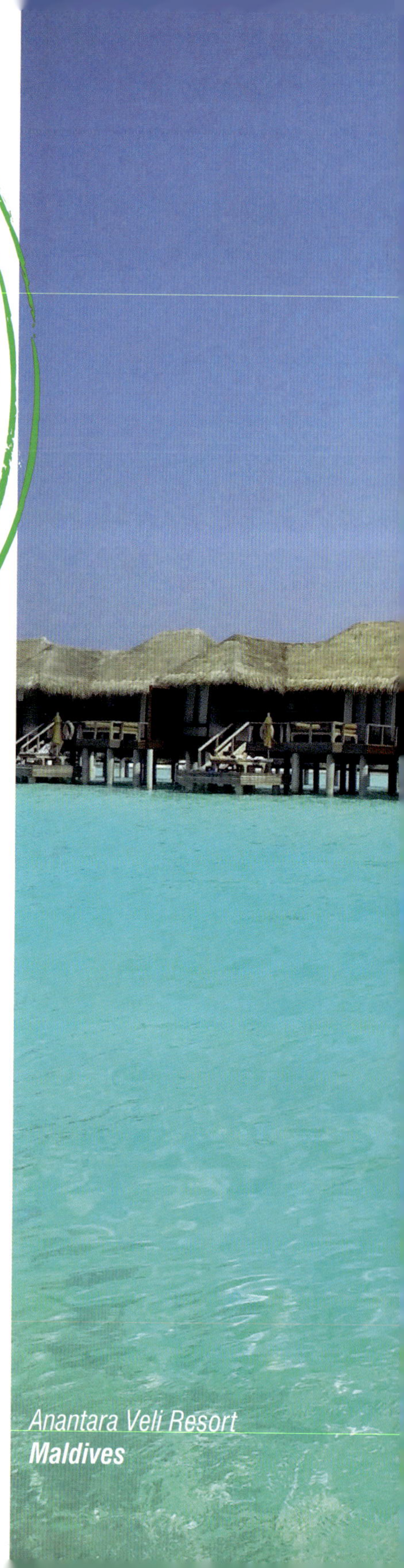

*Anantara Veli Resort*
***Maldives***

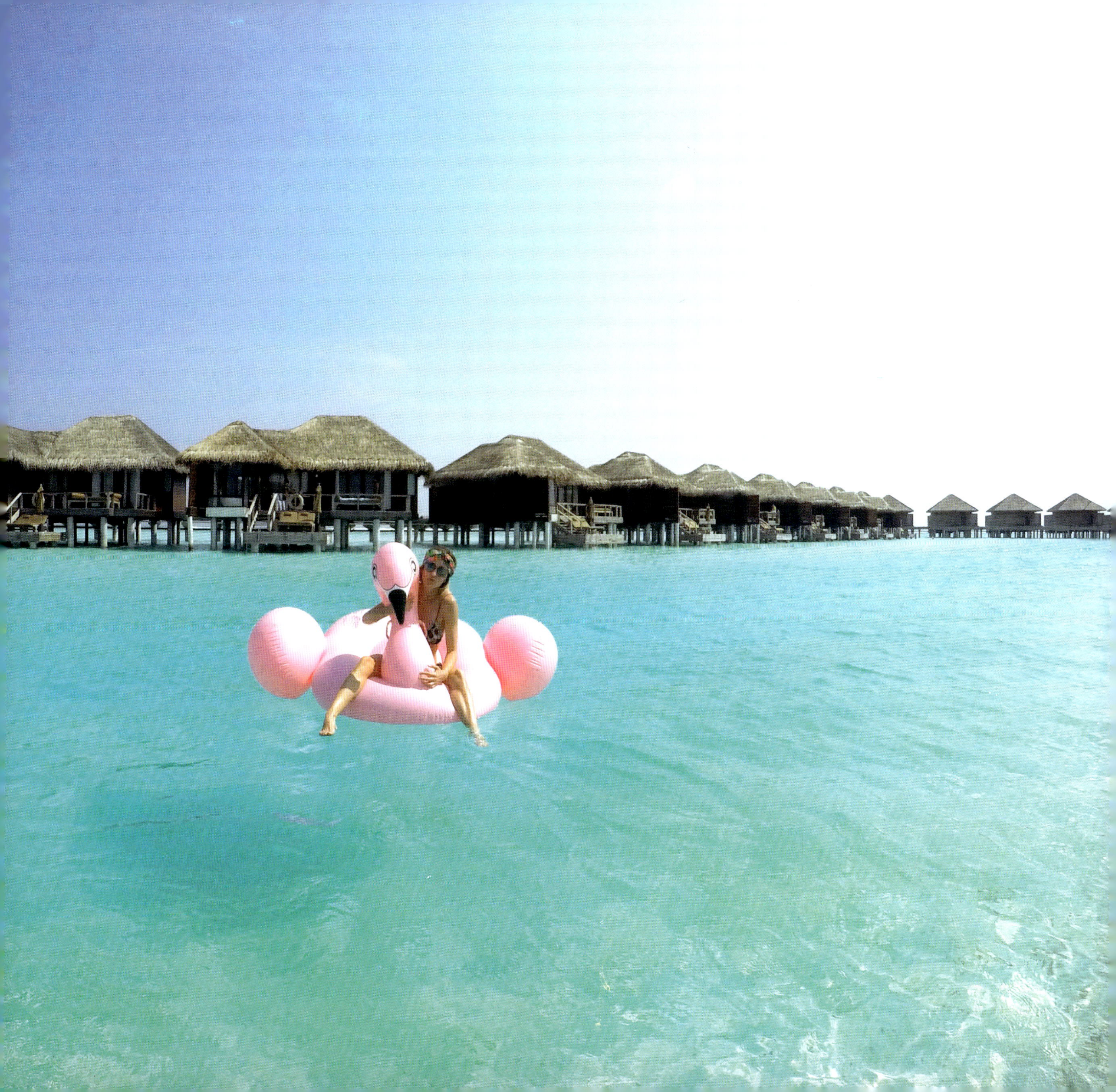

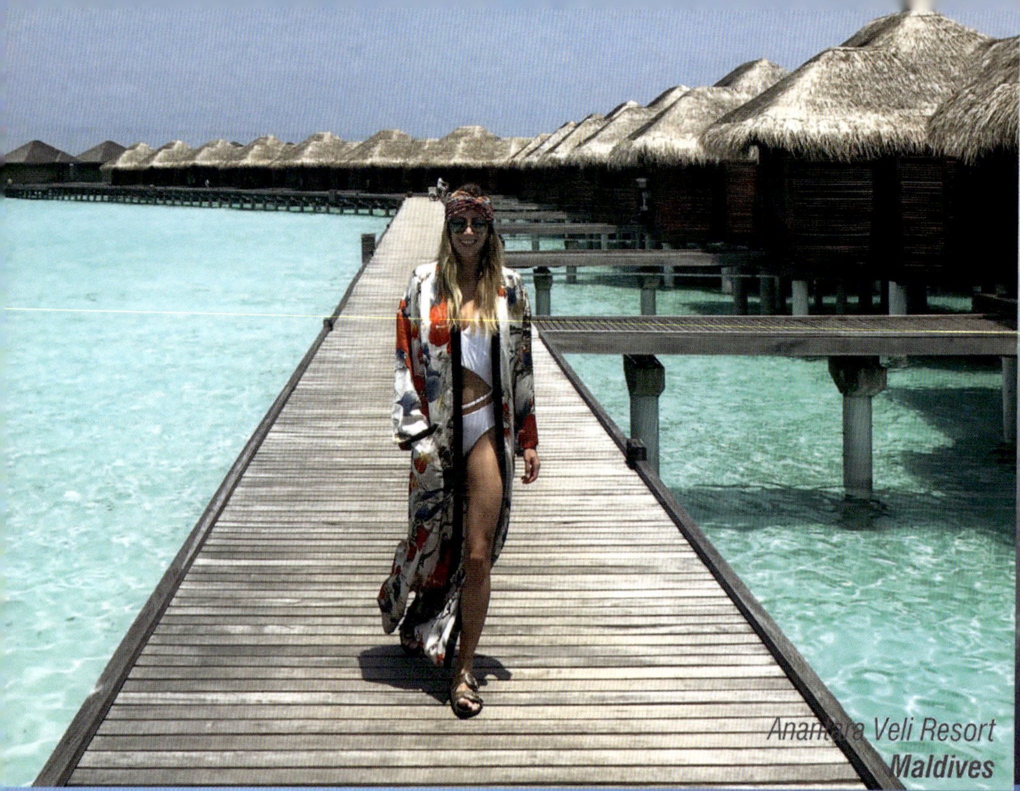

Anantara Veli Resort
**Maldives**

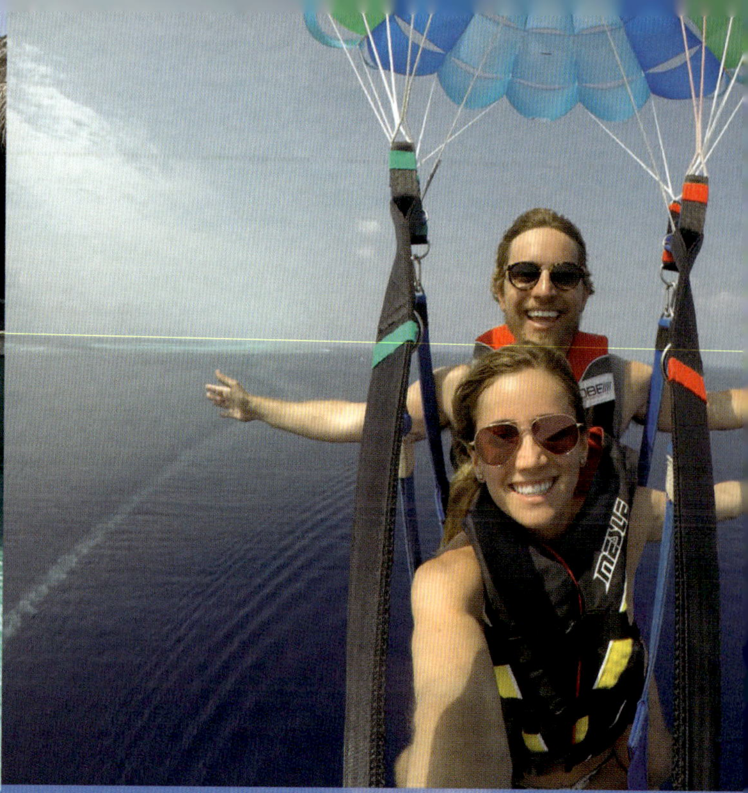

Anantara Veli Resort
**Maldives**

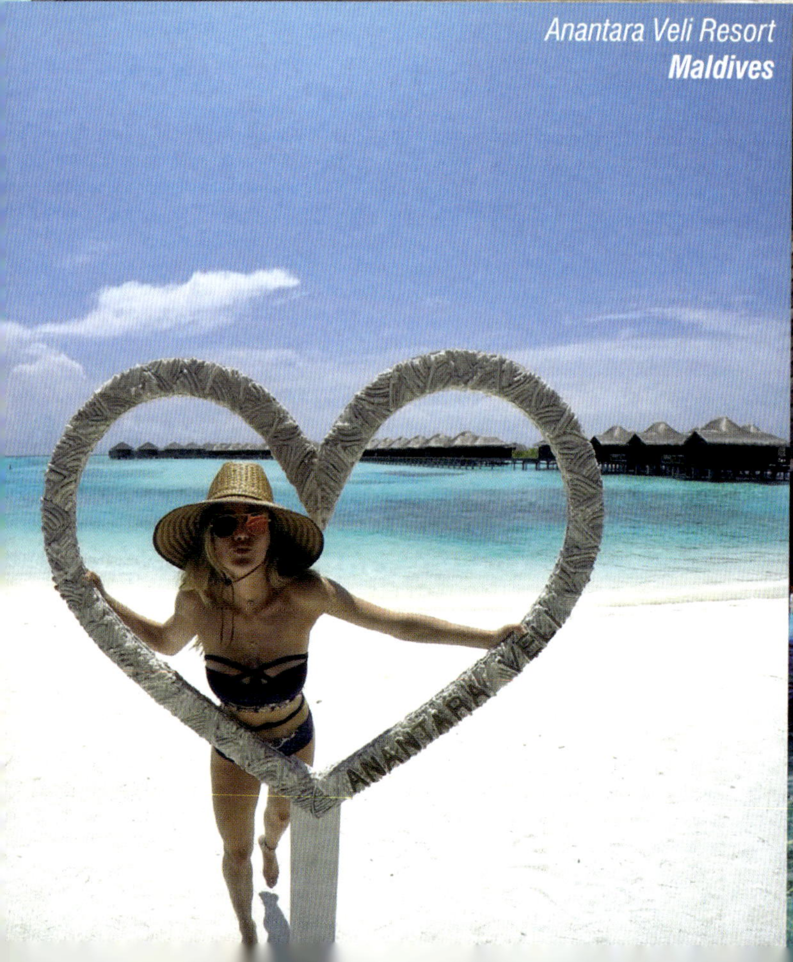


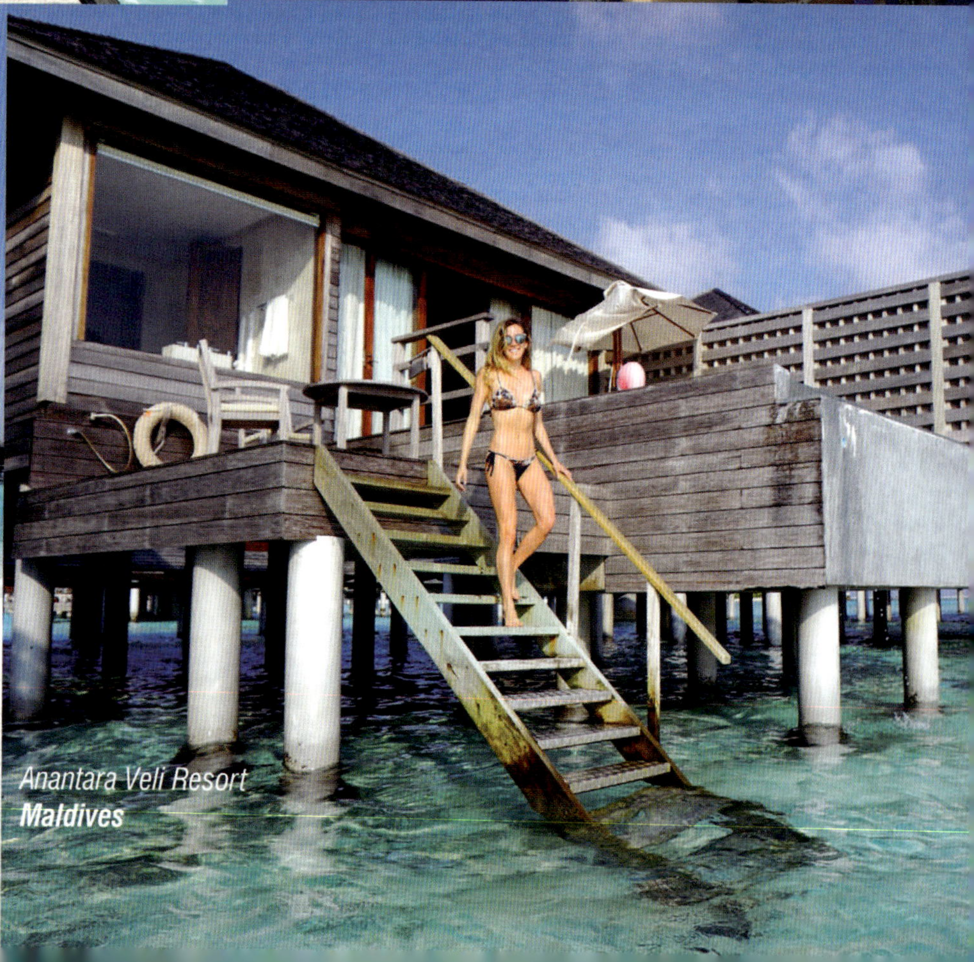

Anantara Veli Resort
**Maldives**

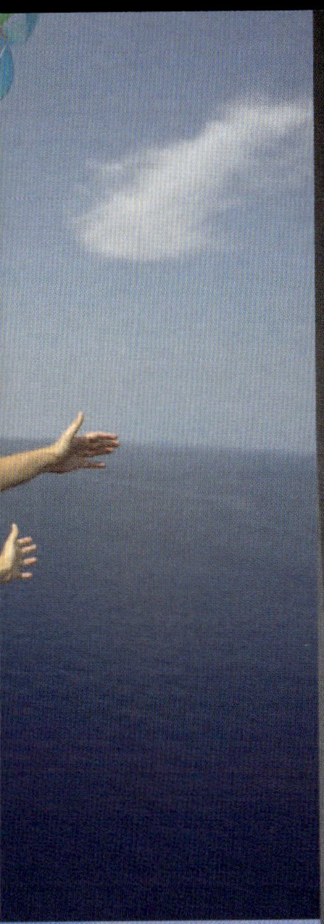

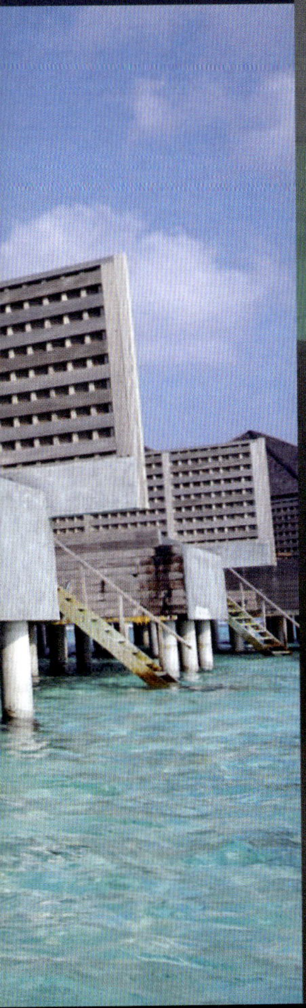

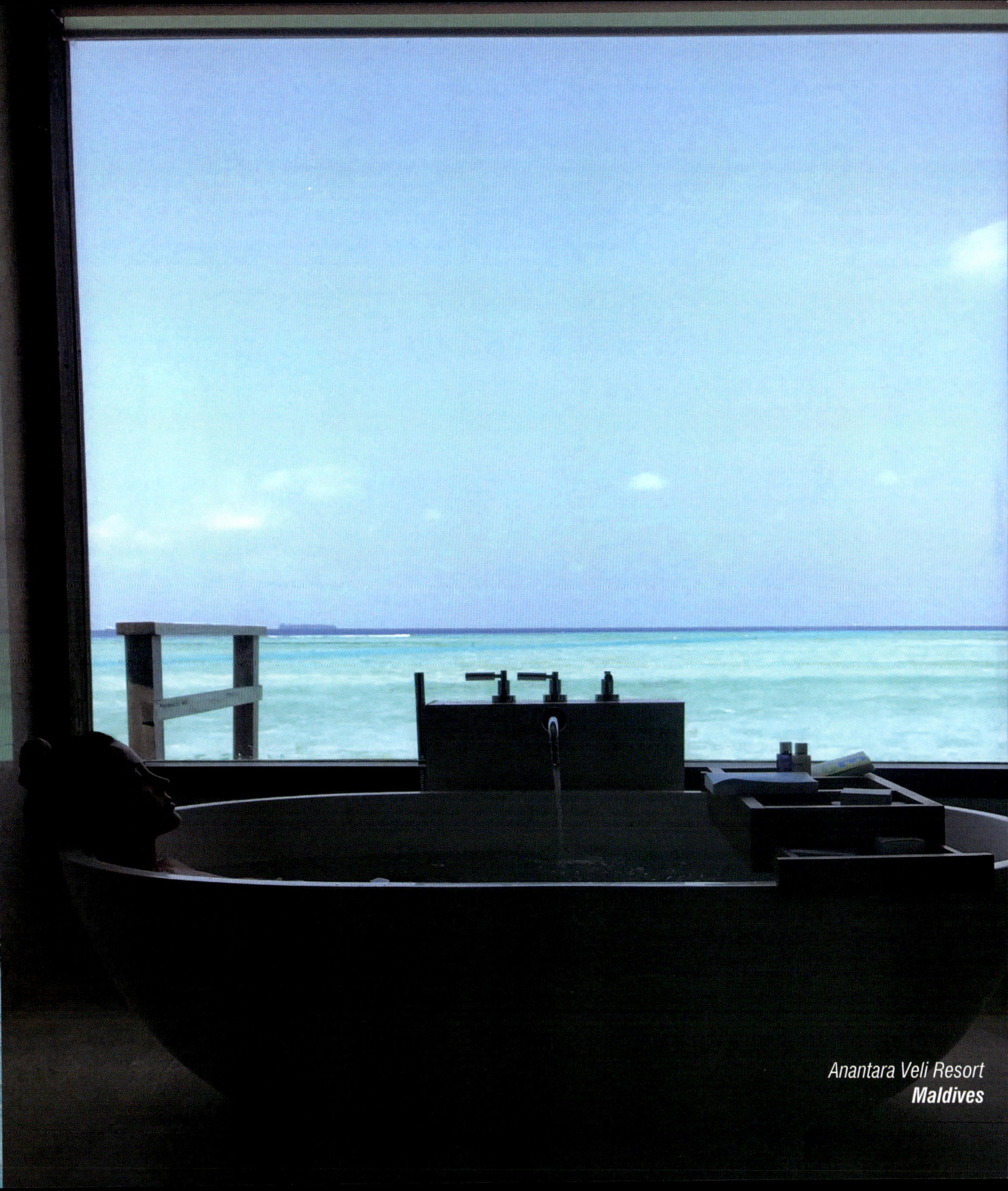

*Anantara Veli Resort*
***Maldives***

# ÁFRICA DO SUL

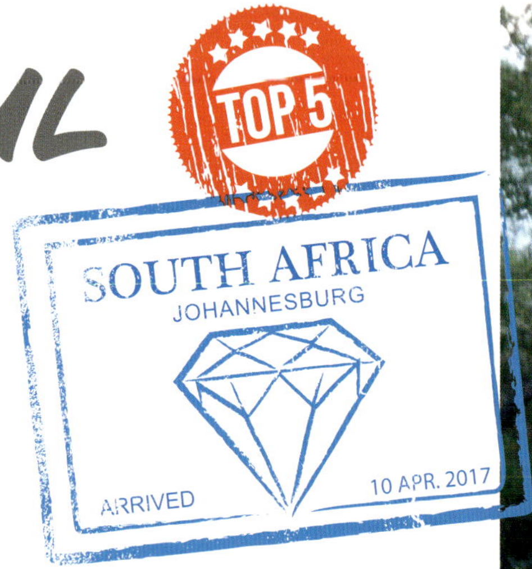


## O ÚLTIMO PAÍS DA VIAGEM!

Uma sensação de dever cumprido misturado ao sentimento de que o sonho estava acabando. Aperto no coração. Depois de dois dias de descanso em Joanesburgo, cidade onde pousamos, pegamos outro voo para Hoedspruit, aeroporto mais próximo do Thornybush, o parque onde teríamos nossa primeira experiência de safári. Ele fica próximo ao Kruger Park, que é o mais famoso da região.

Foi uma das experiências mais marcantes e diferentes da viagem: entender o universo animal no seu estado mais puro, vida selvagem de verdade. No início, ficamos um pouco apreensivos, pois o Jeep dos nossos passeios era totalmente aberto. Quando anoitecia, o clima de tensão aumentava.

John e Dan, o guia e o ajudante, além de nos contar sobre todas as curiosidades do mundo animal, também nos orientaram bem com relação ao que podia ou não ser feito para preservar a nossa vida, e com isso ficamos mais tranquilos. A dupla foi extremamente sagaz na busca dos animais. Vimos muito mais que os *big fives,* que são os cinco animais considerados mais difíceis de serem caçados pelo homem: leão, leopardo, elefante, rinoceronte e búfalo.

Parecia que a gente estava dentro de um documentário da National Geographic, observando a vida selvagem acontecendo sem saber o que esperar: leopardos brigando, leões atacando suas presas ou cuidando de seus filhotes, um mundo selvagem bem à nossa frente. Inesquecível!

*THE LAST COUNTRY OF OUR TRIP!*

*A sense of fulfilled duty, mixed with the feeling that the dream was almost over. Our hearts sank. After two days of rest in Johannesburg, where we landed, we took another flight to Hoedspruit, closest airport to Thornybush, the park we would have our first safari experience. It is next to Kruger Park, which is the most famous in the area.*

*It was one of the most striking and different experiences of the trip: getting to understand the animal universe in its purest state, real wildlife. At first we were a little nervous, as our tour Jeep was fully open. As night fell, the tension grew.*

*John and Dan, the guide and the assistant, besides telling us about all the fun facts of the animal kingdom, also guided us well with respect to what should or should not be done to preserve our lives. Only then we were able to relax. The pair was extra sagacious in the search for the animals. We have seen much more than the big fives, which are the five most difficult animals to be hunted by man: lion, leopard, elephant, rhinoceros and buffalo.*

*It felt like we were inside a National Geographic documentary, watching wild life unfold without knowing what to expect: leopards fighting, lions attacking their prey or caring for their offspring, a wild world right in front of us. Unforgettable!*

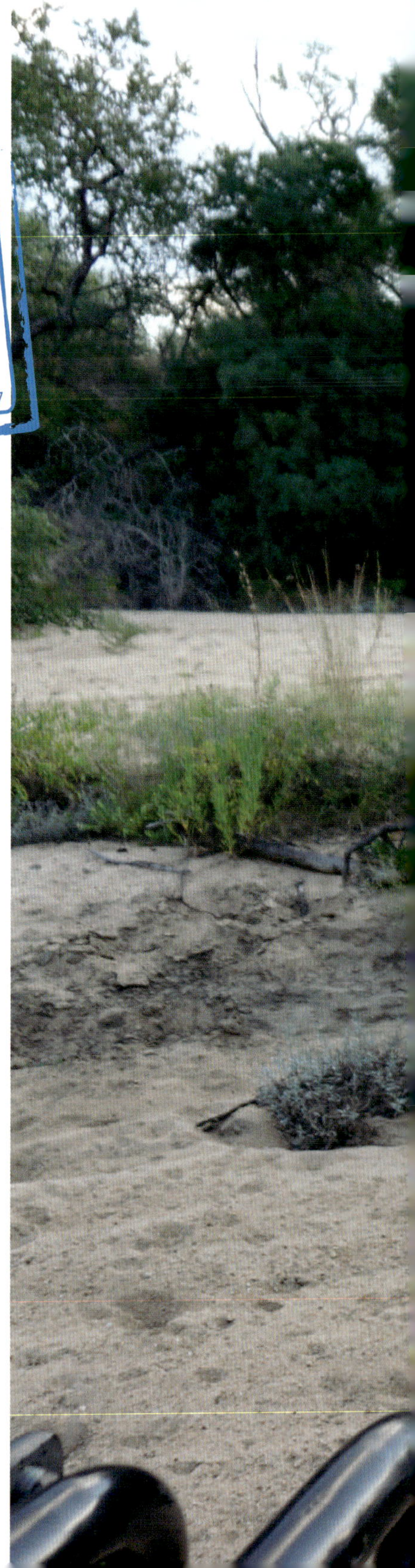

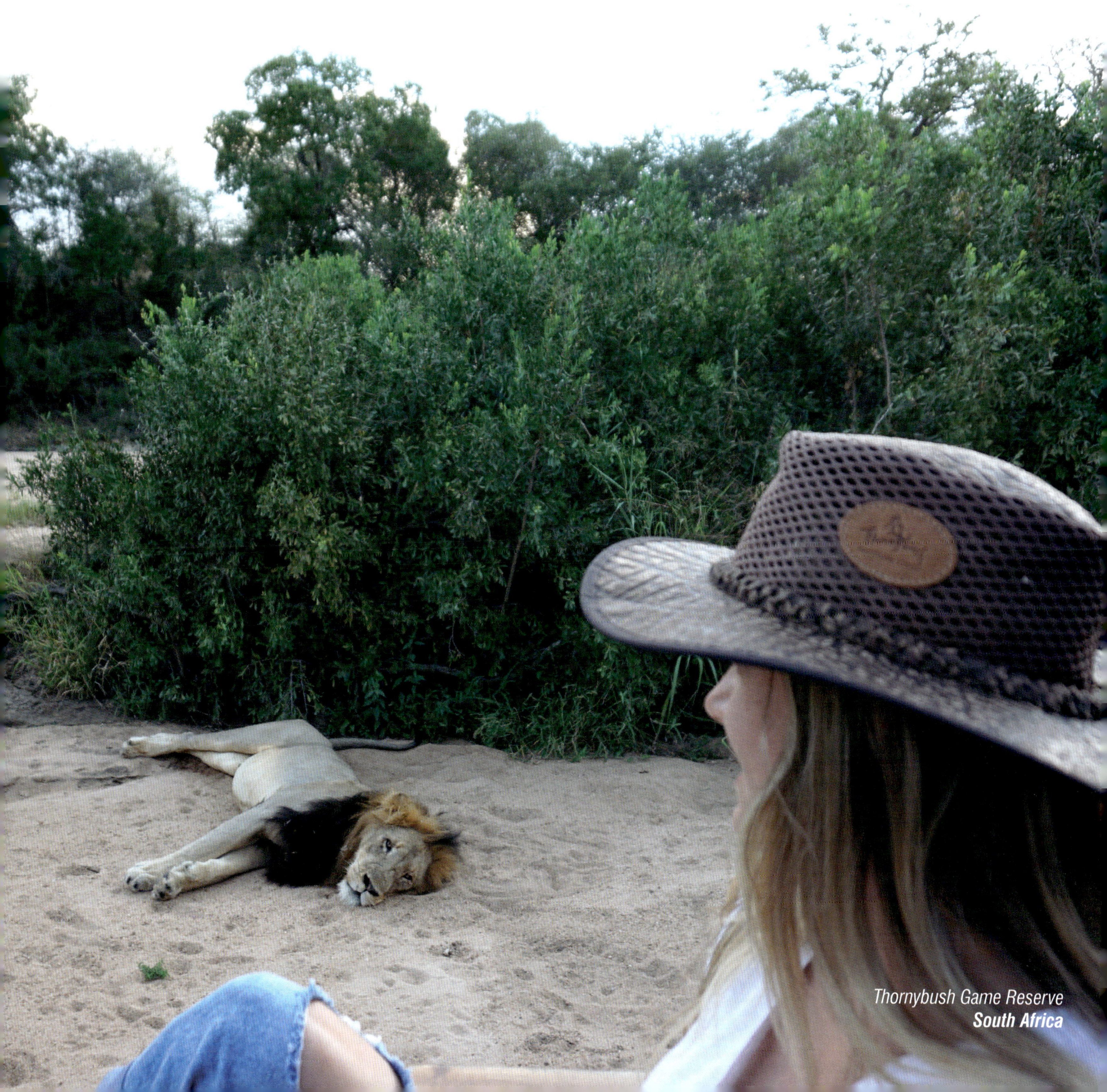

Thornybush Game Reserve
**South Africa**

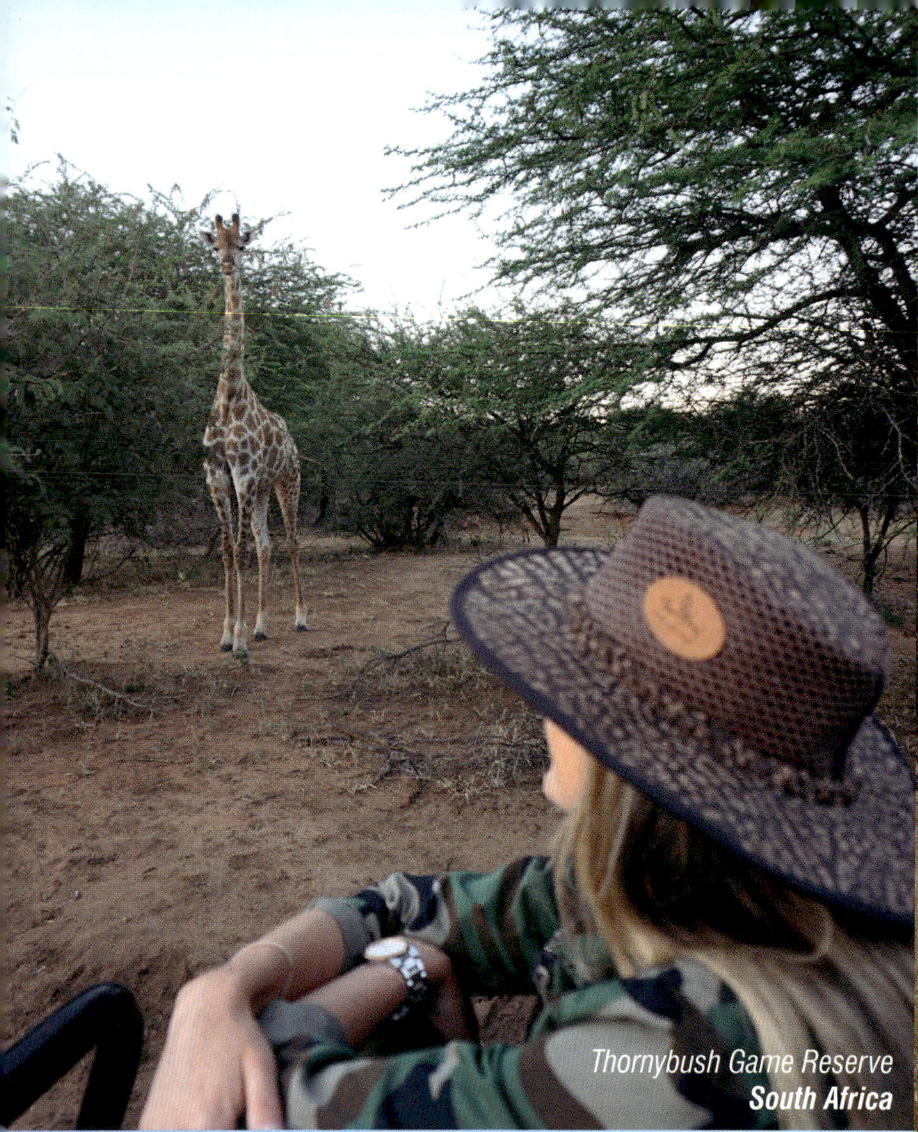

Thornybush Game Reserve
**South Africa**

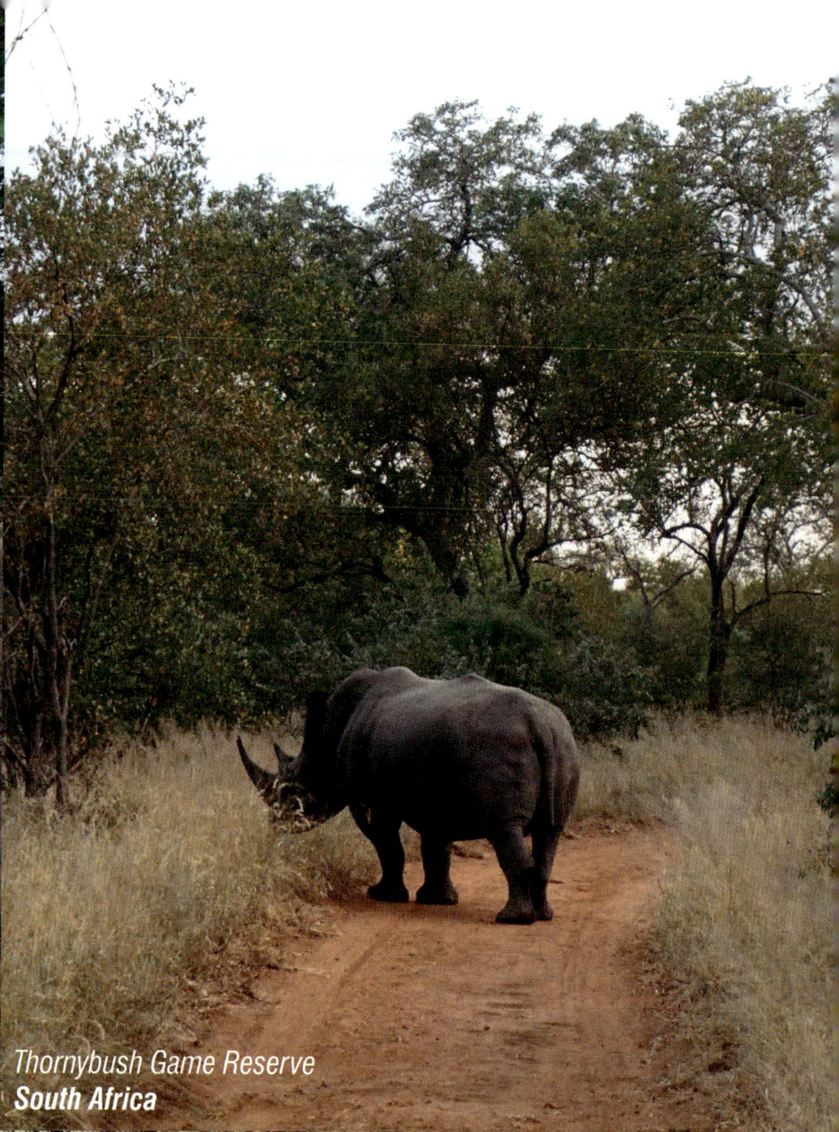

Thornybush Game Reserve
**South Africa**

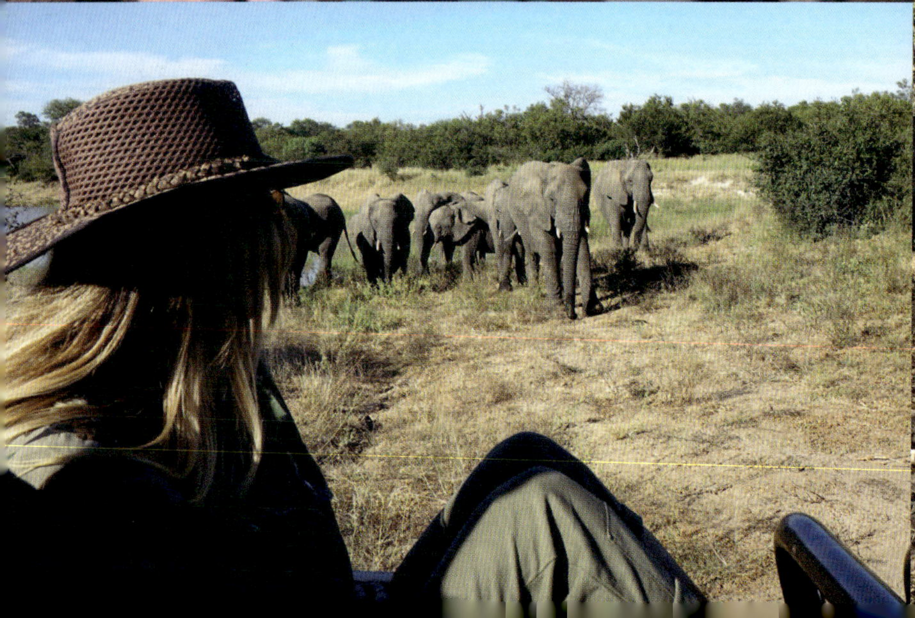

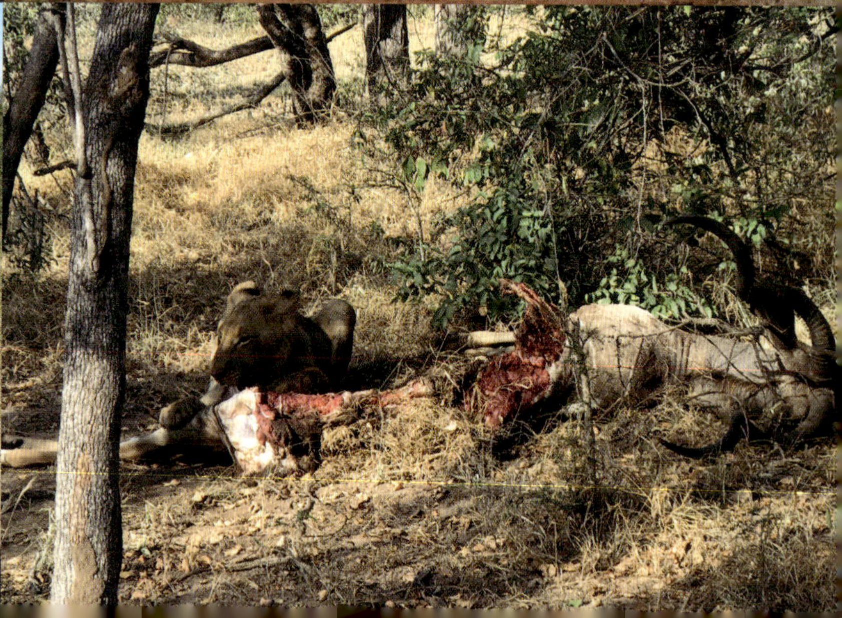

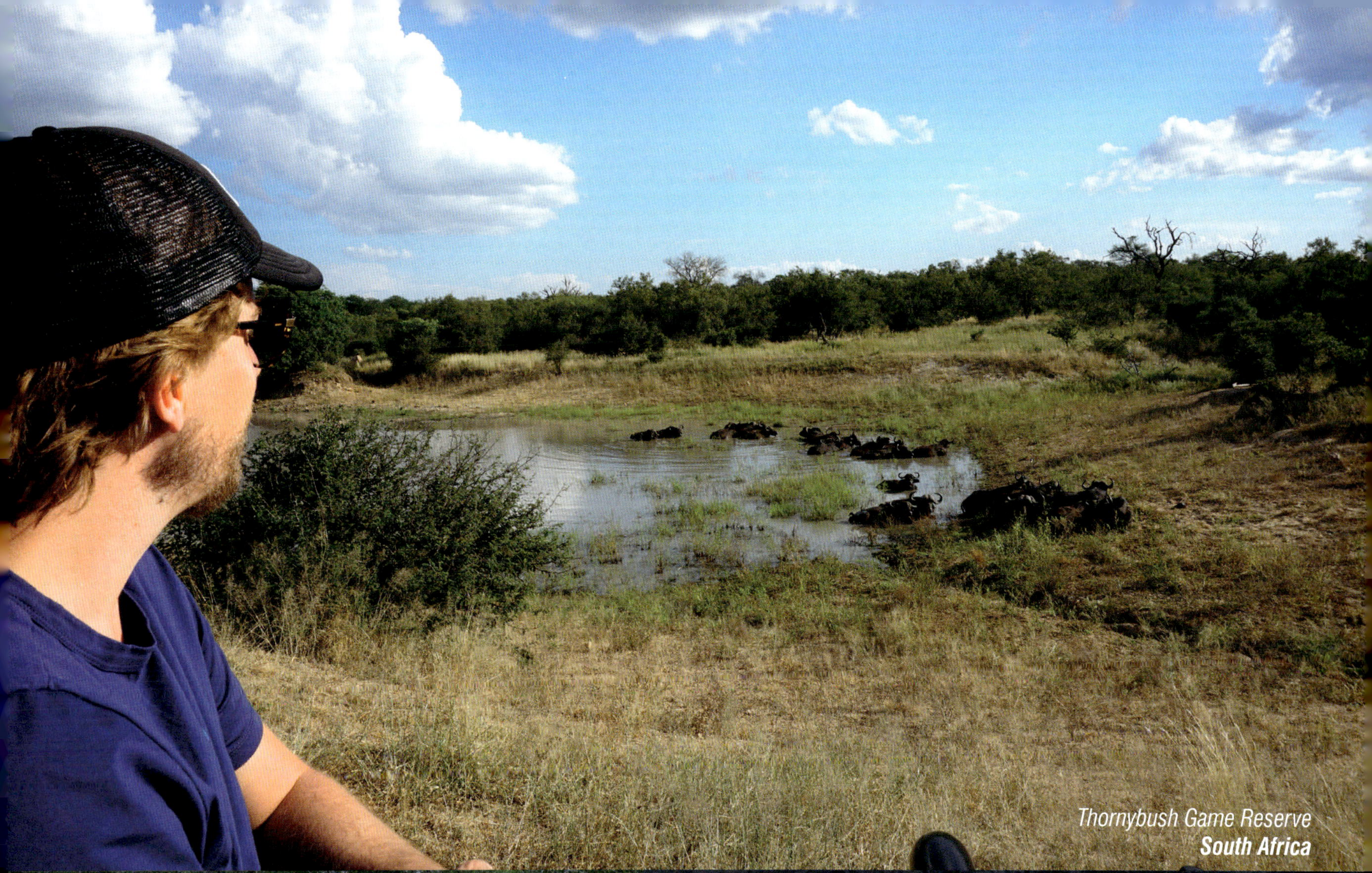

Thornybush Game Reserve
**South Africa**

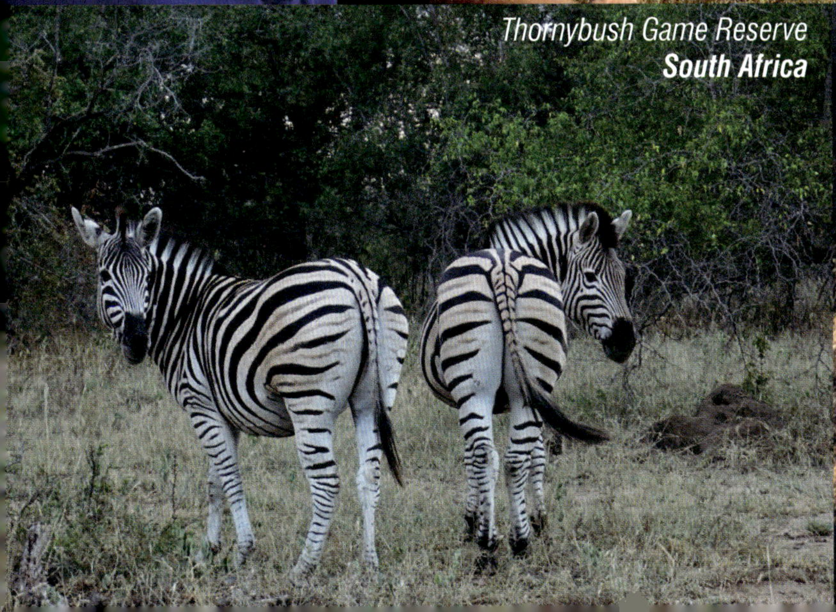

Thornybush Game Reserve
**South Africa**

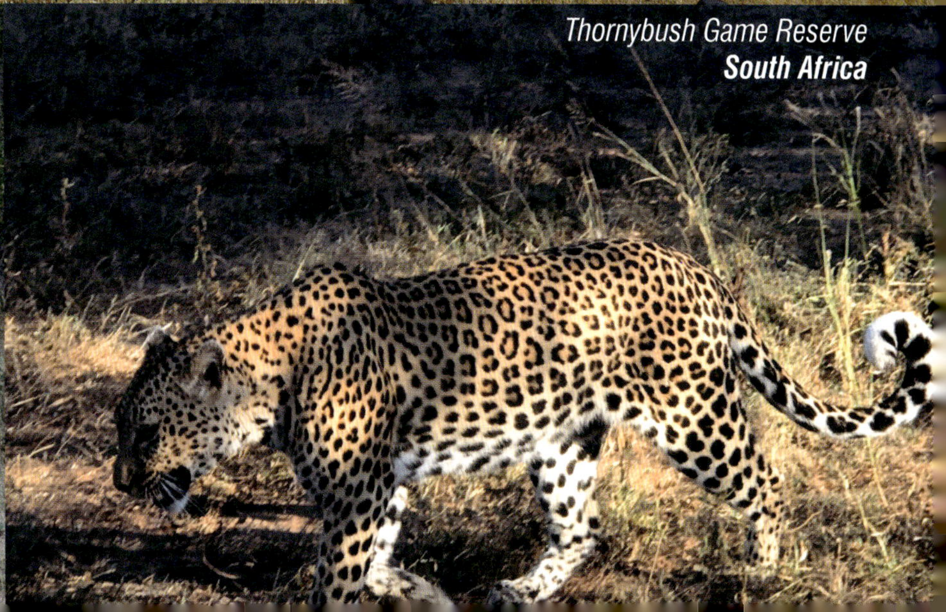

Thornybush Game Reserve
**South Africa**

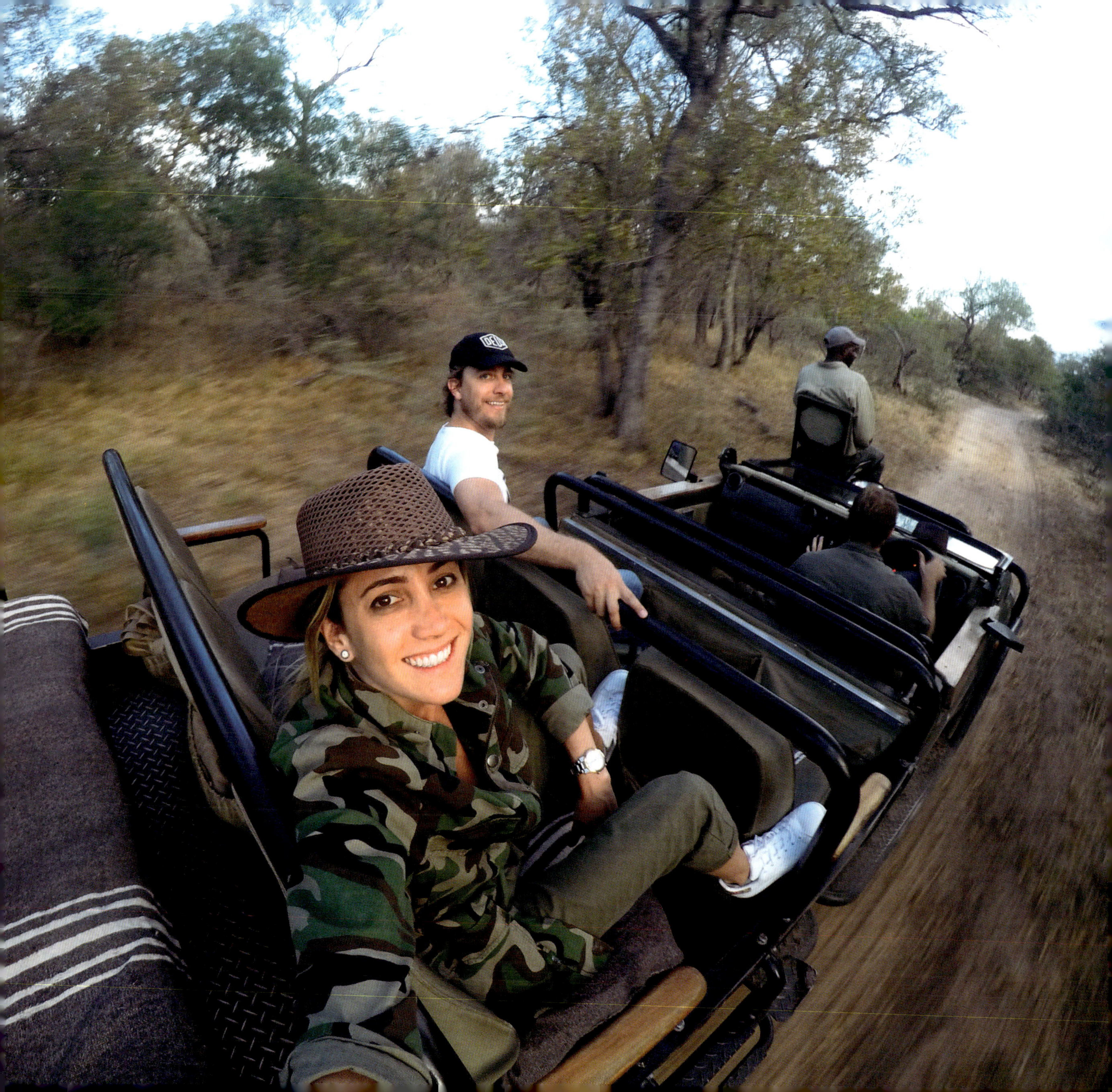

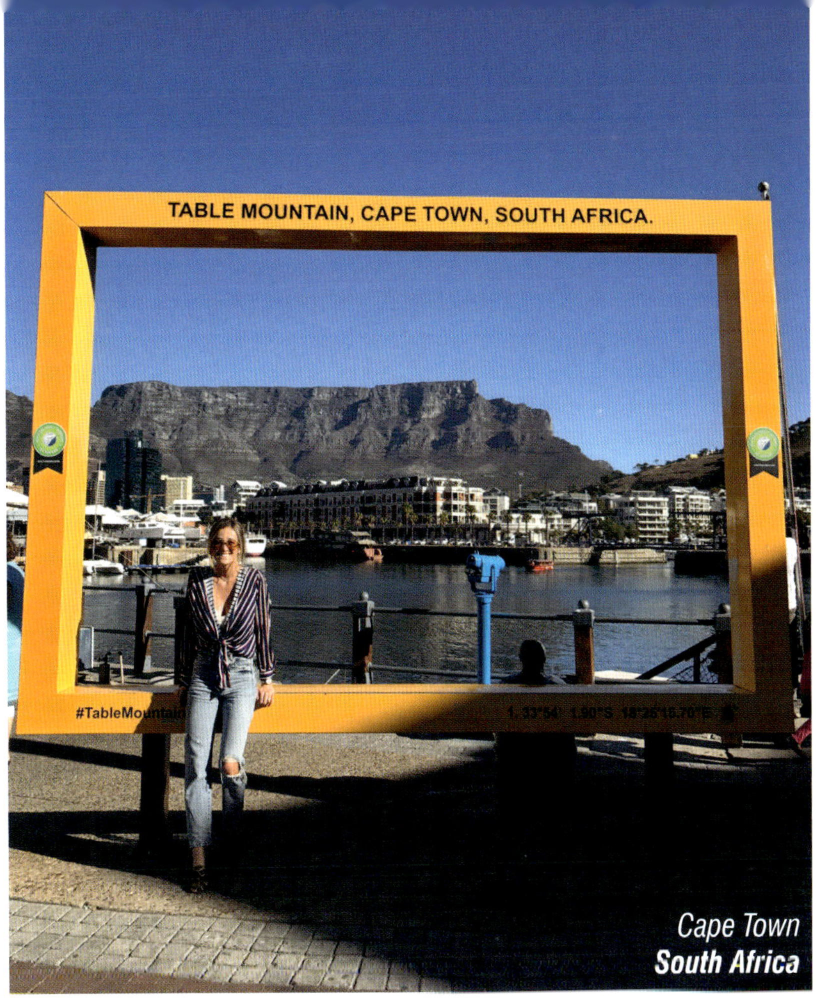


*Cape Town*
***South Africa***

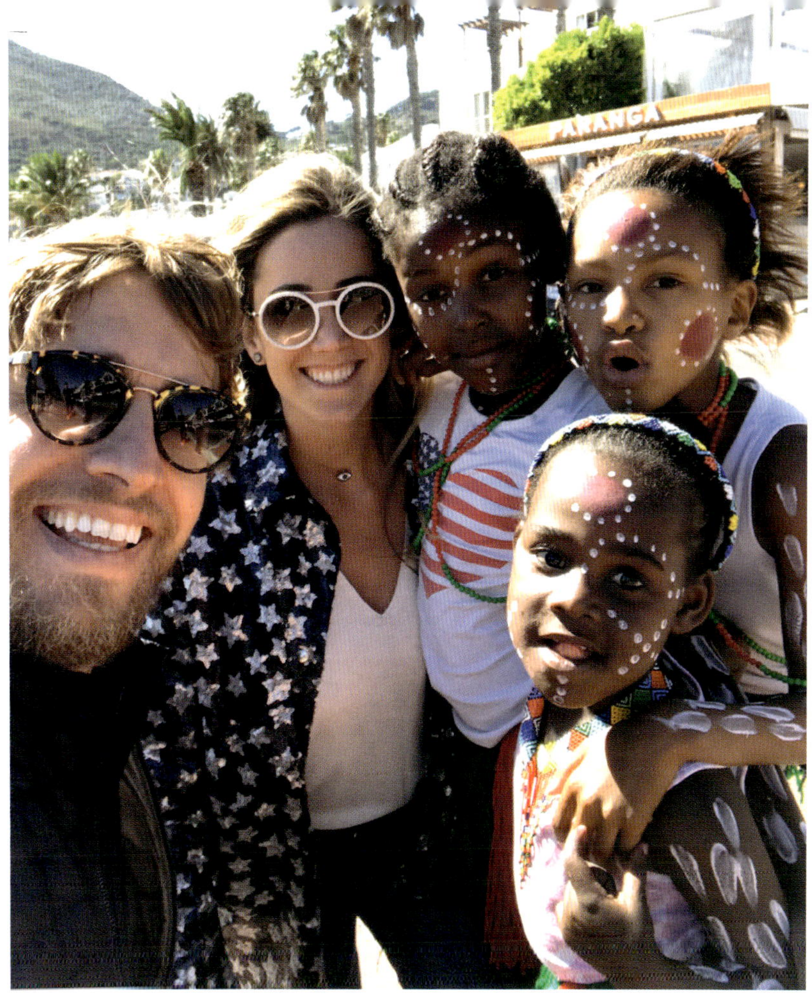

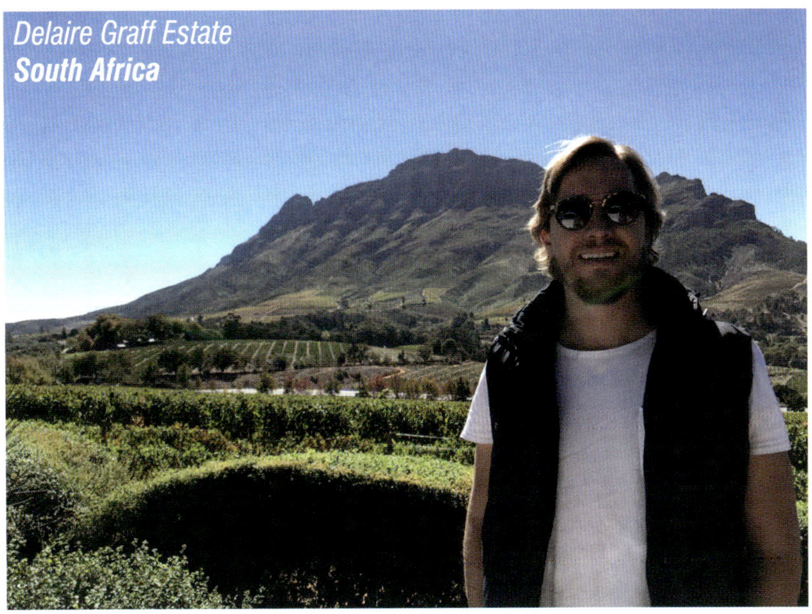

*Delaire Graff Estate*
***South Africa***

O último destino antes de voltar ao Brasil foi a Cidade do Cabo. Lembrou um pouco o Rio de Janeiro, pelas paisagens, mas ainda preferimos a capital fluminense. Cruzamos com crianças lindas no caminho. Também aproveitamos para conhecer as vinícolas da região em nosso último dia de viagem. Elas são lindas e impressionantes.

*The last destination before returning to Brazil was Cape Town. It reminded us of Rio de Janeiro a bit, because of the landscapes, but we still prefer Rio. We crossed paths with beautiful children on the way. We also took time to get to know local wineries on our last travel day. They are beautiful and impressive.*

# AS PERGUNTAS QUE NÃO QUEREM CALAR...

POR THAINÁ CABRAL

## 1. Como vocês não engordaram na viagem?

No Brasil estávamos acostumados a ter uma rotina moderada de exercícios físicos, com uma alimentação saudável e balanceada, sem exageros, comendo de vez em quando uma besteira e outra, mas com moderação. Conseguimos manter esse ritmo, pois tínhamos em mente que não era uma viagem de férias, e sim a nossa rotina. Mas é claro que não deixamos de provar coisas novas e típicas dos lugares que visitamos. Procuramos também manter uma rotina de exercícios. A maioria dos hotéis em que ficamos possuía academia, e procurávamos ir sempre que estávamos dispostos, até porque não fazíamos programações intensas todos os dias. Respeitamos o nosso corpo, e em vários dias ficamos de bobeira, descansando.

## 2. Quais câmeras vocês usaram para tirar as fotos?

Iniciamos a viagem tirando as fotos com o próprio celular (iPhone) e uma GoPro. Em outubro compramos uma máquina fotográfica, modelo Sony Alpha NEX-5, que acabamos usando mais quando fazíamos viagens de carro, pois ficávamos com preguiça de carregá-la na cidade, andando pra lá e pra cá a pé. Ficamos com ela até o Canadá, quando a esquecemos no carro que alugamos. Já estávamos em Aspen quando sentimos falta dela. Para nossa sorte, a minha cunhada estava voltando do Canadá para o Brasil naquele dia e iria pegar o voo no mesmo aeroporto em que devolvemos o carro — ela foi lá e resgatou a nossa câmera!

*PEOPLE ASK US... BY THAINÁ CABRAL*

***1. How did you avoid putting on weight during your travels?***

*Back in Brazil, we were accustomed to a moderate fitness training routine, along with healthy eating habits, trying not to binge but allowing ourselves some junky food and some snacks every now and then. We managed to keep those habits up by making up our mind that this was not just a leisure trip, this was still our routine, even though we obviously didn't refrain from trying local and typical foods. Apart from that, we tried our best to stick to our training schedule, as most of the hotels we stayed in included a gym or fitness space, so we'd go for a training session whenever we felt up to the task, usually on days in which our tourist activities hadn't been so intense. It's also important for us to respect our bodies, so we also included some off days, to get some rest.*

***2. What cameras did you use to take photos?***

*At the start of the trip, we'd take photos with your own phones (iPhone) and a GoPro. In October we bought a camera, a Sony Alpha NEX-5, which we ended up using mostly when traveling by car, because we were too lazy to carry it in the city, when walking around. We brought it to Canada, at which point it was left behind in the car we rented. We were already in Aspen when we realized it was gone. Luckily, my sister-in-law was returning from Canada to Brazil that same day, departing from the same airport where we returned the car — she went there and rescued our camera!*

## 3. Como você conseguiu sobreviver só com uma mala?

Quem me via plena nas fotos só com uma malinha de mão, mal sabia o que estava por trás disso. Eu comecei a viagem com duas malas de mão, pois, como seria verão nos primeiros países que visitamos, foi mais tranquilo. As roupas são menores e não ocupam tanto espaço. Ao longo da viagem, blogueirinha que sou, ia passando por lojinhas, querendo dar uma renovada nos looks. Mas eu sabia que a regra era clara: entra uma peça, sai outra, porque a mala já estava lotada.

Em outubro, quando estávamos na Europa e começou a esfriar, depois de muita negociação com o Glitz (porque ele sabia que no final das contas quem carregaria a mala seria ele), consegui convencê-lo a trocar a mala de mão por uma média, afinal de contas, as roupas de inverno ocupam muito mais espaço. Ao longo da viagem, fizemos no total três despachos pelo correio com roupas e souvenirs: em Xangai, Praga e o último, em Dubrovnik, na Croácia.

Bem, verdade seja dita, eu também contei com a ajuda dos amigos e familiares que encontramos. Todos, sem exceção, voltaram com uma mala de brinde, em especial aqueles seres abençoados que levaram malas gigantes com roupas pesadas de inverno, e os nossos esquis, que compramos no Canadá, e eram um trambolho para levar.

Gratidão eterna aos amigos:

1. Diego Salgado
2. Bettina Espinosa
3. Felipe Leal
4. Thirzá Cabral
5. Maria Julia Cabral
6. Marcella Mosquini

***3. How did you manage to survive with just the one bag?***

*Chances are that people saw me happily posing in the pictures with only one handbag, but they have no idea what was behind it. I started the trip with two suitcases, since it would be summer in the first countries we visited, so not much of a hassle. The clothes are smaller and take up less space. Throughout the trip, blogger that I am, as I passed by shops, I felt like getting new outfits. But I knew the rule was clear: one piece comes in, another comes out, because the suitcase was already full.*

*In October, when we were in Europe and the temperature started to drop, after a lot of negotiation with Glitz (because he knew that he would end up carrying the bags anyway), I managed to persuade him to change the bag for a slightly bigger one, after all, winter clothes take up a lot more space. Along the way, we dispatched bags through mail three times, with clothes and souvenirs: in Shanghai, Prague and the last, in Dubrovnik, Croatia.*

*Well, truth be told, I also had the help of the friends and family that we touched base with along the way. Everyone, without exception, came back with a prize bag, especially the most generous ones, who carried giant suitcases with heavy winter clothes and our skis, which we bought in Canada and were very troublesome to carry around.*

*Our gratitude to our friends:*

*1. Diego Salgado*

*2. Bettina Espinosa*

*3. Felipe Leal*

*4. Thirzá Cabral*

*5. Maria Julia Cabral*

*6. Marcella Mosquini*

# TCHAU, MUNDO!

POR THAINÁ CABRAL

Eis que chega o dia de se despedir desse mundão. Foram 407 dias, 42 países, 79 voos, 62 SIM Cards (um agradecimento a quem inventou essa tecnologia abençoada chamada 4G), que nos ajudaram a nos localizar (Google Maps), a nos comunicar (Google Tradutor) e a nos deslocar de um lugar para outro (Uber), pois muitas vezes era difícil falar com um taxista na rua em países em que as pessoas não falam inglês. E de nada adiantava mostrar um papel escrito em inglês, pois o alfabeto deles é totalmente diferente do nosso.

Foi no dia 6 de março que partimos para o mundo, para lugares dos quais a gente nem sabia muito bem o que esperar, e ainda sem uma data definida para voltar. Como já diriam os velhos filósofos: "A vida começa quando a zona de conforto termina." E eles estavam certos! Foi um tal de sair da zona de conforto constante: 130 "novos lares", tendo que se adaptar a cada um deles, conhecendo novas paisagens, culturas e pessoas diferentes... Ah, as pessoas! Foram tantas, especiais, que cruzaram os nossos caminhos, tantos sorrisos, olhares sinceros, trocas boas de energia, sintonias inexplicáveis. A parte ruim era sempre a despedida, e aí a gente tem de praticar o tal do desapego e lembrar ao coração que nada é para sempre, que tudo é passageiro e que eu vou levar comigo um pouquinho de cada uma delas.

Agradecemos pela nossa saúde e disposição de poder ter vivenciando tudo isso, por conhecer tantos lugares lindos, conhecer tanta gente querida, por cada novo desafio, por cada situação (boa ou ruim), pois tudo é válido. Se não for bênção, é aprendizado, amadurecer e adquirir cada vez mais sabedoria.

Sabedoria que foi necessária quando a viagem chegou ao fim, e não nos deixou com medo de como seria a volta ao Brasil; ela nos dizia: um dia de cada vez. Ela nos lembrou de como foi lá no início dessa viagem, quando partimos para o desconhecido tendo de deixar nossas coisas, nos despedir de pessoas queridas, encerrar ciclos e iniciar uma nova etapa. Era chegada a hora de começar uma nova rotina, reencontrar os velhos amigos e também conhecer novos, seguir aprendendo e espalhando por aí a nossa melhor energia, colecionando cada vez mais momentos e lembranças até o final da vida.

Gratidão a todos vocês que chegaram até aqui, aos que fizeram parte dessa viagem, aos que acompanharam e interagiram conosco virtualmente e também pessoalmente! Levamos conosco, com muito carinho, um pedacinho de cada um de vocês em nossos corações!

*LATER, WORLD! — BY THAINÁ CABRAL*

*And so the day comes in which we have to say goodbye to this big beautiful world. After 407 days, 42 countries, 79 flights, 62 SIM Cards (and here I'd like to thank whoever came up with our most revered technology, 4G) which helped us with localisation (Google Maps), communication (Google Translate), and going from one place to another (Uber), since a lot of the times it was difficult to talk to a cabbie on the street in countries where people don't speak English, not even if we showed them a piece of paper with our destination written in English, as their alphabet is completely different from ours.*

*On 6 March we set off for a trip around the world, to places where we didn't even know what to expect, and without a set return date. As the old philosophers would say: "Life begins when the comfort zone ends." And they were right! We were constantly breaking off of our comfort zone: 130 "new homes", with us having to adapt to each one of them, getting to know new landscapes, different cultures and people... Ah, people! There were so many special people that crossed our paths, so many smiles, sincere eyes, positive energy exchanges, inexplicable moments in sync. Farewells were always the worst parts, and we had to remind ourselves to practice a certain level of detachment and remind our hearts that nothing is forever, everything is fleeting and that I'll forever have with me a little of each one of them.*

*We are thankful for our good health and for having the means to be able to experience all of this, for having visited so many beautiful places, for having met so many dear people, for each new challenge, for each situation (good or bad), because everything is worthwhile. If not a blessing, then a learning experience, which helped us grow and become wiser.*

*Such wisdom made itself necessary when the trip came to an end, preventing us from being fearful of our arrival back in Brazil; it would tell us: one day at a time. It reminded us of the very beginning of our trip, when we set off for the unknown, leaving behind our things, saying goodbye to dear ones, closing cycles and thus giving way for a new phase. Now it is the time again for a new routine, for reconnecting with old friends, but also making new ones, and still carrying on with our learning, our spreading of positive energies around, never ceasing to collect as many moments and memories as possible, until the end of our lives.*

*Our thanks to each one of you who made it here, to those who were part of this trip, to those who accompanied and interacted with us virtually and also in person! We carry in our hearts a bit of each and every one of you!*

VISTOS 6 VISAS
VISTOS 7 VISAS
VISTOS 8 VISAS
VISTOS 9 VISAS
VISTOS 20 VISAS
IMMIGRATION
ARRIVED
26 MAR 2016
SYDNEY AIRPORT
817F
AUSTRALIA
29 APR 2016
PERMITTED TO ENTER AND REMAIN IN SINGAPORE FOR THIRTY DAYS FOR SOCIAL VISIT ONLY FROM DATE SHOWN ABOVE.
IMMIGRATION INDONESIA
VISA EXEMPTION
NGURAH RAI
30 APR 2016
IMMIGRATION
SUVARNABHUMI AIRPORT THAILAND
VISA CLASS
18 MAY 2016
15 AUG 2016
LAO PDR 01
LAO PDR
L.P.B AIRPORT
IMMIGRATION
DEPARTURE
11 JUN 2016
-6 JUL 2016
30 JUN 2016
27 SEP 2016
LEAVE TO ENTER FOR SIX MONTHS: EMPLOYMENT AND RECOURSE TO PUBLIC FUNDS PROHIBITED
IMMIGRATION OFFICER
(6232)
19 SEP 2016
LUTON